U0722883

老年专科护理

总主编　吴欣娟

主　编　杨　莘　程　云

副主编　胡秀英　王志稳　郑翠红

人民卫生出版社

图书在版编目（CIP）数据

老年专科护理 / 杨莘，程云主编 . —北京：人民
卫生出版社，2019
中华护理学会专科护士培训教材
ISBN 978-7-117-28853-8

Ⅰ. ①老… Ⅱ. ①杨… ②程… Ⅲ. ①老年医学 - 护
理学 - 技术培训 - 教材 Ⅳ. ①R473.59

中国版本图书馆 CIP 数据核字（2019）第 195999 号

| 人卫智网 | www.ipmph.com | 医学教育、学术、考试、健康，购书智慧智能综合服务平台 |
| 人卫官网 | www.pmph.com | 人卫官方资讯发布平台 |

中华护理学会专科护士培训教材
——老年专科护理

主　　编：杨 莘 程 云
出版发行：人民卫生出版社（中继线 010-59780011）
地　　址：北京市朝阳区潘家园南里 19 号
邮　　编：100021
E - mail：pmph @ pmph.com
购书热线：010-59787592　010-59787584　010-65264830
印　　刷：北京虎彩文化传播有限公司
经　　销：新华书店
开　　本：787 × 1092　1/16　　印张：24
字　　数：584 千字
版　　次：2019 年 10 月第 1 版　2025 年 9 月第 1 版第 7 次印刷
标准书号：ISBN 978-7-117-28853-8
定　　价：78.00 元

打击盗版举报电话：010-59787491　E-mail：WQ @ pmph.com
（凡属印装质量问题请与本社市场营销中心联系退换）

编 者

（按姓氏笔画排序）

丁　福　　王　申　　王　敏　　王志稳　　王爱平　　邓宝凤
田凤华　　朱晓红　　乔雨晨　　刘世晴　　刘志英　　许　瑛
李　越　　李菲菲　　杨　莘　　吴金凤　　沙丽艳　　张　洁
张　素　　张建华　　张俊梅　　张雪梅　　陈　茜　　邵　静
郑翠红　　赵　静　　胡秀英　　郭欣颖　　黄兆晶　　常　红
程　云　　褚　熙　　蔺建宇　　戴付敏

序言

　　健康是促进人类全面发展的必然要求，是社会经济发展的基础条件。2016年中共中央、国务院印发了《"健康中国2030"规划纲要》，要把健康融入所有政策，全方位、全周期保障人民健康，大幅提高健康水平。近年来，我国健康领域成就显著，人民健康水平不断提高，在"共建共享、全民健康"的背景下，护理学科发展面临着前所未有的机遇与挑战。

　　护理工作是医疗卫生事业的重要组成部分。护士作为呵护人民群众全生命周期健康的主力军，在协助诊疗、救治生命、减轻痛苦、促进康复等方面都发挥着不可替代的作用。《全国护理事业发展规划（2016—2020年）》中明确指出，要加强护士队伍建设，建立护士培训机制，发展专科护士队伍，提高专科护理水平，提升专业素质能力。随着医药卫生体制改革的不断深化和人民群众对健康服务需求的日益提高，护理专科化已成为临床护理实践发展的必然方向，专科护士在适应医学发展、满足人民健康需求等方面起到举足轻重的作用。

　　中华护理学会在国家卫生健康委员会的领导下，致力于推进中国护理领域知识的传播与实践，加强和推动护理学科发展，为国家和人民群众培养各专科护理人才，提升护理人员专业水平和服务能力。专科护士培训教材体系建设，是专科护理人才同质化培养的重要保证。本套教材由我国护理专业领域多位知名专家共同编写，内容紧密结合护理专业发展的需要，涵盖了各专科护理领域的新理念、新知识、新技能，突出实用性、系统性和可操作性。教材编写过程中得到了各级领导和专家的高度重视和鼎力支持，在此表示诚挚的感谢！

　　功以才成，业由才广。我们衷心期望本套教材能为我国专科护士培养提供有力的指导，为切实加强护理人才队伍建设和提升专科护理质量做出积极的贡献。

中华护理学会理事长　吴欣娟

2019年4月

前　言

　　《老年专科护理》教材是基于《全国护理事业发展规划（2016—2020年）》提出的要大力发展老年护理，开展老年护理人员规范培训，提高老年护理服务能力的背景编写而成，旨在为老年护理人才的培养提供实用的教程。编写团队由中华护理学会老年护理专业委员会成员、老年专科护士授课教师以及相关领域专家组成。本教材供医疗机构、养老机构、护理院、康复院、社区等在职护士、进修护士、护生等使用，并可作为老年专科护士培训的主要参考教材。本教材参考了老年医学和老年护理学相关书籍、前沿的研究和指南，力求反映老年护理学领域的新知识、新成果和新进展，充分体现教材的先进性与实用性。

　　本书展示了老年护理领域的全貌，分为四篇共14章。第一篇为总论，第一章概述了当前老年护理服务现状与展望，第二章针对老年护理伦理与权益保障进行了介绍，第三章介绍了国内外老年护理职业发展与管理。第二篇描述了老年医疗照护服务体系，第四章主要介绍了老年急性医疗照护，第五章讲述老年中长期照护，第六章介绍了安宁疗护。第三篇为临床理论与实践，第七章针对老化相关理论进行了阐述，第八章讲述如何进行老年人整体护理评估，第九章老年人的健康促进涵盖了健康管理、安全环境、健康教育等。第十章老年慢性疾病护理按照系统分别叙述慢性阻塞性肺疾病、冠心病、高血压、糖尿病、脑卒中等常见疾病的护理。第十一章介绍了老年常见症状如衰弱、谵妄、跌倒、吞咽障碍、慢性疼痛等的护理与管理。第十二章针对老年人的物理环境、意外事件以及安全用药进行阐述。第四篇为技术规范与个案管理，第十三章和第十四章主要介绍了老年护理的特色技术以及老年护理个案管理的知识。本书通过插图、列表、个案研究以及可操作的量表工具清晰准确地展示知识要点。同时读者可以根据自身需求通过知识链接，获取更多的信息。

　　在整个教材的编写过程中，我们得到了中华护理学会以及所有编者所在单位相关领导和同事的大力支持，在此一并表示诚挚的谢意！然而，由于我们的能力和水平有限，教材中难免会有疏漏之处，我们真诚地希望所有使用教材的人员能够及时给予批评指正。我们会不断努力打造精品教材，更好地为老年护理教育与临床实践服务。

杨莘　程云

2019年6月

目 录

第二篇 老年医疗照护服务体系

第三篇　临床理论与实践

第四篇 技术规范与个案管理

第一篇
总　论

第一章 老年服务现状与展望

学习目标

完成本内容学习后,学员将能:
1. 描述国际老龄化的发展趋势。
2. 列出我国老龄化的相关特点。
3. 描述人口老龄化对社会发展的影响。
4. 了解我国应对人口老龄化的策略。

第一节 人口老龄化与老龄化社会

随着社会的进步和经济的发展,人口老龄化席卷全球并成为重要的公共卫生问题和重大的社会问题。研究老年人的健康问题,满足老年人的健康需求,提高老年人的生活质量,维护和促进老年人的身心健康,共同推动老年护理发展,实现健康老龄化的战略目标,是老年护理领域的重要课题。

知识链接

老年人口的划分

按照国际公认标准,一个国家 65 岁及其以上的人口比重超过 7%,或 60 岁及其以上的老年人口比重超过 10%,该国即为老年型人口国家。

世界卫生组织(WHO)根据现代人生理心理结构变化,将人的年龄界限做了新的划分:44 岁及以下为青年人;45~59 岁为中年人;60~74 岁为年轻老年人(the young old);75~89 岁为老老年人(the old old);90 岁及以上为高龄老年人(the very old)或长寿老年人(the longevous)。我国的划分标准为 60 岁及以上为老年人,老年分期按 45~59 岁为老年前期(中老年人),60~89 岁为老年期(老年人),90 岁及以上为长寿期(长寿老人)。

一、世界人口老龄化趋势与特点

（一）发达国家人口老龄化现状

人口老龄化现象始于西欧。1851 年,由于人口出生率的下降,法国 60 岁以上人口的比例超过 10%,成为世界上第一个"老年型"人口结构的国家。瑞典和挪威于 19 世纪末,英国和德国于 20 世纪 20 年代后期、美国于 1940 年、日本于 1970 年先后成为老年型人口国家,1986 年已扩展到 44 个国家。2018 年底,65 岁及以上人数在人类历史上首次超过了 5 岁以下儿童人数,全球人口正在快速老龄化、高龄化和空巢化。2017 年《世界人口展望》中指出,部分国家人口老龄化已持续相当长时间,如日本 60 岁及以上人口已占其总人口的 33%,葡萄牙、保加利亚和芬兰分别占到 28%,已进入世界人口超老龄国家行列。

（二）发展中国家老年人口增长速度快

发展中国家的人口老龄化开始晚,但增长异常迅速。如我国,截至 2018 年末,60 周岁及以上人口为 2.49 亿人,占总人口的 17.9%,其中 65 周岁及以上人口为 1.66 亿人,占总人口的 11.9%,2018 年新增老年人口 859 万。根据人口统计数据显示,我国从 1999 年进入老龄化社会,到 2018 年的 19 年间,老年人口净增 1.18 亿。目前全球 65 岁及以上的老年人中 66% 在发展中国家。预计 21 世纪中期,该群体将占全世界老年人口的 70%。人口激增和老龄化蔓延意味着人类对社会资源的需求激增,教育、医疗、就业、养老等问题,不同国家均面临严峻的挑战和考验。

（三）人口平均预期寿命不断延长

人口平均预期寿命是衡量一个社会的经济发展水平及医疗卫生服务水平的指标。经济发展、人民生活水平不断提高及医疗保健知识的普及,人口平均预期寿命不断延长,成为导致世界人口老龄化的主要原因。资料显示,19 世纪初期许多国家的人口平均寿命只有 40 岁左右,20 世纪末则达到 60~70 岁。2018 年 WHO 的《世界卫生统计》显示,日本、新加坡、圣马力诺、意大利、瑞典、澳大利亚等发达国家和地区的总体寿命预期超过 83 岁,其中日本以总体寿命预期 84.6 岁再次蝉联世界第一位。发达国家的增长速度明显高于发展中国家。预计到 2050 年,世界人口平均寿命将增加到 77 岁。

（四）高龄老年人快速增长

人口平均预期寿命不断延长,80 岁以上老年人的数量以平均每年 3.8% 的速度增长,高于 60 岁以上老年人口数量的增长速度。全世界的高龄老年人中,发达国家占 22%,发展中国家占 12%。联合国数据预测至 2050 年,全球高龄老年人将达到 3.8 亿,占老年人口总数的 1/5,百岁以上老年人也将超过 400 万。

（五）女性老年人口比例增大

老年人口中,女性的预期寿命大于男性,男性死亡率高于女性,性别间的差异使女性老年人成为老年人中的绝大多数,致使多数国家老年男女的性别比失衡。2018 世界卫生组织《世界卫生统计》显示,日本、新加坡、意大利、澳大利亚女性平均预期寿命分别为 87.3 岁、87 岁、85.8 岁、85.5 岁,高出同一国家男性 5~8 岁。位于第 64 位的中国,女性平均预期寿命比男性平均预期寿命高 4 岁。国际 60 岁以上老年人的男女性别比例为 82∶100,80 岁以上人群中男女比例降为 55∶100,女性高龄人口比例持续增大。

二、我国人口老龄化现状与特点

我国于 1999 年开始迈入老龄化社会,是世界上较早进入老龄社会的发展中国家之一,也是世界上老年人口基数最大、增长最快的国家。2006 年《中国人口老龄化发展趋势预测研究报告》指出:中国人口老龄化可分为三个阶段,2001—2020 年为快速老龄化阶段,此期老年人口将达到 2.48 亿;2021—2050 年为加速老龄化阶段,此期老年人口将超过 4 亿;2051—2100 年为稳定的重度老龄化阶段,此期老年人数将稳定在 3 亿~4 亿。与其他国家相比,我国人口老龄化呈现以下特点:

（一）老年人口基数大

目前全国人口总数超过 13 亿,随着我国人口老龄化程度的不断加深,老年人口数量占全国总人口数量的比重将不断增长,老年人口基数日益庞大。2018 年末,我国 60 周岁及以上人口 2.49 亿,占总人口的 17.9%,相比 2017 年,增长了 0.6%。据预测,我国 60 岁以上老年人口比重到 2030 年将提高到 25%,2050 年将提高到 33% 以上。我国是世界第一的人口大国和世界第一的老年人口大国,给经济、社会发展带来巨大压力,面临人口总量过多和人口老龄化的双重严峻挑战。

（二）人口老龄化速度快

人口年龄结构转型和进入老年型国家行列,发达国家大多用了 45 年以上的时间,如法国 65 岁以上人口比例从 7% 上升到 14% 用了 127 年,美国为 72 年,英国为 47 年,而我国仅用了 27 年,从 2009 年开始,我国老年人口以每年 800 多万人的速度增长。联合国的一份报告显示,到 2049 年,我国 60 岁以上的老年人将占总人口的 31%,老龄化程度仅次于欧洲,是世界上人口老龄化速度最快的国家,并且将会长期保持较高的递增速度。

（三）高龄化趋势明显

我国人口老龄化与高龄化叠加的趋势明显,高龄老年人（80 岁及以上老年人）的数量以 2 倍于老年人口的增速在持续攀升,平均增长速度高于世界平均水平和发达国家平均水平。预计到 2020 年,我国高龄老年人将超过 4 000 万,2050 年高龄老年人口总数将过亿,每 4 个老年人中就有 1 个高龄老年人。此外,高龄老年人的多病共存、失能、半失能和失智比例也在不断上升,该群体的长期照护将给家庭和社会带来沉重负担。

（四）人口"未富先老"

发达国家是在其经济发达、社会文明程度高的情况下,经历长达几十年甚至上百年时间缓慢进入老龄化社会,其经济承受能力强,充分准备并完善建立了养老保险、医疗保险等社会保障体系,能够很好地应对。而我国的老龄化、出生率下降、人均寿命延长是与工业化、城镇化、信息化同步,甚至人口老龄化的进展快于经济发展,"未富先老"的紧急应对,各方面的社会保障制度亟待完善。

（五）空巢提前和普遍化

改革开放 40 年,规模巨大的人口流动和"421"、"8421"家庭结构定势确立,最显著的特征是家庭的空巢化。老年空巢家庭主要由家庭子女数减少、人口迁移以及老年人与子女的分居等原因所致。使家庭照护功能进一步弱化。空巢老年人的经济生活状况、身体心理问题日益受到政府和社会的高度关注和重视。

（六）地区差异显著

受地理位置、经济发展、环境气候等相关因素影响,我国东部和中部地区的老龄化程度比西部地区要高。根据第六次全国人口普查的资料显示,我国人口老龄化的地区差异比较明显,北京、天津等4个直辖市和浙江、江苏等中东部经济发达的省市人口老龄化程度要高于西部一些经济欠发达的省份。经济发展水平最高的一线城市,对劳动力的需求旺盛,就业机会多,吸引更多年轻人,一定程度上延缓老龄化的步伐。

（七）城乡倒置明显

作为农业大国和发展中国家,我国农村人口数量居多,城市的经济发展水平远高于农村和城镇,伴随城镇化和机械化程度的提高,以及国民对教育的重视,使得农村大量中壮年劳动力纷纷到城市中寻求就业机会,孩子和青年人逐渐转移到城市学习,减缓了城市的老龄化,导致农村的老龄化程度比城镇的老龄化程度严重且一直处于上升趋势。同时出现患有不同慢性病的"留守老人"照顾缺乏父母关爱的"留守孩子"的现象。经济发展相对落后的农村,应对人口老龄化的能力明显弱于城市,老龄化城乡倒置引发新的社会问题,成为研究和解决的热点。

三、共病老年人增多对社会发展的影响

与老龄化相伴的是多病共存、失能失智、家庭及社会在医疗、康复、养老、照护等方面的压力,以及影响政治、经济、文化和社会诸多领域的可持续发展问题。

（一）医康养护的刚性需求增长

老年人尤其是空巢、高龄、共病者的服务需求,呈现多样、多元、多层次。据测算,老年人对医疗、保健、护理以及生活服务的需求,消费的医疗卫生资源是一般人群的3~5倍,占国家基本医疗保险基金的75.5%,且持续增长速度比基金收入增长快3.5个百分点。由于60%~70%的老年人患有不同程度和种类的慢性病,病程长、恢复慢、并发症多、残障或功能障碍发生率高,截至2015年,半失能、失能和失智老年人数量已超过4 000万,不仅给社会和家庭带来了沉重的经济、照护负担,对医疗、康复、护理专业服务需求急剧增加,对医疗卫生资源也同样提出了严峻挑战。

（二）综合连续服务供需失衡

随着大型三级综合医院的平均住院日逐步缩短,急危重症病情稳定后、术后、慢性病急性发作病情控制后的康复,以及社区居家老年慢性病的常规诊疗服务等,需要二级医院、社区卫生服务中心、日间照护、居家服务等机构的有序衔接,需要医疗专业服务的连续提供。因此为老年人提供急性发作到医院治疗、稳定回社区及居家康复、日常生活照料可上门服务以及舒缓安宁有序衔接的一体化服务,加强老年常见病、慢性病的健康指导和综合干预以及自我健康管理,需要医疗资源与养老资源相结合,是我国急需解决的老年人连续服务供需失衡焦点问题。

随着人口的老龄化、高龄化、失能化和家庭少子化,促成"421"或"8421"家庭结构的形成,使有限的适龄劳动力难以应对"银发浪潮"危机,而现有的医疗条件尚无法满足该群体个性化、高品质、连续、专业的服务需求,且目前医疗卫生和养老服务资源管理机制与体制相对独立;医疗机构仅依据现有条件提供服务内容,而没有真正考虑到老年人的个体需求,服

务内容与服务需求脱节,医养不能有效衔接,造成医养结合服务供需失衡,成为政府关注和重视的热点问题。

（三）增加社会和家庭负担

老年人口规模不断扩大的同时,其总体健康状况也不容乐观。目前,我国患有慢性病的老年人口近 1.5 亿,庞大的老年人群对医疗卫生服务的需求日趋强烈,老年人口增加将使政府公共财政在基本养老金、退休金、保险费补贴和医疗方面的支出增加。据测算,2015 年到2050 年期间,全社会用于养老、医疗、照料、福利与设施方面的费用占 GDP 的比例将可能会接近欧洲国家的平均水平。从全社会的角度分析,未来我国劳动人口和老年人口之比将从20 世纪 90 年代的 7∶1 发展到 21 世纪中叶的不足 1.5∶1。社会抚养结构的变化将深刻改变社会公共资源的分配格局,容易诱发代与代之间利益分配的矛盾。

（四）社会保障压力逐步加重

人口老龄化程度与社会保障压力呈正相关。目前我国高龄、空巢、失能、失智、失独等老年特殊群体高达 1.56 亿,他们多数半自理和不能自理,身患各种疾病,对专业的日常生活照料和医疗护理服务需求旺盛。老龄化直接导致劳动力供给的减少,随着传统家庭结构的改变,老年人更多地依赖于社会,老龄化社会需要国家支付养老金、医疗费、涉老救助、福利等大量费用,离休、退休、退职费用也呈现连年猛增的趋势,庞大的财政开支给政府尤其是发展中国家政府带来了沉重的负担。政府、家庭、企业、社会都已经感到养老保障多重巨大压力。

第二节　应对人口老龄化的策略

我国的人口老龄化不仅进展迅速,而且应对准备不足,具有"未富先老"和"未备先老"的双重特征。解决老龄化问题必须具有战略性和前瞻性,了解老年人对医疗、保健、护理及生活服务等方面的需求,从我国经济发展水平和历史、文化、传统等的实际出发,走出一条适合我国国情的道路。"十三五"期间是应对人口老龄化的关键时期。应深入贯彻落实《"健康中国 2030"规划纲要》,积极采取不同形式和多种措施应对人口老龄化,重点解决好以下几个问题:

一、政策支持保障

坚持以人民为中心的发展思想,树立落实"以提高人民健康水平"为核心的卫生与健康服务理念,以深化推进公立医院改革为契机,以体制机制改革创新为动力,依托不同区域相继组建的医疗联合体,通过大型综合三级医院的引领辐射,把二级医院、社区卫生服务中心、老年护理院、临终关怀护理院、社区养老照护中心及社会资本开办的养老院有机结合,充分发挥大型综合医院的多种资源优势,多学科专家团队的有序纵向流动和巡诊帮扶,指导培训基层开展针对社区居家多病共存孤寡、空巢老年人的服务和管理,尤其为临床经验丰富的高年资护理人员提供展示价值的平台和空间,普及健康教育,引导理性就医,带动提升基层服务水平和能力,让更多的老年慢性病患者就近能够得到适宜、优质、安全、有效的健康服务,降低医疗支出,减轻家庭社会负担。

国家层面不断完善健康保障,把健康融入各项政策、推进健康养老服务业的发展。近五年来,各项措施持续推进,如2013年深化改革加快养老和健康服务业发展,放宽民间投资市场准入,激发民间投资活力;2014年培育养老、健康新消费,支持社会力量兴办各类服务机构,重点发展养老、健康、旅游等服务,全面实施临时救助制度,为特殊困难群众基本生活提供保障;2015年支持社会力量兴办养老、健康服务机构,启动"互联网+"实体机构与虚拟平台服务的互补融合发展;2016年推进多种形式的医养结合,开展养老改革试点,支持发展养老、健康、家政等服务消费,健康中国上升为国家战略,将全民健康融入各项政策;2017年稳步推动养老保险制度改革,深化医疗、医保、医药联动,推动医养结合,稳步提高优抚、社会救助标准;2018年大力发展居家、社区和互助式养老,扩大医疗、养老等领域开放,支持社会力量增加医疗、养老等服务供给,推进医养结合,提高服务质量,积极应对人口老龄化。

促进全社会广泛参与,主动适应人民健康需求,做好公众的健康教育及知识普及,提高全民健康素养,接受随年龄增加而出现的衰退,不过分使用医疗手段,引导形成自主自律、符合自身特点的健康生活方式,养成良好的生活习惯,注重日常锻炼和预防保健,有效控制影响健康的生活行为因素,延缓失能失智的发生,尽可能避免和缩短卧床时间,理性对待各种慢性病,学会与慢性病和平共处。充分调研明晰老年人的相关健康服务需求和首要需求,机构提供相关健康服务的内容和服务递送方式,需求满足现状与重要影响因素,强化跨行业合作与多学科联合,为推动涉老健康服务供给侧结构性改革提供依据和参考。

二、构建医养结合服务体系

医养结合就是将医疗资源和养老资源有机地结合起来,把生活照料和康复关怀融为一体。建立医养一体化的体制机制,整合和综合运用医养资源,提高医养结合机构的能力和服务供给效率。加强医养结合机构与社区、居家养老机构的合作与衔接,推进医养结合向社区、家庭延伸。大型综合医院利用优质医疗资源,与基层医疗及养老机构实现上下联动,长期互补合作,不断巩固和加强老年人的健康保障,将普惠服务和高端个性化需求有机结合,推进机构建设的同时重点推进医、养资源与机制的整合,让不同经济条件、不同健康状况的老年人均能享受个性化连续专业服务,共享医改和社会发展成果。

三、加快经济发展步伐

老龄化问题对我国的社会经济产生了重大的影响,解决老龄化问题的根本在于加快经济发展速度,为老龄化高峰期的到来奠定较雄厚的物质基础。从实际出发,抓住"银发经济"提供的契机,大力发展我国的医疗保健、旅游度假、文化艺术等产业,加速经济发展步伐,采取个人、家庭、集体、国家共同承担的原则,做好应对老龄化的准备,加大养老服务资金投入,建立转移支付机制,完善投入方式。进一步加大各级政府对养老服务的财政投入力度,将养老服务投入纳入财政预算,增强财政支出的约束力,创造关爱、支持老年人参与日常活动的良好环境,建立覆盖城乡居民的社会保障体系,让基本保障惠及所有老年人。

四、完善社会支持服务

建立以"居家养老为基础、社区为依托、机构养老为补充、医养相结合"的养老服务体系,完善社区、居家养老服务机构布局,准确评估不同健康状况、不同生活自理能力、不同收入水平老年人的养老服务需求,把握不同地区之间需求与能力的差异性,提升服务精准性,让更多的人"老有所养"。社会组织特别是公益性社会组织,重点关注特殊老年人群体,提供公益性供养、护理服务,让老年人感受社会温暖,共享经济社会发展成果,体现公平正义。根据人口老龄化形势和养老需求变化,积极探索推广旅游养老、文化养老、互助养老、老年志愿活动等新型补充养老模式。加强对高龄老年人、失能失智失独老年人、空巢老年人和贫困老年人的养老服务供给。建立政策实施效果评估机制,加强养老服务政策实施情况的监测与评估,及时发现政策实施过程中的问题,持续改进。

五、健全医疗保健防范

医疗保健是老年人最突出和最重要的需求。重点做好老年病、慢性病延续管理与服务机构的衔接,有效缓解看病难、住院难问题。建立与之相适应的医疗保健保障制度,为老年人提供医疗、预防、保健、康复、健康教育的"五位一体"的社区服务。加强老年病研究,建立和实施与经济发展水平相适应的社会医疗统筹保障制度,如老年病医院、老年人护理中心、老年家庭病床等多种形式的医疗保障,缓解老年人患病后对家庭和个人造成的身心负担和经济压力,实现"老有所医"。鼓励社会力量举办康复医疗机构、护理机构,打通专业康复医疗服务、临床护理服务向社区和居家康复、护理延伸的"最后一公里",广泛开展健康自我管理教育,摸索适合的社区健康管理模式,提高老年人自我保健能力,实现健康老龄化。

综上,促进健康老龄化,推进老年医疗卫生服务体系建设,推动医疗卫生服务延伸至社区、家庭。健全医疗卫生机构与养老机构合作机制,支持养老机构开展医疗服务。推动中医药与养老融合发展,鼓励社会力量参与老年心理健康与关怀服务,呼吁开展经济困难的高龄、失能老年人补贴制度,加快居家长期照护服务与保险联合,进一步完善老年服务相关政策,使老年人能够得到适宜、实用、安全、便捷的服务,增强获得感和幸福感。

（戴付敏）

第二章　老年护理伦理与权益保障

第一节　老年护理伦理概述

老年人由于特殊生理、心理及疾病特点,使老年护理任务更加复杂而繁重。随着医疗技术的飞速发展,新的健康观和医学模式的出现,要求老年护理工作者应重视护理伦理学的学习与融合应用,更好地为老年人进行多角度、全方位的护理。老年护理伦理的基本原则包括尊重患者自主、诊疗最优化、尊重生命价值、公平与公益原则。

一、尊重患者自主原则

自主权是患者最基本的权利。自主原则突出表现为充分尊重患者的自主权和知情同意权。

（一）自主权

患者的自主权是体现生命价值和人格尊严的重要内容,现已成为国际伦理学决策的重要依据。患者有权利选择自己想要的治疗,也有权利拒绝或放弃医生的建议。一切以患者为中心,尊重患者的自主权,已成为我国医务人员的共识和医疗实践的基本原则。

（二）知情同意权

知情同意是患者自主原则的重要组成部分。患者在接受各种检查、治疗或参与临床研究之前,都应给予充分的告知,包括这些医疗行为的目的、风险和获益、可选择的方法等,患者有权利在接受这些医疗活动前,全面而准确地了解有关诊疗和预后的信息。

对于完全无行为能力或不具有充分理解能力的老年患者,在强调患者自主权利时,必须由其监护人或法定代理人代为行使知情同意权。如果患者的受教育程度、认知水平和理解力低下,则由患者授权的亲属替代。我国选择委托代理人的顺序一般为:配偶、成年子女、父母、其他亲属或单位负责人。代理人应有行为能力,能够理性判断。

二、诊疗最优化原则

在实际工作中,所有医疗活动都应遵循最优化原则,这既有技术性的规定,也有临床思维能力的要求,并体现医学伦理的基本思想。最优化原则包括无伤害及有利原则,具体内容如下:

（一）积极获取最佳疗效

根据当时、当地医学发展的实际水平,首选医学界普遍认可、适合具体患者的最佳药物或手术方案,不应一味追求高技术、高代价的诊疗手段。

（二）确保医疗干预安全无害

在疗效相当的情况下,医务人员应以强烈的责任心、十分谨慎的态度,尽量使伤害减少到最低程度,确保患者生命安全。如尽可能避免支出与获益不匹配的侵入性检查、截肢等大型手术。

（三）尽量减轻患者痛苦

应在确保疗效的前提下,精心选择给患者带来痛苦最小的治疗手段。如对于晚期癌症患者,减轻其痛苦是第一位,尽可能较少和避免无效的医疗干预。

（四）力求降低就诊费用

在保证疗效的前提下,选择价廉且安全的治疗干预方案,尽量避免高值耗材和昂贵药物应用,减轻患者的经济负担。

三、尊重生命价值原则

尊重生命价值原则包含了尊重他人的生命和尊重生命价值等方面的内容。人的价值取决于生命本身的质量以及对他人、对社会的意义,强调针对不同个体的差异化对待。生命价值原则提出了老年急救、临终关怀等问题的伦理对策,协调了患者权益与社会公共利益的关系,在更高层次上肯定了生命的价值和神圣。

四、公平与公益原则

公平与公益原则是医学伦理学的核心内容。

（一）公平原则

医疗公平就是力求做到人人享有卫生保健,以同样的医疗水平、服务态度对待有同样医疗需求的患者,不能因为医疗以外的其他因素亲此疏彼。在公平公正的伦理原则下,每一位患者都有相同的治疗权利、被尊重的权利、获得优质服务的权利。医务人员不能以任何理由选择患者,不能因自己的喜好或社会外在环境的压力,而随意改变服务流程。

（二）公益原则

公益原则是指医疗卫生工作应以公众的利益为出发点,具有公共事业性。在具体的医疗实践中,要求医务人员把对患者的高度负责,与对社会、对他人和对后代的责任统一起来。

第二节　老年护理常见的伦理问题及对策

在老年护理的过程中,医护人员常会遇到各种各样的伦理问题,如长期住院的老年性痴呆患者,为防止发生跌倒、走失、坠床或自伤、伤人等意外事件,在没有其他可替代措施情况下,能否采取身体约束进行保护? 这些问题使他们的日常工作充满了道德压力。

一、老年护理常见的伦理问题

(一)注重躯体护理,忽视心理护理

老年人由于社会角色、经济收入、健康状况改变导致的一系列心理问题,受传统医学模式的影响,使得老年护理只是针对某种疾病,而心理问题没有得到相应的关注,缺乏科学的疏导和适宜的安慰护理措施。

(二)不当的身体约束

临床护理工作中,当老年患者出现烦躁、谵妄等症状时,为了保证管路安全,常常会给予身体约束措施。但约束患者的同时可能已埋下了伤害患者的隐患。不当的约束不仅不能保证患者安全,反而导致患者坠床、被约束部位受损、心理阴影等。因此,美国医疗联合认证委员会指出:约束只能在病人可能自伤、伤及医护人员或其他人员,且其他措施可能无效的紧急情况下,才允许使用。

(三)暴露隐私

信息化在提高护理质量和管理效率等方面发挥了重要作用,然而现代信息技术是一把双刃剑,它带来方便的同时,也出现一系列值得思考的问题,如信息失准、信息隐私、信息安全等。信息失准主要指护理信息的记录、储存处理等与医嘱信息或患者的真实情况不一致、不完整和不及时等,从而导致护理信息的精确度下降;信息隐私包括患者的个人基本信息,如姓名、年龄、诊断、疾病史、身份证号码等;信息安全是指护理信息系统受到攻击和破坏,护理信息的完整性、保密性和可靠性等受到威胁干扰和破坏,甚至丢失的现象。无论信息失准、隐私泄露或信息安全得不到保障,都会损害患者利益,影响医院声誉。信息化是科技进步、时代发展的必然,利用信息化高效工作的同时,又要确保患者和医方的权益不受损害,是需要探索解决的新的伦理问题。

(四)知情同意

知情同意是充分尊重患者自主权的体现。在临床工作中,凡是涉及侵入性的检查、治疗和手术,都需要患者或代理人签署知情同意书。在我国,知情同意书甚至扩大到高值医疗耗材、自费药品和物品等。由于中西文化的差异,我国患者知情同意书的签署人,有时是患者家属或其监护人(如不想让患者知晓所患恶性肿瘤时)而非患者本人(即使患者本人

具备自主决策能力）。这是否符合伦理原则，是否以习俗、孝道的名义，剥夺了个人的自主权利？

（五）安宁疗护选择

随着社会、经济、医学技术的快速发展以及文化的不断冲击，患者自主选择权和维权意识不断提高，患者权益保护也日益得到重视，尤其是慢性疾病终末期或恶性肿瘤晚期的医疗选择如是否抢救、实施心肺复苏、气管插管或气管切开等，更加尊重患者的个人意愿及家属诉求。舒缓治疗和安宁疗护的广泛宣传，越来越多的患者和家属能够理性对待，想方设法满足临终患者的"五个愿望"，让其不留遗憾地走完人生之路。然而，法与情的交织有时也为临床实际工作中的具体实施带来一些犹豫和困惑，比如患者虽然病情很重，但是通过救治，不仅能保持性命，且能保证功能完好，然而救治花费巨大，家属因各种原因不能支付巨额的救治费用，而提出放弃抢救，医护人员如何选择，什么是患者最大利益，谁来决定患者的最大利益等，有待于从法律层面不断完善和解释医学伦理问题。

（六）虐待防范

虐待老年人（action on elder abuse）的概念最早由 1975 年巴克尔医生在其发表的《虐待祖母》中首次提及。之后，西方国家对虐待老年人问题进行了深入研究，有些国家已经通过立法来保护被虐待老年人。虐待老年人的定义："在本应充满信任的任何关系中发生的一次或多次致使老年人受到伤害或处境困难的行为，或以不采取适当行动的方式致使老年人受到伤害或处境困难的行为。"

1. 虐待的类型

（1）身体虐待：暴力行为、不适当的限制或禁闭、剥夺睡眠等。

（2）精神虐待：心理虐待或长期口头侵犯，包括那些贬低老年人、伤害老年人、削弱老年人的个性、尊严和自我价值的言词和交往。

（3）经济剥削或物质虐待：包括非法使用或不适当地使用或侵吞老年人的财产或资金；强迫老年人更改遗嘱或其他法律文件；剥夺老年人使用其控制个人资金的权利；经济骗局以及诈骗性计划。

（4）疏于照料：如不提供适当的食物、干净的衣服、安全和舒适的住所、良好的保健和个人卫生条件；不准与外人交往；不提供必要的辅助用具；未能防止老年人受到身体上的伤害；未能进行必要的监护。

虐待老年人会对老年人自身以及社会造成不良影响和严重后果。相关研究表明：遭受身体虐待和疏于照料的老年人死亡率高于正常老年人的 3 倍，因此制止虐待老年人的现象在老年护理照护中非常重要。护士在识别、防范虐待老年人事件中，担任重要的角色，警惕在护理过程中对老年人虐待现象的发生是老年护理中重要方面。在我国很少有虐待老年人问题相关的调查数据和研究报道，有两项研究是对农村老年人过去一年遭受躯体虐待、情感虐待、经济虐待、忽视与疏于照顾、总虐待发生率分别是 4.9%、27.3%、2%、15.8% 和 36.2%，可以发现情感虐待和忽视与疏于照顾发生率占了一定的比例。研究中也指出需要生活照护或经济支持和帮助的老年人、抑郁情绪的老年人受虐待的发生率更高。尚未发现城市中和养老机构中对老年人虐待的相关数据，但是由于我国护理人员短缺，尤其是养老护理院中因为护理人力不足，常常发生忽视老年人的需求，照护不周等。也有老年人在养老院中遭受虐待的新闻报道。近几年国家也出台了相关的法律和政策,如《中华人民共和国继承法》《中华人民共和国收养法》《中华人民共和国婚姻法》《中华人民共和国刑法》相关条目以及《中华人民共和国老年人权益保障法》,从法律和道德层面上制止虐待老年人事件的发生。

当前虐待老年人现象既广泛存在,又不容易被人发现,而且其现实原因涉及国家、社会和家庭的方方面面,虐待老年人会对老年人自身以及社会造成不良影响和严重后果。老年人虐待的防范工作是一个长远的系统工程。对于从事老年护理的专科护士来讲,需要具备识别可能遭受虐待老年人的能力。

2. 常用的评估工具

应用便捷有效的老年人虐待评估工具,不仅有利于早期发现虐老风险,而且可及时对虐老行为进行有效干预。

(1)老年人评估量表:是 Fulmer 等在 1984 年编制的量表,主要用于老年人身体虐待、精神虐待、经济虐待、疏忽照顾和遗弃的评估,适用于医院、社区和养老机构。量表共 44 个条目,分为一般评估、忽视评估、日常生活方式、社会评估、医疗评估、感情/心理忽视和评估总结 7 部分,由专业人员,如老年专科护理人员,在观察老年人后根据观察结果进行填写。

(2)老年人虐待筛查测试:是 Hwalek 等在 1986 年编制的量表,主要用于老年人身体虐待、精神虐待、经济虐待和性虐待的评估,适用于医院、社区和养老机构,尤其是医院的门诊和急诊部门,其主要用于评估认知功能正常的老年人是否存在被虐待的风险。量表共 15 个条目,由老年人直接回答,以便评估老年人是否存在被虐待的情况及被虐待的因素或是否存在潜在的被虐待指标,因此该量表仅适合认知正常的老年人。

(3)照顾者虐待老年人评估量表:是 Reis 等在 1995 年编制的量表,主要用于老年人身体虐待、精神虐待、经济剥夺和疏忽照顾的评估,适用于医院、社区和养老机构。量表共 8 个条目,由照顾者以是/否回答,是 =1 分,否 =0 分,总分≥4 分表示虐待风险高。但任何一个条目是阳性回答,都可能需要采取干预措施。该量表使用的是非对抗性措辞,使照顾者感到相对舒适,所以其戒备、排斥心理弱,愿意回答。另外,该量表由照顾者回答问题,因此,即使老年人存在认知障碍,研究者也可对其照顾者进行评估,以筛查老年人是否存在被虐待风险。冯瑞新等将其翻译成中文,并增加了一个开放性问题,从而形成了中文版的量表,中文版量表具有良好的信效度,在临床中得到了很好的应用。

(4)虐待筛查指标:是 Reis 等在 1998 年编制的量表,主要用于老年人身体虐待、精神虐待、经济虐待和疏忽照顾的评估,适用于社区和养老机构。该量表共 29 个条目,包括 2 个人口统计条目和 27 个虐待筛查条目,由经过训练的医生对照顾者和老年人进行 2~3h 的家庭访问,在对照顾者和老年人分别进行全面评估后填写。

(5)老年人虐待怀疑指标:是 Yaffe 等在 2003 年编制的量表,主要用于老年人身体虐待、精神虐待、经济虐待、性虐待和疏忽照顾风险的评估,适用于医院、社区和养老机构。该量表共 6 个条目,前 5 个条目由老年人以是/否/不确定做出回答,第 6 个条目由医生在观察老年人的情况后以是/否/不确定回答,在第 2~6 个条目里,只要有一个回答为"是",即需进行深入评估。该量表的使用较为简便,且在实施量表进行评估时,研究者需要将照顾者和老年人分开,以便单独对老年人进行评估,其目的是使老年人能真实地回答问题,以获得真实可靠的评估结果。世界卫生组织在 8 个国家依据该量表来评估老年人是否存在被虐待风险,其评估结果表明该量表能够筛查出多种老年人被虐待的情况,因此该量表可以作为医疗机构对认知正常的老年人是否存在被虐待风险的常规筛查量表。

我国对虐待老年人产生的身心健康损害报道极少,虐待老年人导致其伤害问题有待进一步研究。在虐待老年人的问题中,医务人员还面临着很多的挑战,需要更多研究调查。护士在这个问题的预防、发现和解决方面起到了重要的作用。护士应该充分运用正确的技能和知识,确保老年人享有安全、舒适、有尊严的晚年。

二、护理伦理问题的处理对策

《国际护士伦理准则》指出,护士应以"促进健康、预防疾病、维护健康和减轻痛苦"为己任。虽然有准则的指导,但护士在履行职责的过程中,仍会遇到各种伦理问题,且这些问题没有固定的答案,护士应通过评判性思维从以下几方面做出伦理决策。

(一)强化自身护理技能,注重道德素质培养

单纯的医疗护理已经不能满足老年人躯体、精神、心理等多方面的需要。护理人员应树立新型的老年护理理念,一方面要接受老年相关知识技能课程的系统培训,正确地把握医疗设备、药物等临床使用,提高临床技术服务水平;另一方面还要加强伦理道德素质培养,明确护理人员应遵循的职业道德和职业行为规范,了解处理护理服务相关伦理问题的基本原则,提升伦理观念和伦理决策的意识,规范其护理实践中的伦理道德行为。多从细节着手,如加强护理理论及技能操作训练,减少患者的痛苦,输液时主动关心问候,帮助解决困难。在护理中时刻注意尊重患者,遇到问题认真思考,细心分析综合判断,力求护理服务准确适宜,及时解除患者痛苦,建立良好的信任关系。

(二)建立长期护理保障机制,完善老年服务支持体系

老年护理事业的发展需要社会各方面的支持,除应争取财政专项资金,健全老年医疗保障制度外,还要动员社会力量,广泛吸纳社会资金,鼓励商业保险公司和社会福利机构参与,通过风险分摊和多元化老年服务供给,舒缓减轻家庭和国家的养老压力。同时,为提高民间资本参与居家服务、长期照护、临终关怀等的积极性,不断完善老年服务支持体系,确保稳定可持续发展。

(三)鼓励患者表达意愿,让家属参与医疗决策

充分了解患者及其家属的人生观和价值观,鼓励他们参与医疗决策。通过与患者及家属充分沟通交流,如实告知病情、医疗措施和相关医疗风险。了解患者的心理需求、个人意愿等,尊重其信仰和生活习俗。当患者具有决策能力时,鼓励其通过预立遗嘱或其他具有法律效力的方式表达其愿望。一旦患者不具备决策能力时,结合传统文化,鼓励其家属(如配偶、子女)或监护人等做恰当的表达。

(四)积极寻求帮助,强化法制观念

在护理患者过程中,无法做出伦理决策时,应尽早寻求帮助,切忌过高评估自己的能力,而做出有损于患者利益的伦理决策。应认真学习和熟悉相关的卫生法规和政策,强化自身法制观念。此外,由于老年患者病情复杂且变化多,机体耐受性差,在临终关怀、生命系统维

持等问题上决策难度大。因此,医护人员应根据生命价值原则,积极与医院或当地伦理委员会取得联系,在专家指导下开展"利益－风险分析",帮助医务人员及时做出医疗决策,协调医患双方以及个人和社会利益的关系。

第三节　老年人权益保障

自 1865 年法国最先迈入老龄化社会以来,共有 68 个国家和地区相继步入老龄化的行列。美国、日本、澳大利亚等发达国家经历了较为漫长的人口老龄化转变过程,有较为充分的时间应对和缓解老龄化社会风险,同时,经济水平不断提升有助于政府构建完善老年人权益保障体系,从而具备较强的抗风险能力和丰富的涉老服务运行管理经验。以下仅从联合国老年政策原则和发达国家老年人权益相关法律法规方面,简要概述应对老龄化问题的政治策略。

一、联合国老年政策原则

（一）独立性原则

1. 老年人应能通过提供收入、家庭和社会支助以及自助,享有足够的食物、水、住房、衣着和保健。

2. 老年人应当有机会继续参加工作或其他有收入的事业。

3. 老年人应当能够参与决定何时及采取何种方式从劳动力队伍中退休。

4. 老年人应当有机会获得适宜的教育和培训。

5. 老年人应当能够生活在安全、与个人爱好和能力变化相适应以及丰富多彩的环境中。

6. 老年人应当能够尽可能长时间地生活在自己家中。

（二）参与性原则

1. 老年人应当保持融入社会,积极参与制定和实施与其健康直接相关的政策,并与年轻人分享他们的知识和技能。

2. 老年人应当能够寻找和创造为社区服务的机会,在适合他们兴趣和能力的位置上做志愿者服务。

3. 老年人应当能够形成自己的协会或组织。

（三）保健与照顾原则

1. 老年人应当得到与其社会文化背景相适应的家庭和社区照顾。

2. 老年人应当能够获得卫生保健护理服务,以维持或重新获得最佳的生理、心理与情绪健康水平,预防或推迟疾病的发生。

3. 老年人应当能够获得社会和法律的服务,以加强其自治性、保障和照顾。

4. 老年人应当能够利用适宜的服务机构,在富于人性和安全的环境中获得政府提供的保障、康复、心理和社会性服务及精神支持。

5. 老年人在其所归属的任何一种庇护场所、保健和治疗机构中都能享受人权和基本自由,包括充分尊重他们的尊严、信仰、利益、需求、隐私以及对其自身保健和生活质量的决定权。

（四）自我实现或自我成就原则

1. 老年人应当能够追求充分发挥他们潜力的机会。

2. 老年人应当能够享受社会中的教育、文化、精神和娱乐资源。

（五）尊严性原则

1. 老年人应当能够生活在尊严和安全中,避免受到剥削和身心虐待。

2. 老年人无论处于任何年龄、性别、种族背景、能力丧失或其他状态,都应当能够被公正对待,并应独立评价他们对社会的贡献。

二、发达国家老年法律法规的形式

（一）单独立法

单独立法指针对老年人的特殊权益专门制定的法律法规。其特点是特事特办,依据某一基本法为老年人群形成一个特制的保障系统。例如美国在 1965 年颁布的《美国老年人法》在美国老龄政策的发展史上具有极为重要的意义。该法案从老年退休后的经济收入、生理和心理健康、适宜住房、社会服务与援助、禁止年龄歧视与获取尊重、老年相关科学研究、设立老龄署、老龄领域工作者的培训和补助等诸多方面予以明确说明,扩大了老年人权益保障的范围,促进美国逐步形成了老龄工作的行政网络,利于老年人利益集团和组织的发展与壮大。

（二）分散立法

分散立法是与单独立法相反的一种法律形式,指有关老年人权益保障的相关法律条款被分散于各种法律之中,其特点是不针对于老年人,只在其他法律的相关条款中予以规定,常常见于人权保障法案、社会保障法案、社会福利法案中。如荷兰于 1967 年通过的《特别医疗支出法案》规定所有荷兰居民,不管其是否拥有荷兰国籍,所有年龄段的人在需要时都有资格享受特别医疗支出保险的权利。1982 年加拿大通过的《人权与自由宪章》具有宪法的作用,其中第 15 条规定,不得给予包括年龄在内的各种歧视。

三、发达国家涉老法律法规的主要内容

（一）老年人的经济保障

经济保障是老年人权益保护的基础。美国在此方面采取了三种措施,分别是覆盖了美国 96% 就业人口的公共养老制度、雇主养老金计划和个人自行管理的个人退休金账户,后两者统称为"私人养老金计划"。美国《国内税收法》第 401 条 K 项（简称"401K 计划"）即为雇主养老金计划的一种形式,其规定每个美国公民都会拥有一个养老金计划,员工及其所在企业每月都将为其缴纳一定的费用,积累的资金交由专业机构进行投资。员工退休时,可选择一次性领取、分期领取或转为存款等方式。

（二）老年人的医疗保健

完善的医疗保健对于老年人的身心健康起到极其重要的作用。1997 年澳大利亚通过了《老年保健法案》，以期向全体老年人提供公平、可及、可负担的高质量照护服务。该法案为老年保健服务提供了法律保障和制度框架，并明确了联邦和州政府负责制定老年服务发展战略、规划，承担主要的筹资责任，建设部分老年服务机构，组织制订各种老年护理服务机构的准入和质量控制标准、服务规范，并对服务机构、服务人员的资格进行认证和监管服务质量。例如老年人的医疗费用主要由社会性的全民医疗保障制度，即医疗照顾制度和药品补贴计划，以及私立医疗保险承担。社区照护服务项目经费主要由政府津贴和社会捐助承担，入住护理院的老年人可根据收入水平承担一定的费用，但收费水平不超过入住者的支付能力，无力承担者可申请免费和优惠。

（三）老年人的护理保险

随着老龄人口的增加，失能失智和空巢老年人的比例迅猛上升，老年人的照护服务内容更加复杂。新时代下家庭小型化的普遍化推动了护理保险法案的产生。德国从 1995 年正式推行强制性社会护理保险制度，它和医疗保险、事故保险、失业保险和养老保险金一起构成德国公民必须缴纳的基本社会保险体系，被称之为"社会保险的第五根支柱"，填补了社会保障体系的空白。长期护理社会保险的保费通过法律统一规定按雇员工资总收入的1.7% 进行强制性征收，由雇员和雇主各负担一半。退休人员只支付保费的一半，另一半由其养老保险基金支付。这笔护理保险金用来支付生活不能自理的德国公民的护理费用。老年人按照需要护理的强度分成三大类，主要在个人饮食、卫生和行动方面得到不同等级的补贴金。此外，老年人也可自主选择家庭护理或护理院机构护理的照护方式，但德国长期护理保险制度照护方式制度设计的基本原则为"家庭护理优先于护理院护理"，强调以疾病预防和康复为主的家庭护理服务，限制不必要的护理院机构化照护。

（四）老年人的福利

老年福利是针对老年人社会保障的一项不可或缺的重要内容。日本于 1963 年颁布的《老人福利法》是日本政府在老龄社会到来之前颁布的一部老年人福利大法，被日本各界称为"老人宪章"。该法强调老年福利的基本理念是尊重老年人，保障老年人的健康生活和确保老年人参与社会的机会，第一次明确了老年人福利的权利与义务，并通过法律的形式对老年人的各项权益予以保障。随后，日本陆续发布了《老年保健法》《高龄者保健福利推进 10 年战略》（又称"黄金计划"）《看护保险法》《高龄居住法》《高龄者虐待防治法》《无障碍法》，经历了以贫困老年人到以全部老年人为对象的转变，从国家包揽福利到民间互补福利的转变；从单一生活接济到保健预防、康复护理、社会参与在内的综合福利体系的转变。

（五）禁止歧视和虐待

《美国老年人法》第 102 条对何为"虐待老年人"进行了具体界定。虐待是指在任何以信任为期望的关系中发生的、导致老年人受到伤害或痛苦的单一或重复的行为及不适当的活动。形式主要包括身体虐待、心理虐待、情感虐待、财物虐待、遗弃、忽视以及严重丧失尊严和尊重。禁止歧视和虐待是保护老年人权益的最好响应。《脆弱老年人权利保护法案》修订时新增了老年人虐待的预防和服务相关内容。2010 年美国联合委员会颁布了预防长期照护机构发生虐待的标准。

四、我国老年人权益保障

（一）老年人权益保障方式

我国第一部全面保障老年人权益的法律于 1996 年 8 月 29 日经第八届全国人民代表大会常务委员会第二十一次会议通过。目前使用的《中华人民共和国老年人权益保障法》由第十三届全国人民代表大会常务委员会第七次会议于 2018 年 12 月 29 日审议通过，是我国保障老年人权益的主要法律依据。它从立法的角度规定了如何从国家、社会、家庭、自我等方面保障老年人的权益。

1. **国家保护**　国家对老年人权益的保障主要是通过立法、行政、司法三个方面来进行。

（1）立法方面：我国目前的老年人立法保护可划分为国家立法、行政立法、地方立法保护等。

（2）行政方面：《中华人民共和国老年人权益保障法》第六条明确规定："各级人民政府应当将老龄事业纳入国民经济和社会发展规划，将老龄事业经费列入财政预算，建立稳定的经费保障机制，并鼓励社会各方面投入，使老龄事业与经济、社会协调发展。国务院制定国家老龄事业发展规划。县级以上地方人民政府根据国家老龄事业发展规划，制定本行政区域的老龄事业发展规划和年度计划。"

（3）司法方面：《中华人民共和国老年人权益保障法》第五十六条明确规定："老年人因其合法权益受侵害提起诉讼交纳诉讼费确有困难的，可以缓交、减交或者免交；需要获得律师帮助，但无力支付律师费用的，可以获得法律援助。鼓励律师事务所、公证处、基层法律服务所和其他法律服务机构为经济困难的老年人提供免费或者优惠服务。"

2. **社会保护**　《中华人民共和国老年人权益保障法》第七条明确规定："保障老年人合法权益是全社会的共同责任。国家机关、社会团体、企业事业单位和其他组织应当按照各自职责，做好老年人权益保障工作。基层群众性自治组织和依法设立的老年人组织应当反映老年人的要求，维护老年人合法权益，为老年人服务。提倡、鼓励义务为老年人服务。"

3. **家庭保护**　《中华人民共和国老年人权益保障法》第二章"家庭赡养与抚养"中，明确规定了家庭在老年人权益保障中的责任和义务。如第十四条规定："赡养人应当履行对老年人经济上供养、生活上照料和精神上慰藉的义务，照顾老年人的特殊需要。"第十五条规定："赡养人应当使患病的老年人及时得到治疗和护理；对经济困难的老年人，应当提供医疗费用。对生活不能自理的老年人，赡养人应当承担照料责任；不能亲自照料的，可以按照老年人的意愿委托他人或者养老机构等照料。"第十八条规定："家庭成员应当关心老年人的精神需求，不得忽视、冷落老年人。"第二十五条规定："禁止对老年人实施家庭暴力。"

4. **自我保护**　中国"家丑不可外扬"的传统思想，导致老年人受到伤害的时候，不会轻易向相关法律部门提出申诉。国家、社会对于老年人的保护是外部条件，而老年人首先需要有自我保护的意识，才能借助国家、社会对自身的权益进行维护。依法自我保护是老年人维护自己合法权益的必要手段，老年人自我保护是国家和社会保护的前提。

（二）老年人依法应享受的权益

1. **从国家和社会获得物质帮助的权利**　老年人有享受社会服务和社会优待的权利，有参与社会发展和共享发展成果的权利。禁止歧视、侮辱、虐待或者遗弃老年人。

（1）国家通过基本养老保险制度,保障老年人的基本生活。

（2）国家通过基本医疗保险制度,保障老年人的基本医疗需要。

（3）国家逐步开展长期护理保障工作,保障老年人的护理需求。

（4）国家对经济困难的老年人给予基本生活、医疗、居住或者其他救助。

（5）地方各级人民政府在实施廉租住房、公共租赁住房等住房保障制度或者进行危旧房改造时,应当优先照顾符合条件的老年人。

（6）国家鼓励地方建立八十周岁以上低收入老年人高龄津贴制度。

（7）农村可以将未承包的集体所有的部分土地、山林、水面、滩涂等作为养老基地,收益供老年人养老。

（8）老年人依法享有的养老金、医疗待遇和其他待遇应当得到保障,有关机构必须按时足额支付,不得克扣、拖欠或者挪用。

2. 老年人有被赡养和处理自己合法财产的权利

（1）赡养人应当履行对老年人经济上供养、生活上照料和精神上慰藉的义务,照顾老年人的特殊需要。此处赡养人包括:老年人的子女以及依法负有赡养义务的人。赡养人的配偶应当协助赡养人履行赡养义务。

（2）老年人自有的或者承租的住房,子女或者其他亲属不得侵占,不得擅自改变产权关系或者租赁关系。老年人自有的住房,赡养人有维修的义务。

（3）赡养人有义务耕种或者委托他人耕种老年人承包的田地,照管或者委托他人照管老年人的林木和牲畜等,收益归老年人。

（4）家庭成员应当关心老年人的精神需求,不得忽视、冷落老年人。

（5）赡养人不得以放弃继承权或者其他理由,拒绝履行赡养义务。不得要求老年人承担力不能及的劳动。

（6）老年人对个人的财产,依法享有占有、使用、收益和处置的权利,子女或者其他亲属不得干涉,不得以窃取、骗取、强行索取等方式侵犯老年人的财产权益。

3. 老年人享有婚姻自由的权利 《中华人民共和国老年人权益保障法》第二十一条规定:"老年人的婚姻自由受法律保护。子女或者其他亲属不得干涉老年人离婚、再婚及婚后的生活。赡养人的赡养义务不因老年人的婚姻关系变化而消除。"

4. 老年人有受教育和参加社会发展的权利 《中华人民共和国老年人权益保障法》第七十一条规定:"老年人有继续受教育的权利。"国家发展老年教育,把老年教育纳入终身教育体系,鼓励社会办好各类老年学校。根据社会需要和可能,鼓励老年人在自愿和量力的情况下,从事下列活动。

（1）对青少年和儿童进行社会主义、爱国主义、集体主义和艰苦奋斗等优良传统教育。

（2）传授文化和科技知识。

（3）提供咨询服务。

（4）依法参与科技开发和应用。

（5）依法从事经营和生产活动。

（6）参加志愿服务、兴办社会公益事业。

（7）参与维护社会治安、协助调解民间纠纷。

（8）参加其他社会活动。

5. **老年人享有司法援助权利** 《中华人民共和国老年人权益保障法》第七十三条明确规定:"老年人合法权益受到侵害的,被侵害人或者其代理人有权要求有关部分处理,或者依法向人民法院提起诉讼。"人民法院和有关部分,对侵犯老年人合法权益的申诉、控告和检举,应当依法及时受理,不得推诿、拖延。

6. **老年人享有生前对自己的合法财产进行分配的权利** 老年人生前对自己合法财产的分配,主要是通过立遗嘱的方式进行。我国《中华人民共和国继承法》第十六条规定:"公民可以立遗嘱,将个人财产指定由法定继承人的一人或者数人继承。公民可以立遗嘱将个人财产赠给国家、集体或者法定继承人以外的人。"遗嘱的方式有公正遗嘱、自书遗嘱、代书遗嘱、录音遗嘱和口头医嘱。如果老年人生前立了多份遗嘱,且内容相互矛盾,则以最后的遗嘱为准。

(三)维护老年人合法权益的策略

1. **保障老年人合法权益** 保障合法权益是各级人民政府的一项重要责任。政府要把老龄事业纳入工作规划,健全老年人工作机构,明确各机构工作职责,指导和协调各机构相互配合,组织社会各界,共同努力做好老年人权益保障工作。老年人应享受的优惠和补助、津贴及老年人事业所需的经费要列入政府财政预算,加大对《中华人民共和国老年人权益保障法》的宣传,要让中青年人真正了解《中华人民共和国老年人权益保障法》和有关法律的主要条文。通过法制宣传教育,切实提高全社会敬老养老的法律意识,形成敬老、爱老、养老之风。保障老年人安度晚年是全社会的责任。

2. **老年人要自我保护** 老年人要学习法律,要了解自己应享有的合法权益,增强自我保护的法律意识,懂得如何去维护自己的权益。当侵害自身权益的不法行为发生时,要改变家丑不可外扬的陈旧观念,不能选择忍耐,勇于依法维权,向所在地居委会或村委会及时反映求助,必要时向法院起诉,帮助老年人获得免费法律援助,对于侵犯老年人权益、虐待或遗弃老年人者,司法机关要视情节轻重,依法给予行政处罚或追究刑事责任。

(戴付敏)

第三章　老年护理职业发展与管理

学习目标

完成本内容学习后,学员将能:
1. 复述老年护理学的概念及内涵。
2. 了解老年护理学的发展及国外老年护士的分类。
3. 了解国内、外老年护士的培养差异。
4. 应用老年护理的原则指导老年护理工作。

第一节　老年护理学发展现状

　　随着社会人口老龄化的急速加剧,社会应对老化影响的需求不断增加以及对老化研究的不断深入,人们逐渐认识到老年人群是一个特殊的群体,在生理、心理、精神需要等方面,都与其他人群有所不同。基于此,老年护理学开始受到社会的关注,并随着社会需求的增加不断发展。

一、老年护理学的概念及内涵

　　老年护理学与临床医学、生物学、社会学、心理学、健康政策等学科密切相关,老年护理专业护士需要与这些学科的专业人员一起,通过学科间团队合作,为老年人提供整体的、以个人为中心的专业护理。老年护理的目标,是以老年人为中心、实现促进、维持或重塑老年人身心健康。因此,美国护士协会(American Nurses Association, ANA)在《老年护理:执业领域及实践标准》中将老年护理学(gerontological nursing)定义为:老年护理学是运用老年护理的知识及技能,以满足老化过程中老年人生理、心理、发展、经济、文化和精神的需求为目标的、基于循证的护理专业实践。它强调通过跨学科的整合管理,促进老年人从健康老化到临终阶段的自理能力、幸福感、最佳功能状态、舒适和生活质量。

二、发达国家老年护理学的演变

　　老年护理实践起源于南丁格尔时代的济贫院,作为一门学科发展始于1904年的美国。1904年,世界上第一篇由护士撰写的老年护理论文发表于《美国护理杂志》,该文提出"不应像对待壮年人那样对待老年人",同时指出"护理老年人的护士需要有丰富的经验"。迄今为止,美国不仅是老年护理专业发展最早的国家，同时也是老年护理发展最完善的国家。这种发展与完善，影响了全球老年护理学的发展。因此，本章节将以美国老年护理学的发展为例，介绍发达国家老年护理学的发展历程。纵观美国老年护理学的发展，可概括为四个时期：

（一）理论前期（1900—1955年）

1904年，《美国护理杂志》发表了第一篇由护士撰写的老年护理论文。20世纪50年代，随着护理院的繁荣，有关老年护理的理论和科研也发展起来。在这一时期，出版了第一部老年护理教材，刊印了第一篇老年护理硕士论文，老年护理被公认为一个独立的专业。这一时期虽然尚无理论支撑老年护理实践，但是老年护理作为一个独立的专业被认可，奠定了日后老年护理发展的基础。

（二）理论基础初期（1955—1965年）

老年人口的急剧增加，政府对养老的投入加大，老年护理科研不断深入，出现了大量政策性的变化。在这一时期，ANA设立了第一个老年病护士专业组（1961年），标志着老年护理在专业化道路上前进了一大步。

（三）专业发展期（1965—1985年）

这一时期，老年护理实践和老年护理教育得到全面发展。老年护理学被纳入大学课程体系，老年护理学硕士、博士学位教育方兴未艾。1966年成立了美国护士协会老年病护理分会（Geriatric Nursing Division）。同年，首个老年临床护理专家项目（gerontological nursing clinical specialist nursing program）在杜克大学启幕。由于美国卫生部提供资金支持，老年开业护士（gerontological nurse practitioners，GNP）和老年临床护理专家（gerontological clinical nurse specialists，GCNS）项目扩展到各个护理院校。1970年由美国护士协会老年病护理分会编撰的第一本《老年护理实践标准》出版，这是该会对美国老年护理发展做出的重要贡献之一。1975年《老年护理杂志》创刊，首批74名护士获得美国护士协会颁发的老年专科护理证书，老年国际年会第一次护理会议召开。在这一时期，护士们认识到对于老年患者的护理，仅仅是老年护理中的一小部分内容，老年护理专业护士在促进健康老化、保证老年人幸福中担负着更加重要的角色和责任。为了更加准确地表达老年护理的内涵，1976年，美国护士协会老年病护理分会更名为老年护理分会（Gerontological Nursing Division）并启动老年病实践护士认证。

1981年，召开了首届老年护理国际会议，1983美国成立第一所老年护理学院，1984年美国国家老年护理协会（National Gerontological Nursing Association，NGNA）成立。

知识链接

老年护理的概念

老年护理（gerontological nursing）强调贯穿于老年人整个生命周期的健康促进，目的是尽可能提高其生活质量和幸福感。老年病护理（geriatric nursing）聚焦于生了病的老年人，侧重于使其尽快从疾病中恢复。

（四）全面完善期（1985年至今）

老年护理临床实践、教育、科研得到全面发展并取得丰硕成果。老年护理学概念取代了老年病护理概念,护士获得各种教育机会,以提升老年护理专业能力。1989 年,美国护士协会首次认证老年临床护理专家。1990 年,美国护士协会老年护理分会长期照护分会成立。1996 年,对老年循证护理的快速发展起到重要作用的哈特福德老年护理基金会(Hartford Institute for Geriatric Nursing, HIGA)成立。进入 21 世纪,美国的老年护理学得到全面完善。2000 年,美国护士协会发布《老年护理实践范围及标准》。同时,美国护理院校协会(American Association of Colleges of Nursing, AACN)和 HIGA 联合发布了《老年护理学士学位核心能力及课程指南》。2004 年,他们又联合发布了《老年开业护士和临床护理专家核心能力》。2008 年,美国护士认证中心将老年临床护理专家资格认证列入专科证书注册考试内容之中,自此,老年临床护理专家获得正式认可。2010 年,美国护士协会《老年护理:执业领域及实践标准》出版。

三、我国老年护理学的发展

我国老年护理学在老年医学发展的基础上逐步发展,至今仍然处于探索阶段。1985 年,天津成立了第一所临终关怀医院。1988 年,上海建立了第一所老年护理院。1996 年,中华护理学会提出要发展和完善我国社区的老年护理。1999 年,中华护理学会老年病护理分会成立,老年护理学在我国护理领域获得一席之地。2005 年,广东省借助南方医科大学和香港理工大学的资源,率先在国内启动老年专科护士培训项目。随后,重庆、四川等省市也先后启动了老年专科护士培训。2012 年,中华护理学会老年病护理分会更名为中华护理学会老年护理专业委员会。至 2018 年底全国相继有 23 个省市组建了老年护理专业委员会,老年护理作为一门独立的专科,获得学界认可。

我国老年护理教育滞后于老年临床护理的发展。直到 1998 年,老年护理学课程才开始在少数几所高等院校开设。2000 年出版我国第一本《老年护理学》本科教材。尽管老年护理硕士、博士项目在近几年得到陆续开展,我国老年护理本科教育却仍然未得到普及,更无大学开设专门的老年护理专业。教育部一项全国性调查显示,在国内 110 所招收护理专业的高等院校中,仅有 73 所院校开设了老年护理学课程,总学时平均为 30 学时(26 学时理论课、4 学时实践课)。老年护理教育的滞后,影响着我国老年护理研究的广度和深度,需开展更多能满足老年护理学科发展的前瞻性研究。

第二节　老年护理岗位管理体系

一、老年护理岗位体系的构成

完善的老年护理岗位管理体系不仅有助于推动老年护理学科发展,更有利于推动老年护理产业发展。国外将老年护理岗位分为管理岗位、教育岗位、临床实践岗位、养老护理岗位等。在国家相关行政机构负责处理老年护理事务的岗位及在老年医疗、养老机构等场所设置的管理岗位等属于老年护理管理岗位；在各类高等院校、医疗机构、养老机构从事老年护理教学、临床培训等属于教育岗位；在医院、护理院等场所从事临床老年护理的岗位属于临床实践岗位；在养老机构、家庭、社区从事老年人照料的岗位属于养老护理岗位。

二、老年护理岗位的资格要求

2016 年国家卫计委提出，"在'十三五'期间，大力发展老年护理服务事业，全面提升老年护理服务能力"。其中，特别强调了要通过老年护理从业人员的培养，在"十三五"期间初步形成一支由护士和护理员组成的老年护理服务队伍，提高老年护理服务能力。从上述描述中，可以看出我国老年护理岗位至少有两类，一是老年护士岗位，二是老年护理员岗位。

（一）老年护士岗位

目前我国尚未将老年护士岗位进行分层级管理，也未从行政或立法上强制要求老年护士必须经过老年护理相关理论及技能培训并考试合格后才能从事老年护理工作。我国护士凡是获得了国家颁发的护士执业证书，即可在相关场所，如医院、养老院、社区卫生服务机构等机构，从事老年护理工作，同时也具备了在高等院校从事老年护理教育的基本条件之一。这样的现实从本质上说反映的是我国老年护理学科及老年护理事业发展的不完善。我国政府、行业学会等已经认识到这些不完善可能给未来老年护理发展带来挑战，因此不管是从国家层面，还是从行业学会层面，均开始重视老年护理人才的培养。2016 年国家卫计委强调了"十三五"期间加强老年护理从业人员的培养的重要性，并提出了切实可行的目标，中华护理学会和各级省市护理学会也开展了老年专科护士的培训，以期未来能形成一支具有老年护理专业知识及技能，同时层级分布科学合理的老年护理人才队伍，有效满足老年人不同的护理需求。

（二）老年护理员岗位

我国民政部于 2009 年发布了《养老护理员国家职业标准》。该标准将老年护理员定义为对老年人生活进行照料、护理的服务人员。同时规定老年护理员培训的起始学历为初中毕业，职业教育为全日制职业学校教育。该标准将老年护理员岗位分为四个等级，分别为：初级（国家职业资格五级）、中级（国家职业资格四级）、高级（国家职业资格三级）、技师（国家职业资格二级）。同时对各级别的申报条件、鉴定方式均作了详细说明。此外，该标准也对老年护理员的职业道德、基础知识及工作要求进行了界定。比如，该标准规定老年护理员可从事老年人的清洁卫生、睡眠照料、饮食照料、排泄照料和安全保护等生活照料；可从事给药、观察、消毒、冷热应用、护理记录和临终护理等技术性照料。

第三节 老年护士的培养

一、老年护士的分类及概念

老化程度的差异性决定了不同的老年人有不同的护理需求,也决定了处于不同老化阶段的同一个老年人,其在各阶段的护理需求也不尽相同。识别老化的程度,判断不同老化程度所致的老年人需求的差异并根据这些差异制订个性化的老年护理方案,是老年护士的基本功。这样的基本功需要长时间的培养才能具备。国外老年护士的培养较早,已形成从学校教育到临床培训到认证使用的完整体系。根据老年护士所受的教育程度及执业能力的不同,美国护士协会将老年护士分为两类,一是老年护士,二是老年高级实践护士。

(一)老年护士(gerontological nurse, GN)

在不同的医疗机构,为老年人提供 24h 不间断的直接护理和通过支持、咨询、教育、管理与老化相关的研究活动来提供协调服务的健康照护专业人员。

(二)老年高级实践护士(advanced practice gerontological nurse, APGN)

老年护理丰富的临床经验、广博的知识及娴熟的技能获得了国家认证机构认证,并至少拥有护理学硕士学位的开业护士或临床护理专家。

(三)老年开业护士(gerontological nurse practitioner, GNP)

老年开业护士是指有硕士或博士学位,扎实的老年专业知识及复杂临床问题的决策能力和实践能力,经过教育和训练能够开展老年人健康促进,并通过诊断和治疗急慢性疾病维护患者健康状态的注册护士。

(四)老年临床护理专家(gerontological clinical nurse specialist, GCNS)

老年临床护理专家是指具有硕士或博士学位的注册护士,有丰富的老年护理临床经验且精通老年临床专科领域的知识和技能并有较高护理水平者。

二、老年护士的核心能力

2010 版美国《老年护理:执业标准及实践范围》指出,老年护理的职业范围广阔,在综合医院、社区、养老机构、家庭、中 - 长期照护机构等场所均可以开展老年护理。老年护士不管在哪种场所从事老年护理工作,均需要遵循老年护理的基本原则,即:①老化是一个自然的生理历程,而非病理变化;②老化受多因素影响,在制订护理计划时,应充分考虑这些因素;③老年护理需要整合多学科知识及数据;④老年人有与其他人相似的基本需求和自护需求;⑤老年护理的目标是要帮助老年人达到生理、心理、社会和精神健康的最佳状态。

虽然老年护士的教育背景、实践层级和实践场所不同,但其必须具备以下基本能力:识别老年人异常改变中的正常变化;评估老年人生理、心理、情绪、社会和精神状况及功能;鼓励老年人尽可能全方位参与到护理中;使用与老年人教育程度相匹配的语言,提供信息和健康教育；制订并实施个性化护理计划；识别并采取措施降低风险；使老年人能最大限度地参与决策；认可并尊重老年人因文化、语言、种族、性别、性取向、生活方式、经验和角色所致的不同偏好；从评估、决策和定位方面，协助老年人过渡到能满足其生活和护理需要的环境；倡导和保护老年人权益。

同时，该标准也强调了 GN 和 APGN 在质量改进、专业实践评价、伦理、教育、领导力、资源利用、协作、研究、倡导等方面需要遵守的标准以及在应用这些标准时不同的侧重点。比如在质量改进方面，GN 主要负责改进项目的实施、观察和记录，而 APGN 则负责质量改进项目的设计及指导使用正确的方法达到改进目标等。

有关美国《老年护理：执业标准及实践范围》中规定的 GN 和 APGN 核心能力的详细内容，详见表 3–1。

表 3–1　ANA 老年护理实践标准

内容		要求
标准 1	评估	老年护士收集与老年人生理、精神等健康相关的数据或情况
标准 2	诊断	老年护士分析收集到的数据或情况，做出诊断或找出问题
标准 3	评估预期结果	老年护士为制订适合老年个体的或特定情况的计划，做出预期结果判断
标准 4	计划	老年护士拟订可能达到预期结果的护理计划
标准 5	实施	老年护士实施拟订的护理计划
标准 5.1	护理计划调整	老年护士及时调整不恰当的计划
标准 5.2	健康教育与健康促进	老年注册护士采用健康策略，促进健康及环境安全
标准 5.3	咨询	老年高级实践护士对护理计划的拟订、调整、提高其他护理人员的能力及有效的护理改变提供咨询和指导
标准 5.4	依法执业	老年高级实践护士依照州或联邦法律、法规，使用权威的规范、流程、指南和治疗方法
标准 6	评估	老年注册护士评估老年人趋向预期结果的程度
标准 7	实践质量	老年注册护士应从系统入手，提升护理实践的质量和效果
标准 8	专业实践评价	老年注册护士应使用相关的专业实践标准、指南、法规、原则和规则来评价自己的服务
标准 9	教育	老年注册护士应获得与现阶段老年护理实践相适应的知识及能力
标准 10	联合领导	老年注册护士与同行相互合作，促进专业发展
标准 11	协作	在护理实践中，老年注册护士应与老年人及其家庭、其他重要成员、相关专业团队、社区和其他利益相关者合作
标准 12	伦理	老年护士在所有实践中，须遵守伦理原则
标准 13	研究	老年护士应整合研究结果并转化为实践
标准 14	资源利用	在制订护理计划和实施护理服务的过程中，老年护士应考虑到与之相关的安全、效率、费用的影响
标准 15	领导力	老年注册护士在专业实践场所和专业领域内提供领导
标准 16	倡导	老年护士倡导对老年人健康、安全和权益的保护

老年护理专业行为标准对老年护士在质量改进、专业实践评价、伦理、教育、领导力、资源利用等多方面的行为进行了规范。

三、老年专科护士的培训及资格认证

国外老年专科护士培养开展时间较长,目前已形成培训—认证—使用—再培训—再认证的完整体系。如美国、英国、德国、日本等国家均从 20 世纪 90 年代即开始了老年专科护士培训,培训的起点学历为护理学硕士或博士。美国除了理论培训外,还需要至少 500h 老年护理实践,实践场所可以是综合医院、社区保健诊所、老年健康机构、老年专科诊所、教育机构、科研机构等。早期的老年专科护士经培训考核后即可上岗,从 2008 年开始,老年专科护士需要通过美国护士认证中心的考试和注册后,才能开展老年护理工作。日本护理协会规定专科护士必须具有 5 年以上临床护理经验,3 年以上特定的专科护理经验,完成专科护士教育课程(6 个月,600h 以上)的培训并且经过专科护士鉴定部门认证。此外,每 5 年需要进行再认证,再认证条件包括:在过去 5 年内从事护理实践时间必须达到 2 000h 以上;作为实际工作的内容,必须能够从事实践、指导、咨询工作。

我国医疗机构从事老年护理工作的护士大多未接受过专业的老年护理教育,对老年护理的认知程度参差不齐。《全国护理事业发展规划(2016—2020 年)》指出要开展老年护理工程建设,其中特别强调了老年护理人才培养。社会人口重度老龄化对我国老年护理的发展提出了严峻挑战,培养具有老年护理理论知识和专业技能的专科护士,推动老年护理事业健康发展,满足广大老年人的护理需求,既是国家的要求也是现实的要求。国内老年专科护士培训于 2005 年启动,由广东省卫生厅委托南方医科大学、香港理工大学联合进行研究生课程专科护士培训试点工作,开设了包括老年护理在内的四个专科,同时获得南方医科大学颁发的研究生课程结业证书及香港理工大学颁发的专科护士培训证书,这是我国通过研究生教育培养老年专科护士的初步尝试。随后,四川、重庆、北京、湖北、湖南、云南、福建、江苏、辽宁和山东等省市级护理学会陆续开展了老年专科护士的培养和考核。中华护理学会 2017 年启动了首届老年专科护士培训,来自全国 16 个省、自治区、直辖市的 120 余名老年护理人员参加了培训。该项目的开展标志着老年专科护理人才的培养开始从省市级护理学会向国家级护理学会转化。未来是否应该统一开展老年专科护士培训并进行专业认证,还是维持目前省级护理协会和国家级护理协会分别培养和考核的模式,是值得研究的内容。

能够成功地发展和推广一个角色需要一系列的政策、教育和准则。我国虽然已经开始了老年专科护士的培养,少数省市,如北京已经出台政策,鼓励护士尤其是老年专科护士作为法人开办养老机构。但是相比国外老年专科护士的培养来说,我国尚未形成培养—认证—使用—培训—再认证的完整体系。如果这一问题不能尽快解决,这或许会成为阻碍老年护理发展的绊脚石。

美国老年护士的认证

美国老年护士的认证分为初级和高级认证。初级认证针对主要从事老年护理工作的注册护士设计,他们希望自己在护理评估、管理、实施、评价方面的能力能够达到老年护理的特殊需求。

高级认证针对那些从特别设计的老年高级护理培训项目中毕业的开业护士或临床护理专家而设定。作为老年高级实践认证护士,他们应该在老年人及其家庭护理方面展现自己的供给、指导和影响力。

本章从老年护理学的概念及内涵,发达国家老年护理学的演变,我国老年护理学的发展三个方面阐述了老年护理的发展现状,同时简要介绍了国内外老年护理岗位管理体系及老年护士培养情况,并摘要介绍了美国 2010 年版《老年护理:执业标准及实践范围》对老年护士的分类、定义以及能力要求。广大学员应该明白,我国老年护理发展起步晚,目前发展尚不完善,但是我国老年人口众多,对老年护理的需求迫切。我国政府正在采取一系列措施,推动老年护理产业的发展,强化老年护理人才培养和老年服务能力建设,我国老年护理事业发展必定会迎来飞跃,老年护士在其中将具有广阔的发展空间。

（杨莘　丁福）

第二篇

老年医疗照护服务体系

第四章　老年急性医疗照护

学习目标

完成本内容学习后,学员将能:
1. 了解老年急性医疗照护服务概念及模式。
2. 运用老年急性医疗照护入院评估相关工具。
3. 掌握老年综合评估的定义及评估内容。
4. 熟悉老年患者急性医疗照护住院的常见问题。
5. 掌握老年患者急性医疗护理出院转诊流程、制订护理计划。

老年急性期的医疗服务(acute aged care)主要指医疗服务机构为老年急危重症患者提供的医疗救护服务,其目的是诊治短期内对生命造成严重威胁的疾病,使老年患者脱离生命危险、缓解症状和稳定病情。急性医疗服务目前在我国有完善的服务体系,例如120急救运送系统、区域急救中心、医院急诊科、各专业细分的内外科抢救及手术。老年患者在躯体上有其特殊性,如受衰老、共病、药物、认知功能下降及生活能力下降等综合因素影响,会增加机体损伤和感染的概率,易产生一系列并发症,与其他年龄段相比,老年人患急症住院治疗的危险性显著增高,老年急症患者急诊停留时间长,住院率高,病死率高。护士的照护重点应针对老年急症患者的照顾需求,实施有效的护理评估和干预。

第一节　老年急性医疗照护模式

一、老年急性照护单元

老年患者常多病共存,同时容易发生跌倒、压力性损伤、二便失禁、认知障碍等老年综合征,因此疾病的照护措施与一般成年患者不同,老年住院患者的照护需要医护人员为老年患者建立新的、更好的照护模式。多项研究提示,老年急性照护(acute care of the elderly,ACE)单元的管理模式能提高老年人急性照护单元的有效性,预防老年人功能下降,使老年人重返居家生活。

国内外具有不同的急诊模式用来服务老年患者,最大化地提供良好的医疗照护。在美国,有专门的老年急诊室(geriatric emergency room),里面的工作人员均为老年科医生。在美国、加拿大和澳大利亚的急诊科,受过老年医学培训的护士会在急诊室为即将离开急诊的老年患者进行老年综合评估。美国联邦保险和医疗救助创新中心资助的老年急诊科分别于2012—2015年在纽约、芝加哥和帕特森三所医院开展创新项目,项目共通过三个方面对老年人的急诊服务进行改善:①改善急诊室的环境设施,比如可活动的躺椅、防滑不反光的地板、柔和的灯光、加厚的被子、显眼大号的指示牌、墙边的扶手等,使老年患者更适应急诊科的环境;②为急诊室配备更好的人力资源,一方面加强急诊医护人员老年疾病相关知识的培训,另一方面提供多学科团队合作,从而更好地对老年患者进行评估和处理;③建立统一的电子医疗信息系统,使老年患者的就诊信息得到更好的使用和回顾。通过这样的改善,旨在提高老年急诊照护的质量、预防并发症、提高生活质量,同时又能节约医疗成本。

在我国,ACE单元为一种新兴的照护模式,是一种以医生为主导,结合老年人综合评估、以促进患者功能独立为原则的针对住院老年人的多学科照护新模式。该单元包括5个最重要的部分:医疗回顾,多学科团队合作和出院计划,环境改造,早期介入康复治疗以及以患者为中心的护理。四川大学华西医院是全国首家建立老年急性照护单元的医院。这个单元为70岁以上的衰弱老年患者提供急性期照护。其不仅拥有传统病房的医生和护士,而且还有康复师、营养师、临床药师和社会工作者参加的多学科团队为患者进行服务。除了传统的急性疾病的病史采集,多学科团队还常规地对患者进行老年综合评估,根据评估的结果,对影响老年人功能的老年综合征及早进行干预。自建立以来,老年人急性照护单元显著缩短了老年患者的平均住院日,减少了治疗费用中的药品费比例,改善老龄群体的生活质量,实现健康老龄化,使老年人健康幸福地度过晚年。

二、老年急性医疗照护评估

目前国内大多数医院采用的是为危重患者开通绿色通道优先救治,一般情况下,根据预检护士初步判断患者病情后,安排相关科室就诊的方式进行分诊,缺乏具体的量化指标。为降低医疗风险,国内外使用许多方法来评估急诊患者的疾病严重程度,主要包含:急诊老年患者病情评估工具、急诊老年患者风险评估工具、老年综合评估等。

（一）急诊老年患者病情评估工具

1. 英国早期预警评分（national early warning score,NEWS） 在疾病恶化早期,采用早期预警评估系统监测评估能早期发现患者潜在的病情变化,可为病情恶化提供预防措施。这些变化若得不到及时的临床监测,将导致一些不良事件发生,如心脏骤停、入住ICU等。NEWS评分是一项预警评估病情变化的工具,用来识别具有潜在危险的患者。NEWS包括呼吸频率、血氧饱和度、体温、收缩压、脉搏及意识水平六项评分指标,每个指标0~3分,其中根据英国胸科协会成人急诊吸氧指南,当患者病情需要吸氧时,另计2分,对这些指标评分后将各项得分相加计算出总分,共计20分。这些指标在患者床旁即可快速获得,短时间内即可通过NEWS评分对患者进行早期病情评估,见表4-1。其中体温为腋下温度;意识水平采用快速意识状态评分系统（awake verbal-response painful-response unresponsive-response, AVPU）,即A=清醒,V=有无语言应答,P=对疼痛刺激有无反应,U=无反应。NEWS评分对应低危、中危、高危三个危险等级:其中0~4分属低危,5~6分或其中任一单项指标达3分属中危,≥7分属高危,≥12分属极高危;患者的每一次评分都对应相应的危险程度,得分越高危险程度越高,提示患者的病情越危重。若评分持续维持在高水平状态,提示病情进展加重的可能性大,患者预后差。高评分可以提示医护人员进行详细的临床评估,从而施行早期有效的干预方案。NEWS评分的优势在于临床指标容易获得,操作简单,便于动态快速评估,能客观地反映患者状态,可以普遍应用于临床疾病的初步评估中。

表4-1 英国早期预警评分(NEWS)

生理指标	3分	2分	1分	0分	1分	2分	3分
呼吸(次/min)	≤8	—	9~11	12~20	—	21~24	≥25
血氧饱和度(%)	≤91	92~93	94~95	≥96	—	—	—
是否吸氧	—	是	—	否	—	—	—
体温(℃)	≤35.0	—	35.1~36.0	36.1~38.0	38.1~39.0	≥39	—
收缩压(mmHg)	≤90	91~101	101~110	111~219	—	—	≥220
脉搏(次/min)	≤40	—	41~50	51~90	91~110	111~130	≥131
意识水平(AVPU)	—	—	—	A	—	—	V、P、U

2. 急性生理学及慢性健康状况评估(acute physiology and chronic health evaluation,APACHE Ⅱ) APACHE Ⅱ既是衡量危重症患者病情严重程度的标准,也是预测危重症患者临床结局的重要工具。由以下3部分组成:A项(表4-2),急性生理学评分(acute physiology score,APS);B项,年龄评分;C项,慢性健康状况评分。最后得分为三者之和,分值范围为0~71分,分值越高表示病情越重。其中,APS包含12项生理参数:体温、平均动脉压、心率、呼吸频率、氧合作用、动脉血pH、血清钠、血清钾、血清肌酐、血细胞比容、白细胞计数、昏迷评分。APACHE Ⅱ还提出了计算每一个患者死亡危险率(rate,R)的公式:$\ln[R/(1-R)]$=3.517+(APECHE Ⅱ得分×0.146)+0.603×(仅限急诊手术后的患者)+患者进入ICU的主要疾病得分。每位患者的R值相加再除以患者总数,即可得出该患者群体的预计死亡率。各项参数均为入院后前24h内的最差值。APACHE Ⅱ适用于入住急诊ICU的患者进行病情评估,依据APACHE Ⅱ评分及各项检查结果对患者实施针对性的护理干预是改善患者生存质量的关键。APACHE Ⅱ在急诊应用中存在一定的局限性,由于其评价时间长、费用高,不利于在某些医疗设施受限的医院中应用。

3. 病情严重指数(emergency severity index,ESI) 由美国Gilboy等在20世纪90年代末期提出,其基本思想是根据患者病情的严重程度和所需医疗资源进行预检分诊。ESI是全面考虑发病率与严重度的综合指标,用百分率表示严重度,计算公式为:病情指数=普遍率×严重度。ESI是一种5级预检分诊工具,是将患者病情的严重程度从1级到5级依次递减预检。从4个决策点出发对急诊就诊患者进行预检分诊。决策点A:患者是否需要实施紧急抢救生命的措施。是,分诊为1级。决策点B:患者是否需要等待。具体包括:

表 4-2　APACHE Ⅱ 急性生理学评分

生理学变量	高异常范围				+0	低异常范围			
	+4	+3	+2	+1		+1	+2	+3	+4
体温 – 直肠温度（℃）	≥41	39~40.9		38.5~38.9	36~38.4	34~35.9	32~33.9	30~31.9	≤20.9
平均动脉压（mmHg）	≥160	130~159	110~129		70~109		50~69		≤49
心率（次/min）	≥180	140~179	110~139		70~109		55~69	40~54	≤39
呼吸频率（自主或非自主呼吸）	≥50	35~49		25~34	12~24	10~11	6~9		≤5
饱和氧 A–aDO$_2$ 或 PaO$_2$（mmHg）	≥500	350~499	200~349		<200				
a, FiO$_2$ ≥0.5 记录 A–aDO$_2$									
b, FiO$_2$<0.5 记录 PaO$_2$					> 70	61~70	55~60		<55
动脉血 pH	≥7.7	7.6~7.69		7.5~7.59	7.33~7.49		7.25~7.32	7.15~7.24	<7.15
血清钠（mmol/L）	≥180	160~179	155~159	150~154	130~149		120~129	111~119	≤110
血清钾（mmol/L）	≥7	6~6.9		5.5~5.9	3.5~5.4	3~3.4	2.5~2.9		<2.5
血肌酐（mg/100ml）急性肾衰表分值加 1 倍	≥3.5	2~3.4	1.5~1.9		0.6~1.4		<0.6		
血细胞比容（%）	≥60		50~59.9	46~49.9	30~45.9		20~29.9		<20
白细胞计数（个 /mm^3）（×1 000）	≥40		20~39.9	15~19.9	3~14.9		1~2.9		<1
GCS 量表：分数 =15– 实际 GCS									
A, APS 分数 12 个生理学变量分数之和									
血清 HCO$_3^-$（静脉 mmol/L, 在无动脉血气时采用）	≥52	41~51.9	32~40.9		22~31.9		18~21.9	15~17.9	<15

①是否处于高度危险状态。②是否存在意识模糊、嗜睡、定向力障碍的症状,见表4-3。③是否存在严重的疼痛、痛苦。是,分诊为2级。决策点C:针对需要2项及以上医疗资源的患者,根据年龄判断生命体征是否平稳。不平稳,将患者分诊为2级;平稳,分诊为3级。决策点D:患者需要使用几项不同的医疗资源。需要1项,分诊为4级;不需要,分诊为5级,见表4-4。

表4-3　GCS分型

睁眼反应	计分	语言反应	计分	运动反应	计分
可自动睁眼	4	回答正确	5	能执行检查者命令	6
声音刺激后睁眼	3	回答错乱	4	能指出疼痛部位	5
疼痛刺激后睁眼	2	词句不清	3	刺痛时躲避	4
无反应	1	只能发音	2	刺痛时肢体屈曲(去皮层僵直)	3
		无反应	1	刺痛时肢体过伸(去大脑强直)	2
				无反应	1

表4-4　病情严重指数

项目	1级	2级	3级	4级	5级
生命功能(ABC)及意识水平	不稳定或无反应	受威胁或严重疼痛	稳定	稳定	稳定
生命威胁或器官威胁	明显	尚有可能	不太可能	无	无
需要复苏	立即	有时需要	很少需要	不需要	不需要
预期利用的资源——					
X线片、实验室检查	大量(≥2)	较多(≥2)	中等量(≥2)	少(1)	少(或无)
会诊、操作					
反应时间	立即团队努力	几分钟	1h以内	可以等待	可以等待

注:ABC为气道、呼吸、循环

（二）急诊老年患者风险评估工具

1. Rowland 量表　1990年由英国纽卡斯尔大学、皇家维多利亚医院等部门共同研究制定,Rowland等对455例年龄>75岁的急诊就诊后出院的老年患者进行随访,以分析其急诊后再入院的原因,提出7个条目来反映老年人的功能状况,包括移动能力、提取养老金能力、自行更衣能力、购物能力、对护理员的需要、对送餐服务的需要、对日间病房的需要。如果4个或4个以上条目存在问题,则提示老年患者急诊再就诊的风险增加。该量表的局限性在于夸大了日常活动能力对急诊再就诊风险的影响。

2. Runciman 量表　由英国爱丁堡玛格丽特女皇学院、爱丁堡大学、爱丁堡市立医院等在 1996 年共同研究制定,以评估 75 岁及以上老年患者急诊出院后再损伤风险。量表的形成基于专家意见,共 11 个条目,涉及记忆力、软组织损伤、利尿剂的使用、小便情况、拐杖等辅助工具的使用、就诊前及出院后独立穿衣、购物、外出的能力。如果 2 个或者以上的条目存在问题,则认为老年患者是易受伤的,存在功能下降的风险。

3. 分诊风险筛查工具(triage risk screening tool,TRST)　是 1997 年在文献综述和专家意见的基础上首次提出的,包括 6 个条目:认知障碍,独居或没有照顾者,行走或身体移动困难,过去 1 个月急诊就诊过或过去 3 个月住院过,服用 >5 种药物以及需要家庭随访的专业建议。对 6 个条目的内容进行评估,以判断患者急诊出院后是否存在住院、入住护理院、急诊再就诊以及功能下降的风险,如果 2 个及以上条目的回答是肯定的,则提示老年患者是高风险人群。有研究在对美国 650 例 65 岁及以上的急诊老年患者进行研究后指出,TRST>2 分的患者,急诊出院后 30d、120d 的急诊再就诊率、住院率都高于 TRST<2 分的患者。有研究在加拿大对 788 例 >65 岁的从急诊出院的患者进行了 1 年的随访指出,当临界值取 2 时,曲线下面积为 0.61,说明 TRST 预测再就诊率、住院率的能力一般。而有学者在加拿大开展类似研究,结果显示,TRST 不适合作为一个单独的工具来预测老年患者出院 30d、120d 的再就诊率、住院率。有学者在开展针对 TRST 预测患者功能下降方面的研究后指出,TRST 能识别急诊老年患者就诊时的功能,及预测就诊后功能下降情况,能筛查出急诊出院后存在功能下降的高风险老年患者。除去 TRST 量表的 6 个条目,老年患者住院率、急诊再就诊率还受多种因素影响,故不宜单独作为预测工具,但可以尝试作为功能下降的风险筛查工具。

(三)老年综合评估

老年综合评估(comprehensive geriatric assessment,CGA)是指采用多学科方法评估老年人的躯体情况、功能状态、心理健康和社会环境状况等,并据此制订以维持和改善老年人健康及功能状态为目的的治疗计划,最大限度地提高老年人的生活质量。老年综合评估是现代老年医学的核心技术之一,是筛查老年综合征的有效手段。专家建议综合医院或老年病专科医院开展全面、详细的老年综合评估工作,从一般情况、共病、多重用药、躯体功能状况、精神心理状况、认知功能、营养状况、社会支持等方面全面评估患者。

CGA 的目标人群:有多种慢性疾病,多种老年问题或老年综合征,伴有不同程度的功能损害,能通过 CGA 和干预而获益的衰弱老年患者。健康老年人或严重疾病的患者(如疾病晚期、严重痴呆、完全功能丧失)不适合做 CGA。

CGA 的内容:主要包括全面的医疗评估、躯体功能评估、认知和心理功能评估,以及社会/环境因素评估四个方面。

全面的疾病评估和管理是 CGA 的重要内容:与传统的内科诊治过程不同,CGA 除了评估高血压、糖尿病、冠心病等老年慢性疾病的程度,更注重老年问题/综合征的筛查(如记忆障碍、视力和听力下降、牙齿脱落、营养不良、骨质疏松与跌倒骨折、疼痛和二便失禁等),而这些问题常被误解为"正常衰老现象"未得到应有的处理。另外,多重用药管理在 CGA 中不可或缺。在传统的医疗模式中,老年患者常辗转多个专科就诊,普遍存在的问题是该用的药未用,该停的药未停,"处方瀑布"引起药物副作用。

全面的功能评估是 CGA 的基石,能及时发现问题,并进行有效预防,例如有平衡和步态障碍者存在跌倒的风险;生活不能自理者如得不到支持和帮助,其健康情况会持续恶化;痴呆的早期诊疗可延缓疾病进展；下降的视力和听力得不到纠正会使老年人行为退缩，脱离社会。

此外，社会支持系统和经济情况对衰弱多病的老年人很重要。了解患者的居家环境及经济基础、照料者的负担情况，评估患者居家环境的活动安全性，制订合理可行的综合干预措施，明确可以照顾和帮助老年患者的人员等。

CGA 的实施者和场所：鉴于 CGA 涉及的内容宽广和繁杂，在临床实践中，由多学科团队（包括老年科医生、营养师、临床药师、语言治疗师、临床心理师、社会工作者及护士等）在门诊、住院部或老人院完成；也可由老年科医生分步进行，在初次就诊时先处理关键问题并给出重要的建议，在随后的就诊中再完善其他的筛查评估，必要时请护士、社会工作者以及其他专科的医生如骨科、内分泌科、康复理疗科等参与评估和治疗干预。

1. **一般情况评估**　评估内容包含姓名、性别、年龄、婚姻状况、身高、体重、吸烟、饮酒、文化程度、职业状况、业余爱好等。

2. **躯体功能状态评估**　评估内容包含日常生活活动能力、平衡和步态、跌倒风险等评估。日常生活活动能力（activities of daily living, ADL）的评估包括基本日常生活活动能力（basic activities of daily living, BADL）和工具性日常生活活动能力（instrumental activities of daily living, IADL）。BADL 评估内容包括生活自理活动和开展功能性活动的能力，可通过直接观察或间接询问的方式进行评估。BADL 评定方法中临床应用最广、研究最多、信度最高的是 Barthel 指数。而改良巴氏量表（modified barthel index, MBI）是根据我国国情进行改良后形成的，在康复医学领域得到广泛使用。平衡与步态评估常用的初筛量表有计时起立 - 行走测试法（timed up and go test, TUGT），但国际上广泛使用，信效度更高，可更好评定受试者平衡功能的是 Tinetti 量表（Tinetti assessment）。该量表包括平衡与步态两部分。跌倒风险评估采用 Morse 跌倒评估量表。

3. **营养状态评估**　目前临床上提倡应用系统评估法，结合多项营养指标评价患者营养状况。系统评估法包括营养风险筛查（nutrition risk screen 2002, NRS2002）、简易营养评价法（mini nutritional assessment, MNA）等。MNA 是一种专门评价老年人营养状况的方法，已在国外得到广泛应用。但 MNA 的项目多，调查较烦琐，而微型营养评定法（short form-mini nutritional assessment, MNA-SF）因与 MNA 有很好的相关性，较高的灵敏度、特异度及指标容易测量，可作为老年人营养不良的初筛工具。2013 年中国老年患者肠外肠内营养支持专家共识推荐老年患者使用的营养筛查工具主要为 MNA-SF；住院患者可采用 NRS2002。采用 MNA-SF 时注意：优先选测体质指数，无法测得体质指数时，用小腿围代替；营养不良风险患者如需深入评估，需要完成完整版 MNA。

4. **精神心理状态评估**　包括认知功能、谵妄、焦虑、抑郁等评估。老年人认知障碍包括轻度认知功能障碍（mild cognitive impairment, MCI）和痴呆。目前国内外应用最广泛的认知筛查量表为简易精神状态检查（mini-mental state examination, MMSE）和简易智力状态评估量表（mini cog）。老年人谵妄的评估美国精神病协会指南建议采用意识障碍评估法（confusion assessment method, CAM），该方法简洁、有效，诊断的敏感度和特异度均较高。

5. **其他**　包括衰弱、肌少症、疼痛、共病、多重用药、睡眠障碍、视力障碍、听力障碍、口腔问题、尿失禁、压力性损伤、社会支持、居家环境等评估。

第二节　老年急性照护住院常见问题

一、老年急性住院照护特点

急性医疗照护是一种常见的老年照护模式,老年患者进入急性医疗照护机构多是因为发生急性疾病或慢性病急性发作。其中常见的疾病有急性心肌梗死、脑血管疾病、髋部骨折、肺部感染、败血症等。由于免疫力低下及机体损伤和疾病的易感性增加,老年人发生急症较为频繁,发病的症状和体征不典型难以明确诊断,治疗较难实施,易发生严重并发症,且存在更大死亡风险。通过对突发情况的辨别,医护人员迅速实施干预,在很多情况下能够挽救他们的生命。但任何情况下,须遵循以下原则:①维持生命功能;②防止并纠正休克;③控制出血;④防止并发症;⑤维持身心舒适;⑥观察并记录体征、治疗及反应;⑦评估诱发因素。

（一）急性医疗照护的优点

1. 为患者提供尽可能满意的、高质量的医疗服务。

2. 为患者及其家属提供专业的治疗方案、药物及诊断信息等。

3. 结合急性照护单元多科并存的优势,多学科医疗团队、患者及其家属共同商定一个全面的治疗计划。

4. 及时识别患者病情变化,给予有效的处理措施,当发生心肺衰竭等严重威胁患者生命的情况时,提供有效的抢救措施、药物及仪器（如重症监护病房）。

（二）急性医疗照护的缺点

1. 长期的急性医疗照护易导致医疗资源的浪费。

2. 急性医疗照护较少关注到老年患者的功能问题,容易导致其功能随着住院时间的延长而逐渐减弱,也容易出现一些医源性问题,如医源性感染等。

二、老年急性住院照护常见问题

（一）安全问题

1. **误吸、噎食**　老年人的身体功能呈衰退状态,进食时容易发生呛咳,吞咽功能障碍者会发生哽噎。且老年人的视力下降,有些老年人还伴有精神障碍,加上记忆力减退,很容易出现误吸、噎食。

2. **跌倒**　随着老年人身体功能下降,有些会因缺钙而造成骨质疏松,在肢体行动上往往不便捷。而在住院期间,因每个病房面积有限,而病房内物品较多,如必要的医疗器械、患者日常生活用品等。此时,住院老年患者容易发生意外跌倒,且易并发骨折。

3. **坠床**　由于老年患者常常患有一些平衡障碍的疾病,经常会发生坠床事件。

4. **管道滑脱**　部分老年患者留置鼻饲胃管、尿管等,因固定不妥善、患者意识不清或躁动,自行拔出管道者多见。

（二）皮肤问题

1. 压力性损伤　老年患者体弱多病、长期卧床、营养状况差、医疗器械的使用,或护理评估不全面,采取预防措施不到位,以及护士交接班不清,未能严格遵守护理操作规程等因素都可导致压力性损伤发生。

2. 烫伤　易发生于使用热水袋的老年患者。由于老年患者对温度敏感性下降,而热水袋内水温过高且未加保护套,老年患者有发生烫伤的风险;陪护人员对热水袋使用知识的缺乏也是很大原因之一。

（三）用药问题

老年患者服用药物种类通常较多,且用药途径广泛,如口服给药、雾化吸入、静脉注射等。一方面,因年龄较大,生理功能逐渐衰退,记忆力差,口服药多,患者无法分清使用时间及注意事项,一旦用药不当,甚至可危及生命;另一方面,由于老年患者免疫力减弱,患者机体对于药物耐受性减弱,用药后易出现各种不良反应,甚至引发药物中毒。

（四）睡眠障碍

老年患者出现睡眠障碍的原因很多,比如在陌生和/或不良的睡眠环境、不良生活习惯、心理压力和/或不良情绪等,但其中疾病因素起到了至关重要的作用,与睡眠相互影响。Cremonini 等的研究发现睡眠障碍可以诱发许多胃肠道症状,且睡眠障碍严重程度与消化不良、胃食管反流及肠易激综合征密切相关。疼痛也可以干扰人们的正常心理和生理活动,影响个体的睡眠,而不同类型的睡眠障碍有可能使机体对疼痛的敏感性改变。

（五）心理问题

老年患者免疫力差,病情容易反复发作,难以治愈,对治疗失去信心,再加上病情急性加重或者是经济负担,大部分患者存在心理压力,易发生抑郁、焦虑、紧张以及恐惧等不良情绪。抑郁、焦虑是中老年患者临床常见的心理障碍,而失眠也更容易导致各种心理问题。已有许多研究发现两者存在密切关系,它们互为因果、互相促进,导致失眠与焦虑、抑郁症状迁延不愈、加重或复发。

综上所述,老年急性医疗照护患者常见的住院问题涉及安全、皮肤、用药、睡眠、心理等多方面。护理人员应以促进老年患者最理想的功能独立为目标,采取综合有效的照护措施,尽可能减少或降低老年住院患者并发症的发生。临床有效的照护措施包括:①全面评估,发现现存问题和潜在高危因素;②做好患者及家属健康宣教;③鼓励患者进行自我管理;④密切监测用药情况;⑤协助患者翻身、咳嗽、深呼吸、如厕等,必要时,协助日常生活活动;⑥早期发现和预防并发症,识别可能出现的不典型体征和症状;⑦严格无菌操作,预防感染;⑧密切监测患者生命体征、出入量、精神状态和皮肤状况等;⑨改变环境以适应老年人需求,如调整病房温度至 24~26℃,控制噪声,应用夜灯,避免灯光刺眼等。

第三节　老年急性医疗转诊出院准备

老年人存在共病、衰弱、失能等情况,在转诊时更易发生相关问题。从住院治疗到回家后的社区治疗,也是一个医疗显著变化的过程,容易发生医疗的失误及措施不连贯,造成出院或转诊后脆弱性增加的情况。有文献报道,超过50%的转诊患者在转运途中发生轻微甚至严重的并发症,因此医护人员需为老年住院患者制订完整的出院计划,尽早地评估并预判老年人出院后的需求,为其进行健康教育,提供转诊或居家照护建议。医疗机构还可利用跨学科老年照护团队共同为老年人和所涉及的社会支持系统制订出院计划。

一、急诊出院照护评估

当老年人入院时,即对老年患者的预后、经济情况、营养状况、居家环境、家庭照顾等进行综合评估,并为其制订详尽的出院准备服务计划。包括住院转诊服务、中长期照护机构转介和延伸照护(居家照护)服务计划。

二、住院转诊服务

（一）转诊前风险评估

对病情稳定后的患者根据具体情况分别送往监护室、观察室、病房或转院。判别病情是否稳定,必须由经管医生凭借自己所学的知识和经验,依据患者生理学参数监测指标,如血压、脉搏、呼吸及血氧饱和度对病情进行充分评估,确认稳定才能下达转运医嘱。护士执行转运医嘱也非机械执行,而是对患者病情进行充分评估,如发现病情不稳定,有可能在途中发生意外,应告知医生及时处理,从而确保转运安全。

（二）转运前准备

转运前准备包括三个方面:护送工作人员准备、患者准备、急救物品准备。

1. **护送工作人员准备**　一位既能对患者的情况及时做出临床判断,又能熟练操作各种监护仪器的医护人员,是最好的转运护送人员。低风险老年患者由一名注册护士与专门经过培训的护送队成员一起护送,但高风险的危重患者,如心搏骤停、心肺复苏术后、气管插管、使用人工呼吸器患者应由医护双方护送。

2. **患者准备**　转运前对患者进行预处理可以降低转运风险。转运前对呼吸困难或血氧饱和度较低患者应预先气管插管清除气道内分泌物及误吸物,保持气道通畅;出血部位要有效包扎止血;失血性休克患者进行扩容、输血;心衰患者血管活性药物的微量泵调整;颅内高压患者的脱水剂使用;血气胸患者的胸腔闭式引流;躁动或抽搐患者镇静剂或约束措施的适当使用;骨折部位的固定,疑似颈椎损伤患者颈托的使用等。通过这些预见性处理,提高危重患者转运安全系数。

3. **急救物品准备** 转运前选择转运途中需要使用的监测仪器及药物。急救室常规备抢救箱,其中包括常用的急救药品、注射用具、简易吸痰用具、简易呼吸器、便携式经皮血氧饱和度监测仪、微量注射泵等。除常规准备外,根据患者需要及医嘱准备特殊的抢救药品和仪器,以保证供氧,维持静脉通路。

(三)监护与搬运

转运前常规测量并记录生命体征。转运过程中医护人员始终守护在患者靠近头端位置,便于观察患者的面色、瞳孔、呼吸变化等。对带有各种管道的患者,妥善固定,保持管道通畅。对意识障碍等清理呼吸道低效或无效的患者要及时处理气道分泌物,保持呼吸道通畅。如途中发现病情恶化和意外伤时要立即进行处理,并及时与有关科室联系,以便得到及时的抢救。在转运过程中不可避免地要移动患者,此时注意搬运方法要正确,体位要适当。

(四)交接与记录

转诊患者前,与转诊医院及科室做好联系并做好必要的准备工作,争取密切配合,做到无缝衔接。转运患者时,护送人员将患者运送到目的地后,与接收科的医护人员共同安置患者,包括卧位、固定管道、吸氧、监护等,然后进行详细的床边交接,包括病历的交接、转运前后和途中的病情、生命体征、用药情况、特殊治疗措施、患者的心理状态等。接收科的医护人员了解交接内容无误后,进行转诊记录。最后由双方医护人员签全名,并记录交接时间。

三、中长期照护机构转介服务

提供相关机构信息并协助进行转入适当的机构,如转至基层医疗机构、康复机构、长期照护机构等;通过综合评估,对经过急性期治疗还需要到中长期照护机构接受综合性的医疗、康复和护理服务的老年患者,制订合适的转介服务计划。评估患者后续照护需求,结合患者和家属的意愿拟订照护计划并协助安排;对老年患者病情难以恢复需要持续性协助照护,以及处于生命终末期患者,评估老年患者家庭照顾的可行性,当患者失能状态严重且家庭照顾知识及技能缺乏或照护人力不足时,建议转介到长期照护服务机构,对生命终末期患者可选择接受安宁疗护服务。

四、居家照护服务

(一)评估居家环境

了解居家环境的安全性,以及照顾人力安排。按照《预防老年人跌倒家居环境危险因素评估表》(详见附录一 量表1)中评估方法对各项进行评估,明确老年人跌倒的高危因素,从而为制订和评估干预措施以及组织实施提供依据。

(二)照顾者知识指导

在老年患者住院期间,指导回家后所需的照顾知识,如测量血压、血糖,服药指导,运动指导,饮食指导、康复指导,管路维护以及压力性损伤伤口的护理技术指导等。

(三)辅助仪器使用指导

在患者住院期间,了解辅助器材准备和掌握使用方法等情况,如轮椅、助行器、气垫床、氧气机、雾化器、吸引器、血压计、血糖仪、胰岛素笔等,指导回家后所需的照顾技术。

（四）提供信息支持

提供社区服务和居家护理服务信息咨询,包括服务类型及费用等。

（五）出院延续护理

出院后电话随访,持续性照顾咨询服务以及发展互联网＋居家护理服务。若患者转入其他机构接受照护,需配合向接收机构提供患者相关资料,并请该机构反馈患者在该机构内所接受照护的情况。

知识链接

延 续 护 理

保证医疗的连续性,对高龄老年患者也十分重要。国外研究已证实,通过各种方式,对出院老年患者进行连续的、多学科团队参与的管控,可以更好地帮助老年患者度过出院后的"衰弱期"、获得更好的生活质量。

1. Hospital to Home（H2H）项目　H2H项目是英国提出的一项多机构合作政策,该项目旨在通过对老年出院患者居住环境进行针对性评估、合理修整及给予信息支持等措施,使其符合老年出院患者的康复和照护需求,确保患者出院后居住环境安全,从而避免出院延迟,保证出院后康复和减少再入院,最终减少医疗资源的消耗。在患者出院时,为确保出院服务的有序到位,医护人员首先须了解患者出院后的康复目标、能够获得的支持或者家庭照护,此外,还需考虑患者的居住环境是否已修整完善达到安全保障,来最终确定病人的出院时间。必要时,职业治疗师将与患者、社区医务人员一起进行出院前家访,以检查住房是否已符合要求。出院时提供患者及其家庭医生包含关于住房环境建议的出院小结,使患者在回家后能够尽快得到需要的医疗护理帮助。同时,建立恰当的随访制度来动态获得患者的居住相关信息和需求,例如在复诊日、门诊咨询或家庭随访中加入住房信息的收集。

2. APN延续护理模式　为高级实践护士（APN）延续护理模式是一种以APN为主导的延续护理模式,其服务对象是因各种内、外科疾病住院治疗后需回家休养的慢性病患者,通过制订综合的出院计划及出院后的随访计划,使患者出院后能够得到适当的护理服务,从而降低了再入院率及提高生活满意度。

3. 4C延续护理模式　该模式最早在我国香港地区实施,所谓"4C"模式指全面性（comprehensiveness）,即系统性评估个人的健康问题,并预见个人的健康需求,包括客观健康评价、主观健康需要及心理社会方面需求;协调性（coordination）,即多专业不同层次的照顾;延续性（continuity）,即规律地、主动地、持续地进行护理跟踪;协作性（collaboration）,即不同专业间的协作,包括健康服务提供者及接受者之间的协作。该模式较为成熟,大陆其他护理模式均以"4C"模式为基础而进行探索。

（吴金凤　刘世晴）

第五章　老年中长期照护

老年中期照护是指通过可行的并具有积极治疗意义的住院替代方案,让患者在急性病控制出院之后(6~8周)继续接受适当的治疗,以恢复其最佳的功能状态。老年长期照护是指在相对较长的时间内,因疾病、失智、失能或衰老等原因需要提供日常生活照料、医疗康复护理、社会交往、精神慰藉以及临终关怀等综合性服务,可以是机构照护服务,即养老院、照护中心、护理院等机构提供的服务;也可以是社区居家照护服务,即在社区以及家中进行的照护服务。

开展中长期照护是老龄化社会所必需的一项工作,同时是一项多赢体系。对患者而言,能延长寿命,提高其生活质量,减轻痛苦;对家庭而言,可以从繁重的照护工作中解脱出来,回归工作岗位;对医院而言,既可提高社会效益又可提高经济效益,从而达到患者、家属及社会均满意;对国家而言,可以更加合理使用医疗资源,降低医疗成本,规范老龄化社会管理。

第一节　老年居家照护

居家照护是指为住在家里的老年患者提供医护(health care)或辅助性护理(支持性护理,supportive care)。

【适用人群】

照护对象是处于不同健康状况的老年人,包括生理和心理的健康。可以是长期照顾有慢性病或是残障的人,也可以是间断地照顾有急性病的老年人,还可以是对一个健康的老年人或是其整个家庭成员提供护理。

【服务模式】

居家照护主要有三种模式,即社区卫生服务中心、家庭病床和家庭护理服务中心。社区卫生服务中心、家庭病床是我国常用的居家护理服务模式。

（一）社区卫生服务中心

社区卫生服务中心是由社区卫生服务中心的社区护士来为本社区居家老年患者提供的护理方式，也是目前我国主要的居家护理服务模式。

（二）家庭病床

家庭病床是以家庭作为治疗护理场所，设立病床，选择适宜在家庭环境下进行的医疗或康复服务，使患者在熟悉的环境中接受医疗和服务，也最大限度地满足社会医疗护理要求，是医院住院服务的院外补充模式。

（三）家庭护理服务中心

家庭护理服务中心是对家庭中需要护理服务的老年人提供护理的机构。目前我国还没有，发达国家，如美国、日本等正积极推广和使用这种方式，是居家护理的发展方向。

【服务内容】

服务内容包括专业性照护和非专业性照护两个方面。

专业性照护是指由专业照护人员为老年人提供的专业性服务，如家庭伤口换药、留置胃管、服药管理、雾化吸入、灌肠等护理操作；高血压、冠心病、糖尿病、传染病、精神疾病等老年常见病的护理指导；疾病预防知识的宣传教育；心理疏导；康复指导；睡眠护理；疼痛护理；临终关怀；家庭看护者的护理咨询等。

非专业性照护是指由非专业人员为老年人提供的日常生活服务，如洗衣、洗澡、做饭、打扫卫生、购物等。

第二节　老年社区照护

社区中长期照护服务模式是以社区卫生服务中心为依托，或在社区中心开设老年中长期照料病床，或是为居家的老年人提供中长期照护服务，便于区域卫生规划协调发展，并可节约医疗卫生资源。社区作为老年人日常活动的主要场所，社区卫生服务中心可以依据本社区老年人的年龄分布、生理特征、居住特征和照顾者针对性地设计不同层次、不同生活维度、不同专业化程度的中长期照护服务。社区中长期照护服务内容既包括对失能老年人个体的日常生活照料、医疗护理服务和精神慰藉，同时也包括对社区老年人的统一管理；服务提供者可分为专业和非专业人员，分别负责解决老年人不同的服务需求。

【适用人群】

社区内的高龄老年人、空巢老年人、失独老年人、失能失智老年人和其他需要照护服务的老年人，目的是提升老年人的生活品质，以满足老年人从健康到衰老到腿脚不便到卧床不起到生命终结的各个阶段的所有需求。

【服务模式】

社区中长期照护服务是让老年人在家或社区就可享受到专业化的日常生活照料、医疗卫生护理、情感沟通和社交娱乐等"一站式"的连续照护，社区卫生服务机构和社区内的养老设施联合协作，将居家中长期照护服务纳入其中。

【服务内容】

为社区老年人建立健康档案,提供生活照料、慢病防控、急危重症救治、康复护理、临终关怀和精神慰藉等连续性的服务。社区卫生服务机构可以根据失能老年人的具体情况进行个案管理,具体服务内容包括健康教育,如老年慢性疾病相关知识(病因、相关危险因素、主要类型、临床症状、治疗措施及预后等)、安全用药、饮食营养等内容,还包括心理支持、康复训练指导、交流技巧、居家环境安全、便秘问题、睡眠质量等。通过开设知识讲座、电话咨询服务、发放科普手册、家庭访视等形式科学地为其提供更加综合性和专业化的中长期照护服务。因此,社区中长期照护服务将能够成为家庭护理最有力的补充和后援支持,是老年中长期照护服务的重要依托。

第三节　老年护理机构照护

【适用人群】

老年护理机构是为长期卧床、晚期姑息治疗、生活不能自理的老年人以及其他需要中长期照护服务的患者提供医疗、康复、护理和临终关怀等服务的医疗机构和养老机构。

【服务模式】

老年中长期照护机构为老年人提供全天 24h 的住院服务,住院时间可以由数月到数年,甚至终身。老年护理院是未来老年中长期照护服务的中坚力量,各种层次和形式的老年照护机构会成为家庭护理和社区护理的有效补充。

【服务内容】

服务内容包括从饮食起居照料到急诊或康复治疗等一系列正规和长期的服务,具体有:

医疗护理服务,即帮助老年人正确用药、实施留置管道的护理、进行康复训练、防止误吸和其他必要的康复护理服务。

个人卫生服务,即帮助失能老年人梳头、刮胡子、刷牙、洗澡和更换尿垫等。

营养服务,即膳食准备和帮助失能老年人进食。

日常活动服务,即帮助失能老年人上下床、穿脱衣服、散步、站立、上下楼梯、出行等。

家务服务,即帮助失能老年人购物、做饭、清洁、洗衣等;社会服务,如组织参加一些集体活动。服务目标是满足照护对象对保健和日常生活的需求。

第四节　老年医养结合机构照护

医养结合是指医疗卫生与养老服务相结合,面向居家、社区和机构养老的老年人,在日常养老、生活照料的基础上,提供所需的医疗卫生相关服务。近年来,为实现健康养老,有效解决养老服务供需结构失衡问题,政府大力探索和推广"医养结合"养老服务,支持"医养结合"模式的发展。

【适用人群】

医养结合照护服务的对象,是既需要提供医疗护理服务,又需要提供养老服务的老年人,服务地点包括医疗机构内、养老机构内、社区和家庭。

【服务模式】

（一）医疗卫生机构与老年服务产业融合

各地在鼓励支持二级以上医疗机构与养老机构建立医疗服务协作关系的同时,对于闲置床位较多的一、二级中小型医院,则支持其转型为养老护理院,通过对机构的内部结构及功能进行调整,对医护人员进行职能培训,转型为老年护理院、老年康复院等医养融合服务机构。另外,综合医院可开设老年病科;基层医疗卫生机构增加康复/护理床位并增设老年养护及安宁疗护病床。

（二）养老机构增设医疗资质

现在大多数养老机构是没有医疗资质的,可以根据养老机构的规模和实际的需求来建立医务室,鼓励有条件的、规模大的养老机构,开设一些老年病医院、专科医院、护理医院、康复医院等专业的医疗机构,未来国家卫健委和民政部将会给这些机构优先办理手续。

（三）医疗机构和养老机构合作

医疗机构和养老机构合作（签署合作协议、开设绿色通道、建设联合体）是大量小型的、没有条件单独设置医疗设施的养老机构主要采取方式,就近与医疗卫生机构联盟,签订医疗契约服务协议,由医院安排医师及护理人员定期到养老机构提供上门医疗服务,为老年人进行诊治及护理,同时建立应急通道,当养老机构中有老年人突发疾病、大病时,由医院及时派遣医护团队进行救治,第一时间提供诊疗服务。

（四）推广家庭医生模式

依靠社区卫生服务中心的服务网络推广家庭医生模式,通过家庭医生上门来提供医疗和养老服务（如为社区内的老年人提供相应的医疗卫生服务,包括建立个人健康信息档案、健康体检、家庭上门护理等）,按照"小病进社区,大病去医院"的思路,分级医疗诊治,为社区老年人提供高效、连续、方便的日常照料与医疗护理服务。

【服务内容】

（一）基础护理服务

医养结合护理服务工作的重头在基础护理,基础护理中的重要工作内容是生活照料,从事生活照料的主要力量是护理员。接受医养结合服务的老年人,需要长期甚至终生接受生活照料服务,生活照料质量直接关系到老年人的生命与健康。护理员根据老年患者的需求,为其提供室内卫生、洗漱、更衣、洗澡、擦身、协助老年人进食、进行督促服药、帮助老年人购物等生活护理服务。护士在医养结合护理服务工作中,除了必要的医疗护理,还应承担护理员的基础护理理论与操作带教、示教与指导任务,带领他们开展健康保健、疾病预防、健康教育等活动。

（二）医疗照护服务

老年人是一个特殊而复杂的群体,生理功能减退,身体储备能力下降,往往多病共存,临床症状不典型。这就需要护士有扎实的临床技能配合医生,及时提供专业的医疗护理,同时需要具备敏锐的观察能力对老年人身体情况、生活经历、生活自理能力和心理状况进行观察和评估,做好相应的记录并制订护理计划,满足其身体和心理的护理需求。为危重患者的急救组建急救室、重症监护病房,为躯体疾病伴精神障碍患者提供全科医疗护理服务。加强危重患者的急救、治疗和监护。加强对慢性病的护理干预,帮助老年患者改变不良生活方式,科学地控制血压、血脂、血糖等生理指标。为如脑血管意外等导致遗留后遗症的老年患者、手术后老年患者进行治疗、护理、康复锻炼与指导等。

（三）环境适应服务

老年人入住医养结合服务机构,"安家"前与"安家"时,应有医养结合护理服务人员参与,提供环境适应服务。帮助认识和熟悉机构的生活环境,包括设施环境、服务环境、人文环境、自然环境。失智与失能卧床老年服务对象的环境适应服务不可缺失,应根据其失智程度与身体状况进行个性化实施。环境适应服务应辐射到老年人的家属。

（四）情感支持服务

无论是入住机构还是居家老年人,情感支持服务都应包括在医养结合护理服务工作中。应主动了解掌握老年服务对象心理状况,对其出现的心理和情绪问题,找出原因,分析问题的症结,寻求摆脱困境及稳定情绪的对策。协调处理好老年人的人际关系,包括老年人之间、老年人与工作人员、老年人与亲属的矛盾、纠纷或冲突。老年人的情绪危机或心理危机,应在极端行为发生前早发现、早预警、早干预。危机情境中的老年人,应首先保障其安全,后期侧重于协助老年服务对象发挥潜在的能力,利用人际支持网络以及社会资源,恢复自尊与自信,培养自主化解危机的能力。

（五）文化娱乐活动

鼓励、支持并保障老年人参加适合其身心特点,有益于延缓生理、心理和社会功能退化的文化娱乐活动,如手工编制、种花养鱼、种植蔬菜水果、交谊舞、民族舞、太极拳、门球、轮椅操、手指操等。针对不同健康状况的老年人,推荐并鼓励参与适合其身体特点的活动。如为卧床老年服务对象观看电视、收听广播、阅读书籍等床边文化娱乐提供服务与支持,安排并保障失能失智老年人参加有益于感知觉恢复的文化娱乐游戏活动。在做好护理保障的同时,应有安全防范措施,观察老年人身体状况变化。

（六）维系老年人的亲情关系和社会功能

医养结合服务模式能维系老年人良好的亲情关系和社会功能,不但有助于老年人自身的心理和身体健康,而且对整个护理服务工作的开展起到很大的帮助。医养结合护理服务人员,应主动为老年人加强与维系亲情关系提供帮助与支持。服务工作中,还应为老年人搭建人际交往平台,营造互动氛围,帮助其维持社会功能。鼓励老年人与年轻人结忘年交,起好纽带作用,帮助老年人接纳并运用人力、物力、财力和信息等社会资源,解决其生理、心理、经济、社会交往方面的问题。支持志愿服务,为志愿服务者提供便利。志愿服务资源应惠及到每位老年人,并提供阶段性保障措施。

（吴金凤　郭欣颖）

第六章 安 宁 疗 护

学习目标

完成本内容学习后,学员将能:
1. 了解安宁疗护准入标准。
2. 掌握安宁疗护服务内容。
3. 掌握安宁疗护四全照顾。
4. 了解安宁疗护服务机构设置。

当患者患上不可治愈的疾病,死亡不可避免地来临时,实施治疗的根本目的不再是延长生命,而是使生命保持尽可能的舒适和有意义,追求生命的广度和深度。安宁疗护(palliative care)则是一种能够达到这一目标的有效方式,旨在提高患者的生命质量,以期患者能够安宁、平静、无痛苦、有尊严地走完人生的最后阶段。近年来,安宁疗护在全世界有了长足发展,成为社会医疗卫生保健体系的重要组成部分。2015 年,全球 136 个国家 / 地区建立了安宁疗护机构,20 个国家 / 地区将安宁疗护纳入了医保体系。安宁疗护可在家中、医院、疗养院和独立的临终关怀住院机构提供。医院内可以采用咨询会诊的模式、专业姑息病房的模式和整合入常规护理模式这三种形式。

第一节　安宁疗护准入标准

2016 年,WHO 对安宁疗护的定义为:安宁疗护是通过早期识别、积极评估、治疗疼痛和其他不适症状,包括躯体、心理和精神方面的问题,来预防和缓解身心痛苦,从而提高患有不可治愈疾病的患者及家属的生活质量的一种有效方式。

2017 年,我国国家卫生计生委发布的《安宁疗护实践指南(试行)》指出,安宁疗护实践以临终患者和家属为中心,以多学科协作模式进行,主要内容包括疼痛及其他症状控制,舒适照护,心理、精神及社会支持等。

临终患者是指患有在医学上已经判明在当前医学技术水平条件下治愈无望的疾病,估计在 6 个月内将要死亡的人。包括:晚期恶性肿瘤病人、并发危及生命疾病的脑卒中偏瘫病人,伴有多种慢性疾病的衰老、衰竭将死病人,患有严重心肺疾病的危重病人等。

一、我国安宁疗护发展现状

1988年天津医科大学成立了中国大陆第一家临终关怀研究中心,它的建立在我国安宁疗护发展史上起着标志性的作用,而后北京、上海、广州等全国各大城市及地区纷纷创办临终关怀医院、病区或护理院,汕头大学医学院附属第一医院于1998年在李嘉诚先生的捐助下建立了全国第一家宁养医院,从而开始了安宁疗护服务的推动工作。2006年4月中国生命关怀协会(Chinese association for life care)成立,标志着安宁疗护有了一个全国性行业管理的社会团体。2012年上海开展安宁疗护项目试点,率先在全国城市社区卫生服务中心设置了安宁疗护病房。随着上海新一轮社区卫生服务综合改革的启动,安宁疗护服务已列入了社区卫生服务中心的基本服务项目目录,2015年中国生命关怀协会人文护理分会成立。同年9月中国老年保健医学研究会缓和医疗分会成立,标志着我国的安宁疗护事业进入了一个新的发展时期。2016年4月,全国政协召开第49次双周协商座谈会,以"推进安宁疗护工作"为主题进行建言献策。

二、我国安宁疗护发展中存在的问题

我国的安宁疗护工作起步较晚,经过多年的发展,取得了一定程度的进步但由于受传统孝道思想、经济条件、宣传及普及力度不够等因素的制约,其发展仍然面临着一系列的问题。主要体现在以下几个方面:

(一)对安宁疗护的社会认知度低

由于受到我国的传统文化"孝道"思想的影响,以及"优逝"理念尚未普及的束缚,对于安宁疗护的理念,我国普遍存在着社会认知度低的问题,无论是患者及家属,还是医务人员,对其都没有全面系统的认识。对于患有不可治愈疾病的患者,其家属往往会选择拼尽全力选择治疗和抢救,医务人员也倾向于选择一些治疗性的措施,两者都想要达到治愈疾病的目的,而不是达到安宁疗护的目标—缓解患者及家属的痛苦、提高患者的生命质量,这就给患者自身造成了极大的痛苦,家庭增加了很多负担,同时也导致了医疗资源的浪费。

(二)安宁疗护服务供给不足

1. 专业机构及家庭、社区安宁疗护缺乏 虽然我国在安宁疗护的发展过程中建立了一些专业的服务机构,如南汇护理院、松堂医院以及一些综合性医院设立的缓和医疗病房,如协和医院老年科,但这些机构主要集中于北京、上海等大城市,且数量仍较少。而且各地的关怀机构尚未形成有机整体,全国范围内缺乏统一的操作流程及实践标准,管理与规范不完善,这些都导致我国日益增加的安宁疗护需求得不到满足。此外,调查发现,90%以上的城乡社区临终患者及家属愿意接受社区安宁疗护服务,然而目前我国的安宁疗护工作主要集中在大城市的医院或机构,缺乏家庭及社区安宁疗护机构及服务人员。

2. 服务对象存在局限性 我国安宁疗护的服务对象存在着明显的局限性(疾病种类和年龄的局限性)。一方面体现在疾病种类,我国安宁疗护的人群绝大多数为恶性肿瘤晚期的患者,这与中国拥有全世界较大比例的心脑血管疾病、慢性呼吸系统疾病患者的现状相矛盾。另一方面,整个世界的临终关怀服务都偏重于老年人,忽视了患有白血病和先天遗传方面疾病的儿童对安宁疗护的需求。

（三）安宁疗护专业队伍尚未建立

安宁疗护需要经验丰富的医疗专家、护理专家、心理咨询师、康复师、社会工作者等组成的多学科团队的团结协作。医护团队在安宁疗护工作中承担着至关重要的角色，我国的安宁疗护起步较晚，目前我国从业人员的数量严重缺乏，由于对于从事安宁疗护的人员缺乏积极、持续的专业教育，其综合素质也有待提高，同时多学科团队成员的协作意识不强，沟通交流较少，未能做到有效合作，使得安宁疗护的发展受限。

（四）安宁疗护政策资金支持不够

安宁疗护的发展需要国家政府及社会各界的大力支持。国外的安宁疗护项目大多是由国家政府、慈善机构、基金会、宗教社团等资助，如美国、日本等国家将临终关怀的费用纳入社会医疗保险。但目前我国的医疗卫生资源有限，关于安宁疗护的政策和财政支持较少，而具有安宁疗护需求的患者人数众多，我们无法为所有有安宁疗护需求的患者提供服务，使得安宁疗护的发展面临着经济困难。

三、我国安宁疗护未来的工作方向

全国护理事业发展规划（2016—2020 年）中的"十三五"期间护理事业发展主要指标之一提到：加强老年护理服务、医养结合及安宁疗护机构能力建设，不断完善相关服务指南和规范，进一步规范护理服务行为，规划强调有条件的地区设立安宁疗护中心，满足老年人健康需求，加快制定老年护理服务相关指南和规范，鼓励建立老年护理服务机构、医养结合及安宁疗护机构等。依据指南和规范制定符合服务对象健康需求的护理措施，加强安宁疗护能力建设：加快制定安宁疗护机构准入、服务规范、人才培养的有关政策，健全并完善相关机制，逐步提升安宁疗护服务能力。

四、我国安宁疗护事业的重点工作

（一）加强宣传教育、转变观念

一方面要对患者及家属及医护人员，加强"优逝"的教育，使他们树立正确的死亡观念，让大众认识到死亡是一种正常的过程，消除他们对死亡的恐惧，追求安静、舒适、有尊严地走完生命的旅程。另一方面，普及安宁疗护基本知识，加强安宁疗护的宣传力度和社会引导，倡导大众自愿接受安宁疗护，营造文明的社会氛围。

（二）加强人才培养

建立专业的多学科团队。多学科团队在安宁疗护的工作中发挥至关重要的作用，因此要提高工作人员的综合素质。一方面高等医护院校开设安宁疗护相关课程，让医护学生对安宁疗护有基本的了解，改变传统的理念，为以后开展相关工作打下基础。另一方面，医院开展相关继续教育培训课程，让医护人员认识到安宁疗护的意义，掌握专业的知识和临床操作技能。注重培养安宁疗护工作者发现患者愿望的能力、预测死亡的能力、目标为导向治疗的能力、跨文化的能力、沟通的能力、有效合作的能力以及自我释怀的能力。

（三）开展综合评估,完善收治标准

全面、持续的评估是开展安宁疗护的基础,因此应由专业人员组成评估队伍开展综合评估,完善安宁疗护患者收治标准,确定纳入的对象（如不仅仅是晚期肿瘤的患者）和进入的时机（应从诊断为不可治愈的疾病、患者及家属同意进行安宁疗护开始）,同时应建立科学、标准化的操作路径和流程。

（四）提供政策支持,引入社会资本

一方面应由国家卫健委主导、相关部门参与,制定相关政策,增加资金投入,将安宁疗护逐步纳入基本医疗保障范畴,同时鼓励商业健康保险公司开办安宁疗护有关的新险种;另一方面应引入社会资本,接受慈善募捐和捐赠等多种方式,充分利用社会资源开展安宁疗护。

由于我国的安宁疗护起步较晚,经济水平较低,传统文化根深蒂固,以及老龄化趋势严峻,我国的安宁疗护工作将会面临种种的困难。但是,我们的国家、医护人员以及普通民众越来越重视生命质量,对于安宁疗护也在逐渐认识和接受安宁疗护是一项长远的事业,适合我国国情的理论和模式还需要进一步的探索,需要政府及社会各方面的共同努力。

第二节　安宁疗护服务内容

一、安宁疗护三大原则

（一）身体照护

让病人身体舒适,疼痛和其他不适症状的管理是安宁疗护的基础,同时可以提升心理、社会和精神状态。身体照护需要由经验丰富的多学科团队对患者的病情、疼痛、其他症状、治疗方式和副作用,以及现有功能状态进行持续全面评估,利用循证最佳证据,制订最合理的照护计划,包括药物治疗、行为治疗以及补充性干预等。

（二）心理关怀和支持

要关心病人,真心对待。不仅需要关心病人疾病治疗情况和症状控制情况,还需要关心他们心理、精神、情绪上的忧郁、悲伤和绝望。注意倾听和沟通,不仅需要满足患者缓解症状的要求,还要注意满足他们的一些特殊要求。

1. 尊严疗法　尊严是指一种被尊重、重视及公平对待的权利,体现着生命的价值和意义。尊严是每个人与生俱来的权利,伴随着人的成长、成熟、衰老直至死亡。当患有各种疾病或临终时,尊严的相关问题不容忽视。尊严疗法主要探讨的是临终尊严,涉及对患者的症状控制、确保患者的身体完整性、自主权与隐私权、保障患者被尊重、个人事务的妥当处理及平和地面对死亡等诸多方面。

（1）定义:尊严疗法是一种新型、简洁、短程的心理干预方法,通过个性化定制的心理干预治疗,缓解生命终末期病人的生存、社会心理的困扰,从而减轻病人的悲伤情绪,减少痛苦,提高人生目的、意义和价值感,降低精神和心理负担,从而提高患者生活质量,增强患者尊严感。通常采用访谈形式,可以在病人床边进行,也可以使用电话、电子邮件等方式进行。一般由接受过尊严疗法培训过的医护人员、心理治疗师或精神学家实施。

（2）内容

1）访谈前评估患者的尊严基线水平,介绍尊严疗法,让患者阅读访谈提纲并进行思考。根据患者具体情况和反馈,安排访谈时间。访谈时确保有单独的空间,保证充分的时间（1次访谈 60min）,确保患者舒适,保证访谈期间不受打扰。在征得患者同意后,进行录音访谈。访谈参照提纲进行,实施者根据患者的个体情况调整访谈内容。访谈提纲包括以下9个问题:

①请您讲述一些关于患者过去的经历,尤其是患者记忆深刻或认为重要的人生经历?患者觉得什么时候的生活最有意义?

②患者有一些事想让家人了解或记住吗? 是什么事?

③在生活中患者所担任过的重要角色（如家庭、工作或社会角色）是什么? 为什么患者认为这些角色是最重要的? 在这些角色中,患者收获了什么?

④患者这一生中最大的成就是什么? 最令患者自豪的事是什么?

⑤患者有哪些事想要告诉他爱的人? 或还有哪些事想和他们说一说?

⑥患者对他爱的人有什么期望或有什么梦想吗?

⑦患者在生活中有哪些宝贵的人生经验或建议想告诉家人? （包括患者的子女、配偶、父母或其他人）

⑧患者对家人有需要特殊叮嘱的话吗?

⑨患者还有需要补充的内容吗?

2）在访谈结束后 2~3d,记录者将录音转录并整理成条理清晰的叙事文本返还给患者,指导其阅读并修正其中有歧义或错误的地方。然后记录者再修订,最后将修订好的文本交给患者,收集其对尊严疗法及文本信息的评价。其中,叙事文本要进行格式化的整理。

①基本的筛检:删减俗语及与此材料不相关的人或事等。

②按问题和时间顺序整理:尊严疗法的访谈提纲包括9个问题,针对每个问题的回答按时间顺序整理。

③标记出可能对此文本的接收者造成重大伤害的内容,这些内容需要和患者进一步讨论。

④从文本中找一段或一句合适的话作为结尾。结尾需要是对患者想要表达的整体信息的总结,如生活是美好的;我希望我的家人永远幸福等。根据患者的意愿,叙事文本与亲人共享,或是在患者辞世后交给患者所希望交给的人。

（3）核心

1）给患者提供敞开心扉、表达内心感受的机会。

2）在人生最后有限的时间里,让患者回顾自己的一生,将精神财富留给自己爱的人,感受到生命的价值。

3）感受来自家庭和社会的关爱及支持,增强生存意愿,尊严度过余生。

2. 人生回顾计划

（1）定义:人生回顾计划是一种通过回顾、评价及重整一生的经历,使人生历程中一些未被解决的矛盾得以剖析、重整,从而发现新的生命意义的心理、精神干预措施。

（2）访谈内容

1）人生回顾访谈：分为未成年生活、成年生活及癌症经历3个模块。每个模块都针对患者不同人生时期的主要人生主题。每个人生主题设有相应的引导性问题，以促进患者回顾、评价、整合从儿童时期到现阶段的人生经历。

2）人生回顾手册的制作：以患者人生回顾访谈的内容作为资料，根据患者的喜好，选择性的记录主要人生事件与感悟，并将其所喜欢的照片、图片贴在与文字对应的页面上。

（3）人生回顾干预措施在实施时的注意事项

1）在人生回顾过程中，有些主题，如死亡、艰难等，可能引起患者的负面情绪，应根据其反应及回顾的经历，选择合适的时机讨论。

2）在访谈中应灵活运用访谈方法，无须严格按照顺序逐一提问每个引导性问题，相反，要根据患者的故事展开，保持访谈的连贯性。允许患者跨阶段讲述，但讲完后应回到当前的访谈模块，最重要的是人生回顾干预应涉及整个人生经历的回忆、评价和整合。

（4）人生回顾计划意义：人生回顾干预措施的构建为患者提供了回顾一生经历的机会，促进其解决过去的矛盾与冲突，从而全然接纳自己、接纳生活，达到自我整合——身、心、灵的和谐。

（三）社会方面的照护

主要是由多学科团队与患者及其家属来共同发挥作用，提供社会支持。给病人提供舒适的环境，关心病人家庭、生活状况、经济困难等社会情况，让病人尽量能过一些日常生活。

二、安宁疗护四全照顾

所谓四全照顾，就是全人、全家、全程、全队照顾。

（一）全人照顾

就是身、心、灵的整体照顾。在一般病房只有照顾病人的身体，但癌症末期病人除了身体症状之外，有很多心理、灵性、家庭的问题，都要照顾好，所以是全人的照顾。

（二）全家照顾

临终病人最后会走向死亡，而死亡是整个家庭甚至全家族的大事；另外，家属因为照顾病人也会出现很多问题。所以除了照顾病人之外，也要照顾家属，解决体力、心理、悲伤等问题。

（三）全程照顾

是指从病人接受安宁疗护（包括住院及居家照顾）开始，一直到病人死亡的全过程，其中还包括对患者家属的悲伤辅导，使其悲伤减至最轻，而不至于产生一些后遗症。

（四）全队照顾

这是一个团队的工作，成员包括医师、护理师、社会工作者、营养师、心理师、宗教人士等，凡是病人所需要的都可以是团队的成员。在医师部分，病人原来的主治医师、中医科、麻醉科、放射治疗科、复健科、精神科等，凡是与病人医疗有关的科室人员都需要加入团队服务，不是只靠某一科就可以做好安宁疗护的工作。

安宁疗护的宗旨是尊重生命的尊严，尊重病人的权利，使其生命品质得以提高，最后能无痛苦地安详地辞别人世。临终关怀真正体现了人道主义的真谛，显示了生命的价值和尊严。让一个人在即将迈向死亡,即将丧失其权利、地位、荣誉、财富等一切之际,仍然备受家庭、社会的尊重、认同和关心。

案　例

张先生因患晚期肝癌生命垂危,进入了临终状态,这几天他情绪极低,一直在自责自己没能及时进行每年体检以致病入膏肓。因为痛和虚弱,医生给他开了绝对卧床休息医嘱,用白蛋白支持,小剂量吗啡镇痛。张先生病前很注重个人卫生清洁。这次入院由于虚弱,他已经1个月没洗澡了,身上皮肤黄疸瘙痒难忍,夫人很想帮他洗澡,但是不敢。这天,他终于忍不住了,坚决要求护士帮忙给他洗澡。但这时,他的血压较低,极其虚弱,护士向护士长求助。这时,护士长来到了张先生床边。

沟通:护士长(走到床边,轻轻拉开蒋先生的衣袖,看了看,黄黄的胳膊上面全是手指的划痕,她轻抚起病人的前臂):您很想洗澡,是吗?(转向张夫人)夫人也想帮他洗是吗?

张夫人:是的,就是不敢。

护士长:(摸了下张先生脉搏,看看监护仪的血压、氧饱和参数,基本在正常范围,对护士说):请床位医生护驾,准备好抢救车和氧气装置,还有吸引器。(转向张夫人)张夫人,我们准备和您一起帮他洗澡,需要您签个字,洗澡的过程可能存在呕血、休克等危险,我们将共同承担责任,可以吗?

张夫人:(点点头,在病历上签了字)。

护士长:责任护士和我还有夫人,我们共同帮他洗澡,由于病人较虚弱,只有10min时间,我们需要在浴缸内放好椅子等所有防护设备。张先生,我们都是您的妹妹,您不介意我们帮您洗澡吧,您夫人替您洗下半身,我们替您洗上半身,如何?

张先生:(点头)谢谢你了!

护士长:好了,我们调好水温和室温,开始吧!张先生,我先要冲湿您的头发哦,水温刚好,您试试行吗?(边说,边和护士共同用他最喜欢的薄荷味洗发香波揉搓他的头发)这样会不会太重?有什么不舒服请告诉我好吗?

张先生:好清香啊!太舒服了,觉得很轻松(护士用毛巾为他擦洗着上半身,在双臂抓痕明显处转用手轻轻抚洗;他的夫人用毛巾帮他搓着下身。约10min,屋里弥漫着薰衣草沐浴露的芳香……)。

护士长:(看了眼墙上的时钟)时间到了;(扣了下张先生的脉搏,每分钟112次)不能再洗了,马上停止吧!

张先生:再让我冲一会儿吧,舒服极了,我好像感到自己又活回来了……

护士长:张先生,您的脉搏在加速,头上在出汗,不能再冲了,否则血管继续扩张会休克的,现在需要休息,来,我们用大毛巾将您裹起来,头也要用干毛巾裹一下,否则会着凉感冒的。

护士长、床位医生、护士及家属共同将他抱回轮椅,推回病床,护士长用吹风机给张先生吹头发,其他人则帮助他擦干身体,穿上干净的衣服。

护士长:您现在感觉如何?是否很累?

张先生:真的很舒服,能够在这个时候洗上澡,我死而无憾了!

第三节 安宁疗护医疗机构

安宁疗护医疗机构是为疾病终末期患者在临终前通过控制痛苦和不适症状,提供身体、心理、精神等方面的照护和人文关怀等服务,以提高生命质量,帮助患者舒适、安详、有尊严离世的机构。

一、科室设置

（一）床位数

应根据当地实际需求和资金情况,并兼顾发展等设置床位数,床位总数应在50张以上。

（二）人员

1. 安宁疗护中心至少有1名具有副主任医师以上专业技术职务任职资格的医师。每10张床位至少配备1名执业医师。根据收治对象的疾病情况,可以聘请相关专科的兼职医师进行定期巡诊,处理各专科医疗问题。

2. 安宁疗护中心至少配备1名具有主管护师以上专业技术职务任职资格的注册护士。每10张床至少配备4名护士,并按照与护士1∶3的比例配备护理员。

3. 可以根据实际需要配备适宜的药师、技师、临床营养师、心理咨询（治疗）师、康复治疗师、中医药、行政管理、后勤、医务社会工作者及志愿服务等人员。

二、建筑要求

建筑设计布局应满足消防安全、环境卫生学和无障碍要求。病房每床使用面积不少于$5m^2$,每床间距不少于1.5m。两人以上房间,每床间应设有帷幕或隔帘,以利于保护患者隐私。每床应配备床旁柜和呼叫装置,并配备床挡和调节高度的装置。每个病房应设置卫生间,卫生间地面应满足无障碍和防滑的要求。病区设有独立洗澡间,配备扶手、紧急呼叫装置。充分考虑临终患者的特殊性,配备相适应的洗澡设施、移动患者设施和防滑倒等安全防护措施。设有室内、室外活动等区域,且应符合无障碍设计要求。患者活动区域和走廊两侧应设扶手,房门应当方便轮椅、平车进出;功能检查用房、理疗用房应设无障碍通道。设有关怀室（告别室）,考虑民俗、传统文化需要,尊重民族习惯,体现人性、人道、关爱的特点,配备满足家属告别亡者需要的设施。

三、设施设备

病房每个床单元符合医疗机构二级综合医院的标准。至少配备听诊器、血压计、温度计、身高体重测量设备、呼叫装置、给氧装置、电动吸引器或吸痰装置、气垫床或具有防治压疮功能的床垫、治疗车、晨晚间护理车、病历车、药品柜、心电图机、血氧饱和度监测仪、超声雾化机、血糖检测仪、患者转运车等。临床检验、消毒供应与其他合法机构签订相关服务合同,由其他机构提供服务的,可不配备检验和消毒供应设备。开展的诊疗业务相应的其他设备。

四、工作内容

（一）同理式沟通

安宁团队通过有效沟通,引导家属聆听并了解患者的想法,共同制订照护方案,并且动态改进。具体为:①患者主导型沟通模式;②坏消息告知技术;③情绪安抚技术;④安宁家庭会议;⑤保持及时沟通和持续支持。

（二）患者的身体症状控制

入院后医护对患者进行身体症状筛查和评估,确定导致患者痛苦的主要症状及原因,尽快控制。以疼痛为例,疼痛是癌症末期患者最常见的痛苦症状,按照 WHO 的"癌症三阶梯止痛疗法"和原卫生部《癌痛规范化治疗示范病房培训教材》要求,入院 2h 内利用"BPI 简明疼痛评估量表"和"数字评分量表"或"脸谱评分量表"进行疼痛筛查和评估,评估内容包括疼痛强度、部位、性质、加重或缓解因素、伴随症状、持续时间、情绪心理因素、治疗与效果及不良反应。住院期间根据患者发生暴发痛情况进行动态评估,根据评估结果给予患者个性化治疗和护理。使患者的基础疼痛评分在 3 分以下,暴发疼痛每 24h 发作 1~2 次,达到患者满意。针对末期肿瘤患者突出的痛苦症状,比如疼痛、乏力、呼吸困难等,及时进行对症处理,尽快缓解痛苦,建立信任,为其后的身、心、灵支持创造条件。

（三）舒适护理

护士、护理员、志愿者和陪护人员一起在密切互动中为患者做生活护理,并邀请家属积极参与,内容包括身体清洁、异味控制、压迫部位护理等。为患者提供各种大小形状不同的垫枕,以增加舒适度。晚期肿瘤患者因恶病质、皮肤营养状况差、长期卧床等原因易出现压疮、失禁性相关皮炎、皮肤破溃不易愈合等状况,因此皮肤护理是安宁护理工作的重点。

（四）心理、社会和灵性支持

肿瘤作为一种应激源,给患者的心理、社会及灵性层面带来痛苦。入院后安宁团队通过以下措施帮助患者缓解痛苦:①使用"患者心理社会评估单",从病情认知、与家人沟通及关系情况等方面评估其心理社会状态;②使用"患者灵性需要评估单"从生命、痛苦和死亡的意义、接受生命的有限性等方面评估患者灵性状态;③在症状得到控制的前提下,了解患者对疾病的认知度和对死亡的接受程度,是否还有未了心愿;④鼓励家人多陪伴患者,指导家属如何与患者沟通;⑤协助患者进行生命回顾,发现生命的价值和意义;⑥协助患者达成心愿;⑦提前排查、发现哀伤高风险人群;⑧针对有特殊需求的患者,邀请精神科医师和心理师等提供专业、个性化心理疏导;⑨经过专业培训的志愿者每周进入病房 2 次,为患者提供陪伴,协助洗头、理发等多种帮助。

（五）家属照护

患者入院后,安宁团队对家属进行评估,包括有无情绪困扰、对疾病认知、家庭沟通状况等方面,并给予相应指导。患者离世后家属的哀伤辅导包括:①于患者逝去后的 1 个月、

3个月和6个月分别由医护或社工对家属进行电话随访并记录,对需要支持并愿意接受辅导的家属进行每月一次的小组辅导;②对需要进一步专业支持的个案提供转介资源。

（六）社工和心理咨询师工作内容

在科主任和主治医生的领导下心理咨询师负责患者、家属和安宁团队的心理及灵性支持工作,社工负责患者及家属社会心理评估与情绪疏导、完成心愿、经济协助、社会资源转介、出院追踪、丧葬事宜协助、捐赠和志愿者等管理。两者与医护团队一起配合使科室管理逐步实现标准化、规范化、国际化。

（七）患者及家属宣教

为了让患者及家属了解更多安宁疗护的理念及知识,以宣传栏、宣传册及相关公众号的方式宣教,还在科室内摆放北京生前预嘱推广协会的公益印刷品《我的五个愿望》。安宁疗护遵循"全人、全家、全程、全队"的整体照护模式,在充分尊重患者自主权的基础上,有效地改善了患者及家属的生活质量,协助其正确认识死亡,不消极、不悲观,积极寻求生命的意义。

（郭欣颖）

第三篇
临床理论与实践

第七章　老化的相关理论

完成本内容学习后,学员将能:

1. 复述年龄与衰老的意义。
2. 列出衰老的生物学理论及其特点。
3. 复述人的需要理论主要内容。
4. 描述艾瑞克森人格发展理论的九个阶段。
5. 应用衰老的生物、心理、社会等理论,指导老年护理实践工作。

　　人为什么会变老? 人类可以长生不老吗? 这是自古以来困扰人类的问题。在人类发展史中,从古代到近代再到现代,每个时期都有人从宗教、哲学及其他科学的角度试图来回答这些问题,然而到目前为止,尚未获得肯定的、统一的答案。本节将从生物学、心理学和社会学的角度来探讨老化。在此之间,需要明确以下原则:第一,老化需要多学科研究。第二,不能单独用某一理论去解释老化。在学习各学科领域有关老化的理论之前,有必要先了解年龄与衰老的意义。

第一节　年龄与衰老的意义

　　年龄与衰老似乎是一对孪生兄弟,人们一提到"老年"二字,立刻就想到满脸皱纹、勾腰驼背、记忆减退等。有学者将衰老定义为"一个由年轻人变为老年人的过程"。衰老被人们视为自然而不可改变之事。当听到一个患者有轻微的关节炎、肌肉力量和质量丢失、对感染性疾病抵抗力下降等描述时,任何医生都会想到该患者年逾花甲。然而,这种现象在年轻人中也可见到。同时,这些标志或症状在动物界相当于20岁的马、10岁的狗和2岁的大鼠。最近几十年从动物模型获得的重要老年生物学研究结果证明衰老可被延迟或减速。因此,之前将衰老定义为"把年轻群体变成健康状况更差的老年群体的过程",就显得过于简单。那么,究竟什么是衰老? 它与年龄有何关系?

　　老年医学从生物学角度出发,将衰老定义为:"衰老(ageing, senescence)又称老化,通常指生物发育成熟后,随着年龄的增加,自身功能减退,内环境稳定能力和应激能力下降,机体结构、组分逐渐发生退行性改变,最终趋向死亡的不可逆转的现象"。事实上,这个定义与"衰老是一个由年轻人变为老年人的过程"的定义没有本质区别,两者皆是从组织细胞"衰老"的角度来定义衰老。这会让人以为,年老一定意味着衰老。然而,不管是在现实生活中还是在实验室,有关衰老学的研究都发现,许多衰老现象,如皱纹、白发、骨关节病变、记忆力下降等也会出现在年轻人身上。实验室研究证明,使大鼠和小鼠的寿命延长 40% 并非难事,然而即使在最适当的环境下,大鼠也只能存活 2~3 年,但同样由眼睛、肾脏、免疫系统、大脑和关节构成的人却能生存 50 年以上。这就促使我们思考:年龄与衰老的意义何在?

从生命周期的角度来看衰老至少包含:初级老化、次级老化和重度老化三个不同的过程。初级老化是指正常的、无疾病的成长过程,如女性的自然停经、丧失亲友、反应力下降等。初级老化通常是不能避免的。次级老化是因疾病、生活方式及其他环境因素引发的退行性变化,这些变化是可以避免的。重度老化是指临死前多数器官和行为系统功能的迅速丧失。年龄几乎是目前用来衡量衰老的唯一标准,然而许多学者都强调这是错误的理念。因为,个体差异是衰老的基本准则。衰老是一个协同的、易受影响的自然过程,而非单纯的病理过程。遗传、环境、热量摄入、应激、经济、疾病等皆可影响衰老的进程。衰老的过程自出生即开始,在不同的个体以不同的速度发展,一直持续到个体死亡。衰老不仅在个体与个体之间存在差异,在个体的不同发展阶段也存在差异。我们所研究的成人发展和老化是时间或年龄有关的过程引发的结果,而不是年龄本身的结果。

一般而言,随着年龄的增长,人体细胞、组织、器官、功能与行为等诸多层面,都会发生相互影响,导致日常生活功能受到影响,甚至丧失行为的调控能力,称为功能性衰老。疾病可以加快机体老化,称为病理性衰老。衰老具有五大特点:

一、累积性

衰老是长期逐渐退化不断积累(cumulative)的结果,且具有不可逆转的特性,逆转部分衰老过程是当前衰老研究的热点,并且取得了一些研究进展,证实衰老的逆转在未来或可成为现实。

二、普遍性

普遍性(universal)指衰老是同种生物在大致相同的时间内出现相似的衰老现象或衰老过程,所有的生物都无法抵抗衰老现象的出现。

三、渐进性

衰老是持续渐进(progressive)的演变过程。

四、内生性

内生性(intrinsic)指衰老主要受遗传基因即生物钟程序的决定,环境因素也起到一定的作用。但有关遗传对衰老影响的综合研究指出:尚无专门的衰老基因;对衰老和长寿至关重要的是那些主宰躯体耐久性和维护保养的基因;在权衡使年轻生物受益还是保障老年生存能力之间也许存在其他遗传因素;也许大量与衰老表型相关的基因突变的存在会对晚年产生不良影响。如果以上论点成立,必然有多种基因与衰老有关。找出这些基因并发现哪些是最重要的基因,或可翻开衰老研究的新篇章。

五、危害性

危害性(deleterious)指衰老过程不断损害机体的健康,导致疾病发生,疾病又加速衰老的过程,形成恶性循环,最终导致机体死亡。

综上,衰老的特征性表现和症状并非老年人特有,许多表现和症状也可在年轻人身上看到,这提示老化并非完全与年龄呈正相关,因此仅以年龄来划分衰老的观念是否科学,就值得考究。此外,"长生不老"一直是人类的美好愿望,随着对衰老机制和影响因素、尤其是分子水平的衰老机制的研究的深入,未来这一美好愿望或可实现。

第二节　衰老的生物学理论

衰老的生物学理论很多,概括起来可以分为两大类,即随机理论和非随机理论。随机理论认为衰老是由于机体内部和外部各种随机性损伤的积累所致,损伤累积到一定程度就导致机体衰老、死亡,具有被动性。非随机理论认为衰老主要起源于机体的遗传特性,是细胞程序性凋亡不可避免的结果,外界的伤害可以促进衰老的发生,具有主动性。

一、随机理论

(一)基因突变理论

基因理论是衰老生物学理论中的主要理论,基因理论的代表研究有细胞定时老化论与基因突变论。基因突变理论认为衰老是体细胞发生自发性突变或细胞 DNA 复制异常,造成老年人体内细胞特性的改变,细胞功能也随之受到影响,使得老年人出现各种衰老的表现。基于基因突变理论的观点,科学家们在无脊椎动物模型上进行了一系列抗衰老研究,综合1990—2008 年在无脊椎动物模型上进行的抗衰老研究,主要取得了以下四方面的进展:

线虫和果蝇,还有大鼠的单基因突变能够延长寿命。这样的基因很多,但目前能观察到的多数都是那些能消除或减弱其基因产物,能导致衰老延缓或寿命延长的基因。这一研究结果说明,单基因在突变的过程中,保留了那些能消除或减弱细胞代谢产物的基因,它们成为机体内部清除或减弱细胞代谢废物的清道夫,从而延缓衰老,增加寿命。那些能延缓衰老的基因通常都是被正常动物用来感知并应对营养环境贫乏的基因。这一研究结果为维持相对低热量食物可延缓衰老进程,提供了循证依据。那些在动物实验中发现的可延长寿命的基因突变,可增强动物对致死性损伤的耐受性,如重金属、紫外线辐射、高温、氧化剂及能损伤 DNA 的化学物质等。这一研究结果提示,增强对有害物质的抵抗力可以延缓衰老。把衰老、应激和营养信号联系在一起的三相关联有很深的进化烙印。这一研究结果说明应激反应（如抵抗有害物质的侵袭）、营养、衰老三者之间并非简单的关联，而是在漫长的生物进化过程中，通过复杂的细胞代谢形成的精细融合。如果能完全破解这些精细融合，或许能带来抗衰老研究的重大突破。

（二）分子交联理论

机体中的蛋白质，核酸等大分子可以通过共价交叉结合，形成巨大分子，这种巨大分子难以酶解，堆积在细胞内部，干扰细胞的正常功能。这种交联反应也可以发生在细胞核DNA上，也可以发生在细胞外的蛋白胶原纤维中。细胞的正常功能被这些巨大分子破坏，导致机体衰老表现。

（三）自由基理论

自由基理论最早由哈曼（Harman）1956年提出，该理论认为衰老过程起源于自由基对细胞及组织的损害。衰老的自由基理论同时涵盖损伤累积衰老理论和基因程序理论。自由基理论是目前最受关注的老化理论之一，80%~90%的老化性、退行性疾病与自由基有关，如恶性肿瘤、老年失智症、帕金森病、肌肉营养不良、皮肤黑斑沉积、皱纹生成、哮喘、肺气肿、白内障、黄斑病变、退化性心脏病、脑卒中、溃疡、类风湿关节炎、多发性硬化等。

自由基，也称"游离基"，是光热等外界因素造成化合物分子的共价键发生断裂后形成的不成对的电子团或基团，是多种生化反应的中间代谢产物。自由基分为外源性和内源性两种。外源性自由基是人体从外界环境中吸收获得，如电离辐射和大气污染、某些药物（抗结核药、解热镇痛药、类固醇激素等）、重金属离子污染、杀虫剂或久置于空气中的用于产业的植物油等均会造成自由基含量增加。内源性自由基是机体代谢的中间产物，90%由线粒体产生。自由基通过以下作用导致衰老：

1. **损伤蛋白质** 自由基可导致多种生物大分子的结构改变，其中蛋白质的氧化被认为是最重要的改变。蛋白质是有机物的主要成分，扮演着受体、载体、酶和转录因子、细胞支架等重要角色，是自由基的主要攻击目标。自由基能够直接氧化破坏蛋白质，引起蛋白酶失活；产生异质性蛋白质引起自身免疫反应；改变蛋白质的理化性质，减少血液组织间的交换加速组织器官衰老退化；引起核酸的氧化和交联，遗传信息不能正常转录和翻译，蛋白质的表达降低或产生突变。

2. **损伤生物膜** 自由基可引起生物膜脂质发生过氧化反应，使其中的不饱和脂肪酸发生过氧化破坏膜结构，使膜功能受损，细胞器发生功能障碍。在此过程中产生的脂质过氧化物降解形成的丙二醛可与氨基酸、核酸等形成脂褐素导致生物分子内部或生物分子之间发生交联，DNA复制出现错误引起细胞坏死、机体衰老。

3. **线粒体DNA（mtDNA）氧化损伤** mtDNA是裸露的，缺乏恢复系统，位置靠近自由基的产生部位，更易受到氧化损伤。由于mtDNA无非编码区，在转录过程中，氧化损伤导致的突变会全部转录，损伤因此而累积。

综上，自由基理论的核心观点主要是细胞代谢所产生的自由基不断累积，造成细胞损伤是衰老产生的根本原因；造成细胞损伤的自由基是氧自由基，线粒体产生大部分的活性氧基团（ROS），因此线粒体作为细胞呼吸和氧化的中心与衰老密切相关；在体内维持适当的抗氧化剂和自由基清除剂可延长寿命和延缓衰老。

（四）损耗理论

细胞损耗理论于19世纪末由魏斯曼（Weismann）提出，在比较一连串长生不死细菌原生质与有限生命躯体的实验中,他认为细胞定时老化或其他因素(如吸烟、喝酒、营养不良等)导致组织细胞耗损永不再生,从而造成细胞或细胞分子结构的损坏或损耗。此理论主张细胞老化现象的产生是源自于细胞受损,或细胞分子结构的生成速度不及破坏速度,或来不及修复所致。每一个个体就像一台机器,工作一定时间后各种零件就会出现不同程度的磨损和毁坏。损耗理论认为衰老过程是由于人体反复和过度地使用机体从而导致机体功能障碍。除了细胞耗损理论以外,近年又有人提出长期的心理耗损(长期的心理应激反应)可能是导致衰老的因素之一,但是个体对应激反应的差异较大,目前尚无统一观点。

（五）进化理论

该学说认为衰老是自然选择的结果。生物采取自然选择,通过优化代谢资源(能量)的利用来满足生长、机体维护以及繁殖的需求。衰老同样符合达尔文进化论的"适应性"及"优胜劣汰"理论。衰老对于个体而言是不利的,然而对于整个种群来说却是有利的,有了衰老和死亡才能使得种群内个体数目达到动态平衡,防止同种生物越来越多,使生存空间过度拥挤,食物匮乏,最终导致种群的灭亡。

二、非随机理论

（一）细胞凋亡

凋亡是细胞程序性死亡的一种,在生命的整个过程中机体内都存在着细胞凋亡。细胞在发生凋亡的过程中体积缩小,细胞核和 DNA 被分裂,细胞膜仍然保持完整性。细胞死亡则是在机体受到外界损害时发生的细胞肿胀,最终细胞膜破裂。因此细胞凋亡是机体发生衰老的正常方式。

（二）遗传理论

遗传理论又称为生物钟学说,该学说认为衰老是生命周期中由遗传基因决定的一项程序,是整个生命周期中的一部分,每一个物种在生命形成时都有一份遗传的时间表决定每一个物种的自然生存长度。有多项研究支持这个理论,比如有研究发现父母的自然寿命和子女的自然寿命有一定的相关性。另外,细胞培养实验发现从胚胎来源的成纤维细胞比成年组织来源的成纤维细胞分裂能力更强。尽管如此,也有专家指出对影响人类衰老的遗传变异的研究,除了存在选择配对人群不易控制的难题外,还存在具体操作与概念性的问题。一方面,遗传统计显示,人类寿命的变化只有 15%~20% 可归因于遗传。另一方面,此类遗传变异中很大一部分是未知的,也许只对儿时疾病、感染性病原体及特定的老年共同疾病具有易感性。比如引起 1 型糖尿病发病风险的遗传变异,同时会影响遗传寿命的研究,然而这一研究方法是通过改变某一个具体疾病的死亡风险而不是改变衰老及其对晚年多种特征的影响。因此,衰老本身对人类寿命变化的影响可能很小。

（三）免疫反应理论

免疫系统随着年龄的增长而发生明显相关的特征性变化,统称为免疫衰老。免疫衰老过程影响着各类细胞,包括造血干细胞、骨髓和胸腺,也涉及外周淋巴细胞。1962 年,Walford 提出了衰老的免疫理论,该理论有两种观点:第一种,免疫功能的减退导致机体衰老的发生。胸腺退化是检验免疫衰老的标志之一。其退化表现为总体积缩小,同时功能皮质区和髓质区组织被脂肪组织取代,T 细胞数目减少且功能下降,对微生物、病原体感染的抵抗力降低,增加机体对感染性疾病的易感性,并且一旦得病症状更加严重。第二种,自身免疫反应在机体的衰老过程中起主导作用。由于老化导致的 T 细胞功能减退,不能有效抑制 B 细胞,导致自身抗体产生过多,自我识别功能障碍,自身抗体破坏自身组织,从而诱发一些严重疾病,加剧组织老化。

机体在年轻时免疫器官功能最活跃,免疫功能最强,对抗外界攻击的能力强。随着年龄的增大,免疫器官逐渐萎缩,免疫功能减退,对外来异物的辨认与反应能力降低,导致感染与肿瘤的患病率增加。对自身组织和异物的辨认能力也降低,自身免疫性疾病的发病率增加,在一定程度上说明了免疫与衰老的关系。但是生物界中并非所有的生物都有类似哺乳动物这样复杂的免疫系统,而衰老却存在于每一种生物中。因此,衰老的免疫理论尚存在一定争议。

（四）神经内分泌理论

该理论认为神经元及相关激素功能的下降是衰老过程中的重要环节,"下丘脑 – 垂体 – 肾上腺轴"被认为是调节衰老的生物钟。衰老时神经内分泌系统的功能变化调控着全身的退行性改变。在老年大鼠中发现下丘脑中促生殖激素释放激素分泌减少,生长激素也随着年龄的增长分泌减少。一项动物实验研究发现,在切除腺垂体的大鼠中额外补充垂体激素可以延长大鼠的寿命。以上这些观点都支持神经内分泌是衰老的基础。但是当前的研究多停留于现象的观察,目前尚不清楚神经内分泌系统如何在基础水平上调节衰老过程。

（五）辐射理论

该理论认为长期反复地接受辐射可能会导致衰老。目前仅有一些观察性的研究支持这个观点。在老鼠、狗等动物实验中发现非致命剂量的射线照射会减少动物的寿命。在人类中,反复暴露于紫外线灯中可能会引起日光性弹性组织变性,照射部位皮肤由弹性蛋白替代胶原蛋白引起皱纹增多逐渐老化。紫外线灯照射还是皮肤癌的危险因素之一,可能是紫外线灯的照射造成细胞内基因突变,这种误差通过复制不断增大,最终促进细胞癌变,加快老化进程。辐射所致的机体老化机制目前尚不清楚,辐射是否促进老化也有待进一步明确。

（六）营养与环境理论

该理论认为营养状态和外界环境对衰老过程有影响。大量研究表明合适的能量限制可以减少能量代谢,降低线粒体氧耗,减少自由基生成,起到延年益寿的作用。虽然饮食和衰老之间的关系还未完全清楚,但是均衡的膳食可以减少疾病的发生和延缓老化是可以肯定的。环境中的物理或化学物质对生物老化有直接的影响,如机械性力量（外伤）、有毒物质（空气污染）、环境污染（土壤和水源的重金属污染、农药污染）、微生物、温度等。

综上可以看出,衰老的生物学理论有如下主要论点:①衰老影响所有有生命的生物体;②衰老是一种非病理性改变;③衰老速度具有个体差异性;④衰老受非生物因素的影响;⑤衰老可增加个体对疾病的易感性。

衰老生物学理论的发展,使得从生物学角度寻找客观的衰老评价指标成为可能。将衰老生物学指标进行分组,可以避免因同龄实验动物老化程度不同造成的误差,解决按照"年龄"来衡量老化而无法解决的"未老先衰"和"老而不衰"的问题,同时也可以指导临床抗衰老药物的选择和使用。目前,用于评价人体衰老程度的生物学指标,如 β- 半乳糖苷酶（SA-β-Gal）活性、衰老相关异染色质聚集（SAHF）、线粒体 DNA（mtDNA）片段缺失等已获得认可,但在临床尚未开展系统的监测。

第三节 衰老的心理学理论

衰老的心理学理论主要从心理层面探讨衰老的机制。其相关的理论主要解释"行为是否受衰老影响","衰老如何影响行为","行为方式是否因衰老发生特定的改变","老年人如何应对衰老","与衰老相关的心理学变化有哪些"等。目前关于衰老的心理学理论主要有人的需求理论,自我概念理论和人格发展理论。这些理论有助于护理人员在进行老年人群护理时注重加强心理护理。

一、人的需求理论

美国著名心理学家马斯洛(Maslow)是人本心理学的奠基者之一,被称为"人本心理学之父"。他在《动机与人格》一书中,提出了许多理论,其中就有需要层次论(human needs theory)。有关马斯洛需要层次论的分层众说纷纭。有的认为马斯洛需要层次论分为五层,即生理、安全、爱与归属、自尊和自我实现的需要;有的认为分为七层,即生理、安全、爱与归属、自尊、自我实现、认知、审美的需要;有的认为分为六层:生理、安全、爱与归属、自尊、自我实现和自我超越的需要。在这里"自我超越的需要"符合马斯洛在谈到人类认知时说的"一方面要使认识越来越细致入微,另一方面又朝着某种宇宙哲学、神学等方向发展而使认识越来越广阔博大"。"这个过程被一些人称为寻求意义"。"寻求意义"体现了人的"终极关切",与关注身、心、灵的大健康观切合紧密。

对"需要"的理解普遍的看法是,需要具有先后次序,人类只有在满足了低层次的需要后才会有高层次的需求,每个人一生中不同的阶段有不一样的需求,但总是向更高层次的需求努力。然而,也有专家指出,这样的理解曲解了马斯洛的本意。因为马斯洛认为"基本需要"至少有两个含义:

(一)"基本需要"是指最根本的需要

基本需要在需要层次的系列里具有优势递进的性质。基本需要与一般的欲望、冲动不同,它是产生日常欲望的主体因素,是由遗传决定的一种"类本能"。人的"基本需要"的满足取决于后天的文化条件和社会环境。马斯洛指出,要发现人的基本需要,必须不断追溯,直到不能再追溯下去的时候,这时的欲望、冲动、想法等才是"基本需要"。比如,我们需要钱买一座豪宅,因为我们的朋友住在豪宅里,我们不愿低人一等。这时候,买一座豪宅并不是我们的需求,而不愿低人一等的自尊才是我们的需求。这时候"自尊"成为了一种"基本需要"。可见,"基本需要"实际上是"根本需要"。在老年护理中,如何应用马斯洛的这一观点来发现老年人的"基本需要",这一点值得思索。

(二)"基本需要"是"匮乏性需要"

马斯洛认为"基本需要"是实现生理、安全、爱与归属、自尊的需要。这些需要也称为"匮乏性需要",这是与"成长性需要"相对而言的概念。"成长性需要"是指自我实现的需要。"匮乏性需要"在很大程度上要依赖于他人和环境才能满足,而"成长性需要"则能在相当程度上独立于他人和环境。从满足的效应上,"匮乏性需要"的满足主要是可以避免疾病,"成长性需要"则促使更积极的健康状态。因为"需要"满足的效应不一样,这就提示在护理老年人的过程中,我们不能只关注"避免疾病"的基本需要,也应关注使人更加"积极健康"的成长性需要。

二、自我概念理论

自我概念是指个体对自身特征的总体认识和评价,对心理健康调节有重要作用。费茨(Fitts)在心理学家莎沃森(Shavelson)提出的自我概念的多维度多层次模型的基础上提出了自我概念的九维度理论(self-concepts theory),即自我概念包括生理自我、道德自我、心理自我、家庭自我、社会自我、自我认同、自我满意、自我行为和自我总体知觉,并以此编制了田纳西自我概念量表(tennessee self-concept scale, TSCS)。曼弗雷德(Manfred)和海(Hay)的研究证明在每个年龄段的群体中,自我概念一致性水平越高的人,其情绪更为积极,对生活更具有控制感,并且更能够有效地应对和缓冲日常压力。

研究显示,我国老年人自我概念总体得分略低于全球平均值。城市老年人的自我概念高于农村老年人,女性老年人在自我概念的调节上高于男性老年人。老年人自我概念水平显著影响其身心健康状况,生理自我概念和社会自我概念水平越高的老年人,对自己在生理和社会地位上的变化态度更加积极,对自己更加满意和接纳,从而具有更高的身心健康水平。美国著名的发展心理学家劳拉·E·伯克认为,老年期的自我概念和人格具有以下几个突出变化:

（一）安全而多面的自我概念

老年人用一生的时间来积累自我知识,这使得他们的自我概念比过去更安全、更复杂。在老年期,消极自我会被很好地重新组织,老年人希望的"自我"常以"促进"、"达到"、"实现"为特征。虽然身体和认知都在衰退,个人目标也在修正,但是多数老年人始终保持着前后一致的自我感。

（二）复原力

老年期一定是人格僵化的观念已经成为一种社会偏见。事实上,多项研究发现在老年人中,灵性、乐观的生活态度非常普遍,它促成了面临困难时的心理复原力。从总体趋势来看,老年期的人际交往较其他期人际交往减少,但这并不意味着老年人的交际能力较其他人群低,因为研究发现外向型的老年人一生始终保持着善交际的能力,并且这种人格特质与较强的生活满意度相关。老年人一生中经历了许多曲折和反复,其对变化的接受性变得比其他人群更强,这一特质是反映老年人心理健康的重要特质,能帮助老年人较好地应对失去亲人,尤其是失去配偶带来的痛苦。

（三）精神力量与宗教信仰

精神力量与宗教不同,它是一种对生活意义的振奋力量,存在于艺术、自然和社会关系中。宗教是引导人们寻求意义的信念、象征物和仪式。精神力量和宗教信仰在老年期可能会达到一个更高层次 - 离开指定的信仰,采取更富于反省的态度,强调与他人的联系,更宽容地看待神秘和不确定的事物。研究显示,北美老年人一般信仰宗教或精神力量,但这不是全球性的趋势,有的地方信仰宗教的老年人有所减少。此外,低社会经济地位的老年人较多地参加宗教活动,这增进了他们的身心健康,延长了他们的寿命。

三、人格发展理论

人格是指人与人之间在心理和行为上的差异。弗洛伊德创立了人格心理学体系——精神分析,又称发展理论。但他认为人格发展在成年期即停止,而忽略了人格发展的终身性。以精神科医生艾瑞克森(Ericson)等人为代表的"新精神分析"学派,重视自我在人格结构中的作用,强调社会文化因素对人格形成发展的作用。其中艾瑞克森提出的人格发展理论(personality development theory)在老化的研究和实践中应用最广。

艾瑞克森将整个人生过程分为九个阶段:婴儿期、幼儿期、学龄前期、学龄期、青春期、青年期、成年期、老年期和超越老龄期,见表7-1。该理论认为每一个时期都有特定的发展任务,若能顺利完成每一个时期的任务,个体将呈现正向的自我概念和对生命的正向态度,反之则呈现负向的自我概念和负向态度。老年期的主要任务是发展自我整合,这种自我整合是基于对一生的经历进行回忆而获得的。老年人需要评价自己的一生并加以接纳。在最后阶段的整合任务上获得成功的人,其生命会在更广泛的社会层面上获得意义。在这个阶段应发展起来的品质是"智慧"。"智慧"意味着对生活的接纳,而没有重大的悔恨,是一种"面临即将凋亡的生命保持一种知生命和超然的态度"。艾瑞克森指出,自我整合应该克服绝望,尽管有些绝望是不可避免的。在自我整合阶段,人们依然会感到悲痛,这种悲痛不仅是为了自己的不幸,更是为了人生的脆弱与短暂。

表 7-1　艾瑞克森人格发展理论的九个阶段

阶段	发展任务	适应发展的结果	停滞或扭曲发展的结果
1. 婴儿期	基本信任感	有安全感、信任	猜疑、不信任
2. 幼儿期	独立与自主感	独立	害羞
3. 学龄前期	自发与主动感	主动	罪恶感
4. 学龄期	勤奋感	勤奋	自卑
5. 青春期	自我认同	角色认同、自我肯定	角色混淆
6. 青年期	亲密关系建立	亲密	恐慌、孤立
7. 成年期	创造与生产	创造与生产	沉溺物质享受
8. 老年期	完善感	整合	失望
9. 超越老龄期	克服人生困难	坦然面对死亡	失望、恐惧

自我整合不仅仅来自对过往生活的回忆,也能够从持续不断的新鲜刺激和挑战中获取。这些新鲜刺激和挑战可以来自政治活动、健身计划、与孙辈的关系等。从全人类大背景的角度看待自己的生命,把它看作一个人与一段历史的偶然结合,这种能力使人产生一种伴随着完整感的平静和满足。在艾瑞克森理论的基础上,佩克提出了"自我完整感任务",艾瑞克森的妻子琼·艾瑞克森提出了"老年卓越"理论。

佩克认为自我完整感要求老年人超越自己的职业、身体和与之分离的同一性,因此他认为艾瑞克森关于整合对绝望的关键任务主要包括以下三项:

（一）自我分化对工作角色专注

在工作上投入过多的老年人,退休后应通过家庭、友谊和社区角色来确定自我价值,获得像职业生涯那样的满足感。

（二）身体超越对身体专注

老年人必须用认知、情绪和社会性补偿来超越身体的局限,如容貌、体能和疾病的抵抗力的衰退。

（三）自我超越对自我专注

面对生活中不断地失去,老年人需要建设性地通过放眼未来而非专注自我,找到面对死亡的方法。

近年来的研究显示,身体超越（对心理能力的专注）和自我超越（对更长远未来的定向）,在高龄老年人和超高龄老年人中逐渐增多。这进一步验证了琼·艾瑞克森的老年卓越理论。琼·艾瑞克森指出“老年卓越”是一种超越自我、指向前方、指向外界的宇宙观和卓越观。成功地达到老年卓越境界的人,表现出一种强大的内心平静和镇定状态,他们把很多时间用在安静的反思上。

虽然衰老的心理学理论众多,但总结起来主要从以下四个方面解释了心理老化的特点:老年人可以适应环境的变化;老年人的认知水平可以通过训练得到提高;人格发展具有终身性;自我效能（概念）是人类行为的决定性因素,对老年人也不例外。

了解衰老心理学理论的主要论点,有助于我们在临床上识别老年人的不同心理反应,解释从表象上所看到的老年人的“异常”表现,如一个老年人频繁地拉铃要求喝水,但护理人员将水递给他时,他却喝得很少甚至不喝。这时候,护理人员就应该思考:“喝水”是老年人的基本需要吗? 在这个基本需要下面,是否隐藏着他想要人陪伴或交流的“根本需要”呢?

第四节　衰老的社会学理论

社会结构是影响人一生的主要因素,它包括家庭、信仰、文化传统、文化价值、道德、伦理、经济收入、教育、社会期望、社会地位及社会支持系统。衰老的社会学理论主要是在社会背景下研究和解释老年人的角色发展、群体行为、社会制度和社会价值对衰老过程适应的影响。其主要理论包括隐退理论、活跃理论、持续理论、次文化理论、年龄阶层理论、社会环境适应理论和角色理论。

一、隐退理论

Elaine Cumming 和 William Henry 于 1961 年最早提出隐退理论（disengagement theory）。隐退理论是最有影响力的老年学理论之一,同时也是争议较大的理论之一。该理论认为,生理功能的下降和对死亡的预期会带来角色的收缩（职业角色、伴侣角色、父母角色等），导致老年人与社会之间出现共同后撤，这个过程循序渐进且不可避免。对老年人而言，隐退的过程常常伴随着内省以及情绪安定，从而获得平静生活；对社会而言，老年人的隐退意味着社会权利由老一代交付给年轻一代，保证社会继续良好的运行。隐退的结果似乎对双方都有益。当老年人与社会疏离后，其死亡对社会就没有什么破坏性。然而，老年人的疏离可能并不代表他们的个人意愿，而是因为社会无法给他们提供参与的机会。在许多文化中，老年人退休后仍然从事某些工作，有的还在社区承担了新的、有价值的角色。可见，老年人从社会交往中退出，比隐退理论所说的理由更复杂。有研究显示，老年人并不会脱离所有的社会关系。他们中断不满意的社会交往，保持满意的社会关系。有时候，他们也会继续维持某些并不满意的社会关系。导致隐退理论备受争议还有另外一个原因，它高估了社会为了生存不惜牺牲个人的价值和尊严。总之，隐退理论认为老年期不是中年期的延续，它强调社会与老年人彼此有益。但在使用该理论时，应避免造成社会对老年人的排斥、漠视、歧视等情况变得合情、合理、合法的结果。

二、活跃理论

与隐退理论相反，1963 年 Havighurst 提出活跃理论（activity theory）。该理论认为老年人社会交往减少的原因是他们存在参加社会活动的障碍，而不是老年人自己不愿交往。当老年人失去某些角色后，他们会寻找其他能使自己像中年期那样积极忙碌的角色。根据这一观点，老年人的生活满意度取决于周围的条件能否使他们继续承担角色、保持社会关系。活跃理论承认老年人应该积极参加社会活动，保持中年时期的生活方式，维持原有的社会功能，但该理论不承认老年人的生理、心理及社会需求会因为年龄的增加而发生改变。更精确的活跃理论提出，社会活动的频率及其带来的亲密感在生活满意度中起到重要作用。老年人参与社会活动的频率与幸福呈正相关，并且能预测其生理健康、认知功能状况、阿尔茨海默病的发病率，甚至寿命。但是也有研究得出与之相反的结论，在控制了健康状况之后，那些拥有较大社交网络并参与较多社交活动的老年人并不一定更幸福。因此，到底是因为积极活动带来了成功老年，还是因为有了成功的老年而更积极地参与活动仍然是一个颇具争议的话题。总之，活跃理论认为老年期是中年期的延续，社会活动对老年人同样重要。

三、持续理论

持续理论（continuity theory）认为多数老年人努力保持一种个人系统，它使自己的过去与未来保持一致，以此来增进生活满意度。持续理论认为老年带来了不可避免的变化，但多数老年人能将这些变化整合到自己的生活中，使压力和破坏降到最小。对老年人日常生活的研究，证实了他们平日的追求和人际交往具有高度的连续性。

老年人对连续性的依赖能使他们保持身体与认知功能，促进自尊和掌握感，肯定其同一性。投入长期建立的亲密关系可以提供舒适、愉快的社会支持网络，对实现艾瑞克森所说的自我完整感也非常重要，因为这种完整感靠的是个人历史感的保持。如何应用持续性理论，把老化积极地体验为一个"平缓的下坡"是值得老年医护人员思考的话题。

四、次文化理论

1965 年由 Rose 提出次文化理论（subculture theory），该理论认为老年人群作为一个特殊的社会团体，拥有自己的文化特色，社会价值观等，是主流社会中的一个分支。在老年人群团体中，人们将社会地位、受教育程度、经济收入等焦点逐渐转移至健康状况、兴趣爱好等问题上。老年次文化的产生很大一部分原因是老年特色的文化不能被社会主流文化所认可，而在老年团体中更加容易得到接受和尊重。因此越来越多的次文化团体产生并逐渐壮大，如我国的老年大学。群体间的帮助和认可有助于衰老过程中的心理适应。

五、社会情感选择理论

社会情感选择理论（socioemotional selectivity theory）认为，社会互动中的选择是持续一生的，到老年期变得更挑剔。从成年中期到晚期，与熟人的交往以及发展新的社会关系的意愿会迅速下降。老年人意识到，接近那些不熟悉的人，对自尊和自信不利：对老年人的成见增大了受到贬低、敌意或者漠不关心对待的可能性。由于身体衰弱使老年人回避压力更困难，他们更看重交往的情绪调节功能。与亲戚、朋友进行交往增大了老年人维持情绪平衡的可能。他们较少地采用破坏性方法，如大喊大叫或争辩来处理矛盾和冲突，而是更多地采用建设性的方式来表达关心，或冷静地使大事化小。此外，老年人还会以压力较小的方式来重新解释冲突，这样虽然导致了他们社交网络变小了，但是他们和朋友的关系更愉快。总之，社会情感选择理论把老年人社会关系数量的减少，看做是生活条件改变导致的向长期、高质量关系的转移。

人们谈到老年人时，总是想到疾病。在本章第一节"年龄与衰老"中提到了衰老的分级，衰老是生命周期里一个自然的历程，而非病理过程，但它会受到病理过程的影响，如有的疾病可加速老化而在个体表现出"未老先衰"的各种症状。另外，衰老本身会成为疾病的一个易感因素，导致老年人患病风险增高且疾病恢复期延长。上述种种，造成了老年人与疾病是"孪生兄弟"的假象。也引发专业领域的思考：到底哪一种疾病才是"老年病"？或者"老年病"真的是病吗？迄今为止，在现有的疾病分类系统里无法找到"老年病"的分类，临床上也无证据证明某种疾病绝对与衰老直接相关，但是在老年人身上又确实存在许多健康问题，如衰弱、失禁等。为了能区别疾病与老化相关问题，"老年综合征"这一概念被提出并形成专业共识。有关老年综合征的话题，将在本书相关章节给予详细讲解。

总之，本章阐述了导致老化的生物学、心理学和社会学理论。值得注意的是，虽然有关老化的理论复杂多样，但是迄今为止，并没有哪一种理论可以独树一帜，成为最权威的衰老理论。基于不同的衰老理论，可以从不同的视角，审视衰老的进程及其导致老年人在生物、心理、社会等方面的改变。因此，在护理老年人的过程中，护士在护理思维上应具备整体观念；在护理行为中，应具备个性化护理的能力。

（丁 福）

第八章　老年护理评估

学习目标

完成本内容学习后,学员将能:
1. 复述老年护理评估的概念。
2. 列出老年护理评估的内容。
3. 应用各个评估工具对老年人进行评估。

　　老年护理评估是预测老年人疾病风险、判断老年人的健康状况,从老年人整体出发,多维度、全面、科学地进行健康状况评估的基本方法,通过对老年人健康资料进行整理、分析,形成对当前健康状态、健康发展趋势以及未来可能出现的结果等多方面的判断。据此制订以维持和改善老年人健康及功能状态为目的的综合治疗、康复和照护计划,尽可能使老年患者保持健康,使其功能恢复自主独立性,最大限度地提高老年人的生活质量。

第一节　老年疾病健康史的收集

一、沟通与交谈技巧

　　(一)与老年人交谈时的注意事项

　　1. 在初次见面时,护士应清楚地做自我介绍,并向老年人解释这次会谈的目的和所需要的时间。

　　2. 收集病史时,要在尊重老年人人格的前提下开展交谈,在交流初期需评估老年人的表达能力以及叙述的可靠性,如有疑虑可邀请家人在场。

　　3. 利用结构化和开放式的问题引导老年人提供重要信息。若老年人无法清楚记得自己的疾病史,可以尝试利用生命回顾法来协助健康疾病史的收集。协助老年人将注意力回溯到过去,追溯至与这次病史相关的时间点开始,给予老年人一些时间回想,引起老年人叙述后来所发生的相关事件,老年人会比较容易找到重点来陈述自己的病史,从而获得有价值的健康疾病史。

　　4. 如果需要比较长的时间来做疾病健康史的收集,每次控制在 30min 以内,或分次进行。过长会谈有可能引起老年人出现躁动和不安的行为,会谈中间休息 5min。老年人由于年龄和服药原因使唾液分泌减少,故可准备些水。

5. 交谈时宜选择灯光柔和、温度适当、较少受外界干扰的会谈室,关闭电视、收音机等;与老年人保持适当的距离,护理人员坐在老年人和家属的斜前方,让老年人不会有压迫感,距离约为伸手可以接触到;保持与老年人视线接触。

6. 了解老年人沟通交流特征,确认正确使用助听器、眼镜、义齿等;有视力或听力缺损的老年人会引起沟通障碍,护士要面向听力有问题的老年人清楚地说话,要用不同的词语重复信息,不要喊叫,因为说话声音过度尖锐或使用过多语气词,老年人反而会不清楚;护士如果听不懂,不要假装听懂,也不要过多地让老年人重复。听力不好的老年人疲劳时理解力会下降,因此在与老年人交流时注意老年人疲乏的征象。

7. 与老年人交流过程应温和保持微笑,音量平稳,速度放慢。

8. 与老年人交流不仅限于语言,表情、动作非语言沟通也很重要,可使用手势或实物来增进对词语的理解,可采用触摸的方式提升与老年人交流的有效性。

（二）与认知障碍老年人会谈

1. 向主要照顾者及老年人说明会谈目的,并且告知照顾者在会谈中应扮演的角色,特别要提醒照顾者,在会谈过程,即使老年人无法回答或不会表达意见时,应该避免代其回答问题,除非护理人员要求照顾者回答。

2. 认知障碍的老年人沟通交流能力下降,说话会不合逻辑,会谈时一定要要求主要照顾者共同参与会谈的过程。

3. 通常与认知障碍的老年人交流时,首先要评估认知障碍程度,交流时放慢语速,目光注视对方,表示对老年人的关注。给予足够的反应时间,使老年人感到是在平静的环境中增加安全感,安心听谈话。

4. 交谈内容要正面、直接,最好只需简单回答。可以在老年人表达后,再询问主要照顾者有关患者所发生的问题,和近来他观察到的行为的改变,哪些改变最大? 哪些改变造成的干扰最大? 这种会谈方式可以省去许多迂回的时间,所得到的健康疾病史的准确性也比较高。

5. 若老年人说错话,并坚持己见时,不要争论与纠正,给予适当解释或安慰。若老年人听不懂时可重复,也可配合一些图片、照片或非语言的沟通方式来表达。

二、疾病健康史的评估

老年人疾病健康史的收集主要包括采集病史、体格检查、各种实验室检查及影像学检查结果等。老年人通常多种疾病共存,其问题会涉及不同专科领域。通过采集完整的病史、详尽的用药史及症状,以及进行全面的身体评估,对老年人常见的问题做出全面诊断,有助于对老年人进行综合治疗和管理。评估的重点放在预防问题的发生上,而不只是处理已经发生的问题。评估时主要涉及各主要脏器(脑、心、肺、肝、脾、肾、运动、内分泌、感官等)的功能、症状、体征、用药、并发症等方面。通过对老年人细致的观察和全面重点的体格检查,可以更好地了解其身体状况,为进一步制订护理计划提供依据。

（一）健康史评估

老年人的健康史是指老年人过去和现在的健康状况,老年人对自身健康状况的认识及日常生活和社会活动能力等方面的资料。

1. **基本情况**　包括老年人的性别、出生年月、民族、婚姻状况、职业、籍贯、文化程度、宗教信仰、经济状况、医疗费用的支付方式、家庭住址及联系方式、入院时间等。

2. **健康状况**

（1）既往的健康状况：既往疾病、手术、外伤史，食物、药物等过敏史，药物使用情况，参与日常生活活动和社会活动的能力。

（2）目前的健康状况：目前有无急慢性疾病；疾病发生的时间，主要的症状有无加重，治疗情况及恢复情况，目前疾病的严重程度，对日常生活能力和社会活动的影响。

（二）体格检查

进入老年期后，各器官生理功能衰退速度加快，使老年人容易发生疾病。一般情况下，老年人应 1~2 年进行一次全面的体格检查，了解其健康状况，对维护和促进老年人的健康具有重要意义。

1. **全身状况**

（1）营养状况：评估老年人每日活动量、饮食状况以及有无饮食量的控制，测量身高和体重。正常人随着年龄的增长，身高逐渐缩短，体重逐渐减轻。

（2）生命体征

1）体温：老年人基础体温较成年人低，70 岁以上患者感染常无发热的表现。如午后体温比清晨高 1℃ 以上，应视为发热。

2）脉搏：老年人测量脉搏的时间每次不应少于 30s，并应注意脉搏的不规律性。

3）呼吸：评估呼吸应注意呼吸的形态、节律以及有无呼吸困难。

4）血压：高血压和直立性低血压在老年人中比较常见，测血压时应注意时间和体位等因素的影响。

2. **各系统状况**

（1）呼吸系统：随着年龄的增长，气管和支气管纤毛逐渐受损，纤毛活动度减退，导致呼吸道清理能力下降，易引起肺内感染。老年人由于脊椎后凸、胸骨前突、肋间肌萎缩等原因，使胸壁弹性及顺应性的减低使胸式呼吸减弱，腹式呼吸相对增强。加之肺组织质量减轻，肺泡数目减少，然而肺泡体积变大，弹性下降，导致肺不能有效扩张，出现肺通气不足。肺动脉和肺静脉随着年龄增长均出现硬化，使肺动脉压力增高，肺灌流量减少，肺通气/血流比例改变，导致肺气体交换的功能降低。由于肺通气/血流比例不均衡和肺生理性无效腔增加，出现氧饱和度降低。另外，肺扩张不全及有效咳嗽减少，使得排出呼吸道异物和沉淀物的能力降低，细菌易于在呼吸道停留、繁殖，老年人易发生呼吸系统感染。

（2）循环系统：65 岁老年人的心排血量较年轻人减少 30%~40%，心搏量也减少。老年人随年龄的增长，收缩压逐渐增高，血管狭窄，阻力增加，使组织灌流量减少。老年人冠状血管及脑流量减少的程度比心排血量减少的程度大，因此心脑血管病发生率增高。老年人神经调节能力差，故易发生心律失常。心肌内 ATP 酶活性降低，心肌复极化过程减慢，影响心肌收缩力，故老年人易发生心功能不全。

（3）消化系统：步入老年后，唾液腺分泌减少，质较稠，易造成口腔干燥，易发生感染和损伤。唾液中的淀粉酶减少,直接影响食物中淀粉的消化。牙齿咬合面的釉质变薄,使釉质下牙本质神经末梢外露,对冷、热、酸、甜、咸、苦、辣等刺激敏感性增加,易引起牙酸痛。牙髓血管内膜变厚,管腔变窄,牙髓供血减少,使牙齿易折裂。口腔黏膜上皮细胞萎缩,表面过度角化而增厚,失去对有害物质清除的能力,易引起慢性炎症。食管、胃和肠蠕动功能下降,导致消化吸收功能减弱,容易发生营养不良、胃食管反流、消化不良、便秘。

（4）泌尿系统:老年人肾血管硬化,肾小球数量减少,肾的浓缩、稀释功能下降,致使肾小球滤过率降低,水、电解质代谢紊乱。老年人前列腺素分泌减少,导致血管收缩,血流量减慢。肾促红细胞生成素减少,易发生红细胞成熟与生成障碍而引起贫血。

（5）血液系统:随着年龄的增长,有造血功能的骨髓逐渐减少,细胞分裂次数降低,60岁以后骨髓造血细胞数目减少一半。白细胞数随年龄增长而减少。老年人红细胞发生生物物理和化学变化,如老年人与青年人相比血容量减少,血细胞比容增加,血液黏稠度增加,红细胞柔性、渗透性和抗机械性减低,容易破裂而发生溶血。

（6）代谢与内分泌系统:随着年龄增长下丘脑的重量减轻,血液供给减少,主要改变为单胺类物质含量变化和代谢紊乱引起中枢性控制失调。故有人称下丘脑为"老化钟"。进入老年后,生长激素释放减少,因此老年人肌肉和矿物质减少,脂肪增多,体力下降,易疲劳。甲状腺会有纤维化、细胞浸润和结节产生,使甲状腺活动减少,血清中的 T_3 下降,导致机体代谢率降低。因此,老年人会有整体性迟缓,对寒冷天气适应能力变差,如畏寒、皮肤干燥、脱发、心率减慢等表现。肾上腺皮质和髓质细胞均减少,导致老年人对外伤、感染、手术等应激反应能力下降。

（7）神经系统:由于脑重量和容积下降,老年人脑合成多种神经递质的能力下降,递质间出现不平衡,引起神经系统的衰老。加之脑动脉硬化所致脑供血减少,葡萄糖利用率降低,而容易出现精神不振,部分老年人还出现语言能力明显下降。随着年龄的增长,神经纤维的退行性改变,影响神经细胞对信息的传递及接受。

（8）运动系统:随着老化,骨骼中的钙流失,内部构造方面出现明显的变化,以致骨质密度减少而导致骨质疏松,易发生变形和骨折。老年人普遍存在关节的退行性改变,尤以承受体重较大的膝关节、腰和脊柱最明显。关节软骨面变薄,软骨粗糙、破裂,完整性受损,加上滑膜细胞所分泌的透明质酸减少,关节腔内滑液减少,可使老年人在行走时关节疼痛、活动障碍。随着年龄的增长肌纤维萎缩、弹性下降,肌肉总量减少,这些变化使老年人容易疲劳,出现腰酸腿痛,由于肌肉强度,耐力,敏捷度持续下降,加上老年人脊髓和大脑功能的衰退,使老年人活动更加减少,最终导致老年人动作迟缓、笨拙,行走缓慢不稳等。

（9）感觉器官:由于老年人皮下脂肪萎缩及汗腺萎缩,小汗腺数量和功能均减少,故汗液分泌减少。老年人皮肤的屏障功能降低,抵御感染、创伤修复的能力下降,因此,导致皮肤感染性疾病和创伤难以愈合。视觉、听觉能力下降,味觉、嗅觉、触觉、温度觉及痛觉敏感度均下降,常出现视近物发生困难,形成远视或老花眼,老年性耳聋等情况,从而影响老年人社会交往、个人安全和生活质量。

第二节　认知状态评估

认知功能是大脑皮质高级神经活动的重要内容,是人类重要的心理过程,它包括感知觉、注意力、记忆力和思维言语等方面,是老年人健康不可或缺的重要内容,认知功能损害也是痴呆早期的重要临床特征。认知功能损害,常是导致老年人在自我照顾能力和独居生活能力困难的原因。认知功能受损所造成的影响,不只是局限于患者本身,还包括家属、家庭、社会。所以,老年人的认知状态评估是不可或缺的项目之一。

一、认知功能评估

认知功能包括记忆力、定向力、注意力、视空间能力、执行能力、判断力、解决问题的能力等。认知功能评估的方法有临床访谈、身体检查、行为评定、神经心理测验法等。临床上操作简便的认知测验有简易智能状态检查量表(mini-mental state examination, MMSE)、画钟测验(clock drawing test, CDT)。

（一）简易智力状态检查量表

由 Folsten 于 1975 年编制,1987 年 Teng 进行修订(详见附录一　量表 2)。该量表是认知缺损筛查工具之一。评估内容由定向力、记忆力、注意力和计算力、回忆能力和语言能力五部分组成。适用于医院和社区的老年人。由接受过培训的医护人员完成评估。评定时直接询问受试者,回答或操作正确记为"1",错误记为"0",拒绝或说不会做,记为"9"和"7"。第 5 题和第 3 题应间隔 3min。测试完后统计所有标记为"1"的项目(和小项)的总和,总分 0~30 分。认知功能缺陷的界值分:文盲组(未受教育)≤19 分,小学组(受教育年限≤6年)≤22 分,中学及以上学历组(受教育年限 >6 年)≤26 分。粗筛阳性,MMSE 总分达痴呆标准的居民为可疑痴呆患者,转上级医院神经科诊治。粗筛阳性,MMSE 总分未达痴呆标准的居民,继续观察,预约居民 3 个月后重复认知功能检查。

该量表的缺点是对低教育程度的患者较不敏感,尤其是教育程度未及小学者更明显,若细化此量表,可以发现此份量表的设计,特别是语言设计和计算能力部分,必须要有一定的教育程度方可作答。

（二）画钟测验

画钟测验是一复杂的行为活动,除空间构造技巧外,尚需很多知识功能参与,涉及记忆、注意、抽象思维、设计、布局安排、运用、数字、计算、时间和空间定向概念、运作的顺序等多种认知功能。操作更简单、省时,只需要一支笔和一张白纸,要求老年人画一个钟,并标出指定的时间。

1. **方法**　要求老年人在白纸上画一个圆形的时钟表盘,把表示时间的数字写在正确的位置,在表盘上用时针和分针标出指定的时间(例如 8 点 20 分)。

2. **记分**　画钟测验有多种评定方法,以 0~4 分法简单、敏感和易行。①画一封闭的圆

1分；②数字位置正确1分；③12个数字无遗漏1分；④分针和时针位置正确1分。4分为认知功能正常，3~0分为轻、中和重度认知功能障碍。

二、行为评估

除了造成老年人本身生活功能困扰的问题之外，老年人还可能发生行为上的问题，这些问题会影响老年人本身的安全，而且是决定照顾者负担的主要因素之一。行为问题主要包括躁动行为、干扰行为与攻击行为，躁动行为通常是因为混乱所引起，通常包含自虐、不停发问或走动等。干扰行为是指语言或肢体动作需要照护者不停回答，如话多或吵闹等。攻击行为是指肢体、语言或性方面对他人有侵犯性举动。评估老年行为的问卷主要有《问题行为评估表（behavior problem index）》和《激越行为评估表》，见表8-1、表8-2。Zimmer等人在1984年针对长期照护的居民设计了该问卷，将问题行为分为四类进行评估，问题行为出现的频率越高时得分越高。2000年阮玉梅等人对该量表进行了翻译和修订。

表 8-1　问题行为评估表

问题行为		行为出现频率				
危害他人行为	1. 身体攻击，如咬人，蓄意殴打	0	1	2	3	4
	2. 间接危害　如开瓦斯引起中毒或火灾事件	0	1	2	3	4
危害自我行为	1. 身体自我伤害　如抓扯自己、撞动、用烟头或热水伤害自己	0	1	2	3	4
	2. 危险性动作　如挣脱束缚、到高楼阳台或窗户等危险的地方	0	1	2	3	4
	3. 拒绝生理上的照护　如拒绝修饰、拒绝进食	0	1	2	3	4
	4. 其他可能的危害自我行为　如说出想自杀	0	1	2	3	4
困扰他人行为	1. 言语困扰　如话很多、重复叫名字、重复问相同的问题、吵闹、用不入耳的言语骂人	0	1	2	3	4
	2. 不适宜的走动　如随意进入他人的住处、躺在地上、到处乱走或走失	0	1	2	3	4
	3. 破坏行为　如随意乱丢东西、破坏食物或物品	0	1	2	3	4
	4. 取走他人的财务	0	1	2	3	4
	5. 不合宜的大小便行为　如大小便在不合适的地方	0	1	2	3	4
	6. 性困扰　如性暴露、触摸他人	0	1	2	3	4
	7. 经常行为反常　如无法安静且哭笑无常	0	1	2	3	4
	8. 其他困扰他人行为　如躁动不安，无法安静	0	1	2	3	4
不危害也不困扰他人但需受关照行为	1. 藏匿行为　如躲起来不愿离开房间	0	1	2	3	4
	2. 藏东西行为　如藏食物、衣物、钱财等	0	1	2	3	4
	3. 不合宜的行为　如不合宜的穿着	0	1	2	3	4

注：0=无此行为；1=过去半年内发生过，但上星期未发生；2=上星期发生1~2次；3=上星期发生3~6次；4=每日发生

表 8-2　激越行为评估表

请阅读下列各项行为表现,在相应的数字上圈出最近两周的发生频次及对照护者的困扰程度。

发生频次:1= 从未出现,2=<1 次 / 周,3= 数次 / 周,4=1 或数次 /d,5= 数次 /h。如每组行为中有多种行为发生,则把出现的次数加起来。例如:每周有 3d 打人,4d 踢人,则 3+4=7d(圈 4)。

困扰程度:1= 无困扰,2= 有些困扰,3= 很大困扰

表现	发生频次					困扰程度		
1. 诅咒,骂人,语言恐吓或威胁	1	2	3	4	5	1	2	3
2. 打人(包括打自己),踢人,推人,咬人,用指甲抓人或抓自己,攻击性啐吐(包括进食时)	1	2	3	4	5	1	2	3
3. 扔东西,撕东西,破坏物品	1	2	3	4	5	1	2	3
4. 其他攻击性行为　如故意跌倒,说有关性的脏话,有性骚扰行为,伤害自己	1	2	3	4	5	1	2	3
5. 徘徊 / 游荡　无目的地持续来回走动;无目的地走出房间或大门,进入他人房间、办公室等行为	1	2	3	4	5	1	2	3
6. 重复动作　拍打、敲击、摇晃、拨弄、捻弄、揉搓、吮手指、穿脱鞋子,在身上 / 物体上找东西,在空中、地板上找想象的东西,玩弄身边的东西;轻敲物件或作出奇怪动作	1	2	3	4	5	1	2	3
7. 不恰当地穿脱衣服　穿衣不当(如把裤子套在头上),在公共场合 / 不适宜的地方脱衣服等	1	2	3	4	5	1	2	3
8. 不恰当地处理物品　拿不属于自己的东西,在抽屉里翻寻,移动家具,玩弄食物,涂抹粪便等	1	2	3	4	5	1	2	3
9. 持续要求帮助或引人注意　言语或非语言的唠叨、请求、命令等	1	2	3	4	5	1	2	3
10. 反复问或说同一件事	1	2	3	4	5	1	2	3
11. 抱怨,拒绝依从指示,消极回应,认为什么都不正确	1	2	3	4	5	1	2	3
12. 发出奇怪的声音　包括无原因地大声哭、呜咽、怪笑、磨牙等	1	2	3	4	5	1	2	3
13. 藏东西、储藏东西　把东西放在隐蔽地方或其他物品下;收集不必要的物品	1	2	3	4	5	1	2	3
14. 尖叫　大声高调地喊叫、吼叫	1	2	3	4	5	1	2	3

知识链接

认知心理测验工具

根据适用范围不同,测验工具有所不同,具体见表 8-3。

表 8-3　常用的认知心理测验工具

名称	作者或修订者	适用范围
简易智力状态检查(MMSE)	Folstein, 1975 年	老年痴呆筛查
痴呆简易筛查量表(BSSD)	张明园, 1987 年	老年痴呆筛查
认知功能筛查量表(CASI)	李眉, 1994 年	老年痴呆筛查
Blessed 痴呆量表(BDS)	Blessed, 1968 年	老年痴呆筛查

续表

名称	作者或修订者	适用范围
长谷川痴呆量表（HDS）	Hasegawa，1993 年	老年痴呆筛查
Mattis 痴呆量表（MDS）	Mattis，1988 年	老年痴呆筛查
Kohs 立方体组合测验	Kohs，1920 年	老年痴呆筛查
Fuld 物品记忆测验（FOM）	Fuld，1981 年	命名与短时记忆
言语流程性测验	Benton，1967 年	长时语义记忆
听觉词语学习测验（CVLT）	Delis，1987 年	短时与长时记忆
韦氏记忆量表（WMS-RC）	龚耀先等，1981 年修订	言语与视觉记忆力
Benton 视觉保持测验（VRT）	唐秋萍等，1990 年修订	视知觉与视觉记忆
Rey-Osterrieth 复杂图片测验	Lezak，1983 年	视觉空间记忆
临床记忆量表	许淑莲等，1984 年	记忆功能
自评记忆问卷	Bennett，Powell，1980 年	记忆功能
数字广度测验（DS）	WAIS 分测验	注意与瞬时记忆
连线测验（TM）	Reitan，1966 年	注意与瞬时记忆
积木测验（BD）	WASC 分测验	空间知觉
Wisconsin 卡片分类测验	Grant，Berg，1948 年	抽象思维
治疗用认知检查法（LOTCA）	Katz，Rahmani，1990 年	脑卒中后语言能力
失语筛查测验	Russell，1970 年	脑卒中后语言能力
汉语失语检查法	高素荣等，1987 年	脑卒中后语言能力

第三节　功能性评估

　　老年人群往往伴随多病共存，导致衰弱、功能储备下降等情况，很大程度上影响健康以及生活质量。护理人员定期对老年人进行躯体功能状态的客观评估，从而促进和维持良好的躯体功能状态对于提高老年人群的生活质量，降低护理及养老成本意义重大。躯体功能评估是老年人健康评估的重点，包括日常生活活动能力、平衡和步态、运动功能等方面。通过该项评估，可以确定老年人在躯体功能方面所具有的能力和存在的问题。评估方法有直接观察法和间接评定法。直接观察法由评估者直接观察老年人完成各项活动的状况。间接评定法由护理人员通过谈话或评估量表向被评估者或其家属朋友等了解情况，以此来评估其功能状态。

一、日常生活活动能力评估

　　正常人可在毫无协助的情形下独立完成，老年人会因慢性病的症状、生理功能的改变或心理困扰,造成身体功能受限。在执行日常生活活动时,可能需要部分协助或使用辅助器方可完成。有研究发现老年人功能丧失似乎有一定的顺序性,常是先丧失洗澡的功能,再依次失去穿衣、如厕、清洗或进食等日常生活能力。日常生活活动能力(activities of daily living, ADL)的评估包括基本日常生活活动能力(basic activities of daily living, BADL)和工具性日常生活活动能力(instrumental activities of daily living, IADL)。

（一）基本日常生活活动能力

基本日常生活能力是老年人最基本的自理能力,是老年人维持基本生活所需要的自我照顾能力和最基本的自理能力,该能力可以影响老年人基本生活需求的满足。对于医院或长期照护机构的老年人来说,多采用Barthel指数评定量表(barthel index, BI)进行评估(详见附录一　量表3)。

评估内容包括10个项目,即进食、洗澡、修饰、穿衣、大便控制、小便控制、如厕、床椅转移、平地行走、上下楼。适用于居住在任何场所的所有老年人。该量表可由医生、护士、家属或患者本人进行评定。居家老年人为需要时随时进行评估,住院老年人为入院、病情变化、手术和出院时进行评估。评估所需大约5min。该量表可自评也可他评,可通过与被测试者或家属交流或被测试者自填问卷完成。通过计算各项得分以及总分,确定老年人各项活动的独立程度。总分100分,得分越高,独立性越好,依赖性越小。总分100分为日常生活活动能力良好;61~99分为轻度功能缺陷,41~60分为中度功能缺陷,≤40分为重度功能缺陷。

（二）工具性日常生活活动能力

工具性日常生活活动能力是指老年人在家中/寓所内进行自我护理活动的能力,该能力提示老年人是否能够独立生活并具有良好的日常生活功能。影响独立生活能力的因素较多,如国情和性别是常见的因素。工具性日常生活活动能力可通过直接观察或间接询问或评估的方法进行评估。采用Lawton-Brody工具性日常生活活动功能评估量表进行评估(详见附录一　量表4)对于老年人进行评估。评估内容包括购物、做家务、理财、准备食物、外出乘车、使用电话、洗衣、服药8个方面。适用于社区老年人。该量表可由医生、护士、家属或患者本人进行评定。评估所需大约5min。可通过被试者自填问卷,或与被试者、家属、护士等知情人交流完成。在实施评估时,让老年人挑选最符合自身最近一个月实际情况的答案,根据每一项的得分计算总分。其中购物、做家务、准备食物、洗衣、外出乘车5项中有3项以上需要协助,即为轻度失能。分值范围为0~23分,得分越高,提示老年人工具性日常生活能力更强。

知识链接

老年人能力评估行业标准

《中华人民共和国民政行业标准:老年人能力评估(MZ/T 039-2013)》,该标准主要从评估指标、评估实施、评估结果三个方面对老年人能力评估进行了详细的阐述,具有较强的可操作性和参考价值。

本标准规定了老年人能力评估的主要指标,其中一级指标4个(日常生活活动、精神状态、感知觉与沟通、社会参与），二级指标 22 个（日常生活活动包括 10 个二级指标，精神状态包括 3 个二级指标，感知觉与沟通包括 4 个二级指标，社会参与包括 5 个二级指标）。评估的实施对评估环境、评估提供方、评估方法均有明确的要求和操作标准，且该标准根据评估指标对评估方法、指标分级、分级名称、分级标准、评分情况均进行了详细的介绍，并综合日常生活活动、精神状态、感知觉与沟通、社会参与这 4 个一级指标的分级，对老年人能力进行了等级划分。

本标准适用于需要接受养老服务的老年人。

二、平衡与步态评估

（一）平衡功能

平衡功能是指人体在日常活动中维持自身稳定性的能力。正常情况下，当人体重心垂线偏离稳定基底时，即会通过主动或反射性地活动使重心垂线返回到稳定基底内，这种能力就称为平衡功能。

1. **闭目直立试验**　又称昂白试验（Romberg's test），是最常用的静平衡功能检查法。老年人直立，两脚并拢，双上肢下垂，闭目直立，维持 30s，亦可两手于胸前互扣，并向两侧牵拉，观察老年人有无站立不稳或倾倒。前庭周围性病变时，躯干倾倒方向朝向前庭破坏的一侧，与眼震慢相方向一致；中枢性病变时，躯干倾倒方向与眼震慢相不一致。

2. **前伸功能试验**　老年人肩靠墙壁站直，保持稳定状态，尽量将拳头前伸，如往前 15cm 仍保持平衡，则显示平衡性较好，发生跌倒的危险性较低。

（二）步态

1. **起立-行走测试**（timed up and go test, TUGT）　老年人坐在有扶手的靠背椅上，身体靠在椅背上，双手放在扶手上。如果使用助行用具，则将助行用具握在手中。在离座椅 3m 远的地面上贴一条彩条，或画一条可见的粗线，或放一个明显的标记物。当测试者发出"开始"的指令后，老年人从靠背椅上站起。站稳后，按照平时走路的步态，向前走 3m。过粗线或标记物后转身，然后走回到椅子前，再转身坐下，靠到椅背上。记录所用的时间，并对步态进行打分：1 分——正常，2 分——非常轻微异常，3 分——轻度异常，4 分——中度异常，5 分——重度异常。在测试过程中，不要给予任何躯体帮助。正式测试前，可以让老年人练习 1~2 次，以确保理解整个测试过程。

2. **Tinetti 步态量表**（Tinetti gait analysis, TGA）　平衡功能受损和步态稳定性下降是引发老年人跌倒的主要原因。对老年人进行平衡和步态的评测可以有效预测老年人的跌倒风险，提高老年人的生活质量。Tinetti 步态量表，是可使用的评估工具，也是国际上应用广泛的评估量表（详见附录一　量表 5）。

评估内容主要包括起始步态、步伐的长度、高度、均匀性、连续性、路径、躯干、脚跟距离 8 个项目。量表由接受过培训的医护人员进行评估。评估时间大约 3min。受试者与检查者站在一起，测量走道要求受试者行走，转身等，受试者应使用惯用的助行器。总分 12 分。分值越低，表明步态异常的程度越大。

第四节　精神心理评估

　　由于大脑功能的退化和离退休前后生活的急剧变化,老年人中85%的人或多或少存在着不同程度的心理问题,27%的人有明显的焦虑、忧郁等心理障碍。根据艾瑞克森的理论,老年期的发展任务是自我整合,否则将导致失望。老化的进程会出现多种生活事件,如退休、失落、丧偶、慢性病和经济状况改变等。需要老年人进行自我调节,调节能力与老年人的经验、技巧和支持系统等相关,当调节不良时,常会导致老年人精神心理状况发生改变。

一、焦虑的评估

　　老年精神障碍发病率逐年上升,其中忧虑、心烦和紧张不安等焦虑情绪较为常见,其发生率为23%~30%。老年人群焦虑症伴随基础性疾病继发的情绪障碍会影响老年患者的心理、生理及社会融入度,从而加重躯体症状,影响患者的疾病转归,降低患者的生活质量。焦虑是个体感受到威胁时的一种紧张、不愉快的情绪状态,表现为紧张、不安、急躁等一系列复杂的情绪反应。常用的评估量表包括焦虑自评量表(self-rating anxiety scale, SAS)、状态-特质焦虑问卷(state-trait anxiety inventory, STAI)等。

　　(一)焦虑自评量表

　　由 Zung 于 1971 年编制,该量表为自评量表。评估内容包括 20 个条目,每个条目采用 1~4 评分,评定近 1 周内症状出现的频度(详见附录一　量表 6)。适用于具有焦虑症状的老年人。由能够配合的、具有阅读和理解能力的被试者本人完成。评估所需大约 5min。"1"表示没有或很少时间有;"2"表示有时有;"3"表示大部分时间有;"4"表示绝大部分或全部时间有。其中 5 个条目(5、9、13、17、19)是反向计分。计算总分时,先将反向计分的条目进行分值转换后(1→4、2→3、3→2、4→1),再将 20 个条目得分相加,即得到粗分;用粗分乘以 1.25 以后取整数部分,就得到标准分。粗分≥40 分或标准分≥50 分为有焦虑存在,得分越高,焦虑倾向越明显。其中,标准分 50~59 分为轻度焦虑,60~69 分为中度焦虑,≥70 分以上为重度焦虑。

　　(二)状态-特质焦虑问卷(STAI)

　　由 Charles D. Spielberger 等人编制,首版于 1970 年问世,1988 年译成中文。该量表为自评量表,由 40 项描述题组成,分为两个分量表:①状态焦虑量表(简称 S-AI),包括第 1~20 题。状态焦虑描述一种通常为短暂性的不愉快的情绪体验,主要用于反映即刻的或最近某一特定时间的恐惧、紧张、忧虑和神经质的体验或感受。②特质焦虑量表(简称 T-AI),包括第 21~40 题。特质焦虑描述相对稳定的,作为一种人格特质且具有个体差异的焦虑倾向(详见附录一　量表 7)。适用于具有焦虑症状的老年人。由能够配合的、具有阅读和理解能力的被试者本人完成。评估所需大约 10min。每个条目进行 1~4 级评分(状态焦虑:1——完全没有,2——有些,3——中等程度,4——非常明显。特质焦虑:1——几乎没有,2——有些,3——经常,4——几乎总是如此),由受试者根据自己的体验选圈最合适的等级。题目1、2、5、8、10、11、15、16、19、20、21、23、24、26、27、30、33、34、36、39按反序计分。分别计算出状态焦虑和特质焦虑量表的累加分值,总分20~80分。某量表上的得分越高,反映该方面的焦虑水平越高。

二、抑郁的评估

老年人抑郁情绪是老年人中最常见的精神障碍,其发生原因与社会、心理因素有着密切的关系。虽然抑郁心理在老年人中非常常见,但是又很容易被忽视,抑郁症是一种危害性非常大的慢性疾病,致残率也非常高。

专用于老年人的抑郁筛查表是老年抑郁量表(geriatric depression scale, GDS)(详见附录一 量表8)。由Brink等于1982年创制,用于评定老年人最近一周内的感受。量表共30个条目,包括情绪低落、活动减少、易激惹、退缩痛苦的想法,对过去、现在和将来的消极评分。可作为老年人的专用抑郁评估量表。由被试者本人或医护人员完成。根据老年人的需要,评估老年人最近一周的感受。共30个条目,每个条目分为"是""否"2个选项,在测评时,先将"是"记为1分,"否"记为0分。其中有10个条目(1、5、7、9、15、19、21、27、29、30)是反向计分(回答"否"表示存在抑郁倾向),其余20个条目是正向计分(回答"是"表示存在抑郁倾向)。计算总分时,先将反向计分的条目进行分值转换后(0→1,1→0),再将30个条目的得分相加。总分范围为0~30分,得分越高,表示抑郁情绪越严重。其中,0~10分为正常范围,11~20分为轻度抑郁,21~30分为中重度抑郁。

第五节 环 境 评 估

生活环境对老年人的健康状况有重要影响。由于社会的发展、家庭结构的改变,使得对老年人的长期照护是长期的和势在必行的,影响整体照护品质的重要因素之一是社会的支持。在老年人遇到突发事件时调节良好,除了个人因素外,常常是因有良好的支持系统,包括来自家庭、社区或社会的支持。所以,老年人环境的评估包括社会环境、生活环境及家庭环境三个方面。

一、社会环境评估

社会环境包括文化背景、法律法规、社会制度、劳动条件、人际关系、社会支持、经济状况、生活方式、教育、社区等诸多方面,这些与老年人的健康有着密切的联系,影响老年人的健康水平。因此需要对老年人进行社会关系和社会支持评估。

个体的社会关系网包括与之有直接或间接关系的所有人或人群,如家人、邻里、朋友、同学、同事、领导、宗教团体以及成员、自救组织等;对住院患者而言,还有病友、医生和护士。从社会关系网所获得的支持统称为社会支持。社会支持从性质上可以分为两类,一类为客观的、可见的或实际的支持,包括物质上的直接援助和社会网络、团体关系的存在和参与,后者是指稳定的婚姻关系(如家庭、婚姻、朋友、同事等)或不稳定的社会联系如非正式团体、暂时性的社会交际等,这类支持独立于个体的感受之外,是客观存在的现实。另一类是主观的、体验到的情感上的支持,指个体在社会中受尊重、被支持、理解的情感体验和满意程度,与个体的主观感受密切相关。可通过交谈、观察和量表等方法评估个体获得的社会支持。

1. **社会支持评定量表**　该量表(social support rating scale,SSRS)包括10个题目(详见附录一　量表9),包括客观支持(2、6、7)、主观支持(1、3、4、5)、支持利用度(8、9、10)3个维度。适用于所有老年人。该量表可由医生、护士、家属或者患者本人进行评定。将10个题目得分相加,得到社会支持总分;将第2、6、7得分相加,得到客观支持分;将第1、3、4、5题得分相加,得到主观支持分;将第8、9、10题得分相加,得到支持利用度分。总分越高,表明社会支持程度越高。

2. **社会关系评估量表**　该量表(Lubben Social Network Scale,LSNS)包括10个项目,每个项目0~5分,总分0~50分(详见附录一　量表10)。总分<20分,表示社会关系及社会支持差,≥20分表示社会关系及社会支持良好。评估需要15min左右。

二、生活环境评估

随着社会老龄化和小家庭的日益增多,独居老年人的数量也随之增多。老年人的健康状况与所生存的环境有着密切的关系,当老年人没有能力调节和适应环境的变化时,就会导致疾病的发生,所以在对老年人的健康状况进行综合评估时,一定要对老年人的生活环境进行评估。通过评估,可以减少影响老年人生活环境的不良物理因素和社会因素,补偿老年人机体缺损的功能,帮助老年人选择一个良好的独立生活环境,让老年人有一个安全、方便、舒适的生活环境。

(一)老年居家安全评估

可使用《老年人居住环境安全评估要素》表,评估居家环境中是否有妨碍与不安全的因素(详见附录一　量表11),如地面是否平坦、有无台阶等障碍、有无管线或杂物放置,厨房设备是否安全,煤气炉旁有无易燃物品,浴室是否有防滑措施,电源是否妥当等。评估时应了解其生活环境中的特殊资源及其对目前生活环境的特殊要求。

(二)居室生活环境评估

居室是人们最主要的栖息地,也是人们自由支配和享受闲暇时间的场所。居室环境对于老年人来说尤为重要,因为老年人每日的主要活动场所就是在自己的居室内。居室布置好,能使老年人舒适、愉快地度过晚年。老年人的居室环境要强调实用、方便、安全、简洁、柔和,同时应因地制宜地对居室加以改造,使之更有利于老年人的健康。

1. **居室方位**　以朝南的房间为佳,冬暖夏凉,如同“天然空调”。而朝北的房间“冬冷夏热",由于老年人周身循环和体温调节机制较差,住在朝北的房间,对健康不利。

2. **居室条件** 老年人一般既怕孤寂,又怕嘈杂。由于老年人体力储备差,热闹一会儿就想独自休息一会儿,休息时往往对周围的一切谈话、嬉笑都厌烦。而休息后精神恢复了,又希望和家人唠叨唠叨,喜欢儿孙绕膝。有些老年人还有自己的兴趣和活动,如读书、写字、会客等,最好让老年人住在宁静的单间中。如果住房条件差的话,也应尽量创造条件。如可用布帘、屏风隔开,制造一个"老年人生活角",并做适当布置,尽可能使老年人感到舒适。

3. **居室防寒防暑功能** 由于老年人血液循环差,新陈代谢过程慢,既不耐热又不抗寒,因此居室的温度不能太冷,也不能太热。以 24~26℃为宜。

4. **居室空气质量** 居室要经常通风,保持室内空气流通。空气不通畅会使老年人终日感到胸闷、压抑。

5. **居室噪音** 噪音能损伤听觉,使听力下降;刺激神经系统,引起头晕、头痛,烦躁不安;影响心血管系统,使心跳加速,血压升高。因此收录音机、电视机的音量要适度,不要大声说话等。

6. **居室色彩** 房间内的色彩对人的情绪会有一定的影响,置身于色彩鲜明的墙壁、地面和明快色彩的家具环境中,人就可能心情愉快。反之在色调沉闷的居室环境中,就可能心情抑郁。在居室的色彩中,墙壁颜色是一个主要方面,对老年人来说,以中性色调为主,稍偏暖色,不适合大红大绿等强烈对比的颜色。

7. **居室装饰** 小装饰品可点缀环境、平衡房间布局、协调色彩、活泼气氛,可增强生活气息使人赏心悦目。为此,室内可陈设一两盆花卉,如文竹、水仙或盆景等。

(三)室外生活环境评估

1. **气候条件是否恶劣** 老年人生理功能下降,对抗外界恶劣环境的能力亦明显下降,因此应尽量避免处于雨、雪、冰雹等恶劣气候环境中。

2. **建筑物是否密乱** 建筑物又密又乱的环境会造成老年人心理上的不安与烦躁,使老年人缺乏安全感,易致情绪激动。应尽可能让老年人居住在布局合理、视野开阔、规律有序的社区里。

3. **是否有刺激惊险** 各种紧张的体育比赛、惊险的杂技表演,以及游乐场里的过山车等娱乐项目,在使人们兴奋、紧张的同时,也会刺激人体交感神经,使心跳加快,血管收缩,血压升高。所以,老年人不适合去这些场所。

4. **是否人声嘈杂** 在固定空间里,随着单位面积内人口密度的不断增加,人们的谈话声、吵闹声汇合在一起会构成很大的噪声。老年人若久处在这样的环境里,容易产生烦躁情绪,诱发各种心脑血管疾病。

三、家庭环境评估

家庭是老年人主要的生活环境场所,融洽的家庭关系、良好的家庭环境有助于老年人的身心健康。家庭评估的内容主要包括家庭成员的基本资料、家庭类型和结构、家庭成员之间的关系、家庭成员的角色作用、家庭的经济状况、家庭功能、家庭压力、家庭对老年人生活与健康状况的认识等。

（一）APGAR 家庭功能评估量表

内容包括适应度 A（adaptation）、合作度 P（partnership）、成长度 G（growth）、情感度 A（affection）和亲密度 R（resolve）的评估（详见附录一　量表 12）。适用于所有的老年人。该量表可由医生、护士、家属或者患者本人进行评定。"经常"得 2 分，"有时"得 1 分，"很少"得 0 分。总分 7~10 分家庭功能无障碍，4~6 分家庭功能轻度障碍，0~3 分家庭功能严重障碍。

（二）家庭环境量表

该量表包含 10 个分量表，分别评价家庭社会和环境的亲密度、情感表达、矛盾性、独立性、成功性、知识性、娱乐性、道德宗教观、组织性和控制性。量表包括 90 个条目，每个条目分为是、否两个选项（详见附录一　量表 13）。评估大约需要 30min。问卷要求老年人具有初中以上教育程度，需要医护人员在填写时进行解释。

第六节　老年综合护理评估

老年人是一个整体，应该从整体观念出发进行评估。对老年人的健康评估也不应仅考虑其生理层次，也要同时兼顾其精神心理、社会支持及经济环境等方面，这样才能既深入、又全面地反映老年人群的健康状况。多维度评价同时强调了老年人各方面之间的密切关系，从而克服了传统单一的从自理能力、躯体健康、精神健康等方面进行评估的局限性。面对老年人在医院、社区、养老机构或居家之间的往返转诊，我们需要对不同机构老年人的整体健康和功能状态进行充分的了解和评估，及时发现和了解老年人的健康问题和长期照护需求，然后以需求为导向为老年人提供专业个性化的医疗照护服务，可以实现医院 – 社区 – 居家的有效衔接。

老年护理综合评估没有统一的标准和指南。根据评估目的和对象的不同，内容也不尽相同。目前在国内较常用的是基于美国老年人资源与服务评价方法（older American resources and services, OARS）改编的《老年人综合健康功能评估表》基于持续评估记录和评价条目集（continuity assessment record evaluation item set, CARE）汉化的量表以及胡秀英等研制的中国老年人健康综合功能评价量表，见附录二。

一、OARS 量表简介

1975 年，Duke 老年与人类发展研究（the study of aging and human development）中心 OARS 项目创立了第 1 个综合评估老年健康功能的工具，即 OARS 量表，用于评估社会资源、经济资源、精神健康、躯体健康、日常生活能力 5 个方面的功能。上海市老年人综合健康功能评估表是在国外 OARS 量表译文的基础上结合上海市老年人的具体情况修订而成，是 OARS 量表的中文版之一。夏昭林等于 1994 年将 OARS 量表结合我国国情进行修改，形成了 OARS 量表中文版。陈先华等将其翻译为《老年人综合健康功能评估表》,根据本人回答情况、知情人提供信息及调查员观察的结果综合而成。上述 5 项内容单维评分采用 6 级评分法,5 项内容评分之和为综合评分,5~10 分表示综合健康状况优良,卫生保健的重点是保持健康;11~14 分为一般,卫生保健的重点是增进健康;15~30 分为较差,卫生保健的终点是改善健康。我国主要用于社区或养老机构对老年人综合健康功能状态的调查,了解老年人的健康需求。

二、CARE 量表简介

持续评估记录和评价条目集量表创立于 1977 年,是一种综合评估技术,该量表包括抑郁症、痴呆、活动障碍、主观记忆、睡眠、躯体症状 6 个方面,共有机构入院、居家照护、出院及死亡 4 个版本。该量表既适合于患者也适合于非患者,也可用于评估服务的实效性。其目的是将老年人的健康和社会问题予以记录、分级和分类,用于综合评估老年人的精神、医学、营养状态及经济、社会问题,旨在揭示、记录老年人的健康和社会情况,没有相应的评分标准。2015 年我国台湾学者韩德生等根据台湾的语言、文化习惯以及相关制度对 CARE 进行翻译修订,形成了繁体中文版的 CARE 量表。然而,由于我国大陆与台湾在文字表达、文化及体制制度等方面存在一定差异,台湾繁体版 CARE 并不适合在大陆使用。

三、中国老年人健康综合功能评价量表

胡秀英等人检索多个数据库中老年综合评价专著以及中国某些地区使用的老年人健康评价标准,并结合指标构建原则以及中国文化背景等,通过德尔菲法构建出我国老年人健康综合功能评价量表,主要包括生活功能健康状态、精神心理健康状态和社会状况三大维度。生活功能健康状态维度中基本的日常生活功能评定中任一项得分在 3 分以下,则这方面的功能下降;高级的日常生活能力评定中总分 <10 分提示功能受损。精神心理健康状态维度中活力指数评定时 <7 分提示活力下降;认知功能评定时若该老年人通过认知量表测定为认知障碍者,则弃去该老年人的研究数据,只计算认知正常者的得分,<30 分提示认知障碍;抑郁状况得分为负性得分,≤4 分为正常。社会状况维度中社会支持水平≤44 分为异常,家庭支持水平≤6 分为异常。三个维度的得分(除抑郁指标)相加即为健康总得分,健康总得分越高,说明综合健康状况越好。

随着我国人口老龄化进程的加快,老年人的健康问题越来越成为医护人员关注的重点。采用综合的老年健康评估工具能及时地发现个性化的医疗照护需求,以便更好地实施连续性治疗和护理,是提升老年人独立生活能力,减缓老年人失能失智的发生,改善其生活质量的有效手段。

(杨 莘 王志稳 邓宝凤)

第九章　老年人的健康促进

学习目标

完成本内容学习后,学员能够:

1. 描述健康促进的定义。
2. 列出老年人健康管理的内容。
3. 了解延续护理在老年疾病管理中的应用。
4. 明确健康环境对老年人健康的重要性。
5. 应用所学能够对老年人开展健康教育。

　　健康促进是指一切能促使行为和生活条件向有益于健康改变的教育与生态学支持的综合体,是促使人们维护和改善自身健康的过程,通过有效的健康管理采用现代医学和现代管理学的理论、技术、方法和手段,对个体或群体整体健康状况及其影响健康的危险因素进行全面检测、评估、有效干预与连续跟踪服务的医学行为过程、其目的是以最小投入获取最大的健康效益。运用健康管理模式促进积极老龄化或健康老龄化的实现,并对老年人实施连续、主动的心身健康照护和慢病康复管理,解决老年人日常生活能力、精神心理、躯体和社会等诸多老年健康问题。

第一节　老年健康管理

一、自我健康管理

　　健康管理是 20 世纪 50 年代末最先在美国提出的概念。健康管理是指一种对个人或人群的健康危险因素进行全面管理的过程。其宗旨是调动个人及集体的积极性,有效地利用有限的资源来达到最大的健康效果,老年人健康管理包括三个步骤:首先要掌握个人的健康状况,其次应进行健康风险评估和健康评价,了解各种慢性病的发生风险;第三是健康干预,改善和促进健康。

　　具体来说,老年人因身体功能随年龄下降、常合并多种慢性病,同时因活动能力受限,通常伴有消极情绪,心理健康水平较低,因此应定期进行身体和心理的体检,使老年人掌握自己的身体状况。随后,根据体检所得到的数据及资料,对健康危险因素进行分析,并进行生活方式的评价、疾病风险的评估及心理状况的测评。这部分内容专业性较强,可由专业的健康管理师或流行病学专家协助完成,个人需了解评估报告的内容和结论。在前两部分的基础上,由医师或健康管理师以多种形式进行个性化地指导,即针对个人的风险和疾病情况,设定个体目标,纠正不良的生活方式和习惯、控制健康的危险因素、预防和治疗慢性病,实施自我健康管理,并动态追踪健康管理效果。

自我健康管理一般应包括以下几个方面:

（一）生活方式管理

生活方式与老年人的健康和疾病息息相关,国内外研究表明,生活方式改变有助于慢性非传染性疾病高危患者的患病风险。不良生活方式往往不是独立存在的,不良生活方式会促进多种慢性病的发生和发展,如缺乏体力活动、高脂高热量饮食会引起肥胖症、糖尿病、动脉硬化、高血压病,同时也与痴呆、骨关节病的发病密切相关,所以建立健康的生活方式是预防慢性病的基础。国内外众多指南中均强调综合的生活方式干预在慢性病一级预防中起到重要作用。如中国心血管病风险评估和管理指南推荐联合采取多种生活方式、行为干预措施,应重点关注的 7 项心血管健康指标为:4 种行为因素（不吸烟、控制体重、增加身体活动、合理膳食）和 3 种生理生化因素（血压、总胆固醇及空腹血糖水平达到理想水平）。研究表明,如果全部达到 7 项理想心血管健康指标,我国成年人能够减少 62.1% 的心血管发病。如果能够保持不吸烟或戒烟、控制体重（BMI<25.0kg/m^2）、适度的身体活动（进行 ≥150min/ 周的中强度或 ≥75min/ 周的高强度身体活动,或两者兼有）、合理膳食这四种健康生活方式,将可减少 17% 的心血管病发病。

老年人生活方式的管理要针对生理和心理特点,重点在积极指导生活方式干预、膳食营养、适当的体力活动、禁烟、限酒、疏解精神心理压力。

1. 合理膳食 中国居民膳食指南及老年膳食标准指出,中国老年人膳食要求食物要粗细搭配、松软、易于消化吸收;合理安排饮食,提高生活质量;重视预防营养不良和贫血;多做户外活动,维持健康体重等。而调查表明,我国 60 岁以上老年人中膳食纤维摄入不足（每日摄入的蔬菜和水果量少于 400g）的比率达 56.6%,蛋白质、脂肪和碳水化合物的摄入量也低于推荐标准,农村老年人营养问题更是堪忧。对老年人合理膳食的具体建议如下:

（1）根据其运动量,能量摄入 25~34kcal/（kg·d）;碳水化合物占 55%~60% 脂肪供能 20%~30%;建议老年人采用蛋白丰富的饮食,依据中华医学会老年医学分会颁布的《老年医学科临床营养管理指导意见》推荐每日蛋白质 1.0~1.5g/kg,优质蛋白占 50% 以上。

（2）三餐定时定量,遵循"早餐吃好;午餐吃饱;晚餐清淡并要早"的原则,细嚼慢咽。

（3）减少烹调用油（植物油 <25g/d,约 2 平勺）,减少饱和脂肪酸,反式脂肪酸和胆固醇的摄入;增加单不饱和脂肪酸（橄榄油）和 Ω–3 多不饱和脂肪酸（深海鱼）的摄入。

（4）膳食纤维（平均 14g/1 000kcal）;适量坚果（25g,约 1 把）。

（5）钙 1 000~1 200mg/d（平常饮食之外,需另外补充钙剂 500~600mg/d）,维生素 D$_3$ 每日约 1 000IU。

（6）充分饮水（包含食物中的水分,每日 30ml/kg）。

（7）特殊疾病情况下的饮食方案,应由营养师给予个体化的方案。

2. 适度运动 2014 年澳大利亚和新西兰老年医学会（Australian and New Zealand Society for Geriatric Medicine, ANZSGM）制定的老年人运动指南中指出,定期锻炼对于健康老龄化至关重要,应鼓励所有老年人锻炼身体。研究表明,体育锻炼可以改善情绪、减少跌倒风险、维持正常的身体功能。保持体力活动的老年人更容易维持认知完整。而我国"2010 年慢性病危险因素监测调查"数据显示，约 84% 的老年人不经常锻炼。老年人的运动应该遵循个体化的原则，要循序渐进，在运动的时候要兼顾安全性和有效性。

（1）有氧运动：有助于改善心肺功能，维持体力、步速，降糖，控制体重；建议老年人 30min/d，每周 5d 以上进行运动；心率达到 170- 年龄（运动后即刻数心率，一般不宜超过 110 次 /d，或稍感气喘）。老年人适合轻中等强度运动，如快走、慢跑、游泳、舞蹈、太极拳、健身操等。

（2）抗阻锻炼：有助于保持肌肉质量与力量，预防跌倒、肌少症。每周 2~3 次，如哑铃操、站桩、蹬车、游泳、弹力带训练等。

（3）平衡与协调锻炼：预防跌倒。如单腿站、太极、舞蹈等。

（4）特殊状态下的运动方案，如骨关节炎、糖尿病、手术后等，应由康复科医师给予个体化的建议。

同时，在家庭或小组环境中实施锻炼计划，并对老年人进行运动指导，使老年人有社会支持并且感到安全锻炼，有相互认可的目标并且对自己的成功能力有信心，也可能帮助老年人坚持锻炼计划。

3. 戒烟限酒

（1）戒烟：烟草使用是导致一系列慢性病，包括癌症、肺病和心血管病的主要危险因素之一。老年人健康管理技术规范指出，对所有参加管理的老年人都应进行吸烟有害健康的教育，有条件者进行戒烟咨询。中国临床戒烟指南提出，医生应询问就医者的吸烟状况，评估吸烟者的戒烟意愿，根据吸烟者的具体情况提供恰当的治疗方法。目前常以"5R"法（相关 relevance、危害 risk、益处 rewards、障碍 roadblocks 及反复 repetition）增强吸烟者的戒烟动机，用"5A"法（询问 ask、建议 advise、评估戒烟意愿 assess、提供戒烟帮助 assist 及安排随访 arrange）帮助吸烟者戒烟。使吸烟老年人认识到吸烟的危害与戒烟的益处，增强戒烟动机并主动参与到戒烟计划中。

（2）限酒：大量饮酒或酗酒，不仅不利于健康，还增加癌症与死亡的风险。如无禁忌少量或适度饮酒，有益于健康长寿。《中国居民膳食指南（2016）》中建议，成年男性如果饮酒，饮用酒的酒精量不超过 25g/d，大约相当于啤酒 750ml，或葡萄酒 250ml，或 38 度的白酒 75g，或高度白酒 50g；成年女性饮用酒的酒精量不超过 15g/d，相当于啤酒 450ml。或葡萄酒 150ml，或 38 度的白酒 50g。

4. 心理健康

（1）调整心态：人到老年，一方面是对躯体疾病及精神挫折的耐受能力日趋减退，另一方面遭遇各式各样心理刺激的机会却越来越多。老伴的亡故、子女的分居、地位的改变、经济的困窘、疾病的缠绵等，都给予或加重老年人的孤独、寂寞、无用、无助之感，成为心境沮丧抑郁的根源。老年人在生理"老化"的同时，心理功能也随之老化，心理防御和心理适应的能力减退，一旦遭遇生活事件，便不易重建内环境的稳定，如果又缺乏社会支持，心理活动的平衡更难维持，有可能促发包括抑郁症在内的各种精神疾病。应关注老年人的心理健康，及时发现情绪改变，给予疏导或求助专业医生，以减少焦虑抑郁的发病率，甚至由此引发的自伤、自杀。

（2）益智活动：社会人口学资料提示独身、文化程度低、兴趣爱好少、无独立经济收入以及社会交往少的老年人为本病的高危人群。鼓励老年人发展兴趣爱好、继续学习和进行记忆训练,有助于身心健康。

5. 室内空气污染管理　室内空气污染的主要来源是木头、煤炭、稻草/秸秆取暖和烹饪燃料。数据显示,约45%的60岁及以上老年人在做饭时使用非清洁燃料。室内空气污染可导致脑卒中、缺血性心脏病、慢性阻塞性肺病和肺癌等非传染性疾病。为确保室内和住家周围的良好空气质量,应向老年人及家属宣传普及使用清洁燃料和技术的重要性,如使用煤气、电或太阳能等较清洁替代物,改进炉具或排风罩以避免吸入有害健康的污染物等。

（二）积极治疗慢性病

随着老龄化的到来,我国老年人口呈现出慢病高发和多病共存的特点,多种慢性之间常常互相关联,比如糖尿病、高血压、肥胖症相互关联,引起的动脉硬化会带来多个脏器的损害,造成脑卒中、冠心病心梗等;慢性炎症反应可以使血管内皮破坏、加速血管硬化,也会造成肌少症和骨质疏松。因此老年人要积极治疗慢性病,以保护靶器官的功能、预防并发症。

（三）规范和合理用药

合理的药物对于慢性病及危险因素的预防也是非常重要的。比如降脂药,可以降低低密度脂蛋白胆固醇水平,对于预防冠心病、糖尿病、脑卒中等,都是非常必要的。但由于罹患多种慢病,在用药上可能存在重复用药或者用药矛盾。因此应定期评估用药的目的、治疗的效果和持续治疗的必要性,不要随意自行调整药物用量或者停药,尽量用最少的药物达到最好的治疗效果,减少药物伤害。

（四）定期体检或随诊

老年人应进行定期体检,除了疾病筛查之外,还要评估视力、抑郁等老年综合征以及功能状况,对于慢性病能早期发现、早期诊断、早期治疗及早发现并纠正风险因素,可以降低老年病的发病率,延缓慢病发展,维持老年人良好功能状态。如果已经明确诊断为慢性病,应该遵医嘱,按时随诊,遵嘱服药,进行相关的检查以评估疾病的控制情况。

（五）提升健康素养

同样的社会环境,同样的年龄,有些人的健康保持得好,有些人疾病缠身、痛苦不堪,其中很大区别就是健康素养。老年人经常存在一些健康认知误区。比如在饮食营养方面,受"有钱难买老来瘦"、"少吃长寿"观念的影响,习惯于少吃,一味地追求瘦。有些患有2型糖尿病、高脂血症等慢性疾病的老年人由于得不到专业指导,不科学的节食长期甚至导致营养不良。还有很多老年人养生过度,认为多吃粗粮健康就顿顿吃粗粮,或者喜欢什么口味就长时间吃"老三样",这都会导致营养不均衡。除了健康知识,老年人还应该掌握慢病监测和急救的相关技能,比如血压和血糖监测,随身携带必备药物,学会心肺复苏技能等。提高健康素养是保证老年人健康的最经济、最高效、最根本的手段。

（六）正常的人际交往

鼓励子女与老年人同住,安排老年人互相之间的交往与集体活动,改善和协调好包括家庭成员在内的人际关系,争取社会、亲友、邻里对他们的支持和关怀。鼓励老年人参加一定限度的力所能及的劳作,培养多种爱好等,鼓励老年人学会应用互联网,智能手机等交流沟通方式,以减少老年人的孤独及与社会隔绝感,增强其自我价值观念,保持积极乐观的情绪和良好的社会心理状态。

（七）基于互联网技术的居家健康管理

基于互联网技术的居家老年健康管理系统符合现代健康管理理念,为老年人提供在线的自我健康管理平台,实现健康信息采集、健康评估、健康咨询、紧急医疗救助等功能,具有实时监测、双向数据传输、在线沟通、便捷有效等优势,能使老年人更客观、全面地了解自身的健康状况,减少就医成本和医疗资源的盲目占用。国内已经有机构运用互联网技术,实时了解老年人血压、心率、氧饱和度、血糖检测结果等。对于老年人而言,这种居家健康管理能够提供及时的病情变化信息,使老年人得到及时治疗,降低因疾病加重后才介入的医疗干预所要付出的医疗保健成本;同时可以加深个体对自我健康状况的认识,促进老年人自我健康管理和自我照顾,推进健康老龄化和积极老龄化的实现。

二、慢性疾病预防和管理

老年人中有60%~70%存在慢性病史,人均患有2~3种慢性病,而60岁以上人口慢性病患病率为全人口的3.2倍,60岁以上老年人在余寿中有2/3的时间带病生存。当前影响老年人健康的主要慢性病已经从之前的传染性疾病变成以生活方式改变而导致的慢性疾病。世界卫生组织报告的中国老年人疾病谱中,高血压、糖尿病、冠心病、脑血管疾病、慢性呼吸道疾病、肿瘤、关节炎等是老年人常见的慢性疾病,尤其以高血压最常见。

（一）老年人慢病预防

应对慢病最好的方法是预防。针对老年病人的个体预防包含了预防疾病的发生、发展、早期发现疾病、促进健康和维持功能等内容。定期的健康筛查与评估,维护健康的宣教与实施,是疾病预防的重要组成部分。对于重大疾病应该从以治疗为本转向以预防为重点,将治疗疾病为主转向呵护生命、提高生活质量主。特别是对于老年人,预防疾病的目的不仅是为了使老年人保持身体健康、延年益寿,同时也是为了最大限度地提高老年人的生活质量,防止病残。因此重大疾病的预防内容涉及流行病学、营养学、运动医学、养生学、保健医学、心理卫生、健康教育等多个学科专业。应该了解老年人重大疾病的病因、危险因素和保护因素,采取有效的预防措施,加强卫生宣传,提高老年人的自我保健意识,推进合理的生活方式和饮食营养,加强体力和脑力锻炼、讲求劳动卫生,防止重大疾病的发生和发展。根据疾病发生发展过程以及决定健康因素的特点,把预防策略按等级分类,称为三级预防策略。

1. **一级预防** 针对病因的预防。老年人可以采用健康的生活方式,接种季节性流感疫苗、肺炎球菌疫苗等方式来预防疾病的发生。

2. **二级预防** 对于已经患病的老年人,采取措施预防疾病的进展或疾病的并发症。早期发现慢性病,特别是肿瘤等恶性疾病,对于改善预后,维持老年人的功能非常重要。

3. **三级预防** 针对症状和康复治疗为主。对于终末期的疾病,目标是减少痛苦,改善生活质量,与缓和医疗的目标相一致。

（二）老年人慢病管理

慢病管理是指对医疗工作者对慢病个体进行教育、支持和管理的医疗服务,宗旨是调动老年个体、群体及整个社会的积极性,有效地利用有限的医疗卫生资源,以最小的投入获取最大的慢病防治效果。管理过程分为四个方面：综合功能评估；制订可行的管理目标；根据目标制订管理计划；定期随访。

1. 健康促进　健康促进针对的是群体，不以诊治特定疾病为目的，是促进人们维护和提高自身健康的过程。包括普及健康的生活方式，倡导健康的心理、饮食和运动，戒除不良生活习惯。

2. 健康体检与慢病筛查　健康体检主要是针对老年人群的生理特点，对全身各系统进行基础性检查，主要是明确老年人身体的健康状况。如称体重可查出过胖或过瘦；测血压可预测有无冠心病和脑血管病意外发生的可能；尿常规可及时发现糖尿病和老年妇女的慢性肾盂肾炎；心电图检查可发现心肌缺血改变和心律失常等。

健康体检除包括内科、外科、妇科和辅助检查外，还包括老年健康现状的调查和老年综合功能评估，即根据对老年人的躯体功能、精神心理、社会行为和生活环境等方面进行的综合评估，判断老年人的智能和活动能力以及发现潜在疾病。功能评估一般采用评估量表来评定，内容包括日常生活能力、视力和听力、认知功能、社会支持、居家安全、跌倒风险和压力性损伤风险。

3. 预防疾病和慢病自我管理　预防疾病是指针对特定的人群采取一定的方法避免疾病的发生。各级各类医疗机构有义务教育老年人正确认识慢性疾病的危害性，更好地预防和管理老年慢性疾病。指导患者或家属了解各种慢病的相关知识，掌握疾病监测（如血压和血糖的监测）的相关技能，指导患者合理用药，帮助患者掌握各种慢病急性发作的预防措施。

三、老年延续护理

随着年龄的增长，老年人健康水平逐渐下降，功能性和器质性疾病的发病率逐步增加。根据 2012 年卫生部的统计数据，中国目前慢性病患者超过 2.6 亿人，在每年 1 030 万各种死亡事件中，85% 由慢性病所致，支出占整个疾病经济负担的 70%。慢性病对身体的影响和危害逐步增加。国内外研究均有显示，患慢性病的老年人更愿意居住在自己家里，慢性病患者的出院护理成为必然。然而，现阶段我国仍缺乏成熟的延续性卫生服务以及正确的护理措施和康复方法，常有院外护理不当导致患者出院后的病情严重而再次入院，消耗更多医疗资源。因此，在老年慢性病患者中开展延续护理具有重要意义。

世界卫生组织发文强调延续护理是确保卫生保健服务质量的重要方面。延续护理就是通过一系列连续性的护理活动以确保患者在不同的保健机构（例如从二级及以上医院到社区医院）及同一医疗机构（例如在医院的不同部门之间）享受到不同水平的协调性和连续性的照护，具有时间的延续、地域的延续、学科的延续、关系的延续和信息的延续 5 个特征。目前延续护理可分为两类，包括以社区为基础的延续护理和从急性期护理所在医院转出的延续护理详见第四章　老年急性医疗照护）。

在以社区为基础的延续护理中，患者出院后可转介到社区医院或者直接回家，由社区医院或家庭医生护士接管后续的治疗护理或随访工作。国内有些城市才刚起步，欧美、日本已经有很成熟的模式。如引导式护理（guided care, GC），此服务模式是将经过慢性病保健培训的注册护士整合到初级卫生保健系统中，向患有多种疾病的老年人提供慢病管理的综合服务。该类护士的工作内容包括 8 项：在患者家中进行综合性评估、制订计划、监测患者的健康状况和需求变化、通过监测时的接触对患者进行指导、对患者实施每周 1 次共 6 周的慢性病自我管理课程、照顾者教育和指导、转移过程中的协调以及帮助患者获得社区服务。评估和照顾长者的老年资源模式（geriatric resources for assessment and care of elders，GRACE）是针对低收入的老年人以及初级卫生保健工作者所建立。GRACE 旨在提高老年人的医疗护理质量，以最大限度地提高其健康和躯体功能状态，减少对医疗资源的过度使用及避免入住养老院。在我国，日常生活活动能力的丧失是老年人最主要的健康问题，健康老龄化的主要目标之一就是要将老年人晚年生活中不能自理的时间尽可能地缩短。国内通常采用电话随访、家庭访问等方式为所需老年人提供连续性照顾，近年来，微信等互联网技术也逐渐被应用于延续护理中。

近年来根据国家卫生健康委员会关于做好患者延续护理工作的指示，国内已经呈现出各种延续护理的形式，如利用强大的互联网系统建立针对患者出院后加强联络的微信群；护理专科门诊；专科微信公众号定期发布专科疾病护理和康复护理信息等。

（褚 熙 赵 静）

第二节 老年健康教育

随着人口老龄化进程加快，慢性病已成为威胁人类健康的主要问题和主要负担，老年人群慢性疾病的患病率增加，心脑血管病、恶性肿瘤和糖尿病等已成为严重威胁老年人健康的疾病，但大多数慢性病可以通过改变生活方式进行干预和控制，因此健康教育对维护老年人的健康具有重要的意义。

一、老年人健康教育的原则

老年人已经养成固有的生活方式和习惯，往往难以接受新的观点和思想，因此，对老年人的健康教育，必须根据老年人的特点进行，应体现如下原则。

（一）思想性

健康教育必须以国家的方针、政策为依据，需体现党和政府对老年人的关怀和照顾，要坚持辩证唯物主义的观点，破除封建迷信思想，使广大老年人树立战胜疾病，提高生活质量，欢度晚年的信心。

（二）科学性

健康教育的主要任务是传播医学科学知识，因此，健康教育内容要根据老年人的生理特点和健康状况进行，要有科学依据，实事求是，提高自我保健能力。

（三）针对性

健康教育内容要有针对性，应针对不同性别、年龄、文化程度、民族，分别选用不同的内容进行个性化健康教育，做到通俗易懂、深入浅出。

（四）艺术性

健康教育要具有一定的艺术感染力,要通过艺术加工,让老年人感兴趣,才能保证健康教育起到积极作用。

二、老年人健康教育的内容

健康教育的内容针对性要强,应结合老年人的实际问题,主要内容如下:

（一）日常生活活动能力重度功能障碍患者的健康教育

1. 保持皮肤完整,至少每两小时翻一次身或更换一次体位。

2. 合理饮食,保证每日必需的营养和能量的摄入,同时要控制体重。

3. 根据患者自身状况,协助其进行适当锻炼,以增强患者心肺功能。

4. 养成良好的排便习惯。

5. 协助患者进行四肢关节被动与主动运动。

6. 协助患者床椅移动、拄拐训练、穿衣、进食、如厕、站立等锻炼。

7. 在精神上疏导安慰患者,使其树立信心,保持愉快心情。

（二）跌倒高危患者健康教育

1. 保持地面平整,避免不必要的台阶和门槛,通道不要放置过多物品。

2. 保持房间干净整洁,地面无水渍。

3. 夜间起床时,要开灯,保持房间光线充足。

4. 选择舒适合身的衣服和防滑的鞋子。

5. 必要时,配置助行器或轮椅,将便盆、尿壶、便椅等用品放置床旁使用。

6. 服用镇静催眠类药物后或感到头晕时,立即卧床休息。

7. 正确服用降压药和降糖药,避免因药物使用不当而引起头晕造成跌倒。

8. 适当锻炼身体,增强肌肉力量和协调性。

（三）压力性损伤高危患者健康教育

1. 保持床铺清洁、平整、干燥。

2. 建议使用气垫床。

3. 保持皮肤清洁,避免皮肤过于干燥,便后及时温水清洗擦干。

4. 禁止对受压部位用力按摩。

5. 每 2h 更换一次体位,避免局部皮肤长期受压。

6. 提供多样、均衡、低脂易消化的饮食。

7. 如果受压部位发生皮肤破损,及时就医。

8. 保持房间清洁干燥,阳光充足,避免潮湿阴暗的居住环境。

（四）尿失禁患者健康教育

1. 用温水清洗会阴部皮肤,勤换衣裤、床单、尿垫等,以保持局部皮肤清洁干燥。

2. 观察会阴部皮肤,如有潮红、红疹、湿疹、水疱、浸渍、糜烂等症状出现,应及时就医,或在专业人员指导下进行护理。

3. 对于无法自由如厕者,应提供辅助用具,如拐杖、助行器等。必要时提供便盆、尿壶、便椅等用品供床上或床边使用。

4. 保证足量饮水,尽量在白天饮水,睡前 2~4h 应限制饮水。

5. 饮食清淡,多食新鲜蔬菜、杂粮等富含膳食纤维的食物,防止便秘引起的腹压增高。

6. 在精神上疏导安慰患者,使其树立信心,保持愉快心情。

（五）营养风险患者健康教育

1. 合理饮食,增加饮食中的优质蛋白量,比如瘦肉、蛋清等。

2. 在不影响饮食摄入量的基础上,适当补充经口营养补充剂。

3. 如果咀嚼功能受限,可将食物进行二次加工,用料理机打成糊状、便于食用。

4. 对于不能经口进食、进食量不能满足自身需要或短期内体重明显减轻者,应尽早就医。

5. 居家行管饲肠内营养时,营养液应使用成品或现做现用,注意用品的清洁卫生;管饲时保持半坐卧位,直至结束 30min 后。

6. 在精神上疏导安慰,协助树立信心,保持愉快心情。

（六）疼痛患者健康教育

1. 学会疼痛评估,利用数字评定量表、视觉模拟评分量表等工具进行疼痛评估。

2. 遵医嘱根据疼痛评估结果服用止痛药物。

3. 指导非药物止痛方法,如冷热敷、音乐疗法、想象疗法、按摩疗法、放松疗法等。

4. 告知老年人疼痛不能控制时,及时就医。

5. 在精神上进行疏导安慰,使其树立信心,保持愉快心情。

（七）认知障碍患者健康教育

1. 应教会照护者注意观察老年人的细节表现,尽早发现老年人认知功能的问题,进行相应照护,避免意外发生。

2. 指导老年人形成规律的生活作息,每日按特定顺序安排日常生活;房间内的摆设、常用物品放在固定位置等。

3. 指导老年人使用便签或在日历上标记等方式帮助记忆。

4. 建议佩戴腕带或定位手表、口袋里装有家属信息的卡片,防止老年人走失。

5. 做好安全指导,尽量远离煤气、插座,避免烫伤、跌倒等意外发生。药物存放安全,保证在有效期内,有条件者可使用提醒服药装置,以帮助老年人安全服用药物。

6. 充分理解老年人的心理变化,不指责、不嘲笑,同时做好心理疏导,使其保持愉快心情,鼓励老年人多与外界接触,与人交谈等。

（八）临终患者及家属健康教育

随着人均预期寿命的延长及人口老龄化的加剧,人们的不健康期也同时在延长。在追求人均寿命延长的同时,我们还应关注生活质量,尤其是老年人的健康水平,帮助临终患者达到"优逝"境界。"优逝"理念提倡维护人格尊严,减轻痛苦,通过合适的死亡教育帮助患者及家属接受死亡,规划死亡,迎接死亡,真正获得有尊严而安详的死亡。研究表明,家属现有的死亡观念不符合"优逝"理念,但可通过"优逝"教育逐步改变,选择合适的时机和方式与患者讨论即将到来的死亡,使其平静面对自己病笃的现实,表达自己的意愿和感受,征求对临终或濒死阶段的治疗和抢救措施的意见,选择离世的地点、方式,制定"生前预嘱",安排好后事等。但是,由于受中国传统死亡观念的影响,我们在开展"优逝"教育过程中应注意循序渐进,不能急于求成（详见第六章　安宁疗护）。

（九）照护者健康教育

照护者的健康教育对提升老年人生活质量具有重要意义。通过多种教育形式，如集中授课、发放宣传资料、多媒体宣教等，向照护者宣传如何对老年人进行心理、用药、饮食、生活护理等知识技能。

三、老年人健康教育的时机

老年人健康教育的时机应多样化，如门诊就诊时、住院期间、出院随访时等，结合实际情况进行健康教育，并对健康教育的效果及时进行跟踪反馈，从而保证健康教育的有效性。此外，对于健康老年人，应体现"预防为主"的卫生与健康工作方针，可利用健康体检、社区随访等时机开展针对性的疾病预防相关教育。

四、老年人健康教育的形式

（一）科普宣传

利用各种传媒以浅显的、易于理解接受和参与的方式向普通大众传播知识。不同时代传播的方式不同，在当今社会，手机是人们日常通信中必不可少的工具，通过微信平台，定期传播老年人健康教育内容，既经济便捷又对环境零污染，适用于初中文化程度以上的老年人。

（二）口头语言宣教

应根据社会文化背景和躯体疾病的现况可给予语言或非语言形式的宣教。口头宣教可以通过面对面座谈、电话咨询、会议、广播、报刊宣传、发放宣传手册等形式开展，可辅助使用目光接触、面部表情、手势、体态、肢体语言、身体接触等。

（三）形象教育

直观形象教育即采用通俗易懂的语言及生动活泼的教学方式，理论联系实际，是老年人喜闻乐见的形式，如卫生科教电影、电视、录像、幻灯等进行健康指导和教育。如举例法（现身说法、病例介绍等），图片法（辅以图表讲解等）及示教法（将常用的家庭护理技术进行示范等）。其中，现身说法最容易被老年慢性病患者接受，容易使其树立战胜疾病的信心，消除悲观消极的心理。直观形象的教育方法通俗易懂，有利于老年人更快更好地掌握健康保健技能。

（四）重复记忆教育形式

老年人记忆力因年龄增高逐渐减退，通过重复内容记忆教育即通过反复教育，不断强化，使老年人牢记所学知识。艾滨浩斯遗忘曲线表明：遗忘的进程是先快后慢，根据这一规律，为提高教育的有效性，健康教育应反复进行，以达到反复强调、强化记忆的效果。通常可以采取随机教育的方法，充分利用每次接触老年人的机会，再次进行健康教育；还可以通过教育、反馈、再教育的循环教育方法，对每次宣教后的内容、方法等进行记录，而后通过观察、提问等评价手段，了解老年人掌握的程度，对未明白的问题再次进行宣教直至老年人记住为止。

（五）内容少而精的教育形式

老年人尤其是慢性病患者，需要学习和掌握的知识很多，为了避免给老年人加重负担，教育的内容要尽量浓缩到最少的程度,且教育应分层次有侧重点地进行,循序渐进,应从老年人最关心、最需要、最重要的内容讲起。

（六）归纳综合性教育形式

老年人常同时患有多种疾病,健康教育涉及的内容比较广,如康复锻炼、合理用药及合理膳食等。健康教育时应该通过归纳综合法将老年人所需的众多内容进行归纳总结,如可以为老年人设计一张钟表样图表,标上12h的位置,而后在相应的时间位置标上需要注意的内容,同时也可以将合理用药及合理饮食也巧妙地构思进去,这种综合归纳后的图表无须更多的记忆,可以使老年人更有效地完成预定目标。

（七）同伴教育形式

参与的人主要是年龄相仿,知识背景、兴趣爱好相近的同伴和朋友。同伴教育的培训中,侧重于态度的讨论和技能的培训,而不是知识的传授。其中主持人的角色不是老师,而是话题讨论的引导者,启发大家就共同关心的话题提出建议。主持人侧重正确知识和核心信息的传达,而不将知识的讲解作为重点。比如老年人感兴趣的养生方法,糖尿病患者血糖管理、高血压患者血压控制等经验。

五、老年人健康教育的注意事项

文字说明要简单明了;字体的选用需考虑老年人视力减退的特点;用于健康教育的资料最好用图片形式呈现;随着现代信息技术、多媒体的发展,可以利用网络媒体制作动画、视频、微信公众号等发布健康教育信息,但要注意健康教育内容的正确性、科学性和通俗易懂等。

良好的沟通技巧是老年人健康教育效果的重要保障。与老年人的沟通不应局限于语言,还可以通过手势、动作等来表达。设身处地从老年人的角度去看和感受事物,并且正确地向对方传达自己的理解,使其觉得被了解和接受。

第三节 老年健康环境

面对快速的人口形态和家庭结构改变,空巢和独居老年人逐渐增多,老年人的心理健康问题已成为全社会关注的焦点。老年人的心理健康不仅会直接影响其生活态度、生活满意度,更会间接影响身体健康,从而影响其生活质量。老年宜居环境建设,是从养老到享老的变化,关系到老年人生活质量的提高,不仅包括物理环境设计和建设,也包含心理健康及社会文化健康的居住环境营造。

一、心理健康环境的营造

社区环境直接影响老年人的心理状况。中国人民大学一项"居住方式对老年人心理健康的影响——社区环境的调节作用"的研究结果显示,社区环境在老年人居住方式对抑郁倾向的影响过程中起着重要的调节作用。生活在文化活动丰富的社区中,老年人心理状况更好,而独居老年人抑郁倾向明显。因此,全社会需要更加关注独居老年人,关心独居老年人的生活状况、身体状况和精神状态;鼓励子女和父母共同居住,在养老保障体系尚未完全建立的条件下,充分发挥传统的家庭养老功能。对没有条件跟父母居住的子女,应大力倡导"常回家看看"的观念。同时,可以营造更为开放的社区、社会文化,鼓励离婚丧偶老年人再婚,为老年人晚年生活找到精神上相互支持和依靠的伴侣。

二、健康老年人物理环境的营造

随着我国人口老龄化的快速发展和新型城镇化进程的不断加快,公共基础设施与老龄社会要求之间不适应的矛盾日益凸显。全国老龄办发布的《关于推进老年宜居环境建设的指导意见》(以下简称"意见")中指出推进老年宜居环境建设有利于增进老年民生福祉,有利于促进经济发展、增进社会和谐,有利于有效应对人口老龄化挑战,是开展积极应对人口老龄化行动的重要举措。

(一)老年人居住环境设施建设原则

1. **加强安全设施**　全方位的无障碍设计,避免意外事故发生。
2. **考虑使用方便**　符合老年人人体尺度,减少设备使用时的困难因素。
3. **维护隐私需求**　加强居住私密性要求,避免与老年人共居的摩擦。
4. **明显识别环境**　建立清晰的标示系统,提高老年人的识别能力,减少老年人迷失方向。
5. **照顾身心健康**　注重自然采光通风,改善环境卫生品质,根据不同健康程度,提供适合的医疗设施。
6. **提高生活情趣**　设置老年人康乐场所,丰富养生休闲内容。
7. **利于人际交往**　避免老年人孤独感、失落感、被遗弃感,增加人际交往机会。
8. **再造生命活力**　鼓励老年人参与社会发展、社会保障。

(二)对老年人现有居住环境的改善

1. 制订老年住宅的用地规模指标和面积标准,目前我国实施的《城市居住区规划设计规范》对托儿所、幼儿园有设置规定,但对老龄居住问题尚未引起社会的重视,应该将"老年住宅"纳入到城市规划区的公建设施和服务设施中,并确定科学的面积定量指标分级配建。

2. 完善社区老年文化教育、生活照料、医疗保健等设施,建立老年人教育和管理机制,完善社区老年照料服务,创造一个适应人口老龄化需求的社区环境。

3. 规划设计中提高老年人的住房质量,如卧室朝阳、通风、安静;老旧楼房加装电梯等。

4. 推进老年人住宅适老化改造,建立社区防火和紧急救援网络。对老年人住宅室内设施中存在的安全隐患进行排查和改造。重视室内活动空间的特殊要求:浴厕要便于护理和家人照料;注意地面材料的选择和安装扶手;使老年人不易滑倒;提高室内照明度;最好设置有呼叫装置。

5. 居住小区规划应重视老年活动场所的配置,重视为老年人创造亲善的邻里交往环境,有利于老年人的自理和互助,为倡导社会及家庭和睦的养老环境创造条件。

三、敬老社会文化环境的营造

除对老年人现有物质环境的改善外,包容、支持老年人融入社会的文化环境建设也是今后一个时期老年宜居环境建设的重点任务之一,是老年人社会支持系统的重要组成部分。《意见》中也指出要营造老年社会参与支持环境,弘扬敬老、养老、助老社会风尚,倡导代际和谐社会文化。

鼓励老年人参与经济社会发展。加大宣传引导,为广大老年人在更大程度、更宽领域参与经济社会发展搭建平台,鼓励老年人自愿量力、依法依规参与经济社会发展,助力其实现自我价值,如投资自己的兴趣爱好,周游世界开阔视野等。

加强敬老、养老、助老宣传教育。通过各种形式的普法宣传、主题教育等活动弘扬敬老、养老、助老社会风尚,弘扬中华民族孝亲敬老传统美德,加强家庭美德教育,如开展寻找"最美家庭"活动和"好家风好家训"宣传展示活动。

助力代际和谐发展。关注老年人家庭氛围,增强接纳、尊重、帮助老年人的关爱意识,增强不同代际间的文化融合和社会认同,协助解决家庭成员间的责任分担、利益调处、资源共享等问题,实现家庭和睦、代际和顺、社会和谐,为老年人创造良好的生活氛围。

（程 云　张俊梅）

第十章　老年慢性疾病护理

第一节　慢性阻塞性肺疾病

学习目标

通过本节内容的学习,学员将能够:
1. 复述慢性阻塞性肺疾病的概念。
2. 列出老年人慢性阻塞性肺疾病的临床表现。
3. 描述引起老年人慢性阻塞性肺疾病的常见原因。
4. 掌握慢性阻塞性肺疾病患者的护理评估。
5. 掌握实施个体化的健康教育及护理措施。

【概述】

慢性阻塞性肺疾病(chronic obstructive pulmonary disease,COPD)简称慢阻肺,是一种常见的、可以预防和治疗的疾病,以持续呼吸症状和气流受限为特征,通常是由于明显暴露于有毒颗粒或气体引起的气道和/或肺泡异常所导致。急性加重和合并症对个体患者整体疾病的严重程度产生影响。慢性气流受限由小气道疾病(阻塞性支气管炎)和肺实质破坏(肺气肿)共同引起,两者在不同患者所占比重不同。通常,慢性支气管炎是指在除外慢性咳嗽的其他已知病因后,患者每年咳嗽、咳痰 3 个月以上,并连续 2 年以上者。肺气肿则是指肺部终末细支气管远端气腔出现异常持久的扩张,并伴有肺泡壁和细支气管破坏而无明显的肺纤维化。当慢性支气管炎和肺气肿患者的肺功能检查出现持续气流受限时,则可诊断为慢阻肺;如患者仅有"慢性支气管炎"和/或"肺气肿",而无持续气流受限,则不能诊断为慢阻肺。

慢阻肺是一种严重危害人类健康的常见病和多发病,严重影响老年人的生活质量,病死率较高,并给老年人、家庭及社会带来沉重的经济负担。2018 年中国成人肺部健康研究对 10 个省市 50 991 人调查显示 20 岁及以上成人的慢阻肺患病率为 8.6%,40 岁以上则高达 13.7%,首次明确我国慢阻肺患者人数近 1 亿,慢阻肺已经成为与高血压、糖尿病"等量齐观"的慢性疾病,构成重大疾病负担。据统计 2013 年中国慢阻肺死亡人数约 91.1 万人,占全世界慢阻肺死亡人数的 1/3,远高于中国肺癌年死亡人数。COPD 患者年住院费用估计高达 24.5 亿元,因 COPD 致残的人数达 500 万~1 000 万,其疾病负担居我国首位。《中国防治慢性病中长期规划(2017—2025 年)》指出:我国 70 岁以下人群慢性呼吸系统疾病死亡率为 11.96/10 万。

【病因与发病机制】

（一）危险因素

慢阻肺的发病是遗传与环境因素共同作用的结果。

1. **遗传因素** 某些遗传因素可增加慢阻肺发病的危险，即慢阻肺有遗传易感性。已知的遗传因素为 α_1- 抗胰蛋白酶缺乏。α_1- 抗胰蛋白酶是一种蛋白酶抑制剂，重度 α_1- 抗胰蛋白酶缺乏与非吸烟者的肺气肿形成有关。在我国 α_1- 抗胰蛋白酶缺乏引起的肺气肿迄今尚未见正式报道。

2. **吸烟** 吸烟是慢阻肺最重要的环境发病因素。吸烟者的肺功能异常率较高，第 1s 用力呼气容积（forced expiratory volume in one second，FEV1）年下降率更快，吸烟者死于慢阻肺的人数多于非吸烟者。但并非所有的吸烟者均发展成具有显著临床症状的慢阻肺。被动吸烟也可能导致呼吸道症状及慢阻肺的发生。孕妇吸烟可能会影响胎儿肺脏的生长及其在子宫内的发育，并对胎儿的免疫系统功能产生一定影响。

3. **空气污染** 空气中的烟尘或二氧化硫明显增加时，慢阻肺急性加重显著增多。其他粉尘也能刺激支气管黏膜，使气道清除功能遭受损害，为细菌入侵创造条件。研究表明大气中直径 2.5~10μm 的颗粒物（particulate matter，PM），即 PM 2.5、PM 10 水平的升高与慢阻肺的发生显著增加相关。木材、动物粪便、农作物残梗、煤炭等，以明火或在通风功能不佳的火炉中燃烧，可导致严重的室内空气污染，是导致慢阻肺的重要危险因素。

4. **职业性粉尘和化学物质** 当职业性粉尘及化学物质（烟雾、过敏原、有机粉尘、工业废气等）的浓度过大或接触时间过久，均可导致慢阻肺的发生。接触某些特殊物质、刺激性物质、有机粉尘及过敏原也可使气道反应性增加。

5. **感染** 呼吸道感染是慢阻肺发病和急性加重的另一个重要因素，病毒和 / 或细菌感染与气道炎症加剧有关，是慢阻肺急性加重的常见原因。

6. **社会经济地位** 慢阻肺的发生风险与患者的社会经济地位呈负相关。这可能与低社会经济状态与室内及室外空气污染暴露、拥挤、营养状态差或其他因素有关。

7. **室内生物燃料** 2019 GOLD 指南里增加了关于室内生物燃料的研究，越来越多的证据表明，许多发展中国家的女性可能因暴露于室内烹饪过程中使用的现代或传统生物燃料而易发生慢阻肺。一项荟萃分析纳入了 24 项相关研究，其中 5 项病例对照研究，19 项横断面研究，结果显示：暴露于生物烟雾的个体被诊断为慢阻肺的可能性是无暴露危险因素者的 1.38 倍（OR=1.38；95%CI：1.28~1.57）；生物燃料与慢性支气管炎显著相关（OR=2.11；95%CI：1.70~2.52）；横断面研究和病例对照研究的合并 OR 分别为 1.82（95%CI：1.54~2.10）和 1.05（95%CI：0.81~1.30）。因此，制定消除能源贫困的政策将减轻女性慢性呼吸道疾病的发生。

8. **HIV 感染** 近年来，学者们提出 HIV 感染者慢阻肺的患病率增高。一项荟萃分析纳入了 30 项研究，共 151 686 例受试者，慢阻肺总体患病率依据正常下限诊断为 10.5%（95%CI：6.2~15.7），依据固定比值诊断为 10.6%（95%CI：6.9~15.0）。HIV 感染组患者的慢阻肺患病率显著高于 HIV 阴性对照组（合并 OR 为 1.14；95%CI：1.05~1.25；I2=63.5%；11 项研究），校正烟草消费量后慢阻肺患病率仍然增高（合并 OR 为 2.58；95%CI：1.05~6.35；I2=74.9%；4 项研究）。两者之间相关的机制尚不清楚，HIV 医疗工作者、研究人员、政策制定者及企业应关注 HIV 感染者慢阻肺的诊断和治疗,在抗 HIV 治疗的同时还应强调戒烟和慢阻肺规范化治疗。

9. 谷胱甘肽 S- 转移酶基因 M1 和 T1 多态性 2019 版 GOLD 指南里提出了谷胱甘肽 S- 转移酶基因 M1 和 T1 多态性与慢阻肺发生风险,来自中国学者的荟萃分析,谷胱甘肽 S- 转移酶(glutathione S-transferase, GST)基因 M1 和 T1 与慢阻肺易感性一直存在争议。中国学者对 GSTM1 和 GSTT1 多态性在慢阻肺发生风险中的作用进行了荟萃分析,从 2000 年 1 月至 2017 年 12 月发表的符合条件的病例对照研究中共筛选出 37 篇文献,包括 4 674 例慢阻肺患者和 5 006 例对照者,发现 GSTM1 和 GSTT1 缺失基因型显著增加慢阻肺的发生风险(GSTM1:OR=1.52;95%CI:1.31~1.77;GSTT1:OR=1.28;95%CI:1.09~1.50);种族亚组分析发现,GSTM1 缺失基因多态性与所有种族的慢阻肺易感性密切相关,而 GSTT1 缺失基因多态性仅与亚洲慢阻肺患者相关;联合 GSTM1/GSTT1 缺失基因型进一步增加了慢阻肺易感性(OR=1.42;95%CI:1.21~1.66)。

(二)发病机制

慢阻肺的发病机制尚未完全明确,肺部炎症反应、氧化应激、蛋白酶和抗蛋白酶失衡等在慢阻肺的发病中起重要作用。

1. 慢性炎症反应 气道炎症在慢阻肺发病机制中发挥重要作用,小气道黏膜表面免疫屏障对于维持内环境稳定发挥重要作用。慢阻肺主要以外周气道、肺实质和肺血管中增加的巨噬细胞为特征,同时还伴有活化的中性粒细胞和淋巴细胞。急性加重期较稳定期炎症反应更为明显。发表于 Am J Respir Crit Care Med 的研究发现,慢阻肺既往吸烟者小气道局部免疫球蛋白 A(immunoglobulin, IgA)分泌不足,驱动细菌移位,促进核因子 κB(nuclear factor-κB, NF-κB)增加,巨噬细胞和中性粒细胞浸润,从而导致小气道炎症和气道重塑。肺气肿可以促进血管结构紊乱,但血管内皮功能紊乱及病理改变是否可以发生于肺气肿之前,CT 肺灌注成像检查有助于明确这一问题。研究发现,即使是轻度慢阻肺或易患肺气肿的吸烟者,其肺部微血管血流也会出现显著异常,并随疾病进展而恶化。这项检查将有助于区分哪些患者容易发生肺气肿。一些患者也可能出现嗜酸性粒细胞、Th2 或 ILC2 细胞增加,尤其是临床上和哮喘有重叠时。所有这些炎症细胞和上皮细胞及其他结构细胞一起释放多种炎症介质。炎症介质水平增高,吸引循环中的炎症细胞,放大炎症过程,诱导结构改变。

2. 氧化应激 氧化应激可能是慢阻肺重要的炎症放大机制。氧化应激的生物标志物(如过氧化氢,8- 异前列腺素)在慢阻肺患者呼出气冷凝液、痰、体循环中浓度升高。慢阻肺急性加重时,氧化应激进一步加重。氧化剂由香烟及其他吸入颗粒刺激产生,并通过巨噬细胞和中性粒细胞等活化的炎症细胞释放出来。

3. 蛋白酶 - 抗蛋白酶失衡 有证据表明慢阻肺患者肺组织中蛋白酶与抗蛋白酶表达失衡,前者可降解结缔组织,后者与之相反。蛋白酶介导弹性蛋白的破坏,后者是肺实质中重要的结缔组织成分,这种破坏是肺气肿的重要特征。

4. 细支气管周围和间质纤维化 慢阻肺患者或无症状吸烟者中存在细支气管周围纤维化和间质改变。吸烟者或有气道炎症的慢阻肺患者中发现有过量的生长因子产生,炎症可先于纤维化发生,或气道壁反复损伤本身导致肌纤维组织过度产生,从而促进小气道气流受限的发生,最终导致气道闭塞,继发肺气肿。

【临床评估与判断】

（一）临床评估

1. **症状评估** 起病缓慢，病程较长。一般均有慢性咳嗽、咳痰等慢性支气管炎的表现，但有少数病例虽有明显气流受限，但无咳嗽症状。COPD 的标志性症状是气短或呼吸困难，会导致病人焦虑不安。最初仅在劳动、上楼、爬坡时有气短，休息后可缓解。随着病情发展，在平地活动时即可出现气促，晚期在日常活动时，甚至在静息时出现气促。老年 COPD 病人不同于一般成年人的特点。

（1）呼吸困难更突出：老年人随着气道阻力的增加，呼吸功能发展为失代偿时，轻度活动甚至静息时即有胸闷、气促发作。采用改良版英国医学研究委员会呼吸问卷（the modified British medical research council, mMRC）对呼吸困难严重程度进行评估，见表 10-1。

表 10-1 mMRC 对呼吸困难严重程度的评估表

mMRC 分级	mMRC 评估呼吸困难症状
0 级	只在剧烈活动时感到呼吸困难
1 级	在快走或上缓坡时感到呼吸困难
2 级	由于呼吸困难比同龄人走得慢，或者以自己的速度在平地上行走时需要停下来呼吸
3 级	在平地上步行 100m 或数分钟需要停下来呼吸
4 级	因为明显呼吸困难而不能离开房屋或者换衣服也感到气短

（2）慢性咳嗽、咳痰：机体反应能力差，典型症状弱化或缺如：如在急性感染时体温不升、白细胞不高、咳嗽不重、气促不显著，可表现为厌食、胸闷、少尿等，体格检查精神萎靡、发绀、呼吸音低或肺内啰音密集等。

（3）易反复感染、并发症多：老年人气道屏障功能和免疫功能减退，体质下降，故易反复感染，且肺源性心脏病、休克、电解质紊乱、呼吸性酸中毒、肺性脑病、DIC 等并发症的发生率增高，其中心血管系统疾病是最重要的合并症，是导致 COPD 病人死亡的首要原因。

2. **体征评估** 早期可无异常体征，随着疾病进展出现阻塞性肺气肿的体征。听诊呼气延长常提示有明显的气流阻塞和气流受限。并发感染时肺部可有湿啰音，如剑突下出现心脏搏动，心音较心尖部明显增强，提示并发早期肺源性心脏病。

3. **实验室和其他检查**

（1）肺功能检查：肺功能是诊断慢阻肺的金标准，但不能仅依赖一次肺功能检查，需要动态随访。肺通气功能检查是判断气流受限的客观指标，重复性较好，对 COPD 的诊断、严重程度评价、疾病进展、预后及治疗反应等均有重要意义。COPD 高危人群建议每年进行一次肺通气功能检测。气流受限是以第 1s 用力呼气容积（forced expiratory volume in one second, FEV1）占用力肺活量（forced vital capacity, FVC）百分比（FEV1/FVC）和 FEV1 占预计值 % 降低来确定的。FEV1/FVC 是 COPD 的一项敏感指标，可检出轻度气流受限。FEV1 占预计值 % 是评价中、重度气流受限的良好指标，是潮气量与补吸气量之和，深吸气量与肺总量之比是反映肺过度膨胀的指标，在反映 COPD 呼吸困难程度甚至预测 COPD 生存率方面具有意义。吸入支气管舒张剂后 FEV1/FVC<70% 者，可确定为不能完全可逆的气道阻塞和气流受限。评估是否存在气流受限时，单次使用支气管扩张剂后 FEV1/FVC 为 0.6~0.8 时，应在另一场所重复肺功能检查以确诊。因为在某些情况下，间隔一段时间后，由于个体差异，FEV1/FVC 可能会发生改变。若初始使用支气管扩张剂后，FEV1/FVC<0.6，不太可能升至 0.7 以上。支气管舒张试验作为辅助检查，与基础 FEV1 值及是否处于急性加重期和以往的治疗状态等有关，在不同时期检查结果可能不尽一致，因此要结合临床全面分析。

（2）胸部 X 线检查：X 线检查对 COPD 诊断特异性不高，对确定肺部并发症及与其他疾病（如肺间质纤维化、肺结核等）鉴别具有重要意义。COPD 早期 X 线胸片可无明显变化，之后出现肺纹理增多和紊乱等非特征性改变。CT 检查对 COPD 的诊断鉴别有较高价值。

（3）血气分析：对确定发生低氧血症、高碳酸血症、酸碱平衡失调以及判断呼吸衰竭的类型有重要意义。

（4）其他实验室检查：COPD 合并感染时，外周血白细胞增高、分类中性粒细胞增高。痰涂片中可见大量中性粒细胞，痰培养可检出各种病原菌。

4. 心理 - 社会状况　老年人因明显的呼吸困难导致自理能力下降，从而产生焦虑、孤独等情绪，病情反复可造成抑郁症及失眠，对治疗缺乏信心。应评估病人有无上述心理反应，及其家庭成员对此疾病的认知和照顾能力。

（二）临床判断

1. 医疗诊断　COPD 诊断主要根据存在吸烟等高危因素、临床症状、体征及肺功能检查等多方面综合分析确定。肺功能检查（FEV1/FVC，FEV1%，RV/TLC，RV）用于确立气流阻塞及其严重程度。如有 FEV1% 或 FEV1/FVC 下降，即可诊断气流阻塞。COPD 患者气流受限的肺功能分级分为 4 级，见表 10-2。

表 10-2　COPD 肺功能严重程度分级

分级	肺功能 FEV1/FVC<0.7
GOLD1：轻度	FEV1% ≥80% 预计值
GOLD2：中度	50%~79% 预计值
GOLD3：重度	30%~49% 预计值
GOLD4：极重度	FEV1%<30% 预计值

2. 慢阻肺新病情评估分布及意义　将肺功能检查在慢阻肺整体管理中的作用主要定位于慢阻肺的诊断、气流受限严重程度评估及随访评估，依据症状和急性加重频率对慢阻肺进行综合评估后分为 A、B、C、D 四组，既往 1 年发生 2 次及以上急性加重或有至少 1 次住院史即为高风险患者。GOLD 2019 仍然沿用 GOLD 2018 的评估工具，但对于急性加重史的判断修改为中度或重度急性加重，需要应用短效支气管扩张剂以及抗生素和 / 或激素治疗为中度急性加重，需要住院或急诊就诊为重度急性加重，通常伴有急性呼吸衰竭，见图 10-1。由于对于急性加重的判断缺乏一定的客观指标，而中重度急性加重相对较好判断，有助于识别高风险患者，可操作性强。

图 10-1 GOLD 2018 修订的慢阻肺综合评估工具

3. **初始药物治疗** GOLD 2019 根据 ABCD 分组评估方案对症状和急性加重风险的个体化评估制定了慢阻肺初始药物治疗模型。但在新诊断的慢阻肺患者中缺乏支持初始药物治疗策略的高质量证据,见图 10-2。所有患者均可以用短效支气管扩张剂作为急救药物按需使用。

初始药物治疗		
≥2次中度急性加重 或≥1次导致住院的急性加重	C组 LAMA	D组 LAMA+LABA或 ICS+LABA
0次或1次中度急性加重 (未导致住院)	A组 一种长效支气管扩张剂	B组 一种长效支气管扩张剂 (LAMA或LABA)
	mMRC评分0~1分 CAT评分<10分	mMRC评分≥2分 CAT评分≥10分

图 10-2 新诊断的慢阻肺患者中缺乏支持初始药物治疗策略的高质量证据

4. **随访期药物治疗** GOLD 2019 提供了一种基于症状(呼吸困难/活动受限)和急性加重管理的随访治疗方案,此方案不依赖于患者初诊治疗的 ABCD 组别,见图 10-3。

5. **常见护理问题**

(1)气体交换受损 与气道阻塞、呼吸肌无力、用药和氧疗效果不佳有关。

(2)清理呼吸道无效 与分泌物增多、黏稠及无效咳嗽有关。

(3)焦虑或抑郁 与呼吸困难、生活质量下降有关。

(4)知识缺乏:缺乏用药、氧疗及肺康复相关知识。

呼吸困难 急性加重

图 10-3 随访治疗方案

（5）潜在并发症：肺源性心脏病、休克、呼吸性酸中毒、肺性脑病、DIC 等。

【监测与护理】

慢阻肺稳定期主要治疗目标是减少症状和未来急性加重的发生风险，管理策略不应局限于药物治疗，应该通过适当的非药物治疗来完善。COPD 急性加重是指呼吸道症状的急性恶化，需要额外的治疗，急性加重治疗的目标是尽可能减少急性加重的不良影响，预防后续事件的发生。护理的目标是改善呼吸功能和运动能力，降低抑郁程度，减少急性发作及并发症的发生。

（一）监测

1. 患者主诉 咳嗽、咳痰和气短或呼吸困难情况、睡眠状况、运动能力、社会交往能力等。

2. 用药及氧疗效果 是否遵医嘱用药、有无不良反应及复查血药浓度，是否遵医嘱吸氧、记录 SPO_2 值。

3. 呼吸功能 是否坚持呼吸康复训练，定期到医疗机构复查血气分析、肺功能。

4. 血嗜酸性粒细胞计数 定期监测血嗜酸性粒细胞计数，识别急性加重高风险人群对于临床医生制订个体化治疗方案非常重要。当血 EOS 计数为 200~340/µl 时，急性加重风险下降 26%~50%；当血 EOS 计数为 350~630/µl 时，急性加重风险下降 51%~60%。当血 EOS 计数 >300/µl 时，ICS 和血 EOS 之间存在连续关系。血 EOS 作为生物标志物，可以帮助预测在常规支气管扩张剂治疗中添加 ICS 是否能够减少急性加重方面获益。

（二）护理

1. 保持呼吸道通畅

（1）有效排痰：老年人因咳嗽无力，常排痰困难，要鼓励老年人摄入足够的水分，也可通过化痰药、雾化吸入、胸部叩击、体位引流的方法促进排痰，体弱的老年人应禁用体位引流的方法。

（2）氧疗：呼吸困难伴低氧血症者，遵医嘱给予氧疗，一般采用鼻导管持续低流量吸氧，氧流量为 1~2L/min,每日湿化吸氧 15h 或以上。对严重低氧血症的老年人可采用加热加湿高流量氧疗。

（3）呼吸功能锻炼:COPD 患者需要增加呼吸频率来代偿呼吸困难,这种代偿多数依赖于辅助呼吸肌参与呼吸,即胸式呼吸。胸式呼吸的效能低于腹式呼吸,患者容易疲劳,因此应指导患者进行缩唇呼吸、腹式呼吸、吸气阻力器的使用等呼吸训练,以加强胸、膈呼吸肌群的肌力和耐力,改善呼吸功能。

（4）中国特色慢阻肺康复方法:肺道音方案对改善慢阻肺患者的活动耐力、患者报告结局及满意度方面的作用。肺道音(由中国古代道音技术演变而来)是一种康复技术,结合了特殊设计的手臂和身体动作以及控制呼吸练习,改善慢性呼吸系统疾病患者的生理和心理状态。改良太极拳对慢阻肺患者的肺功能、运动能力、呼吸困难症状及健康状况的影响。24式太极拳是一种在中国老年人群中流行的传统运动,但其中有一些超出慢阻肺患者能力范围的复杂动作。中国学者开发了一种新的简单的 6 式太极拳,结合了慢阻肺特点、专家智慧及患者需求。慢阻肺患者可于约 3h 内掌握,参与者对太极拳训练的依从性为 86.0%,可有效改善患者的肺功能、运动能力及健康状况,预防慢阻肺患者呼吸困难症状加重,建议将其作为慢阻肺患者的运动疗法。

2. 用药护理 常用药物有支气管舒张剂、糖皮质激素、止咳药及祛痰药。遵医嘱用药,注意观察药物疗效和不良反应。老年人用药宜个性化,疗程较长,且治疗方案应根据检测结果及时调整。

（1）支气管舒张剂:是控制 COPD 症状的主要治疗药物。包括 β_2 肾上腺素受体激动剂、抗胆碱能药物和茶碱类药。β_2 受体激动药定量吸入作为首选,大剂量使用可引起心动过速、心律失常,长期使用可发生肌肉震颤;抗胆碱能药同 β_2 受体激动药联合吸入可加强支气管舒张作用,如合并前房角狭窄的青光眼,或因前列腺增生而尿道梗阻者应慎用,常见不良反应有口干、口苦等;茶碱类药使用过程中要监测血药浓度,当大于 15mg/L 时,恶心、呕吐等副作用明显增加。

（2）糖皮质激素:COPD 加重期住院病人宜在应用支气管扩张药的基础上,口服或静脉滴注,激素剂量要权衡疗效及安全性。其使用可引起老年人高血压、白内障、糖尿病、骨质疏松及继发感染等,故对 COPD 病人不推荐长期口服糖皮质激素,长期吸入仅适用于有症状且治疗后肺功能有改善者。

（3）止咳药:可待因有麻醉性中枢镇咳作用,可因抑制咳嗽而加重呼吸道阻塞,不良反应有恶心、呕吐、便秘等。喷托维林是非麻醉性中枢镇咳药,不良反应有口干、恶心、腹胀、头痛等。

（4）祛痰药:盐酸氨溴索为润滑性祛痰药,不良反应轻;溴己新偶见恶心、转氨酶升高,胃溃疡者慎用。

3. 心理调适 COPD 患者因长期患病,生活质量下降,社会活动减少等因素易导致睡眠障碍、焦虑和抑郁。因此医护人员应帮助患者消除导致焦虑的原因,与家属相互协作,鼓励老年人参加各种团体活动,发展个人的社交网络。情绪的改变和社交活动的增加可有效改善睡眠质量,提高患者配合治疗的积极性。

4. 健康指导

（1）健康教育:需要对患者进行健康教育,教会患者早期识别急性加重并给予早期干预。向老年人讲解 COPD 的诱发因素、临床表现、防治措施等基础知识；教育和督促患者戒烟；教会患者和家属家庭氧疗的方法及注意事项；使患者了解就诊时机和定期随访的重要性。

（2）生活指导：保持室内空气流通，老年人居室温度保持在 24~26℃ 为宜，相对湿度 50%~70%。尽量避免或防止粉尘、烟雾及有害气体吸入；根据气候变化及时增减衣物，避免感冒；在多雾、雨雪天气不要外出，可在室内活动；给予高热量、高蛋白、高维生素饮食，其中优质蛋白占 50% 以上，避免摄入产气或引起便秘的食物。

（3）氧疗指导：氧疗是慢阻肺急性加重住院治疗的关键部分，调节氧流量以改善患者低氧血症，保证氧饱和度为 88%~92%。氧疗开始后要频繁监测动脉血气分析，以保证合适的氧合，且无二氧化碳潴留和 / 或恶化的酸中毒。需向老年人讲解氧疗的目的、必要性及注意事项，注意用氧安全：远离明火、防油、防震、防热；家庭用氧时需指导老年人要定期清洗、消毒、更换氧疗装置。

（4）用药指导：指导患者使用吸入剂的正确方法，见图 10-1 至图 10-3。

（5）康复训练：包括骨骼肌运动训练和呼吸肌运动训练两个方面。骨骼肌运动训练项目包括步行、踏车、太极拳、体操等，注意训练强度应为无明显呼吸困难情况下接近患者的最大耐受水平。呼吸肌运动训练包括腹式呼吸、缩唇呼吸、对抗阻力呼吸、全身性呼吸操等，对病情较重、不能或不愿参加以上几种呼吸肌锻炼者，还可使用各种呼吸训练器，如膈肌起搏器等。

肺康复是对患者进行全面评估后为患者量身打造的全面干预，包括运动训练、教育和自我管理干预。肺康复是改善呼吸困难、健康状况和运动耐力的最有效的治疗策略，也可提高生活质量，减少住院时间与次数，改善病人相关焦虑与抑郁症状。肺康复方案最好持续 6~8 周，推荐每周进行两次指导下的运动训练，包括耐力训练、间歇训练、抗阻 / 力量训练。此外，还包括合理膳食，保持营养均衡摄入，保持心理平衡。

知识扩展

高流量湿化呼吸治疗

高流量湿化呼吸治疗（heated humidified high-flow oxygen therapy），又名经鼻高流量氧疗或高流量鼻导管氧疗。它是由湿化器和涡轮系统合为一体的高流量呼吸湿化治疗仪器。通过提供高流量、加温湿化的气体，对有自主呼吸的患者进行辅助呼吸治疗。它具有调节温度、流量、氧浓度的功能，气体流速可达 60L/min，氧浓度可达 100%，适用范围广。高流量湿化呼吸治疗具有以下作用：

1. 减少无效腔，利于二氧化碳的排除，产生呼气末正压通气（positive end-expiratory pressure，PEEP）效应、抵消内源性 PEEP，有利于呼吸道分泌物清除。

2. 持续足够的温湿化水平，具有较好的舒适性和耐受性，可减轻患者焦虑和呼吸困难。临床研究显示，高流量湿化呼吸治疗可以有效处理低、中度低氧血症患者，而不需要采用无创通气或机械通气。

知识扩展

2019 版 COPD 指南核心要点

1. COPD 是一种可以预防和治疗的常见病,以持续存在的呼吸道症状和气流受限为特征,由于显著暴露于有害颗粒物或气体造成的气道和 / 或肺泡异常所引起。

2. 呼吸困难、咳嗽和 / 或咳痰是最常见的症状;患者可能漏报这些症状。

3. 吸烟是 COPD 主要的危险因素,但是环境暴露例如生物燃料和空气污染也是重要因素。除了危险因素暴露外,还有宿主因素(如遗传异常,肺部发育异常和加速老化)也会导致个体易发生 COPD。越来越多证据表明,在很多发展中国家,做饭时暴露于生物燃料的女性可能易发生 COPD。贫穷与气道阻塞具有相关性,社会经济水平较低与 COPD 发生风险增加具有相关性。有证据表明 HIV 患者相比无 HIV 感染的对照组,COPD 的风险会增加。

4. COPD 患者可能会出现呼吸道症状的急性恶化,从而病情发生显著改变,称之为"COPD 急性加重"。任何有呼吸困难,慢性咳嗽或咳痰,有反复下呼吸道感染史,和 / 或有危险因素暴露史的患者,需考虑 COPD 这一诊断。

5. 需通过肺功能检查来确诊 COPD;使用支气管扩张剂后,FEV1/FVC<0.70,确认存在持续性气流受限。COPD 评估的目标是确定气流受限的程度,疾病对患者健康状况的影响,以及未来事件(例如急性加重,入院或死亡)的发生风险,以对治疗进行指导。

6. 在平地步行时出现呼吸困难的 COPD 患者,可以从肺康复训练和保持适当的体育活动中获益。

7. COPD 急性加重是指患者在短期内呼吸道症状加重,超出日常变化情况,需要更改药物治疗方案。

8. COPD 常常与其他疾病共存,这些合并症会显著影响 COPD 患者的预后。

(张 素)

第二节 冠 心 病

学习目标

完成本内容学习后,学员将能:
1. 复述老年冠心病的定义。
2. 描述引起老年冠心病的常见病因。
3. 描述老年冠心病的临床表现。
4. 应用老年冠心病的管理模式。

【概述】

冠状动脉粥样硬化性心脏病(coronary atherosclerotic heart disease)是指在冠状动脉

粥样硬化病理改变的基础上,伴或不伴冠状动脉功能异常(如痉挛),导致心肌缺血、缺氧或坏死而引起的心脏病,亦称为冠状动脉疾病(coronary artery disease)或缺血性心脏病(ischemic heart disease),简称冠心病。按照世界卫生组织 2008 年公布的统计数字,冠心病已是人类的第一杀手。预计在未来的 20 年时间里,其在死因构成中所占的比例还将进一步增加。老年人是冠心病的高危人群,占慢性病死亡总数的 3/4。根据《2015 年中国卫生和计划生育统计年鉴》,我国人群 2002—2014 年急性心肌梗死(acute myocardial infarction, AMI)病死率上升,并随年龄而增加,40 岁开始上升,其递增趋势呈指数关系,80 岁及以上人群 AMI 病死率增加更为显著。75 岁以上、80 岁以上和 85 岁以上年龄组 AMI 病死率增幅:城市男性分别是 84.68/10 万、207.26/10 万和 685.94/10 万;城市女性分别是 66.36/10 万、215.10/10 万和 616.25/10 万;农村男性分别是 225.92/10 万、347.04/10 万和 801.04/10 万;农村女性分别是 177.62/10 万、348.69/10 万和 804.85/10 万。与年轻人比较,老年冠心病患者由于衰老引起的机体生理和心理变化,在临床表现和治疗等方面都有其自身的特点。

【病因与发病机制】

(一)病因

心血管病的流行病学研究表明危险因素是需要区别对待的,有些是不可改变的因素,有些是可以改变的因素。对于老年人群,总体危险评估则取决于多种患病因素的总和及严重程度,且必须考虑到伴有亚临床症状的心血管疾病和终末器官的损害。

1. 不可改变的危险因素

(1)血脂异常:在各种血脂异常中,高胆固醇血症与冠心病危险增高的相关性最明确。血浆胆固醇浓度升高,冠心病危险增加;降低血浆胆固醇浓度能减少冠心病危险。血脂异常也是老年人独立的危险因素。

(2)高血压:随着年龄增加,高血压患病率升高。研究表明,收缩压每升高 10mmHg,心血管事件发生率可增加 16%;而脉压每升高 10mmHg,心血管事件发生率可增加 23%。

(3)糖尿病:糖尿病是冠心病的高危因素。对于老年人,胰岛素抵抗比胰岛素缺乏更为重要。糖尿病患者动脉粥样硬化发生较早且更为常见。冠心病也是成人糖尿病的重要死亡原因之一。

2. 可以改变的危险因素

(1)吸烟:吸烟能使高密度脂蛋白胆固醇降低,对冠状动脉血流量、血管内皮细胞功能、纤维蛋白原浓度及血小板凝集性产生不利效应。同时,吸烟对冠心病的死亡率和致残率能起到协同作用。

(2)肥胖:肥胖是心血管疾病的独立危险因素,能加重已知危险因素的作用。体重指数(BMI)=[体重(kg)]/[身高(m)]^2 应控制在 25 以下。超过标准体重 20% 时,心脏发病的危险性增加 1 倍,体重迅速增加者更甚。

(3)体力活动减少:许多流行病学研究表明定期进行体育活动能减少冠心病事件的危险,延缓生理功能的下降。

(4)精神因素:合并抑郁老年人,冠心病风险增加,抑郁也能增加冠心病的死亡率。

(5)其他因素:过量饮酒等也与冠心病有一定关系。

（二）发病机制

1. 冠状动脉粥样硬化性狭窄加重　90%以上的冠心病病人均有严重的冠状动脉硬化性狭窄，这是由于斑块的不断进展及逐渐增大，至少有一支主要的冠状动脉有一处或多处超过75%的管腔狭窄区域。老年人冠状动脉病变程度严重，多支血管病变，复杂病变、弥漫病变、钙化病变多。在这些情况下，冠状动脉代偿性扩张能力下降，心肌需求增加，血供便难以保证，出现各种临床表现。严重的斑块可以位于冠状动脉三条主干的任何部位，以前降支、左旋支起始部的前2cm以及右冠状动脉近端1/3和远端1/3最多见。

2. 斑块的出血、破裂及溃疡　有些斑块尽管狭窄不同（只有50%~70%），但由于斑块偏心、纤维帽薄，含有大量的脂质及坏死组织核心，特别容易发生继发改变，如内膜下出血、斑皮裂开或脱落形成溃疡，在溃疡基础上还可发生血栓形成。这些病人平时可无症状或症状轻微，一旦发病，后果严重，常可造成不稳定性心绞痛、心肌梗死、甚至猝死等心脏事件。斑块内出血主要发生在斑块基部化的小血管，由于坏死组织的侵蚀以及血管搏动的影响，这些小血管常发生破裂出血。血液积聚于斑块内，使斑块表面的纤维膜隆起，造成管腔狭窄。斑块内出血还可以导致斑块破裂。另外，即使没有斑块内出血，一些其他因素如斑块钙化、高脂血症、血管痉挛、血流动力学因素等也可引起斑块自发裂伤，多在斑块表面薄弱处或偏心性斑块的基部与正常动脉壁交界处发生。斑块裂伤后，易于在损伤处形成血栓，裂伤较大可以发生脱落形成溃疡。溃疡基础上更易形成血栓。

3. 冠状动脉血栓形成　在粗糙的粥样斑块及溃疡基础上，极易形成血栓。附壁血栓可以引起不同程度的管腔狭窄，发生不稳定性心绞痛，并进一步导致梗死、猝死。研究表明，不稳定性心绞痛病人胸痛发作时，其心脏中的TAX2和其他的血小板成分也相应增加，表明了血小板的活化、分泌和聚集。斑块破裂处TAX2及其他调节因子的增加可以进一步引起血小板的聚集及血管痉挛。此外，血小板可以释放促增殖因子，促进斑块的发展。用血管内镜可以直接看到冠状动脉内的血栓，有时在心肌内的小冠状动脉分支内，还可以见到血栓物质的碎片形成的栓塞，并伴有相应的微小死灶。总之，血栓形成不但可以阻塞管腔阻碍血流，当部分或全部脱落造成栓塞时，还能诱发进一步的血栓形成及血管痉挛，从而促进斑块的进一步发展。因此，在冠心病的发展演变过程中血栓形成起着重要作用，因此，抗凝治疗非常重要。

4. 冠状动脉痉挛　在斑块破裂及血栓形成的基础上，常有短暂的血管痉挛发生。血管痉挛一般发生在无斑块一侧的动脉壁上，常常是由于血管收缩物质过多以及内皮受损后血管舒张因子减少所致。严重的血管痉挛也可造成心肌的明显缺血，甚至心肌梗死。

【临床评估与判断】

（一）临床评估

1. 症状评估

（1）无症状性：心肌缺血常见。老年人对疼痛的敏感性下降，往往胸痛症状轻微，甚至无症状。部分老年冠心病患者冠脉侧支循环的建立也会导致无症状心肌缺血的发生。

（2）心绞痛症状不典型：许多老年患者心绞痛发作时，疼痛部位不典型。可以出现在从牙齿到上腹部之间的任何部位，且疼痛程度多比中青年人轻。部分患者的疼痛可发生于头颈部、咽喉和下颌部，还有部分是以牙痛、颈痛、肩背痛等为首发症状。老年人发生急性冠脉综合征（acute coronary syndrome，ACS）时，容易出现急性心肌梗死（acute myocardial infarction，AMI），无痛性心肌梗死是老年人心肌梗死的重要特征。

（3）典型的心绞痛发作：有典型症状者不到40%。最常见的症状是气短、呼吸困难、恶心、呕吐、乏力、晕厥、急性意识丧失或迷走神经兴奋等非疼痛症状。但程度较轻，持续时间较短，短则数分钟，长则10min以上，且会有无症状心肌缺血的发生。

（4）神经精神系统表现：可有短暂性脑缺血或类似脑卒中发作，可继发于脑动脉粥样硬化的患者心排血量减少时；也可出现恐惧和神经质表现或突然出现狂躁和精神病发作。

2. 合并症评估

（1）心律失常发生率高：老年人心脏传导系统随着年龄的增加而逐渐衰弱，加之患冠心病时心肌细胞缺血缺氧进一步损伤传导系统，易导致心律失常。

（2）易合并心力衰竭：老年冠心病患者的冠状动脉病变较年轻人严重且广泛，常伴有冠状动脉钙化及左主干病变，缺血程度严重，致心脏舒缩功能明显下降，容易出现心力衰竭，甚至部分患者以心源性休克为首发症状。

（3）多种类型的冠心病合并出现：老年冠心病患者常以多种类型的冠心病同时出现，特别是心绞痛或心肌梗死合并心律失常者最多见。

（4）非Q波型心肌梗死发生率高：老年心肌梗死患者胸痛症状常不典型，心电图也无Q波出现，多需结合心肌酶检测结果才能诊断。

3. 临床分型　冠心病可分为稳定型心绞痛及急性冠脉综合征两大类，急性冠脉综合征又根据ST段抬高与否进一步分为ST段抬高型急性冠脉综合征和非ST段抬高型急性冠脉综合征。其中ST段抬高型急性冠脉综合征主要是指ST段抬高型急性心肌梗死，非ST段抬高型急性冠脉综合征则包括不稳定型心绞痛和非ST段抬高型急性心肌梗死。

4. 实验室和其他辅助检查

（1）心电图：近一半的稳定型心绞痛患者ECG正常，最常见的心电图异常表现是非特异性ST-T改变伴或不伴有陈旧性的Q波心肌梗死。不稳定型心绞痛患者心电图常表现为暂时性ST段改变（压低或抬高）及/或T波倒置。急性心肌梗死的心电图特征为：坏死型Q波形成、损伤型ST段移位（压低或抬高）、缺血型T波改变（高尖或深倒）。老年冠心病患者心电图表现不典型，心肌梗死时心电图通常表现为传导阻滞。24h动态心电图（Holter）检查如有特征性的ST-T变化则对诊断有价值，尤其是对于无症状心肌缺血。

（2）心肌标记物：最常用的心肌标记物包括肌酸激酶（CK）及其同工MB（CK-MB）、肌红蛋白、肌钙蛋白T或I（cTnT或cTnI）、乳酸脱氢酶（LDH）等。由于老年心肌梗死患者的症状及心电图不典型，因此对心肌损伤标记物的检查尤为重要。

（3）运动心电图检查：是简便且经济的辅助检查。老年患者静息心电图中的ST-T异常降低了运动试验心电图异常的特异性；但是运动试验的持续时间比ST段下降更为重要。

（4）超声心动图：可检出缺血或梗死区室壁节段性运动减弱、消失、矛盾运动甚至膨出，还可以评价心室的收缩功能。

（5）核素检查：能显示心肌缺血或坏死的部位和范围。

（6）冠状动脉造影：是确定冠状动脉粥样硬化存在和程度的金标准。能显示冠脉病变部位、严重程度及侧支循环建立情况。

（二）临床判断

1. 医疗诊断 临床各种相关危险因素、临床表现、体征和辅助检查综合进行诊断和鉴别诊断。特别是对冠心病患者的危险分层，有助于早期识别高危患者，积极干预，减少严重心血管事件的发生，改善患者预后。老年冠心病病情进展快，易发生并发症，病程长，反复发作，预后不良，误诊漏诊多。

2. 常见护理问题

（1）急性/慢性疼痛 与心肌缺血、缺氧有关。

（2）活动无耐力 与心肌供血、供氧不足有关。

（3）知识缺乏：缺乏控制诱发因素及药物应用的知识。

（4）潜在并发症：心源性休克、心力衰竭、心律失常。

（5）恐惧 与病情重有关。

【监测与护理】

（一）监测

1. 控制血压 老年人的目标血压 <130/80mmHg。当患者血压 ≥140/90mmHg 时开始给予降压治疗，首选 β 受体阻滞剂、血管紧张素转换酶抑制剂（ACEI）或血管紧张素受体抑制剂（ARB），必要时加用其他种类降压药物。

2. 调节血脂 高危患者 LDL–C<2.59mmol/L（100mg/dL），极高危患者（ACS. 冠心病合并糖尿病）LDL–C<2.07mmol/L（80mg/d1）。减少饱和脂肪酸占总热量的比例（<7%）、反式脂肪酸和胆固醇的摄入（<200mg/d）；增加植物固醇的摄入（2g/d）。如无禁忌证，启动并坚持使用他汀类药物。如没有达到目标值或不能耐受他汀类药物，可用胆酸螯合剂和/或烟酸。

3. 控制血糖 控制糖化血红蛋白≤7%。所有冠心病患者病情稳定后，应注意空腹血糖检测，必要时做口服葡萄糖耐量试验。

4. 药物治疗的效果和不良反应 包括 β 受体阻滞剂、硝酸酯类药物、钙离子拮抗剂和曲美他嗪，是否改善症状、减少心肌缺血。

5. 定期到医疗机构复诊 查心电图、心肌酶等。

（二）护理

老年人心绞痛的治疗护理原则是改善冠状动脉血供和降低心肌耗氧量，以改善患者症状，增加运动耐量，提高生活质量。AMI 的治疗护理目标是尽快恢复心肌的血液灌注（到达医院后 30min 内开始溶栓或 90min 内开始介入治疗），以挽救濒死的心肌，防止梗死扩大，保护和维持心脏功能，减少并发症的发生，使老人度过急性期。

1. 一般护理 急性期 12h 卧床休息，若无并发症，24h 内应鼓励患者在床上行肢体活动。保持环境安静，减少探视，缓解焦虑。最初几日间断或持续吸氧；在监护室进行 5~7d 的心电图、血压和呼吸监测，除颤仪处于备用状态，必要时监测血流动力学变化。

2. 用药护理 老年人与中青年存在不同之处。

（1）溶栓治疗：排除年龄以外导致脑出血的危险因素，对有适应证的老年人应积极、谨慎地开展溶栓治疗。在此过程中，应密切观察有无头痛、意识改变及肢体活动障碍，注意血压及心率的变化,及时发现脑出血的征象。发病3~6h最多在12h内溶栓,效果最好。

（2）急性介入治疗:老年患者介入治疗的并发症相对较多,应密切观察有无再发心前区疼痛,心电图有无变化,及时判断有无新的缺血性事件发生。

（3）常规药物治疗:①镇痛剂:吗啡或哌替啶,老年患者对吗啡的耐受性降低,使用时应密切观察有无呼吸抑制、低血压等不良反应。对伴有阻塞性肺气肿等肺部疾病者忌用。②抗凝制剂:阿司匹林能降低AMI的死亡率,大于70岁的老年人受益更大,已成为AMI的标准治疗。但老年人使用过程中要注意观察胃肠道反应及有无出血倾向。③β受体拮抗剂:发病24h内尽早应用可降低老年AMI的死亡率,可选用对心脏有选择性的比索洛尔或美托洛尔,从小剂量开始口服逐渐增量,以静息状态下心率控制在60次/d为宜。④ACEI:可有头晕、乏力、肾功能损害等不良反应,故老年人应使用短作用制剂,从小剂量开始,几天内逐渐加至耐受剂量,且用药过程中要严密监测血压、血钾浓度和肾功能。⑤钙拮抗剂和洋地黄制剂一般不作为心肌梗死的一线药物。

（4）并发症治疗:①心律失常:老年AMI窦性心动过缓发生率高于中青年,而老年人多患有前列腺增生或青光眼,用阿托品治疗易发生尿潴留和青光眼急性发作;用异丙肾上腺素治疗可导致室性心律失常甚至扩大心肌梗死面积,故应慎用并密切观察。②心力衰竭:利尿剂对AMI伴中度心力衰竭有较好疗效,但老年人过度利尿可引起头晕、心慌等不良反应,故应尽量口服给药。老年人易发生洋地黄中毒,故在选用快速制剂和控制剂量的基础上,还应动态监测肾功能和电解质。老年人对多巴胺易产生依赖性,不宜长期使用。③心源性休克:有适应证者应立即溶栓或介入治疗,可明显降低死亡率。

3. 心理调适 老年人的负性情绪往往来自对疾病的错误认识,可通过对疾病本质和预后的讲解纠正其错误的理解和认识。也可指导病人通过自我暗示改变消极态度,减轻精神负担。

4. 健康指导

（1）健康教育:通过教育和咨询,使患者及家属了解冠心病的发生机制、常见危险因素、治疗和康复的方法,改善他们在治疗、护理和康复中的配合程度。

（2）生活指导:生活干预可减少或消除危险因素,延缓病程进展,减少冠心病发作。老年人心脏储备功能差,稍微增加心脏负荷的活动即可诱发心绞痛,防止诱因特别重要。日常生活中指导患者养成少食多餐的习惯,提倡清淡饮食,做到四少三多。即少吃糖、盐、脂肪、淀粉;多吃蔬菜、水果、蛋白质。三餐进食不宜过饱,否则容易诱发心肌梗死。每天摄入蔬菜300~500g,水果200~400g,谷类250~400g,鱼、禽、肉、蛋125~225g(鱼虾类50~100g,畜、禽肉50~75g,蛋类25~50g),相当于鲜奶300g的奶类及奶制品和相当于干豆30~50g的大豆及其制品。食用油<25g,每日饮水量至少1 200ml;减少钠盐摄入。在现有水平的基础上先减少30%,逐步达到每天食盐摄入量在5g以内;增加钾盐摄入,每天钾盐≥4.7g(含钾多的食物有坚果、豆类、瘦肉及桃、香蕉、苹果、西瓜、橘子等水果以及海带、木耳、蘑菇、紫菜等)。戒烟限酒,饮酒每日不超过50g;控制体质量;根据老年人的心功能状态合理安排活动;避免过度劳累;保持乐观、稳定的情绪;注意防寒保暖;及时控制各种并发症。

（3）康复运动:可在全面评估其病情的基础上,结合自身的运动习惯,有针对性的制订运动计划,实施要循序渐进。通常活动过程从仰卧位到坐位、站位、再到下地活动。如活动时没有出现不良反应,可循序渐进到患者能耐受的水平。如活动时出现不良反应,无论体位如何,都需终止运动,重新从一个级别运动量开始。患者一旦脱离急性危险期,病情处于稳定状态,运动康复即可开始。参考标准:①过去 8h 内无新发或再发胸痛;②心肌损伤标志物水平(肌酸激酶 CK-MB 和肌钙蛋白)没有进一步升高;③无明显心力衰竭失代偿征兆(静息时呼吸困难伴湿性啰音);④过去 8h 内无新发严重心律失常或心电图改变。运动康复应循序渐进;从被动运动开始,逐步过渡到坐位,坐位双脚悬吊在床边,床旁站立,床旁行走,病室内步行以及上 1 层楼梯。运动量宜控制在较静息心率增加 20 次/d 左右,同时患者感觉不大费力。

5. 建立健康档案 重视社区健康档案的建立,在社区开展冠心病管理,通过对该疾病患者相关信息的采集,有利于护理管理工作规范化、制度化、程序化。健康档案的真实性、完整性、连续性、可用性,可以为社区开展冠心病管理提供完整、系统的居民健康信息。

6. 建立畅通的双向转诊机制 社区卫生服务中心应积极主动地与所在区域的上级医院进行沟通,以使有转诊需要的患者及时得到应有的专科医疗服务,同时使经上级医院治疗好转的患者能够顺利转回社区卫生服务中心,最大限度地发挥社区医生和专科医生各自的优势和协同作用,促进医疗资源的有效利用。

7. 社区卫生人才的培养 近年来社区卫生服务是我国卫生工作的重点内容之一。在各级政府和有关部门的共同努力下,管理者应加强社区卫生人才队伍的建设,提高社区卫生人才队伍整体素质和服务水平。目前城市社区卫生工作已经取得了快速进展,全科医生、健康管理师、社区护士的培养工作越来越受到重视。高起点、高水平、高素质的人才队伍,是开展社区卫生工作的重要组成部分,也是社区开展冠心病管理规范化的重要环节。

知识扩展

稳定型心绞痛的 CCS 分级

加拿大心血管学会(Canadian Cardiovascular Society, CCS)建议对稳定型心绞痛程度进行如下分级:

Ⅰ级:一般体力活动不引起心绞痛,如行走和上楼。费力、快速或长时间用力才引起的心绞痛。

Ⅱ级:日常体力活动稍有限制,行走或快步上楼、登高、饭后行走或上楼、寒冷或风中行走、情绪激动发作心绞痛或仅在睡醒内数小时内发作。以一般速度在一般条件下平地步行 200m 以上的距离或上一层以上的楼梯时受限。

Ⅲ级:日常体力活动明显限制,以一般速度在一般条件下平地步行 200m 的距离或上一层以上的楼梯时即感受限。

Ⅳ级:不能无症状地进行任何体力活动,休息时亦可出现心绞痛综合征。

(郑翠红)

第三节　高　血　压

【概述】

我国已步入老龄社会,民政部 2016 年 7 月发布的《2015 年社会服务发展统计公报》显示,至 2015 年底,全国 60 岁及以上老年人口 2.22 亿人,占总人口的 16.1%,其中 65 岁及以上人口 1.438 6 亿人,占总人口的 10.5%。高血压是导致心脑血管疾病的独立危险因素,是老年人致死、致残的重要原因。大量流行病学及临床研究表明,随着年龄增加,高血压导致缺血性心脏病、心功能不全、卒中、慢性肾脏病、主动脉及外周动脉疾病等靶器官损害的风险显著增加,降压治疗显著降低心脑血管事件的发生率及全因死亡率。与中青年患者相比,相似程度的血压升高,老年人发生心脑血管事件的危险显著升高。由于老年人高血压的发病机制、临床表现等具有特殊性,应重视群体特征和治疗措施的个体化。

（一）老年高血压的定义

1. 老年高血压（elderly hypertension）　是指年龄 ≥65 岁,在未使用抗高血压药物的情况下,血压持续或 3 次以上收缩压 ≥140mmHg（18.7kPa）和 / 或舒张压 ≥90mmHg（12.0kPa）。

2. 单纯收缩期高血压（isolated systolic hypertension,ISH）　是指 DBP<90mmHg,SBP≥140mmHg。因 ISH 多发生于 60 岁以上的老年人,所以又叫老年性收缩期高血压。

（二）老年人血压的测量

准确测量血压对于老年高血压诊治至关重要,需注意以下问题:①测量血压前患者需静坐 5 min,一般测量坐位血压,将血压袖带与心脏保持同一水平;②与诊室血压测量相比,非诊室血压检测（特别是家庭自测血压）有助于提高血压评估的准确性;③首次就诊应测量双侧上臂血压;④首次就诊或调整治疗方案后需测量卧立位血压,观察有无体位性低血压;⑤家庭自测血压可测量 2~3 次取平均值;⑥测量血压时测量脉率。

不同测量方法的血压正常值标准:诊室血压 <140/90mmHg,家庭自测血压 <135/85mmHg,24h 平均动态血压 <130/80mmHg,24h 动态血压清醒时平均血压 <135/85mmHg。近年,推荐采用示波技术的自动电子血压计测定诊室血压（automated office blood pressure,AOBP）收缩

压≥135mmHg 或舒张压≥85mmHg 定义为高血压。家庭自测血压对于老年高血压患者监测血压及疗效评估有重要价值,应鼓励老年高血压患者掌握基本测量方法并使用袖带式电子血压计测量血压,加强血压的自我管理。对于精神紧张或焦虑的老年患者不鼓励自测血压。血压波动大或血压控制不理想时可监测 24h 动态血压,条件允许时可作为老年高血压患者诊断及疗效监测的常规检查项目。

（三）流行病学与防治现状

《全国居民营养与健康状况调查 2002 综合报告》显示,2002 年我国≥60 岁人群高血压的患病率为 49.1%。《中国居民营养与慢性病状况报告（2015 年）》发布的数据显示,2012 年我国≥60 岁人群高血压的患病率上升至 58.9%,10 年间上升幅度接近 20%。随着年龄的增长,老年人高血压患病率持续增加,我国约每 5 个老年人中有 3 人患高血压。美国 2011—2014 年数据显示 65~75 岁人群高血压患病率分别为男性 63.4%、女性 64.3%,≥75 岁人群高血压患病率分别为男性 72.3%、女性 79.9%。老年高血压患者合并心脑血管病危险因素、靶器官损害及其他疾病的比例高于中青年患者。高血压病患者合并多重心血管病危险因素和治疗现状调查显示:我国门诊高血压患者 42.6% 合并临床疾病,约 90% 合并≥1 个其他危险因素,13.2% 合并靶器官损害,≥65 岁高血压患者 78.4% 为高危或很高危。全球疾病负担研究对全球伤残调整生命年及主要危险因素的分析显示,高血压位列首位。此外,高血压是卒中最重要的危险因素。

近年来,我国高血压的知晓率、治疗率和控制率有所改善。2014 年 9 月至 2017 年 6 月对中国 31 个省份共计 1 738 886 人调查显示,我国高血压患病率、知晓率、治疗率和控制率分别为 37.2%、36.0%、22.9%、5.7%,但与西方发达国家相比仍有很大差距。美国 2011—2012 年≥60 岁人群高血压知晓率、治疗率和控制率分别为 86.1%、82.2% 和 50.5%。

（四）高血压的分类

高血压按血压水平分类见表 10-3、表 10-4。

表 10-3 诊室血压的分类 [a] 和高血压分级的定义 [b]

分类	收缩压（mmHg）		舒张压（mmHg）
最佳血压	<120	和	<80
正常血压	120~129	和/或	80~84
正常高值血压	130~139	和/或	85~89
1 级高血压（轻度）	140~159	和/或	90~99
2 级高血压（中度）	160~179	和/或	100~109
3 及高血压（重度）	≥180	和/或	≥110
单纯收缩期高血压	≥140	和	<90

[a] 根据坐位诊室血压和血压的最高水平,无论是收缩压还是舒张压,定义血压分类
[b] 单纯收缩期高血压根据指定范围的收缩压值分为 1 级、2 级和 3 级

表 10-4 高血压定义的更新

收缩压(mmHg)	逻辑符号	舒张压(mmHg)	JNC7 指南	2017ACC/AHA 指南
<120	和	<80	正常血压	正常血压
120~129	和	<80	高血压前期	血压升高
130~139	或	80~89		1 级高血压
140~159	或	90~99	1 级高血压	2 级高血压
≥160	或	≥100	2 级高血压	

JNC7:美国预防、检测、评估与治疗高血压全国联合委员会第 7 次报告(The Seventh Report of the Joint National Committee on Prevention,Detection,Evaluation and Treatment of High Blood Pressure,JNC 7)

ACC:美国心脏病协会(the American College of Cardiology)

AHA:美国心脏协会(the American Heart Association)

(五)高血压与心血管及肾脏事件的关系

在 2015 年,高血压是全球过早死亡的首位原因,占了几乎一千万人死亡和超过两亿残疾调整的生命年。重要的是,尽管过去 30 年来诊断和治疗取得了进展,但自 1990 年以来,归因高血压的残疾生命调整年增加了 40%。SBP ≥140mmHg 占了死亡和残疾负担的大部分(约 70%),每年最大量 SBP 相关的死亡是由于缺血性心脏病(490 万)、出血性卒中(200 万)和缺血性卒中(150 万)。血压与几种心血管事件(出血性卒中、缺血性卒中、心肌梗死、猝死、心力衰竭和外周动脉病变)以及终末期肾病有独立而连续的关系,有很多因素都会影响高血压患者患心血管疾病,见表 10-5。

表 10-5 影响高血压患者心血管风险的因素

常见因素	具体项目
1. 人口统计学特征和实验室参数	性别[a](男 > 女)
	年龄[a]
	吸烟(当前吸烟或既往吸烟)[a]
	总胆固醇[a]和高密度脂蛋白胆固醇
	尿酸
	超重或肥胖
	糖尿病[a]
	早发 CVD 的家族史(男性年龄 <55 岁,女性年龄 <65 岁)
	早发高血压的家族史或双亲史
	早发停经
	静坐的生活方式
	心理和社会经济因素
	心率(静息心率 >80 次 /d)

续表

常见因素	具体项目
2. 无症状的高血压介导的器官损害（HMOD）	动脉僵硬：脉压（在老年人）≥60mmHg，颈-股 PWV>10m/s
	心电图左室肥厚：（Sokolow-Lyon 指数 >35mm，或 aVL 的 R 波 ≥11mm；康奈尔电压时程乘积 >2 440mm·ms，或康奈尔电压：男性 >28mm 或女性 >20mm）
	超声心动图左室肥大［左室质量指数：男性 >50g/m$^{2.7}$；女性 >47g/m$^{2.7}$（身高 m$^{2.7}$）；体表面积（BSA）指数可用于正常体重的病人；LV 面积 /BSA（g/m^2）男 >115，女 >95］
	微量白蛋白尿（30~300mg/24h）、或白蛋白-肌酐比值增高（30~300mg/g；3.4~34mg/mmol）（优先用清晨随机尿）
	踝-臂指数 <0.9
	中度慢性肾病（CKD）：eGFR>30~59ml/min/1.73m^2（BSA）；或重度 CKD：eGFR<30ml/min/1.73m^2 [b]
3. 明确的心血管和肾脏疾病	脑血管病：缺血性卒中、脑出血、短暂性脑缺血发作（TIA）
	冠心病（CAD）：心肌梗死、心绞痛、心肌血运重建
	影像检查存在动脉粥样硬化性斑块
	包括 HFpEF 在内的心力衰竭
	外周动脉疾病（PAD）
	心房颤动（AF）

注：BSA= 体表面积（body surface area）；CAD= 冠心病（coronary artery disease）；CKD= 慢性肾病（chronic kidney disease）；CV= 心血管（cardiovascular）；CVD= 心血管病（cardiovascular disease）；ECG= 心电图（electrocardiogram）；eGFR= 估算的肾小球滤过率（estimated glomerular filtration rate）；HDL-C= 高密度脂蛋白胆固醇（HDL cholesterol）；HFpEF= 射血分数保留的心力衰竭（heart failure with preserved ejection fraction）；HMOD= 高血压介导的器官损害（hypertension-mediated organ damage）；LV= 左室肥大（left ventricular）；PWV= 脉搏波传导速度（pulse wave velocity）；SCORE= 系统性冠脉风险评估（Systematic Coronary Risk Evaluation）；TIA= 短暂性脑缺血发作（transient ischaemic attack）

[a] 纳入 SCORE 系统的心血管风险因素。[b] 蛋白尿和 eGFR 降低是独立的风险因素

很多心血管风险评估系统是可用的，最突出的是 10 年风险。自 2013 年以来，欧洲心血管病预防指南已经使用 SCORE 系统，因为它是基于大规模、有代表性的欧洲队列数据设置的。对于老年人，根据不同的高血压级别、心血管风险因素、HMOD 或共病的存在，高血压相关疾病各个阶段（从没有并发症到无症状的或明确的疾病）的影响，血压也可以进行分级，见表 10-6。

【病因与发病机制】

（一）病因

高血压是遗传因素和环境因素相互作用的结果。在比例上，一般认为遗传因素约占 40%，环境因素约占 60%。

1. **遗传因素**　遗传性高血压常见于中老年人，具有明显的家族聚集性。父母无高血压，子女患高血压的概率为 3%；父母均有高血压，子女的患病率高达 46%。约 60% 患者的父母有高血压病史。高血压的遗传可能存在主要基因显性遗传和多基因关联遗传两种方式。在遗传表型上，不仅血压升高发生率体现遗传性，而且在血压高度、并发症发生以及其他有关因素方面，如肥胖，也有遗传性。

表 10-6 根据血压水平、心血管风险因素的存在、高血压
介导的器官损害或共病高血压各期的分类

高血压分期	其他因素、HMOD 或疾病	血压(mmHg)分级			
		正常高值 SBP130~139 DBP85~89	1 级 SBP140~159 DBP90~99	2 级 SBP160~179 DBP100~109	3 级 SBP ≥180 或 DBP ≥110
1 期(无并发症)	无其他风险因素	低危	低危	中危	高危
	1~2 项其他危险因素	低危	中危	低 ~ 中危	高危
	≥3 个其他危险因素	低 ~ 中危	中 ~ 高危	高危	高危
2 期(无症状的疾病)	HMOD、3 期 CKD、无器官损害的 DM	中 ~ 高危	高危	高危	高 ~ 很高危
3 期(明确的疾病)	明确的 CVD、≥4 级 CKD、有器官损害的 DM	很高危	很高危	很高危	很高危

注:DM= 糖尿病(diabetes mellitus)

2. 环境因素

(1)饮食习惯:不同地区人群血压水平和高血压患病率与钠盐平均摄入量呈显著正相关,但同一地区人群中个体间血压水平与钠盐平均摄入量无相关性。高蛋白质摄入量、饱和脂肪酸或饱和脂肪酸/多不饱和脂肪酸比值较高也可导致血压升高。高钾、高钙摄入量可能具有降压作用。

(2)吸烟和长期饮酒:吸烟是高血压最显著的危险因素。长期大量吸烟可使心率增快、血压增高;饮酒量与收缩压呈线性相关,乙醇摄入量超过 50g/d 者,高血压发病率明显增高。

(3)精神刺激:脑力劳动者高血压患病率超过体力劳动者,从事精神紧张度高的职业者、长期生活在噪声环境中听力敏感性减退者和不良视觉刺激者发生高血压的可能性较大。

3. 其他因素

(1)体重超重或肥胖是血压升高的重要危险因素。高血压患者约 1/3 有不同程度肥胖,血压水平与体重指数呈显著正相关。肥胖类型与高血压发生率密切相关,其中腹型肥胖者更易发生高血压。

(2)睡眠呼吸暂停低通气综合征指睡眠期间反复发作性呼吸暂停。有中枢性和阻塞性之分,后者主要是上呼吸道特别是鼻咽部有狭窄。患者约 50% 有高血压,血压水平与该病的病程有关。

(二)病理生理特点

随着年龄增长,老年人动脉壁弹力纤维减少、胶原纤维增加导致动脉硬化、血管顺应性及弹性降低,表现为:①大动脉弹性回缩能力降低,使心脏收缩时左心室射血阻力增加,收缩压升高;②大动脉顺应性降低,对血压升高的缓冲能力降低和血流反射波由舒张期提前至收

缩期,导致收缩压进一步升高、舒张压降低、脉压增大;③大动脉的弹性回缩能力降低,血管弹性及储备能力下降,造成心脏收缩期内流至外周的血量增加及舒张早期弹性储备血管中存留的血量减少,导致舒张压下降;④小动脉硬化程度加重,管腔缩小甚至闭塞,外周血管阻力显著增高。

老年人心脏结构改变,如左心室心肌纤维化、室壁增厚、顺应性下降,导致老年高血压患者心脏舒张和收缩功能下降,左心室收缩末压升高、心脏负荷增加、心房扩大,更容易发生心功能不全和心律失常。增龄相关的肾脏结构改变导致肾脏血流量减少、肾小球滤过率降低、肾小管浓缩和分泌功能受损、肾脏排钠功能减退、盐敏感性增加,使细胞外容量增加和水钠潴留;长期的高血压促进肾血管灌注压自身调节的阈值升高并加剧肾功能的减退。老年高血压患者的压力感受器敏感性下降,使老年人对血压波动缓冲能力及调节能力降低。血管僵硬度增加、顺应性减退、内皮功能异常使自身对血管内压力变化的调节能力下降。血压调节功能受损使老年高血压患者血压变异性增大。

【临床评估与判断】

（一）临床评估

1. **收缩压增高为主**　老年人收缩压随增龄升高,舒张压在60岁后呈降低趋势。与舒张压相比,收缩压与心、脑、肾等靶器官损害的关系更为密切,是心脑血管事件更重要的独立预测因素。

2. **脉压增大**　脉压是反映动脉弹性功能的指标,与生理性老化和多种导致血管老化的疾病相关。脉压增大是高血压的特点,定义为脉压 >40mmHg,老年人的脉压可达50~100mmHg。

3. **血压波动大**　随着年龄增长,老年高血压患者的血压易随情绪、季节和体位的变化明显波动,清晨高血压多见。老年人血压波动增加了降压治疗的难度,需谨慎选择降压药物。此外,老年高血压患者常伴有冠状动脉、肾动脉、颈动脉及颅内动脉病变等,血压急剧波动时,心脑血管事件及靶器官损害可显著增加。

4. **体位性低血压**　体位性低血压是指从卧位改变为直立体位（或至少60°的直立倾斜试验）3min内,收缩压下降≥20mmHg或舒张压下降≥10mmHg,同时伴有头晕或晕厥等脑循环灌注不足的症状。老年患者由于血管硬化,动脉顺应性降低,自主神经系统调节功能减退,容易发生体位性低血压。当高血压伴有糖尿病、低血容量,或使用利尿剂、扩血管药物及精神类药物时更容易发生体位性低血压。因此,在老年人高血压的诊治过程中需要注意测量卧、立位血压。

5. **餐后低血压**（postprandial hypotension,PPH）　定义为进餐后2h内收缩压下降≥20mmHg或餐前收缩压≥100mmHg、餐后收缩压 <90mmHg,并于进餐后出现头晕、晕厥、心绞痛等低血压相关症状。

6. **血压昼夜节律异常**　健康成年人的夜间血压水平较日间降低10%~20%（构型血压节律）。老年高血压患者常伴有血压昼夜节律的异常,表现为夜间血压下降幅度 <10%（非构型）或 >20%（超构型）,甚至夜间血压反较白天升高（反构型）,血压昼夜节律异常更易发生心、脑、肾等靶器官损害。老年高血压患者非构型血压发生率可达60%以上。与年轻患者相比,血压的昼夜节律异常与老年人靶器官损害关系更为密切。

7. **诊室高血压**　又称白大衣高血压（white coat hypertension）,指患者就诊时由医生或护士在诊室内所测血压收缩压≥140mmHg,或舒张压≥90mmHg,而在家中自测血压或动态血压监测不高的现象。老年人诊室高血压常见,易导致过度降压治疗。对于诊室血压增高者应加强血压监测,鼓励患者家庭自测血压,必要时行动态血压监测评估是否存在诊室高血压。必要时校对血压计,避免测量误差。诊室高血压患者常伴有代谢异常,心脑血管风险增加。

8. 多种疾病并存,并发症多　高血压常伴动脉粥样硬化性心血管疾病及心脑血管疾病的其他危险因素,部分患者多种疾病并存。若血压长期控制不理想,更易导致或加重靶器官损害,显著增加心脑血管病死率及总死亡率。部分老年人高血压及伴随疾病的临床表现不典型,容易漏诊,应进行综合评估并制订合理的治疗措施。老年患者脑血管病常见,应注意筛查和评估。若患者存在≥70%的双侧颈动脉狭窄或存在严重颅内动脉狭窄,过度降压或血压波动可增加缺血性卒中。

9. 辅助检查　老年高血压患者在心电图、胸部X线、眼底检查等方面表现与一般成人高血压无区别。不同点为:

(1)24h动态血压监测:老年人血压波动性较大,有些高龄老年人血压昼夜节律消失。

(2)血脂、血糖检测:老年高血压患者常合并高血脂、高血糖。

(3)内分泌检测:高血压多为低肾素型,表现为血浆肾素活性、醛固酮水平、β受体数目及反应性低。

(二)临床判断

1. 医疗诊断　年龄≥65岁的老年人,在未使用抗高血压药物的情况下,三次或三次以上非同日多次测量血压持续升高达收缩压≥140mmHg和/或舒张压≥90mmHg,即为老年高血压。既往有高血压史,目前正使用高血压药物,现血压虽未达到上述水平,亦应诊断老年高血压。老年高血压的诊断需要排除继发性的高血压和假性高血压。

2. 常见护理问题

(1)血压控制不达标　与知识缺乏有关。

(2)疼痛:头痛　与血压升高所致的脑供血不足有关。

(3)活动无耐力　与血压升高所致的心、脑、肾循环障碍有关。

(4)有受伤的危险　与视物模糊、低血压反应、意识障碍有关。

(5)潜在并发症:高血压危象、高血压脑病等。

【监测与护理】

(一)监测

1. 血压监测。

2. 并发症的观察

(1)高血压危象(hypertensive crisis):指在高血压进程中,如全身小动脉发生暂时性强烈痉挛,周围血管阻力明显上升,致使血压急骤上升而出现的一系列临床症状。常在诱发因素作用下出现,如强烈的情绪变化、精神创伤、身心过劳、寒冷刺激和内分泌失调(如经期和绝经)等。在高血压早期和晚期均可发生。危象发生时,出现剧烈头痛、眩晕,亦可有恶心、呕吐、心悸、气急、视物模糊、排尿困难等症状;严重者,可出现肺水肿、高血压脑病等。发作一般历时短暂,控制血压后,病情可迅速好转,但易发作。在有效降压药普遍应用的人群中,此危象已很少发生。

（2）高血压脑病（hypertensive encephalopathy）：指急进型或严重缓进型高血压病患者，尤其是伴有明显脑动脉硬化者，脑部小动脉可先出现持久而明显的痉挛，继之被动性或强制性扩张，急性脑循环障碍导致脑水肿和颅内压增高从而出现一系列临床表现。临床表现以脑病症状与体征为特点，多为弥漫性严重头痛、呕吐、意识障碍、精神错乱甚至昏迷、局灶性或全身抽搐。发作短暂者历时数分钟，长者可数小时甚至数天。

（3）急性左心衰竭：临床表现以气急心悸、口唇发绀、端坐呼吸，咳粉红色泡沫痰等为主要症状。此时应嘱患者双腿下垂，采取坐位，给予吸氧，并迅速通知医生。

（4）脑血管意外：包括脑出血、脑血栓形成、腔隙性脑梗死、短暂性脑缺血发作。临床主要表现为呕吐、头痛、意识障碍、肢体瘫痪等。应注意观察患者生命体征、神志变化，记录头痛的性质、程度、时间、发作规律、伴随症状及诱发因素等。患者出现呕吐时，应采取平卧位，头偏向一侧，避免将呕吐物吸入气道。

（二）护理

1. 诊治原则与流程　老年高血压治疗的主要目标是保护靶器官，最大限度地降低心脑血管事件和死亡的风险。≥65 岁老年人推荐血压控制目标 <150/90mmHg，若能够耐受可降低至 140/90mmHg 以下。对于收缩压 140~149mmHg 的老年患者，可考虑使用降压药物治疗，在治疗过程中需监测血压变化以及有无心、脑、肾灌注不足的临床表现。对于高血压合并心、脑、肾等靶器官损害的老年患者，建议采取个体化、分级达标的治疗策略：首先将血压降低至 <150/90mmHg，耐受良好者可降低至 <140/90mmHg。对于年龄 <80 岁且一般状况好、能耐受降压的老年患者，可降至 <130/80mmHg；≥80 岁的患者，建议降至 <150/90mmHg，如能耐受降压治疗，可降至 <140/90mmHg。由于我国老年人卒中患病率远高于西方人群，降压治疗对预防卒中尤为重要。对于有症状的颈动脉狭窄患者，降压治疗应慎重，不应过快过度降低血压，如能耐受可降至 <140/90mmHg。过度降压不利于各重要脏器的血流灌注，增加了老年人晕厥、跌倒、骨折和死亡的风险。对于伴有缺血性心脏病的老年高血压患者，在强调收缩压达标的同时应关注舒张压，舒张压低于 60mmHg 时应在密切监测下逐步达到收缩压目标。降压药物的降压幅度与基线血压水平相关，基线血压越高其降压幅度越大。降压药物对收缩压的降幅大、对舒张压的降幅小。老年患者降压治疗应强调收缩压达标，强调在患者能耐受的前提下逐步降压，避免过快、过度降低血压。老年高血压患者常同时合并多种疾病，存在多种心脑血管疾病的危险因素和 / 或靶器官损害，多数患者需联合使用两种或以上降压药才能达到降压目标。应根据患者的个体特征、并存的临床疾病及合并用药情况合理选择降压药物，同时评估并干预心脑血管病的危险因素。降压药应从小剂量开始，逐渐增加剂量或种类，使血压达标，避免降压速度过快，并密切观察有无降压治疗相关的脑供血不全及心肌缺血的症状和药物不良反应，避免体位性低血压或过度降压带来的伤害。对于体位性血压变化明显者应监测坐、立、卧位血压。

2. 一般护理

（1）环境舒适：流行病学调查表明高血压发病受环境因素影响，不良环境刺激可加重老年高血压病人的病情，应保持良好的生活环境，如干净整洁、温湿度适宜、光线柔和等，以利于老年患者充分休息。护理操作应相对集中，动作轻巧，尽量避免影响老年患者休息。

（2）适当运动：根据老年高血压病人危险性分层确定活动量。极高危组病人需绝对卧床休息；高危组以休息为主，可根据身体耐受情况，指导其做适量的运动；中危及低危组病人应选择适合自己的运动方式，坚持运动，运动量及运动方式的选择以运动后自我感觉良好、体重保持理想为标准。

（3）疾病管理：老年人血压波动大，应每日定点、多次测量血压；老年人已发生直立性低血压，测血压时必须强调测量立位血压。同时注意观察有无靶器官损害的现象。让病人关注 24h 血压是否得到平稳控制，尤其是清晨血压是否达标。告知病人，清晨血压控制在 <135/85mmHg，意味着 24h 血压得到严格控制，其带来的保护作用远远高于基于诊室血压的评估结果。

（4）病情观察：如发现病人意识发生改变，应绝对卧床休息，床头抬高 15°~30°，做好口腔护理和皮肤护理，以避免口腔溃疡和压力性损伤的发生。

3. 并发症的护理

（1）高血压危象：抬高床头 30°，密切监测患者的心率、血压、呼吸、意识以及脏器功能，保持环境安静，保持呼吸道通畅。意识不清时防止坠床以及发生抽搐时舌咬伤。降压治疗过程中，密切观察血压变化。

（2）高血压脑病：应嘱患者绝对卧床休息，监测血压，遵医嘱给予降压药、利尿剂、镇静剂，观察并记录用药后的效果。患者躁动不安、抽搐时，防止舌咬伤；恶心、呕吐时，防止误吸。

（3）急性左心衰竭：应嘱患者双腿下垂，采取坐位，配合吸氧、强心、利尿等不同的治疗，评估疗效，判断其意识的清醒程度及降压效果，出现异常情况，及时告知医生处理。

（4）脑血管意外：观察患者生命体征、神志变化，记录头痛的性质、程度、时间、发作规律、伴随症状及诱发因素等。患者出现呕吐时，应采取平卧位，头偏向一侧，避免将呕吐物吸入气道。

4. 生活方式指导 非药物治疗是降压治疗的重要措施，应鼓励患者纠正不良生活习惯。

（1）限制食盐摄入：老年人常见盐敏感性高血压，限制食盐摄入尤为重要。建议每日摄盐量应 <6g。同时，应警惕过度限盐导致低钠血症。

（2）平衡膳食：鼓励老年人摄入多种新鲜蔬菜、水果、鱼类、豆类及制品、粗粮、脱脂奶及其他富含钾、钙、膳食纤维及多不饱和脂肪酸的食物。

（3）戒烟、避免吸二手烟：烟草增加心脑血管事件发生率及病死率，应戒烟或避免吸入二手烟。

（4）限制饮酒：不鼓励老年人饮酒，饮酒者限制每日饮酒量，每日酒精摄入量男性 <25g，女性 <15g。应注意酒精对药物疗效的影响。纯酒精量（g）=饮酒量（ml）×酒精度数（%）×0.8。

（5）适度减轻体重：减重有利于降低血压，建议将 BMI 控制在 25kg/m² 以内。

（6）坚持规律有氧运动：有助于降低血压，可根据个人爱好和身体状况选择容易坚持的运动方式，如快步走，一般每周 5~6 次，每次 30min。

（7）保持心理健康：避免情绪波动和应激，保持精神愉快、心理平衡和生活规律，治疗焦虑、抑郁等精神疾患。

5. 用药护理

（1）老年高血压的治疗指南遵循以下的顺序：

1）治疗前检查有无直立性低血压。

2）选择对合并症有益处的药物。具体选择的原则是：无并发症者选用噻嗪类利尿剂与保钾利尿剂；如需第二种药,则用钙拮抗剂；除非有强适应证,不宜应用β受体阻滞药。

3）从小剂量开始,逐渐递增。

4）应用长效剂型,每日1次。

5）避免药物间的相互作用,尤其是诸如非甾体抗炎药物等非处方药。

6）观察不明显的药物副作用,如虚弱、眩晕、抑郁等。

7）为防止血压过低,应定时监测血压。

（2）常用降压药物应用原则：从小剂量开始,优先选择长效制剂,联合应用及个体化。目前用于降压治疗的一线药物主要有6大类,老年高血压患者选药受很多因素影响,如危险分层、合并症等,在考虑到药物作用及老年人自身情况的前提下,下面列出了老年高血压患者对不同药物的适应性及可能出现的不良反应,见表10-7。

表 10-7　老年高血压患者降压药物的选用及不良反应观察

降压药名称	老年高血压患者适应性	不良反应
利尿剂	老年和高龄老年高血压 ISH 或伴心力衰竭患者；难治性高血压的基础药物之一	可引起低血钾,长期应用者应定期监测血钾,并适量补钾
钙拮抗剂（CCB）	老年高血压、ISH、冠状动脉或颈动脉粥样硬化及周围血管病患者,可作为一线降压药物	可导致心跳加快、面部潮红、脚踝部水肿、牙龈增生等
血管紧张素转换酶抑制剂（ACEI）	可降低心脏前后负荷、不增加心率、不降低心脑肾血流、不引起直立性低血压、无停药反跳现象	最常见不良反应为持续性干咳,症状较轻者可坚持服药,不能耐受者可改用 ARB；其他不良反应有低血压、皮疹、高钾,偶见血管神经性水肿及味觉障碍
血管紧张素Ⅱ受体拮抗剂（ARB）	具有强效、长效、平稳降压的特点,对老年 ISH 有效	副作用少,偶有腹泻,长期应用可升高血钾
β受体阻滞剂	伴快速性心律失常、冠心病、心绞痛、慢性心力衰竭的高血压患者	疲乏、肢体冷感、激动不安、胃肠不适等,影响糖、脂代谢
α受体阻滞剂	不作为一般高血压治疗的首选药,适用于高血压伴前列腺增生患者,也用于难治性高血压患者的治疗	直立性低血压、晕厥、心悸等

6. 心理调适

强烈的焦虑、紧张、压抑及愤怒,是老年高血压病诱发和病情加重的重要因素。应鼓励患者使用正向调试法,如通过与家人、朋友间建立良好关系以得到情感支持,从而获得愉悦感；根据患者性格特征给予个性化指导,训练患者自我控制能力；同时指导家属尽量避免导致患者情绪紧张的因素,减轻患者心理压力和矛盾冲突,对患者的合作与进步及时给予鼓励和肯定。

7. 健康教育 对老年患者进行面对面培训,提高其有关高血压的知识、技能和自信心,使患者明确定期检测血压、长期坚持治疗的重要性,避免出现不愿服药、不难受不服药、不按医嘱服药的三大误区,养成定时定量服药、定时定体位定部位测量血压的习惯。

8. 生活方式指导

(1)减轻体重:患者可通过减重来控制血压,最有效的措施是控制能量摄入和增加体力活动。减重速度因人而异,通常以每周减重 0.5~1kg 为宜。对于非药物措施减重效果不理想的重度肥胖患者,应遵医嘱使用减肥药物控制体重。

(2)膳食调节:饮食应遵循"四要"和"四忌"原则。"四要":低盐低脂、低胆固醇、高纤维素和高维生素;"四忌":忌含糖的饮料和咖啡、忌高热量食品、忌含有较多钠盐的食物、忌暴饮暴食。

(3)不吸烟:吸烟和被动吸烟是心血管病和癌症的主要危险因素之一。烟草依赖是一种慢性成瘾性疾病,不仅戒断困难,复发率也很高。因此,医生应强烈建议并督促高血压患者戒烟,并鼓励患者寻求药物辅助戒烟(使用尼古丁替代品、安非他酮缓释片和伐尼克兰等),同时也应对戒烟成功者进行随访和监督,避免复吸。

(4)限制饮酒:高血压患病率随饮酒量增加而升高。少量饮酒后短时间内血压会有所下降,但长期少量饮酒可使血压轻度升高;过量饮酒则使血压明显升高。

(5)体育锻炼:定期的体育锻炼可降低血压、改善糖代谢等。因此,老年高血压患者每天应进行 30min 左右的体力活动;而每周则应有 1 次以上的有氧运动锻炼,如慢跑、游泳等。运动形式和运动量均应根据个人的兴趣、身体状况而定。但对于合并多种疾病、跌倒高风险或衰弱症患者,应进行综合评估以判断是否需要运动治疗及如何保障安全。

然而,生活方式的显著变化可能降低患者的生活质量,因此,应以不带来额外的生活压力为前提。在限制钠盐、利尿降压的同时,应注意监测电解质水平,以防止低钠、低钾、高钾等异常,见表 10-8。

表 10-8 高血压治疗－生活方式干预和改善

相关因素	建议	估计可降低 SBP 的水平
减重	BMI 保持在 18.5~24.9	5~20mmHg/ 减重 10kg
膳食计划	膳食多蔬菜、水果、低脂,尤其是控制饱和脂肪酸和总脂肪量	8~14mmHg
钠盐摄入	限制钠盐摄入低于 100mmol/d(钠 <2.4g/d,氯化钠 <6g/d)	2~8mmHg
体力活动	规律进行有氧运动(如快走 30min/d 以上)	4~9mmHg
减少酒精摄入量	男性酒精摄入小于 30ml/d,女性及低体重者小于 15ml/d	2~4mmHg

9. 并发症处理 发生高血压脑病时,应嘱患者绝对卧床休息,监测血压,遵医嘱给予降压药、利尿剂、镇静剂,观察并记录用药后的效果。

10. 老年高血压筛查 社区通过各种筛查途径(健康档案、体检、门诊就诊、场所提供测量血压的装置、家庭自测血压）及其他途径的机会性筛查（如流行病调查）等,可经济高效地筛查出高血压患者。根据患者的具体特点做必要的附加检查和补充性追查。复杂或难治的高血压患者应及时转诊到上级专科医院,并根据上级医院的治疗方案继续管理该病例。

11. 社区防治策略　　老年高血压防治必须采取全人群、高血压易患（高危）人群和高血压人群相结合的策略,从控制危险因素水平、早诊早治和病人规范化管理三个环节入手,构筑高血压防治的全面战线。由于疾病模式的转变,老年高血压的防治策略由单纯的生物学防治模式转向包括社会、心理在内的综合防治模式,因此社区高血压防治是控制高血压日益增长趋势的关键。社区高血压防治要运用健康促进理论将一级预防、二级预防与三级预防相结合,开展综合一体化的防治策略。通过建立健康档案的过程,熟知社区人群高血压患病率及高血压患病个体,了解社区人群中的高危个体,并主动采取相应的干预措施。

（戴付敏）

第四节　糖　尿　病

学习目标

完成本内容学习后,学员将能:
1. 复述老年糖尿病的定义。
2. 描述引起老年糖尿病的常见病因。
3. 描述老年糖尿病的临床表现。
4. 应用老年糖尿病的管理模式。

【概述】

糖尿病是继心脑血管疾病、肿瘤之后又一严重危害人类健康的慢性非传染性疾病。随着生活方式的改变和老龄化进程的加速,我国老年糖尿病病人比例逐年增加,据国家统计局2018年公布的数据显示,2017年我国老年（≥60岁）人口占总人数的17.3%（2.4亿）,预计到2050年,我国老年人口比例将超过30%,其中20%以上的老年人是糖尿病患者（95%以上是2型糖尿病）,45%以上的老年人处于糖尿病前期状态。糖尿病是一种遗传因素和环境因素长期作用所导致的慢性、全身性的代谢性疾病,以血浆葡萄糖水平增高为特征,主要是因体内胰岛素分泌不足和/或胰岛素作用障碍引起的糖、脂肪、蛋白质代谢紊乱而影响正常生理活动的一种常见的慢性代谢性疾病。老年糖尿病是指年龄≥60岁的糖尿病患者（西方国家≥65岁）,包括60岁以前和60岁以后诊断为糖尿病者。糖尿病是一种终身性且不可治愈的慢性疾病,需要长期治疗和护理。因此,对老年糖尿病充分认识并进行规范化管理是每位护理人员的重要任务。

【病因与发病机制】

老年糖尿病患者的病因和发病机制和其他年龄段糖尿病患者一样,主要是胰岛素分泌缺陷和／或胰岛素作用缺陷。凡是能影响胰岛素分泌及作用的因素都可能参与糖尿病的发病。由于影响因素的作用环节较为复杂,因此,糖尿病的机制至今尚未完全阐明。

（一）遗传因素

近年来研究结果显示糖尿病是一种多基因遗传性疾病,但未查清导致发病的特异性基因。老年糖尿病大多为 2 型糖尿病,具有很强的遗传倾向,阳性糖尿病家族史的老年人群中糖尿病发病率增高。单卵双胎成年后患 2 型糖尿病的一致性可达 90% 以上。研究发现老年男子葡萄糖激酶基因位点的等位基因是糖耐量异常的标志,这种基因异常可以解释老年人葡萄糖诱导的胰岛素释放的减少。但大量的 2 型糖尿病的遗传本质尚未明了,故仍有待于进一步研究。

（二）影响胰岛素分泌的因素

影响胰岛素分泌和糖代谢的因素很多,包括神经递质、体液及胰岛内分泌各激素等,但这些因素在糖尿病发病中的作用复杂,有些机制尚不清楚。近年来研究发现游离脂肪酸水平增高可增加胰岛素抵抗和引起高胰岛素血症。游离脂肪酸在 β 细胞中堆积与 β 细胞数减少及纤维化有关,从而容易发生糖尿病。高血糖本身有损于胰岛素分泌及组织对胰岛的反应能力。胰岛 β 细胞分泌的胰淀素可抑制肌肉对葡萄糖的利用,抑制骨骼肌糖原合成,并对胰岛 β 细胞有直接的毒性作用,它可能在 2 型糖尿病的胰岛素抵抗及胰岛素分泌缺陷中产生一定的影响。

（三）胰岛素抵抗

胰岛素抵抗是 2 型糖尿病发病的机制之一,可发生在三个环节上:

1. 受体前因素如结构异常的胰岛素、胰岛素抗体、胰岛素受体抗体等。

2. 受体缺陷如胰岛素受体功能与结构的异常。

3. 受体后缺陷是指胰岛素与受体结合后信号向细胞内传递所引起的一系列代谢过程,包括信号传递、放大、蛋白质－蛋白质交联反应、磷酸化与脱磷酸化,以及酶联反应等诸多效应异常。

2 型糖尿病的胰岛素抵抗推测多与受体后缺陷有关,对这些引起受体后缺陷的诸多因素的作用机制尚待进一步研究。

【临床评估与判断】

（一）临床评估

1. **患病率高**　40 岁以下的患者发病率仅为 0.04%,40 岁以上升高至 2.5%,60 岁以上患病率为 22.86%。

2. **症状不典型**　起病隐匿,易漏诊,但超重及肥胖者占多数。仅有 1/4 或 1/5 老年病人有多饮、多尿、多食及体重减轻的症状,很多病人虽然餐后血糖已有升高,仅有一些非特异性症状,如乏力、视力模糊、外阴瘙痒、阳痿等,也常常以并发症为首发症状,如高血压、脑血管病、视网膜病变和肾脏病等的表现。

3. **易出现低血糖症状**　自身保健能力及依从性差,可使血糖控制不良,在病重卧床、活动量过大、用药不当时引起低血糖。

4. **常出现严重的并发症**　以心血管及神经病变、泌尿系统感染、肾病、眼病为常见,而高渗性非酮症性糖尿病昏迷为严重急性并发症,多发生于原来轻症糖尿病或无糖尿病史者,病死率常高达 50% 左右。主要诱因为感染、胃肠功能紊乱、停用胰岛素,或在对症治疗时补充过多葡萄糖、应用皮质激素等药物所致。

（二）临床判断

1. 医疗诊断　目前常用糖尿病诊断标准和分类有 WHO1999 年标准和美国糖尿病学会（ADA）2013 年标准,我国根据《中国 2 型糖尿病防治指南（2017 年版）》进行诊断,见表 10-9、表 10-10。要加强老年人的自我保健意识,除了控制饮食、加强体育锻炼外,更重要的是合理选择降糖药。

表 10-9　老年糖尿病治疗策略的优化 - 个性化控制目标糖尿病诊断标准（WHO 2017 年）

糖尿病诊断标准	静脉血浆葡萄糖（mmol/L）
（1）典型糖尿病症状（烦渴多饮、多尿、多食、不明原因体重下降） 加上随机血糖 或加上	≥11.1
（2）空腹血糖 或加上	≥7.0
（3）葡萄糖负荷后 2h 血糖 无典型糖尿病症状者,需改日复查确认	≥11.1

表 10-10　糖代谢状态分类（WHO 2017 年）

糖代谢分类	空腹血糖（mmol/L）	餐后 2h 血糖 mmol/L
正常血糖	<6.1	<7.8
空腹血糖受损（IFG）	≥6.1, <7.0	<7.8
糖耐量减低（IGT）	<7.0	≥7.8, <11.1
糖尿病	≥7.0	≥11.1

2. 常见护理问题

（1）血糖控制不达标　与知识缺乏有关。

（2）有酮症酸中毒、非酮症高渗性昏迷及乳酸性酸中毒的危险　与血糖急剧升高有关。

（3）有低血糖的危险　与降糖药、运动、饮食有关。

（4）有微血管及大血管病变的危险　与血糖控制不佳有关。

【监测与护理】

（一）监测

1. 空腹血糖、三餐后 2h 血糖、糖化血红蛋白等　血糖监测是糖尿病管理中的重要组成部分,其结果有助于评估糖尿病患者糖代谢紊乱的程度,制订合理的降糖方案,反映降糖治疗的效果并指导治疗方案的调整。糖化血红蛋白是评估长期血糖控制状况的金标准。治疗之初每 3 个月检测一次,治疗达标每 6 个月检查一次,其正常参考值为 4%~6%。糖化白蛋白能反映糖尿病患者检测前 2~3 周平均血糖水平,是评价患者短期糖代谢控制情况的良好指标,其正常参考值为 11%~17%。持续葡萄糖监测是通过葡萄糖传感器监测皮下组织间液葡萄糖浓度变化,可提供更全面的血糖信息。

2. 糖尿病的急性并发症　急性并发症往往由于血糖急剧升高所引起。例如原来并不知道自己患有糖尿病,其实血糖已经超过正常水平。若此时再吃一片西瓜或喝一瓶糖水,就可能使血糖急升而昏迷。急性并发症主要有 3 种:糖尿病酮症酸中毒、高血糖高渗状态及乳酸酸中毒,这些并发症的死亡率比较高,要急诊抢救,需要补液、胰岛素治疗,及时纠正电解质紊乱、酸中毒,去除诱因和治疗并发症。此外,长期接受胰岛素治疗的病人常常出现低血糖,可能因用药(例如胰岛素等)过量引起,也可致命,应急诊抢救。2017 年版标准更新了低血糖的诊断标准,将低血糖分为 3 个级别:低血糖警戒值被定义为血糖≤3.9mmol/L,具有显著临床意义的低血糖为血糖 <3mmol/L,严重低血糖没有明显的血糖界限,指具有严重认知功能障碍且需要其他措施帮助恢复的低血糖。

3. 糖尿病的慢性并发症　可以分为微血管病及大血管病两大类。微血管病为糖尿病所特有,且患病率高,主要指糖尿病视网膜病变及糖尿病肾病,也包括糖尿病神经病变,其中最常见的是周围神经病变,可单一出现,也可多发,主要是因为长期高血糖通过各种机制使蛋白质变性而造成。大血管病变主要是指动脉硬化,如高血压、冠心病等,此种病变不仅与血糖升高有关,还与高血压及高血脂有关,进一步发展可发生脑卒中、心肌梗死及下肢血管狭窄等,心、脑血管病变是目前 2 型糖尿病患者死亡的主要原因。糖尿病的慢性并发症是逐渐产生的,与长期高血糖、高血压及高血脂有关,到后期很难恢复。因此必须强调要早发现、早诊断、早治疗,而且要严格控制血糖。

（二）护理

1. 血糖控制达标

（1）协助患者选择适合的血糖仪,掌握正确的末梢血糖测量方法,进行自我血糖监测,并做好记录。

（2）根据患者的实际情况,制订血糖控制目标,基于血糖监测结果,相应调整降糖方案,必要时咨询内分泌医师。

（3）指导患者不要随意停药,避免诱发血糖变化的因素。

（4）注意观察患者的病情变化,适时调整治疗方案,必要时内分泌科就诊或住院调整。

2. 预防潜在并发症发生　低血糖、酮症酸中毒、非酮症高渗性昏迷、乳酸性酸中毒、大血管或微血管病变。

（1）准备事项:在患者居住场所备有血糖仪、血压计,降糖药物和糖类食物;养成定时测量、记录血糖的习惯,出现异常变化及时就诊;熟练掌握糖尿病潜在并发症的表现。

（2）急症处理:迅速拨打急救电话;让患者立即休息,保持安静,避免躁动刺激,给予精神安慰和心理支持;患者出现意识不清时注意保持其呼吸道通畅,把头部偏向一侧,避免误吸;出现心慌、冒汗、手颤、饥饿感、头晕等症状时,应测量血糖,如为低血糖,给予适量糖类食物,直至症状缓解,严重低血糖可能出现反应迟钝和昏迷,不宜喂食糖类食物,应予静脉补糖;如出现四肢软弱无力,甚至瘫痪,意识不清,应尽快就近去医院就诊急救。

（3）日常护理

1）饮食:按照糖尿病饮食计算方法和患者实际情况安排饮食方案,由于老年糖尿病患者情况复杂多变,必要时咨询营养师协助调整;老年糖尿病患者无须过度严格禁食含蔗糖食物、水果等,每餐应包括适量的糖,但糖、软饮和果汁不要过量;蛋白摄入应以优质蛋白为主,如鱼类、肉类、牛奶等,推荐每周吃鱼 2~4 次;限制饮酒,建议每周饮酒不超过 2 次,以减少低血糖的风险,避免空腹饮酒。

2)运动:鼓励所有糖尿病患者进行运动锻炼,且要综合考虑患者的疾病和失能情况制订个体化的运动方案;运动方案应循序渐进,从低、中强度开始,以一种没有损伤且可持续的运动时间和频率长期坚持;建议每周运动至少 3 次,每次 20~45min,最长不超过 1h,累计每周 150min 以上为宜;运动形式应该包括有氧运动和抗阻运动等;运动宜在餐后 1~3h 内进行,应以避免发生低血糖为首要原则;老年人应避免运动量过大或过猛的剧烈运动。下列几种情况应暂停运动疗法:血糖大于 16.7mmol/L,伴尿酮体阳性;明显的低血糖症或者血糖波动大;急性感染如发热时,或血压超过 180/120mmHg;稍活动就感觉胸闷、气喘的患者;对于合并心功能不全、严重糖尿病肾病、眼底病变、脑卒中者,应咨询医师后选择合适的运动。

3)用药:熟悉患者的用药方案和药物不良反应,做好用药及对应的血糖记录;了解患者同时服用的其他药物的不良反应,注意药物间的相互作用;如需使用胰岛素治疗,应考虑老年人视力、肢体灵活性等问题,应用时应有专人照护。

4)心理:高龄老年人往往多病共存,病情复杂,心理承受能力差,要及时了解患者的负面情绪,有效疏导。对疾病早期精神紧张的老年患者,可鼓励其参加户外活动,以转移其对疾病的高度关注;对拒绝治疗者可通过真诚交流了解其顾虑,逐步引导使其正确认识疾病;对自暴自弃者应多提供积极的信息使其看到希望,增强战胜疾病的信心。

3. 组建医院 - 社区 - 家庭一体化互动管理团队　通过组建医院 - 社区 - 家庭一体化互动管理团队,进行职责分工、培训、运行,以实现优势整合,资源互补。

(1)组建医院 - 社区 - 家庭一体化互动管理团队将其分为 3 个小组,分别是医院糖尿病多学科教育小组、社区糖尿病管理随访小组、居家照顾管理小组。

(2)医院糖尿病多学科教育小组负责住院期间患者的诊疗及健康教育

1)为患者制订出院后的管理方案。

2)尽快解决社区糖尿病管理过程中遇到的疑难问题,为其提供技术指导。

3)系统化培训社区医护人员糖尿病专业知识和技能。

4)制定双向转诊制度、标准及流程,及时完成双向转诊安排。

5)帮助社区建立糖尿病健康小屋、糖尿病患者信息网络管理平台等。

6)定期与糖尿病管理随访小组成员沟通交流,指导并协助其管理工作及相关活动的开展。

7)定期组织小组成员下社区,开展专题讲座、义诊等活动。

(3)社区糖尿病管理随访小组负责

1)将医院转诊、社区门诊、疾病筛查、健康体检等多渠道发现的社区糖尿病患者建立档案,资料录入糖尿病患者信息网络管理平台。

2)制定社区糖尿病患者随访制度,按时完成随访工作,包括电话随访、上门访视、预约门诊等。

3)培训、指导社区糖尿病患者居家照顾人员,承担家庭咨询工作。

4）按制度、标准、流程完成双向转诊工作。

5）利用糖尿病健康小屋的资源,进行健康教育、并发症筛查、知识讲座、经验交流等,对象包括患者及居家照顾管理人员。

6）定期与上级医院、居家照顾管理小组人员沟通交流,及时反馈各种信息。

（4）居家照顾管理小组负责

1）指导、协助并督促患者进行糖尿病自我管理。

2）及时记录并反馈患者情况。

（5）团队成员的培训

1）由医院糖尿病多学科教育小组成员负责系统化培训社区糖尿病管理随访小组成员,将理论知识和临床实践相结合,内容主要包括:糖尿病专科知识与技能、糖尿病教育的形式与方法、糖尿病健康小屋的建立与使用、糖尿病患者信息网络管理平台的应用等。

2）由社区糖尿病管理随访小组成员培训居家照顾管理小组成员,包括定期专题讲座和定期上门访视与指导,内容涉及自我血糖监测的方法与记录、口服降糖药的服药时间与注意事项、胰岛素注射的方法、饮食与运动的原则、并发症的预防等。

（6）团队管理方案的实施:管理者需制定医院－社区－家庭一体化合作的书面指南,内容涵盖双向转诊的制度、标准及流程;糖尿病患者信息网络管理平台的档案录入与管理;糖尿病健康小屋的使用方式;社区糖尿病患者随访制度;小组成员之间的联络渠道与通信方式等。各小组工作严格按照合作指南进行,在落实该方案的实践过程中,应实行互相监督制度,开展定期督查工作,有利于确保工作质量,使管理措施真正落实。

医院－社区－家庭一体化互动管理模式将综合医院、社区卫生服务中心与家庭紧密结合,既享受了综合医院强大的医疗和技术支持,又纳入了社区卫生服务中心与家庭在地域上的高辐射性,有利于定期随访与长期干预,同时通过形式多样的互动方式使医疗护理资源共享,让患者真正享受到了便捷、优质、一体化的医疗护理服务。

知识扩展

老年糖尿病病人血糖标准可适当放宽

老年糖尿病病人在治疗期间,不但要注意抑制高血糖,更要重视对出现低血糖的防范,因老年人一旦发生低血糖,大多严重持久,且难以代偿。因此,为了避免发生低血糖,老年糖尿病病人的血糖标准可适当放宽。例如,超过75岁的糖尿病病人空腹血糖低于8.0mmol/L,餐后血糖低于12.0mmol/L即可。出现偏瘫、昏迷、抽搐等非典型的低血糖症状时,首先考虑为低血糖,并立即进行血糖监测;随身携带糖块、饼干等能迅速"升糖"的食物预防低血糖的发生;应该定期随诊。

知识扩展

糖尿病的类型

目前国际上通用的糖尿病分类标准是采用世界卫生组织糖尿病专家委员 1999 年提出的病因学分型标准：

（1）1 型糖尿病：胰岛 β 细胞破坏引起胰岛素绝对缺乏。

（2）2 型糖尿病：由胰岛素抵抗和 / 或胰岛素分泌不足引起，老年人中最常见的糖尿病类型为 2 型糖尿病，约占 95% 以上。

（3）特殊类型糖尿病：已知胰岛 β 细胞功能基因缺陷或明确病因者，如某些内分泌疾病或与糖尿病相关的遗传性疾病综合征。

（4）妊娠糖尿病。

随着现代生物技术的发展，许多新的糖尿病亚型正在逐步被发现，如混合型糖尿病、暴发性 1 型糖尿病等。

（郑翠红）

第五节 脑 卒 中

学习目标

完成本内容学习后，学员将能：
1. 复述脑卒中的定义。
2. 描述引起老年脑卒中的常见病因。
3. 描述老年脑卒中的临床表现。
4. 应用老年脑卒中的管理措施。

【概述】

脑血管病是指由各种原因导致的急慢性脑血管病变。其中，脑卒中（stroke）是指由于急性脑循环障碍所致的局限或全面性脑功能缺损综合征或称急性脑血管病事件。根据 1995 年我国脑血管疾病分类将脑卒中分为蛛网膜下腔出血、脑出血、脑梗死三类。脑卒中已成为全球第二大死亡原因。具有发病率高、死亡率高、致残率高、复发率高的特点。我国脑卒中的患病率、发病率和死亡率分别为：每年 1 114.8/10 万、每年 246.8/10 万和每年 114.8/10 万，其中 75% 丧失劳动能力，40% 重度致残。目前我国脑卒中的发病率正以每年 8.7% 的速度上升，脑卒中还给国家造成每年高达 647.8 亿元的经济负担。急性脑卒中发病率随年龄的增长呈明显增加的趋势；90% 以上的脑血管病事件发生在 50 岁以后，严重威胁中老年人的身心健康。在我国，脑卒中已成为严重危害老年人生命与健康的主要公共卫生问题,护理贯穿在脑卒中预防、救护、诊治和康复的每一个环节之中,尤其对患者及家属的健康教育起着至关重要的作用。

【病因与发病机制】

(一)病因

各种原因如动脉硬化、血管炎、先天性血管病、外伤、药物、血液病及各种栓子和血流动力学改变都可引起急性或慢性的脑血管疾病。

(二)发病机制

1. 血管壁病变 以高血压性动脉硬化和动脉粥样硬化所致的血管损害最常见,其次为结核、梅毒、结缔组织疾病和钩端螺旋体等疾病所致的动脉炎,再次为先天性脑血管病(如动脉瘤、血管畸形和先天性狭窄)和各种原因(外伤、颅脑手术、插入尿管、穿刺等)所致的血管损伤,另外,还有药物、毒物、恶性肿瘤等所致的血管病损等。

2. 心脏病和血流动力学改变 如高血压、低血压或血压的急剧波动,以及心功能障碍、传导阻滞、风湿性或非风湿性心瓣膜病、心肌病及心律失常,特别是心房纤颤。

3. 血液成分和血液流变学改变 包括各种原因所致的高黏血症,如脱水、红细胞增多症、高纤维蛋白原血症等,另外,还有凝血机制异常,特别是应用抗凝剂、避孕药物,弥散性血管内凝血和各种血液性疾病等。

4. 其他疾病 包括空气、脂肪、癌细胞和寄生虫等栓子,脑血管受压、外伤、痉挛等。

【临床评估与判断】

(一)临床评估

根据脑卒中的类型不同其临床表现也不尽相同。

1. 脑血栓形成的表现 约25%的老年人发病前有短暂性脑缺血发作(transient ischemic attack, TIA)史,多在睡眠或安静状态下起病。发病时一般神志清楚,局灶性神经系统损伤的表现多在数小时或2~3d达高峰,且因不同动脉阻塞表现各异,其中大脑中动脉闭塞最为常见,可出现典型的"三偏征":对侧偏瘫、偏身感觉障碍、同向偏盲;若主干急性闭塞,可发生脑水肿和意识障碍;若病变在优势半球常伴失语。

2. 脑栓塞表现 老年人脑栓塞发作急骤,多在活动中发病,无前驱症状,意识障碍和癫痫的发生率高,且神经系统的体征不典型。部分患者有脑外多处栓塞证据,如肺栓塞、肾栓塞或下肢动脉栓塞等。

3. 无症状性脑梗死多见 在65岁以上的人群中,无症状性脑梗死的发生率可达28%。

4. 脑梗死并发症多 老年人由于多病并存,心、肺、肾功能较差,常易出现各种并发症。如肺部感染、心力衰竭、肾衰竭、应激性溃疡等,使病情进一步加重。

5. 脑出血表现

(1)神经功能缺失严重:老年人因为脑动脉硬化和脑组织萎缩,导致脑部供血不足。一旦脑出血,可产生严重的神经功能缺损,意识障碍多见,癫痫发作率高。

(2)颅内高压症不典型:老年人因为脑组织萎缩,对额外颅内容物提供了场所,导致小到中量脑出血不会出现颅内高压的症状。

6. 脑出血并发症多 脑出血可引起下丘脑、边缘系统、血管调节中枢受累,同时作为应激反应可使交感神经刺激强化,导致老年人心血管功能紊乱进一步加重,在急性期常出现心肌梗死、心律失常表现。另外,脑出血可影响到内分泌和凝血功能,可出现非酮症高渗性昏迷、血栓性静脉炎、应激性溃疡等并发症。

7. 蛛网膜下腔出血

（1）头痛：突然发生的剧烈头痛，可呈爆裂样或全头部剧痛，其始发部位常与动脉瘤破裂部位有关。

（2）恶心呕吐：头痛严重者多伴有恶心呕吐，面色苍白，全身出冷汗，呕吐多为喷射性、反复性。

（3）意识障碍：半数患者可有不同程度的意识障碍，轻者有短暂意识模糊，重者出现昏迷。

（4）癫痫发作：部分患者可有全身性或局限性癫痫发作。

（5）精神症状：可表现为淡漠、嗜睡、谵妄、幻觉、妄想、躁动等。

（二）临床判断

1. 医疗诊断

（1）CT 检查：为脑出血的首选检查，可显示血肿的部位、大小、形态及周围组织情况。脑出血为边界清楚、均匀的高密度影。脑梗死发病后尽快进行 CT 检查，虽早期有时不能显示病灶，但对排除脑出血至关重要。多数脑梗死患者发病后 24h 行 CT 检查可逐渐显示低密度梗死灶，发病后 2~15d 可直观显示梗死的部位、大小、数量等，梗死区为低密度影。临床疑诊蛛网膜下腔出血首选 CT 检查，可早期诊断。出血早期敏感性高，可检出 90% 以上的蛛网膜下腔出血。可见蛛网膜下腔高密度出血征象，多位于大脑外侧裂、前纵裂池、鞍上池和环池等。可显示出血量、血液分布、有无再出血，并进行动态观察。

（2）CTA 检查：用于脑颈部大血管的影像检查，可以定义脑血管闭塞、狭窄及血管结构异常（动脉瘤、血管畸形）。

（3）磁共振（MRI）：MRI 可清晰显示早期缺血性梗死，脑干、小脑梗死，静脉窦血栓形成等，比 CT 更早发现梗死灶，尤其是对脑干及小脑梗死的诊断率高。MRI 弥散加权成像（DWI）可早期显示缺血病变（发病 2h 内），为早期治疗提供重要信息。MRI 对发现结构异常，明确脑出血的病因很有帮助。对检出脑干和小脑的出血灶和检测脑出血的演进过程优于 CT 扫描，但对于急性脑出血诊断不及 CT 检查。MRI 发现脑血管畸形、血管瘤等病变。对于蛛网膜下腔出血患者，应注意蛛网膜下腔出血急性期 MRI 检查可能诱发再出血，故主要用于发病 1~2 周后，CT 不能提供诊断证据时采用此项检查。

（4）经颅多普勒超声 / 颈动脉彩超：检查颅内外血管是否存在严重狭窄或闭塞，判断颅内外血管闭塞后侧支代偿及闭塞血管再通情况。

（5）选择性数字减影血管造影：动脉内溶栓时（急诊即刻安排）、拟行血管内成形术、颈动脉内膜剥脱术、搭桥术，或经无创检查（TCD、颈动脉彩超、MRA 或 CTA）仍不能明确诊断时进行。这是明确血管病变的最可靠方法。

（6）脑脊液（CSF）检查：仅在无条件进行 CT 检查，临床又难以区别脑梗死与脑出血时进行，一般脑梗死患者 CSF 压力、常规及生化检查正常，但有时仍不能据此就诊断为脑梗死。

脑出血患者一般无须进行腰椎穿刺检查，以免诱发脑疝形成，如需排除颅内感染和蛛网膜下腔出血，可谨慎进行。脑出血患者脑脊液呈洗肉水样。对于蛛网膜下腔出血患者，若 CT 扫描不能确定其诊断，可行 CSF 检查，最好在发病 12h 后（CSF 开始变黄）进行，以便与穿刺误伤鉴别。肉眼均匀一致血性脑脊液，压力增高，蛋白含量增高，糖和氯化物水平多正常。

2. 常见护理问题

（1）活动受限 与脑卒中有关。

（2）头痛 与脑卒中有关。

（3）营养缺乏 与吞咽障碍有关。

（4）语言障碍 与脑卒中有关。

（5）有下肢深静脉血栓的危险 与卧床、肢体活动受限有关。

（6）有压力性损伤的危险 与卧床、肢体活动受限有关。

（7）有肺部感染的危险 与误吸、卧床有关。

（8）有跌倒的危险 与肢体活动受限、衰弱有关。

【监测与护理】

神经系统疾病并发症常给患者带来诸多功能障碍，或促发原有疾病加重，甚至引发新的病症，对病情及预后有明显影响，监测并发症的发生，积极预防和护理，可以降低病死率、致残率和复发率。

（一）下肢深静脉血栓形成

1. 监测 下肢静脉血管 B 超等。

2. 预防

（1）早期筛查：入院后及早完善下肢静脉血管检查，早发现早治疗。

（2）避免对患者进行下肢输液，尤其是瘫痪侧。

（3）病情允许的情况下，鼓励患者进行床上及床下活动。运动功能的训练应循序渐进，对肢体瘫痪患者在康复早期及早开始做关节的被动运动，幅度由小到大，由大关节到小关节，以后应尽早协助患者下床活动，先借助平行木练习站立、转身，后逐渐借助拐杖或助行器练习行走。对于肢体肌力在 Ⅱ ~ Ⅳ 级的患者，可教会患者在床上做勾脚趾、抬腿、床上平移等主动运动。

（4）完全瘫痪或长期卧床患者可穿弹力袜或应用循环压力泵。

3. 治疗与护理

（1）对于诊断明确的下肢静脉血栓患者，应给予患侧肢体抬高。

（2）密切观察患者病情变化，与健侧肢体对照患侧肢体有无突然肿胀、皮肤温度和颜色有无异常，疑似异常应用卷尺精确测量两侧腿围；询问患者有无局部疼痛、胀感等。如有上述病情变化，及时报告医生进行处理。

（3）对于有发生深静脉血栓风险的患者，遵医嘱给予预防性抗凝药物治疗。

（4）抗凝药物治疗症状无缓解者，遵医嘱给予溶栓治疗。

（5）注意抗凝、溶栓禁忌证，并按照护理常规进行护理。

（二）压力性损伤

1. 监测 皮肤情况等。

2. 预防

（1）评估患者发生压力性损伤的风险，是否存在消瘦、高龄、低蛋白血症、高血糖、昏迷等，动态评估 Braden 评分，找出易发生压力性损伤的部位，依据评分等级给予相应护理措施。

（2）使用气垫床、楔形垫等。

（3）对大小便失禁、出汗多者随时清理，保持床单位清洁、平整、干燥。

（4）患者仰卧位时，身体一侧垫楔形垫，使其和床面保持 25°~30°；每 2h 翻身一次，对于 Braden 评分小于 12 分的患者，变换体位的时间要相应缩短。

（5）对于合并低蛋白血症的患者，评估患者营养状态，遵医嘱纠正低蛋白血症，记录出入量，及时向医生进行反馈；合并糖尿病患者，监测血糖值变化，遵医嘱调整胰岛素用量。

（6）避免护理器具对患者的伤害，如输液管路、电极线、矫形器等。

3. 治疗与护理

（1）评估压力性损伤的伤口面积、深度、颜色、分期，准确记录，动态评估。

（2）及时给予局部清创换药。

（3）有效处理感染性伤口。

（4）选择适宜的敷料进行伤口保护，促进愈合。

（5）改善全身症状，提高营养状况，减轻水肿。

（6）增加翻身频率、减低局部受压时间或避免局部受压。

（三）肺部感染

1. 监测 肺部听诊、胸部 X 线检查、胸部 CT 等。

2. 预防

（1）每 1~2h 翻身、叩背、咳嗽锻炼，并鼓励清醒患者充分深呼吸。

（2）保持呼吸道通畅，有舌后坠者可使用口咽通气道；做到有效的叩背、有效吸痰、雾化吸入。

（3）在病情允许情况下，取半卧位或床头抬高 30°~45°。

（4）正确喂养，预防误吸及吸入性肺炎的发生。

（5）患者吸氧使用的氧气湿化瓶和超声雾化装置及管道一人一用，做好终末消毒。

（6）有发热的患者，给予降温护理。

（7）保持口腔清洁，必要时口腔护理每日 2 次，危重症患者每日 4 次。

（8）有机械通气者执行机械通气护理常规。

3. 治疗与护理

（1）遵医嘱合理应用抗菌药物。

（2）定期监测体温，血常规、生化检查。

（3）遵医嘱采用高维生素、高蛋白、高热量与易消化饮食，确保充足的能量与营养供给，必要时静脉输注免疫球蛋白，从而改善机体抵抗力。

（4）对患者有针对性地使用漱口液进行漱口或口腔护理。

（5）人工气道患者定期监测气囊压力，及时、彻底清洁口腔及气道分泌物。

（四）便秘

1. 监测 大便情况等。

2. 预防

（1）向患者及家属讲解合理饮食的重要性，指导做好饮食调理。鼓励患者适当增加纤维素食物和水分的摄入量，保证每日 1 500~2 000ml 的饮水量。

（2）大部分患者有焦虑、抑郁心理,担心生命安危或肢体留有瘫痪后遗症,应给予患者积极的情感支持。

（3）形成良好的排便习惯及姿势可有效地预防便秘。

（4）适当增加全身运动量,并教会患者做提肛收腹运动,以加快胃肠蠕动,促进粪便排出。

3. 治疗及护理

（1）按摩疗法:常用的有传统腹部按摩法和脐周按摩法。适当增加穴位疗法有助于减轻便秘。

（2）必要时口服缓泻剂或使用开塞露。

（3）创造良好的排便环境,尽量避免如厕时受到外界因素的干扰,保持厕所清洁。

（五）头痛的管理

观察头痛的部位、性质、头痛加剧的时间、诱因、头痛的频率等,同时查看瞳孔变化,当双侧瞳孔不等大、形状不规则,往往提示为脑疝的征兆,应立即急救。老年卒中患者头痛时应协助其取得最舒适的体位,集中操作,减少不良的情绪刺激,必要时给予镇静止痛药。

（六）营养支持管理

1. 经口进食管理

（1）患者在进食过程中采取直立坐位或30°~45° 半坐卧位,头正中稍前屈或向健侧倾斜30°,颈和头稍前屈,偏瘫侧肩部以枕头垫起,喂食者站于老年人健侧。进食后应保持坐位或半坐卧位 10~20min。进食后半小时内不宜进行翻身、吸痰等操作,尽量鼓励患者自行进食,必要时给予适当协助。

（2）一口量的选择:一口量为最适于吞咽的每次摄食入口量,正常人约为 20ml。吞咽障碍患者一般先以少量试之（2~4ml）,然后酌情增加,最多不超过 20ml,尽量使用薄而小的勺子,比较容易控制每口进食量。

（3）控制进食速度:缓慢进食,以防食物残渣误入气管,全程以 30~40min 为宜,在气促、咳嗽、呛咳时停止喂食,予以充分的休息时间。

（4）摄食方法:食物应放至舌中后部用匙背轻压舌部,以刺激老年人吞咽;可选择在进食前先嘱老年人吸气,吞咽前及吞咽时闭气,防止食物误吸入气管。

（5）心理支持:饮食管理前要对患者进行一定程度的心理疏导,嘱老年人保持轻松、愉悦的情绪,减少外界干扰,保持环境安静,让老年人得到充分休息。

2. 鼻饲的护理

如患者不能经口进食,可留置鼻胃管,抬高床头 30°,防止发生误吸。给予鼻饲营养液,每次喂养前应确定胃管在胃内（可用两种方法同时确认:听诊胃内水泡音和回抽胃内容物法）、胃管深度、查看胃管固定情况。鼻饲喂养过程中,每 4h 回抽胃内容物以监测患者胃内残留液的颜色、性质、量,当胃内残留液 <100ml 时,可暂时不予处理;当胃内残留液 >100ml 时,可暂停或减慢喂养速度,待残留液量减少至 100ml 以内时继续喂养。

（七）溶栓治疗的护理

溶栓开始给予心电监护,血压监测要求每 15min 监测一次,持续 2h,每 30min 监测一次,持续 6h,每 60min 监测一次,持续 16h。严密观察神志、肢体、言语、运动等变化以判断溶栓效果及病情进展,观察有无牙龈、消化道出血、皮肤黏膜、颅内出血等。溶栓治疗后 2h 内绝对卧床,转头不宜过猛、过急,翻身及护理操作动作轻柔,有创操作延长按压时间,关注凝血相关检验结果。听取患者主诉,如出现头痛、恶心、呕吐,意识障碍、肌力下降等表现,应立即通知医生,配合急救。

（八）用药管理

1. 脱水药物 是治疗脑水肿和降低颅内压的首选药物。应用甘露醇时需要根据患者病情每日准确记录出入量变化,观察尿液颜色、性质、量。并掌握脱水药物的使用方法。甘露醇的应用应因人而异、剂量适当、输注速度控制在 6~30min 内；防止药物结晶,大剂量甘露醇快速给药后短时间血容量急骤增加,又加重心功能不全的可能。长期脱水疗法过程中,需警惕水和电解质的失衡,密切观察血压的变化,利尿药的长期应用可引起失钾、失氯,应密切监测电解质的变化,对有高血压、高血脂、糖尿病的患者,应用多种药物前应了解患者肾功能情况；出现心力衰竭时输入速度不可过快,注意生命体征变化。

2. 抗凝、抗血小板聚集药物 使用抗凝、抗血小板聚集药物需关注患者凝血功能化验数值,观察患者神志有无加重,有无血尿、血性便排出,如皮肤出现瘀斑需关注瘀斑部位、面积、颜色,应及时联系医生。告知患者活动过程中注意避免磕碰、外伤,使用软毛牙刷等。阿司匹林肠溶片应空腹或饭后两小时服用。

3. 扩血管药物 可使脑血流量增加,可导致患者头部胀痛、颜面发红、血压降低,应监测血压变化,注意滴速,准确用药。

（九）安全风险的管理

跌倒/坠床的预防 准确进行跌倒/坠床的评估,确定高危人群,具有警示标示；改善居室环境,地面采用防滑面料,保持清洁干燥,物品摆放合理,浴室、卫生间、走廊安装扶手,室内照明充足,开关设置方便,床面、座椅高度适宜；嘱患者穿防滑鞋,衣裤合体；使患者了解自身活动能力及活动受限程度,当需要帮助时可寻求照护者帮助,不逞强。

（十）运动障碍及康复的管理

1. 开展早期康复护理 在患者病情、生命体征稳定 48h 后,由康复科医生制订康复训练计划,讲解、示范康复训练的方法技能,视患者病情的稳定和全身情况,指导其按照计划内容进行被动或主动训练（肢体摆放和定时体位转换、各关节的被动运动、健患侧翻身训练、单双桥式运动、双手交叉上举训练、腕关节背伸等）以及日常生活能力训练（包括穿衣、进食、刷牙等）。康复过程中注意动作由小到大、由简单到复杂,从近端到远端,循序渐进地进行,及时肯定患者为自身康复所作出的努力,将康复效果反馈给患者,帮助患者建立康复信心。

2. 失用综合征的预防 急性期应以临床抢救为主,早期介入良肢位的摆放,有助于抑制和减轻肢体痉挛姿势的出现和发展,最大限度减少患者的肢体残障,提高后期的生活质量。卒中后患者的体位摆放在不影响患者生命体征的前提下,应随时注意保护患肢,使用软枕或体位垫给予患者肢体良肢位摆放。对抗痉挛,避免上肢屈曲,下肢过度伸展,痉挛期肢体置于抗痉挛体位,1~2h 变换一次,必要时选择固定性手矫形器、腕矫形器、踝足矫形器。

3. 良肢位摆放 健侧卧位时,患侧在上,身前用枕头支撑,患侧上肢自然伸展,患侧下肢屈曲；患侧卧位时，患侧在下，背后用枕头支撑，患侧上肢伸展，下肢微屈，健侧上肢自然位，下肢呈迈步位；仰卧位时，患侧臀部和肩胛部用枕头支撑，患侧上肢伸展，下肢屈膝，头稍转向患侧；床上坐位时，患侧后背、肩部、手臂、下肢用枕头支撑，患侧下肢微屈。摆放良肢位时应注意平卧屈曲的膝外应放置软枕，防止屈膝控制不住突然外旋造成股内收肌拉伤，不要将患侧手掌放于胸前以防上肢屈肌痉挛。

（十一）语言障碍的管理

1. 佩戴腕带，以便身份确认　可利用表情 – 手势 – 语言相结合方法进行交流，或使用具体实物交流；对感觉性失语的患者要注意观察其表情、动作，摸索规律，满足其需求。

2. 手势提示法　与患者共同约定手势示意表，见表 10–11，除双侧肢体瘫痪和听理解障碍患者不能应用外，其他失语均可应用。

表 10–11　手势提示表

手势	代表意义
伸拇指	排便
伸小指	排尿
伸示指	有痰
握空心拳（形如水杯）	口渴
握实心拳	疼痛
用手拍床	想交流
握笔写字式	想写字

3. 实物图片法　利用一些实物图片进行简单的交流以满足生理需求。利用常用物品如茶杯、便器、病床等，反复教患者：茶杯表示要喝水、病床表示翻身等。此种方法最适合于听力障碍的交流。能够书写的患者，可使用提示板写出自身需求，与其沟通。

（十二）感觉障碍的护理

对于感觉障碍的患者，一般不给予热疗法，如暖水袋等，以免引起烫伤。对于存在感觉障碍合并运动障碍的患者，应防止压力性损伤的发生。

（十三）心理支持

应同情并理解老年人的感受，鼓励患者表达内心的感情，指导并帮助其增强战胜疾病的信心。使老年人正确认识自身所患疾病对老年人在接受治疗期间的心理状态进行适当的调节，认真分析每位患者的心理状态评估，必要时陪同进行心理咨询和护理。充分鼓励患者能够正确地面对其所患的疾病，必要时可以树立一个已经治愈的患者为榜样，使其进一步树立战胜疾病的信心；用通俗易懂的语言回答患者及其家属所提出的有关问题，使患者的思想疑虑在最大程度上得以消除。

短暂性脑缺血发作

短暂性脑缺血发作（transient ischemic attack，TIA）是脑、脊髓或视网膜局灶性缺血所致的、未发生急性脑梗死的短暂性神经功能障碍，根据 1995 年我国脑血管疾病分类，TIA 由于未造成永久的神经功能缺损，因此不属于脑卒中的范畴。但 TIA 与缺血性卒中有着密不可分的联系，大量研究显示，TIA 患者在近期有很高的卒中发生风险。相关荟萃分析指出，TIA 患者发病后第 2 天、第 7 天、第 30 天和第 90 天内的卒中复发风险分别为 3.5%、5.2%、8.0% 和 9.2%，上述数据证实 TIA 是完全性缺血性卒中的危险信号。

（常　红）

第六节　痴　呆　症

完成本内容学习后，学员将能：
1. 复述痴呆症的概念。
2. 描述痴呆症的临床表现。
3. 掌握痴呆症的预防和护理措施。

1906 年德国神经精神病学家 Alzheimer 首次报道了一例 51 岁女患者，大脑病理解剖时发现了该病的特征性病理变化即老年斑、神经元纤维缠结和神经元脱失。阿尔茨海默病（Alzheimer disease，AD）曾被称为早老性痴呆和老年性痴呆，现一般将 65 岁以前发病者称早发型，65 岁以后发病者称晚发型，有家族发病倾向者称家族性 AD（FAD），无家族发病倾向者称散发性 AD。符合临床诊断标准的 AD 患者病程多在 5~10 年，少数患者可存活 10 年以上。

【概述】

老年痴呆是指由于大脑退行性病变、脑血管病变、感染、外伤、肿瘤、营养代谢障碍等多种原因引起的，以认知功能缺损为主要临床表现的一组综合征，包括 AD、血管性痴呆（vascular dementia，VD）及混合性痴呆（mixed dementia，MD）等。老年痴呆是一个临床综合征，而不是特指一种疾病或神经病理过程。痴呆除了表现为定向、记忆、学习、语言、思维等多种认知功能损害外，还表现为精神行为异常。认知功能缺损和精神行为异常，终将导致患者的职业及社会生活功能下降或丧失。根据全球老年痴呆报告显示，全世界平均每 3s 就增加 1 位老年痴呆患者。目前我国 AD 患者已超过 1 000 万，65 岁以上人群老年痴呆患病率达 5.1%，80 岁以上的人群患病率高达 30%~40%。老年痴呆已成为老年人健康的第三大杀手,其患病率和致残率仅次于肿瘤和心脑血管病,死亡率占疾病死亡的第 5 位。

老年痴呆中最常见的是 AD。AD 是一种发生在老年和老年前期的一种病因未明,以进行性认知功能障碍和行为损害为特征的中枢神经系统退行性病变。临床表现为记忆障碍、失语、失用、失认、定向力障碍、抽象思维和计算力损害以及人格和行为改变等。

老年痴呆常见的危险因素中,年龄、性别、遗传是不可干预的危险因素。在 VD 患者中男性高于女性,在 AD 患者中女性高于男性。带有两个载脂蛋白 ε4 等位基因的人患 AD 的危险性高达 90%。可干预的危险因素有疾病、心理和社会因素。疾病因素主要包括高血压、高脂血症、心脏病、脑血管病、糖尿病等,心理因素主要包括抑郁、兴趣匮乏、生活中的重大不良事件等,社会危险因素包括教育程序低、工作地位低、经济条件差、社会活动范围小以及吸烟、嗜酒等不良嗜好。

【病因与发病机制】

多年来,AD 的病因和发病机制研究取得了许多进展,下面分别介绍几种主要的病因和发病机制理论:

（一）遗传

1. **病因**　三个常染色体显性遗传基因的突变可引起家族性 AD。21 号染色体的淀粉样蛋白前体基因（amyloid precursor protein, APP）突变导致 Aß 产生和老年斑形成,另外两个是早老素 –1（PESN1）和早老素 –2 基因（PSEN2）。PSEN1 位于 14 号染色体,PSEN2 位于 1 号染色体。携带有 APP 或 PSEN1 基因突变的人群 100% 会发展为 AD,而携带有 PSEN2 基因突变的人群,其发展为 AD 的概率为 95%。在家族性 AD 患者中检测到上述 3 个基因突变的概率低于 10%,在散发性 AD 患者中检测到上述 3 个基层突变的概率低于 1‰。

2. **发病机制**　载脂蛋白 E（APOE）基因是 AD 的重要危险基因。在大脑中,APOE 是由星形细胞产生,在脑组织局部脂质的转运中起重要作用,与神经元损伤和变性后,髓鞘磷脂的代谢和修复密切相关。APOE 有三种常见亚型,即 E2、E3 和 E4,分别由三种复等位基因 ε2、ε3 和 ε4 编码。不同 APOE 等位基因对 AD 发病风险的影响各不相同,APOE ε4 等位基因的频率在散发性 AD 中显著升高。

（二）ß- 淀粉样蛋白瀑布理论

1. **病因**　老年斑的主要成分是 ß 淀粉样蛋白（ß-amyloid, Aß）,它是 ß 淀粉样前体蛋白的一个片段。APP 为跨膜蛋白,由 21 号染色体的 APP 基因编码,其羧基端位于细胞内,氨基端位于细胞外。异常的 APP 代谢会释出 99 个氨基酸的羧基端片段和具有神经毒性的 Aß。Aß 为异质多肽,其中含 42 个和 40 个氨基酸的 Aß 多肽毒性最大。Aß42 是老年斑的主要成分,Aß40 主要见于 AD 的血管性病损。

2. **发病机制**　Aß 的神经毒性作用是通过产生自由基、刺激细胞死亡程序或刺激胶质细胞产生肿瘤坏死因子等炎症物质而使神经元死亡。细胞培养表明 Aß 具有神经毒性,能使神经元易于受代谢、兴奋性物质和氧化剂破坏。

（三）tau 蛋白学说

1. **病因**　神经元纤维缠结是皮质和边缘系统神经元内的不溶性蛋白质沉积所致。在电子显微镜下,构成缠结的蛋白质为双股螺旋丝,主要成分是过度磷酸化的 Tau 蛋白。Tau

蛋白的分子量为 5 万 ~6 万,是一种微管结合蛋白。

2. 发病机制 Tau 蛋白对维持神经元突触中微管的稳定起重要作用,而微管与神经元内的物质转运有关。Tau 蛋白过度磷酸化后,其与微管的结合功能受到影响,参与形成神经元纤维缠结,进而破坏了神经元及突触的正常功能。

（四）氧化应激

1. 病因 自由基是指原子核外层轨道带有不对称电子的分子。在生物体内,各种携氧分子是自由基的主要品种。细胞中氧自由基主要来源于线粒体,这是因为线粒体内的电子传递过程中可产生超氧阴离子自由基。来源于线粒体的氧自由基对神经元的氧化损害起主要作用。

2. 发病机制 氧化应激学说是 AD 的发病机制之一。蛋白质的氧化水平通常用蛋白质碳酰基来测量。脑组织研究发现 AD 患者的易感脑区特别是退化的神经元中蛋白质氧化水平升高,碳酰基显著升高。蛋白质糖残基增多称为糖化,蛋白质糖化会增加细胞的氧化应激压力。老年斑和神经元纤维缠结的主要成分 Aß 和 Tau 蛋白就是过度糖化的蛋白质。AD 的易感皮质区的神经元 DNA 受损明显,反映氧化应激水平的 8- 羟基鸟嘌呤浓度升高。在 AD 患者的脑细胞中,能量代谢过程中的酶的活性严重减少。这些酶的活性严重不足是由于编码这些酶的 DNA 受到了氧化性损害所致。

【临床评估与判断】

（一）临床评估

1. 健康史评估

（1）询问发病情况:询问患者或家属发病的时间,是否逐渐起病。了解患者发病有无明显的病因和诱因。

（2）了解既往史:询问患者既往健康状态,了解有无脑外伤史、既往服药史。长期大量服用巴比妥、溴化物、副醛及其他镇静药有引起痴呆的可能。

（3）了解患者有无重金属接触史,有无酗酒、吸烟嗜好,患者的爱好、价值观、信仰和兴趣对发病有无影响。

（4）了解患者是否存在内外环境的心理压力,患者家属和社会的支持系统情况。

（5）了解家族中有无痴呆患者。

2. 症状评估

（1）认知功能减退

1）轻度:主要是记忆障碍。首先出现的是近期记忆减退,忘记刚发生的事情。随着病情的发展,可出现远期记忆减退,即对已经发生已久的事情和人物遗忘。部分患者出现视空间障碍,外出后找不到回家的路。

2）中度:记忆障碍加重,工作、学习新知识和社会接触能力减退,特别是原已掌握的知识和技巧出现明显衰退。出现逻辑思维、综合分析能力减退,言语重复、计算力下降,明显的视空间障碍,在家中找不到自己的房间,还可出现失语、失用、失认。

3）重度:患者症状继续加重,言语能力丧失,不能自行穿衣、进食。

（2）非认知性神经精神症状:面对生疏和复杂的环境容易出现焦虑和消极情绪,还会出现人格障碍,如不爱清洁、不修边幅、暴躁、易怒、自私多疑。性格内向者变得易激惹、兴奋欣快、言语增多,原来性格外向的患者沉默寡言,部分患者出现明显的人格改变。

3. 身体评估

（1）观察患者的仪表和行为：了解个人卫生、衣着、活动方式等。

（2）观察认知状态：有无瞬间回忆、近期记忆力和远期记忆力变化；了解时间、地点、人物的定向力变化和言语变化；有无理解力与判断力变化；有无失语、失用、失认症等。

（3）观察情感变化：有无情感淡漠、低落、欣喜、兴奋等。

（4）观察思维有无异常：是否出现过错觉、幻觉、妄想等。

（5）观察患者外貌：是否显得老态龙钟，有无满头白发、牙齿脱落、身体弯曲、肌肉萎缩、步态不稳、步态蹒跚、手指震颤及书写困难等。

（6）神经系统检查：无明显体征，晚期可出现震颤、痉挛、偏瘫和肌强直等。

（二）临床判断

1. 医疗诊断

（1）实验室检查：血、尿常规，血生化检查正常。脑脊液检查 Aß42 水平降低，总 Tau 蛋白和磷酸化 Tau 蛋白增高。

（2）脑电图：早期主要是波幅降低和 α 波节律减慢，少数患者早期就有 α 波明显减少，甚至完全消失，随病情进展，可出现广泛的 θ 活动，以额叶、顶叶明显。晚期表现为弥漫性慢波。

（3）影像学检查：CT 检查脑萎缩、脑室扩大；头颅 MRI 检查显示双侧颞叶、海马萎缩。正电子发射体层摄影（PET）、单光子发射计算机断层摄影术（SPECT）可见顶叶、颞叶和额叶，尤其双侧颞叶的海马区血流和代谢降低。PET 可见脑内的 Aß 沉积。

（4）神经心理学检查：对 AD 的认知评估领域应包括记忆功能、言语功能、定向力、应用能力、注意力和执行功能。2018 年中国痴呆与认知障碍诊治指南中推荐简易精神状态检查（mini-mental state examination, MMSE）用于痴呆的筛查；蒙特利尔认知评估量表（Montreal cognitive assessment, MoCA）可用于轻度认知功能障碍（mild cognitive impairment, MCI）的筛查；阿尔茨海默病评估量表 – 认知部分（Alzheimer disease assessment scale-cog, ADAS-cog）用于轻中度 AD、血管性痴呆评估量表（vascular dementia assessment scale-cog, VaDAS-cog）用于轻中度 VD 药物疗效评价；临床痴呆评定量表（clinical dementia rating scale, CDR）用于痴呆严重程度的分级评定和随访。

应用广泛的 AD 诊断标准是由美国国立神经病语言障碍卒中研究所和阿尔茨海默病及相关疾病学会 1984 年制定，2011 年美国国立老化研究所和阿尔茨海默病协会对此标准进行了修订。

2. 常见护理问题

（1）有走失的危险　与患者存在视空间障碍、记忆力障碍有关。

（2）记忆障碍　与认知功能障碍导致记忆力下降有关。

（3）自理能力缺陷　与痴呆导致生活自理能力下降有关。

（4）潜在并发症：肺部感染、压力性损伤等。

【监测与护理】

（一）监测

包括 CT 或 MRI 等影像学检查，还要监测记忆力、注意力、语言功能、计算力、视空间、执行功能等认知功能，神经精神症状，日常生活能力，营养、电解质情况，家庭、社会支持系统等。目前,对于老年痴呆药物治疗仍在探索中,早期诊断和干预对延缓疾病的进展起到至关重要的作用。

（二）护理

老年痴呆患者普遍存在记忆功能障碍、自理缺陷、语言沟通障碍等,并且有失能的可能,如护理稍有不慎,往往容易并发其他疾病,比如呼吸系统疾病、骨折、胃肠道疾病、泌尿系统感染等。为此,要采取有效的应对措施,做好并发症的预防与护理。老年痴呆患者的护理目标是通过精心的护理,使患者的能力与所处的环境压力相适应,保留原有生活自理能力,从而防止并发症发生,提高生活质量。

1. 安全护理

（1）提供较为固定的生活环境,尽可能避免搬家,来到陌生的地方时,尽量有他人陪同,指导患者熟悉新的环境和路途。在病房走廊铺设防滑砖,外围加装防护扶栏,并适当摆放休闲座椅,供疲累的患者休息。病房内摆设尽量简单、宽敞,给患者足够的活动空间,并有清晰的环境导向标志。

（2）患者外出时尽量有人陪同,或佩戴写有联系人姓名和电话的卡片或手环,以助于走失时被人送回。

（3）加强日常生活的照护,防止跌倒、烫伤、烧伤、误服、自伤及伤人等意外事件的发生。当患者情绪激动出现暴力行为时,不要以暴制暴,保持镇定,尝试转移患者的注意力,找出导致暴力表现的原因,针对原因采取措施,暴力表现频繁出现时,与医生沟通给予药物控制。

2. 日常生活护理

（1）进食:由于老年痴呆患者认知功能下降,不能及时准确地表述自身情况及进食障碍的原因,增加了护理难度。对于不能判断自己是否吃饱,反复要吃的患者,控制每次进食量,少量多餐,保证每日正常的餐量。对于进食时间过长的患者,吃饭过程中反复提醒咀嚼、吞咽。创造一个安静的就餐环境,就餐过程中关闭电视、收音机等,让患者专注地吃饭。

（2）睡眠:由于老年痴呆患者存在时间定向力障碍,可能分不清白天和晚上,早期即会出现睡眠 – 觉醒节律紊乱。随着疾病的发展,逐渐加重甚至出现完全的昼夜睡眠模式颠倒。建立有规律的活动及时间表,养成良好睡眠习惯和方式,形成一定的生物钟,每天定时督促患者进行一定活动,增加日间光照。室内灯光照射能达到类似效果,光照的设备可根据具体情况选用床头灯、台灯和落地灯。

（3）如厕:除上述表现外,患者还会出现不能及时找到卫生间的情况,而且这种情况会变得越来越多。制订有规律的如厕时间表,把如厕时间记录下来,寻找规律,按时如厕,如在进餐前后、睡前或每隔两小时如厕一次。如果厕所距离较远,可在卧室放置床边简易坐便器。夜间起夜患者,可将小便壶放置于床旁,家人或照护者协助床上、床旁小便。

3. 精神行为异常护理 老年痴呆患者随着疾病的进展,除了认知功能障碍还会出现精神行为症状。大致可分为 4 个症状群:情感症状（焦虑、抑郁、易怒）、精神病性症状（幻觉、妄想、淡漠）、脱抑制症状（欣快、脱抑制行为）及活动过度症状（易激惹、激越、冲动控制障碍、攻击性行为）。出现精神行为异常首先分析其原因,主动关心患者,耐心倾听,不要讲道理。保持家庭氛围融洽、温馨,让患者感觉到家的温暖,没有被家庭抛弃。给患者提供喜欢吃的食物、舒缓的运动及锻炼,缓解焦虑抑郁的情绪。

使用疏导、解释或转移注意力等方式减轻激越症状,避免发生争吵,必要时暂时回避。创造安静、舒适、轻松的生活环境,避免环境中噪声、光线等造成刺激,妥善保管好刀剪等危险品。消除刺激幻觉的因素,如墙壁上的图案、影子、镜子、窗户上的反射光线等。出现冲动行事、讲粗话、语出伤人及性欲亢进等表现,不要表现出强烈的反应,要理解这是由于疾病导致的,本着不争辩、不纠正、不正面冲突的原则,防止患者出现脱抑制行为,在安全的前提下,可采取有意忽略的态度,还可转移患者注意力,积极的活动锻炼可减少其脱抑制行为的发生。

4. 开展痴呆症训练活动 从简单的日常生活开始,逐渐到针对性的平衡、肌力训练。并予记忆训练、理解和表达能力的训练等。在医疗护理和日常生活中,给予他们最佳的个人照顾,细心观察,随时指导。

5. 维持现存功能 弥补患者功能上的缺损,帮助患者完成日常各项生活事务,但同时也要给予其自我照顾的机会,尽可能地维持患者尚存的功能,如洗漱、穿脱衣服、用餐、如厕等。兼顾患者的生活习惯和个人兴趣爱好。比如,可以向患者的家属了解,患者平时习惯在什么时候洗澡,喜欢什么文体活动,这样就可以将这些信息纳入管理计划,尽量避免因习惯改变而导致患者困惑。

6. 用药护理 痴呆患者常忘记吃药、吃错药或重复服药,所以患者服药时必须有人在旁陪伴,亲视服药。由于痴呆患者常不能诉说不适,要细心观察患者有无用药不良反应等。对伴有抑郁、幻觉和自杀倾向的患者,要把药品管理好,放在患者拿不到的地方。

7. 心理护理 要有足够的耐心,交流时语言简单易懂,态度温和,积极主动地关心照顾患者,以实际行动关爱、支持和鼓励患者,并鼓励家人多陪伴患者。予患者成年人的尊严,注意保护患者的自尊,不急于否定或批评,不强迫患者、教育患者,要用平常心对待患者的健忘,不责备患者。

8. 制订管理方案 内容包括管理方案的制订时间、患者的基本信息、个人生活护理的需求和方案、活动的需求和方案、专业性护理的需求和方案、行为管理的需求和方案。

9. 管理方案的实施

(1)管理者应确保护理团队掌握护理痴呆患者的基本知识和技能。

(2)所有护理人员和相关工作人员都需要理解和熟悉管理方案,明确自己的任务、要求、权限和责任。要确保护理人员充分了解他们所管理的每一位痴呆患者的能力和需求,能够为痴呆患者提供恰当的照顾和服务。

(3)在实施过程中,护理人员需要得到培训、督导和支持。管理者要帮助护理人员采取灵活有效的解决方法,及时调整管理策略,预防问题的发生,并能够适应痴呆患者不断地变换。护理团队的管理者要具备为护理人员进行示范和指导的能力。

(4)护理团队及工作人员的编制,应确保痴呆患者能得到足够的照顾和帮助。

(5)管理者、护理团队和其他工作人员应和痴呆患者的家庭成员建立"管理伙伴"关系,从而使患者获得最佳生活品质。

(6)管理者需要评估工作流程,支持一线的护理人员在与痴呆患者的实时互动中采取有效方法来解决问题。一旦护理人员成功地照顾了痴呆患者,就需要得到认可和鼓励。

知识扩展

鱼油补充剂的作用

Alzheimer's and Dementia 杂志上发表了一项回顾性队列研究,分析了鱼油补充剂(FOSs)在健康人和有轻度认知障碍患者中的使用与认知能力下降指标以及脑萎缩之间的关系。主要预后指标包括总体认知状态和大脑皮质灰质、海马和心室容量。结果显示,研究期间服用鱼油补充剂,认知下降速率显著变慢,但只出现在 APOE ε4 阴性且入组时无痴呆的参与者中。此外,在认知正常的人群中,那些报告服用鱼油补充剂者在一个或多个 MRI 区域较少出现脑萎缩。《中国认知障碍患者照料管理专家共识》指出对于认知障碍患者采取分级照料。轻度:此阶段患者的日常生活能力部分受损,需要帮助维持和改善工具性日常生活能力,如处理财务、乘车、做家务、使用家电等,维持独立生活的能力。中度:患者认知功能逐渐减退,日常生活能力降低,需要帮助患者应对生活中的各种障碍。有规律的生活自理,培养患者的自信心和安全感,陪同患者完成力所能及的任务。重度:此阶段患者基本丧失了生活自理能力,需要重点关注其口腔卫生、营养状况、排泄、避免吸入性肺炎、压疮、深静脉血栓等并发症。

知识扩展

轻度认知功能障碍

轻度认知功能障碍(mild cognitive impairment, MCI)是指记忆力或其他认知功能进行性减退,但不影响日常生活能力,且未达到痴呆的诊断标准。MCI 诊断标准主要包括以下4点:①患者或知情者报告,或有经验的临床医师发现认知的损害;②存在一个或多个认知功能域损害的客观证据(来自认知测验);③复杂的工具性日常能力可以有轻微损害,但保持独立的日常生活能力;④尚未达到痴呆的诊断。

以上标准只是 MCI 的一般标准,实际操作中如何对认知障碍但是没有达到痴呆程度进行界定,目前没有统一的标准。另外,不同病因导致的 MCI 其具体的诊断标准不同,临床应灵活使用。

针对轻度认知功能障碍开展认知干预是一种非药物治疗的重要手段,可以延缓疾病的进展,改善认知功能。目前,关于认知干预分为三个方面认知刺激、认知康复、认知训练。如何根据患者整体情况选取适合的认知干预方法非常重要。

(乔雨晨 刘志英)

第七节 骨质疏松症

学习目标

完成本内容学习后,学员将能:
1. 复述骨质疏松症的定义及危险因素。
2. 描述骨质疏松症的临床表现。
3. 应用风险评估量表对老年人进行骨质疏松评估。
4. 掌握骨质疏松症的预防和护理措施。

【概述】

骨质疏松症(osteoporosis,OP)是一种以骨量降低和骨组织微结构破坏为特征,导致骨脆性增加和易于骨折的代谢性骨病,系由各种原因引起的一种全身性骨骼疾病。骨质疏松按病因可分为原发性和继发性两类,原发性骨质疏松又分为绝经后骨质疏松症(Ⅰ型)、老年骨质疏松症(Ⅱ型)和特发型骨质疏松症(包括青少年型)3种。

骨质疏松是老年人的常见病之一,其严重后果是脆性骨折。据报道,全球目前约有2亿人患有骨质疏松症,其发病率跃居世界各种常见病的第7位。到2050年,全球60岁以上的老年人口数量将上升到20亿,超过了儿童(0~14岁)人数,占全球人口总量的22%,随着社会老龄化进程加快及人们生活方式的转变,骨质疏松症的发病率日益增加,已成为威胁中老年人健康的全球性的公共卫生问题,其危害程度仅次于心血管疾病。骨质疏松症早期可无临床症状,随着病程的进展,骨量持续丢失,骨小梁破坏、消失,引起周身疼痛、乏力、脆性骨折等临床症状,且由此导致的失能、抑郁、失眠等并发症,严重影响着患者的生理及心理健康,给社会、家庭及个人造成沉重的经济负担和巨大的痛苦。

【病因与发病机制】

(一)年龄因素

年龄因素是骨质疏松症发生的根本因素。老年期的骨量丢失合并骨转换的减慢是老年骨质疏松症的主要病理表现。有实验表明,在性激素水平正常的情况下,骨髓中的骨细胞随着年龄的增加而减少,并导致骨质疏松。成骨细胞生成的减少同时伴随着脂肪生成增加、破骨细胞生成减少,是骨质疏松症的主要原因。

(二)遗传学因素

遗传因素对年轻时骨峰量的峰值高低、随后的骨质丢失速度及骨质疏松症的形成有重要影响。成熟期的骨量即骨峰值(peak bone mass)对于骨质疏松症的发生具有重要影响。一般认为,骨量获得过程中存在遗传因素的影响,50%~60%以上的骨峰值由遗传决定。成熟期的骨量和老年期的骨丢失决定患者的骨量多少,这两种因素决定了70岁时的骨量含量。

（三）性腺功能减退

老年人性腺功能减退引起的性激素分泌减少是导致骨质疏松症的重要因素之一。雄性激素参与骨代谢,有促进蛋白合成作用,对骨基质的合成有促进作用,从而有人把雄激素减少看成男性老年骨质疏松症的主要原因。老年女性因雌激素缺乏使甲状腺 C- 细胞对钙离子的敏感性下降,从而减少降钙素的分泌,肾 1.25（OH）$_2$D$_3$ 合成发生障碍,从而使肠钙的吸收减少,此外,雌激素不足时,骨对甲状旁腺素（PTH）的敏感性增加,骨质吸收作用加强,导致骨质丢失。

（四）钙调节类激素改变

人体有 3 种钙调节激素调节钙磷代谢和维持血钙浓度稳定,即降钙素（CT）、甲状旁腺激素（PTH）及活性维生素 D［1.25（OH）$_2$D$_3$］。降钙素可使破骨细胞内的钙离子转移至线粒体内,从而抑制破骨细胞的活性,并可抑制大单核细胞向破骨细胞的转化。大剂量 PTH 抑制成骨细胞而使大单核细胞转化为破骨细胞,从而增加骨质的吸收。1.25（OH）$_2$D$_3$ 既能促进骨吸收,又能促进骨形成。老年人各器官的功能出现衰退,肾功能显著下降,肌酐清除率降低,导致血磷升高,继发性使 PTH 上升,骨吸收增加,骨钙下降。老年人肾内 1-α 羟化酶活性下降,使 1.25（OH）$_2$D$_3$ 合成减少,肠钙吸收下降,又反馈性使 PTH 分泌上升。同时 C 细胞功能衰退,CT 分泌减少,骨形成下降。

（五）失用性因素

各种原因的失用如石膏固定、瘫痪或严重关节炎等,由于运动活动减少,肌肉力量衰退,对骨骼和成骨细胞的机械刺激减弱,造成肌肉萎缩,骨形成减少,骨质吸收增加,而绝对卧床不活动每个月约可丢失骨质量的 1%,从而造成骨质疏松。

（六）营养缺乏

营养状况及矿物盐的摄取对骨量的积累和维持有重要影响。老年人由于消化系统功能减退,易出现营养素及微量元素摄入不足,影响成骨细胞的活性,导致骨形成的减少。人体元素中骨钙约占人体总钙量的 99%,若饮食中长期缺钙（每日不足 400mg）,可引起继发性甲状旁腺功能亢进,促进骨质吸收,也可致骨质疏松症。

（七）日照偏少

日光可促进人体中的维生素 D 活化,活化的维生素 D 才能促进钙的吸收。人体维生素 D$_3$ 一半来源于食物,另一半来自日光照射。老年人光照不足,可致维生素 D$_3$ 缺乏,导致骨质疏松。

【临床评估与判断】

（一）临床评估

1. 临床表现

（1）骨痛和肌无力:早期无症状,仅在 X 线摄片或骨密度测量时被发现。较重者常诉腰背疼痛、乏力或全身骨痛。骨痛通常为弥漫性,无固定部位,检查不能发现压痛点。仰卧或坐卧时疼痛减轻,直立后伸、久坐时疼痛加剧;日间疼痛减轻,夜间和清晨醒来时疼痛加重。乏力常于劳累或活动后加重。负重能力下降或不能负重。

（2）骨折:常因轻微活动、创伤、弯腰、负重、挤压或摔倒发生骨折。脊柱压缩性骨折多见于绝经后骨质疏松症,可引起驼背和升高变矮,多在突发性腰背疼痛后出现。髋部骨折多在股骨颈部,以老年性骨质疏松症多见。

（3）脊柱变形：骨质疏松严重的患者可有身高缩短或驼背。女性65岁时比自身最大身高缩短4cm以上，75岁时缩短可达9cm以上。驼背特点是呈弧形，故又称老年圆背（round back），并进行性加重。

（4）并发症：驼背和胸廓畸形者可出现胸闷、气短、呼吸困难，甚至发绀等表现；肺活量、肺最大换气量和心排出血量下降，极易并发上呼吸道和肺部感染。髋部骨折者常因感染、心血管病或慢性衰竭而死亡；幸存者生活自理能力下降或丧失，长期卧床加重骨丢失，使骨折极难愈合。

2. 国际骨质疏松症基金会骨质疏松症风险测试 测试内容见表10-12。如果任何一条问题的答案为"是"，即为阳性，但这并不证明受试者就患了骨质疏松，需要进行骨密度测试来得出结论。

表10-12 IOF骨质疏松症风险测试

	编号	问题	回答	
不可控因素	1	父母曾被诊断为骨质疏松或曾在轻摔后骨折？	是	否
	2	父母中一人有驼背？	是	否
	3	实际年龄超过40岁？	是	否
	4	是否成年后因轻摔后发生骨折？	是	否
	5	是否经常摔倒（去年超过一次），或因为身体教虚弱而担心摔倒？	是	否
	6	40岁后的升高是否减少超过3cm以上？	是	否
	7	是否体质量过轻（BMI值少于19kg/m^2）？	是	否
	8	是否曾服用类固醇激素（例如可的松、泼尼松）连续超过3个月（可的松通常用于治疗哮喘、类风湿关节炎和某些炎性疾病）？	是	否
	9	是否患有类风湿关节炎？	是	否
	10	是否被诊断出有甲状腺功能亢进或是甲状旁腺功能亢进、1型糖尿病、克罗恩病或乳糜泻等胃肠疾病或营养不良？	是	否
	11	女士回答：是否在45岁或以前就停经？	是	否
	12	女士回答：除了怀孕、绝经或子宫切除外，是否曾停经超过12个月？	是	否
生活方式	13	女士回答：是否在50岁前切除卵巢有没有服用雌/孕激素补充剂？	是	否
可控因素	14	男士回答：是否出现过阳痿、性欲减退或其他雄激素过低的相关症状？	是	否
	15	是否经常大量饮酒？	是	否
	16	目前习惯吸烟或曾经吸烟？	是	否
	17	运动量少于30min/d（包括做家务、走路和跑步等）？	是	否
	18	是否不能服用乳制品，有没有服用钙片？	是	否
	19	从事户外活动时间是否少于10min/d，有没有服用维生素D？	是	否
结果判断		上述问题，只要其中有一题回答结果为"是"，即为阳性，提示存在骨质疏松症的危险，并建议进行骨密度检查或FRAX风险评估		

3. 亚洲人骨质疏松自我筛查工具（osteoporosis self-assessment tool for Asians，OSTA） 此工具根据亚洲八个国家和地区绝经后妇女的研究，收集多项骨质疏松危险因素并进行骨密度测定，得出能最好体现敏感度和特异度的2项建议筛查指标，即年龄和体重。计算方法：[体重（kg）－年龄（岁）]×0.2，结果评定如表10-13所示。

表 10-13　OSTA 结果评定

风险级别	OSTA 指数
低	>1
中	−4~−1
高	<−4

4. 骨质疏松骨折的风险预测 世界卫生组织推荐的骨折风险预测简易工具（FRAX）可用于计算10年内发生髋部骨折的概率及任何主要骨质疏松骨折发生概率。FRAX的计算参数包括股骨颈骨密度和临床危险因素。在没有骨密度测定条件时，FRAX提供了仅用BMI指数即身体质量指数，简称体质指数和临床危险因素进行评估的计算方法。

在FRAX中明确的骨折常见危险因素有年龄、性别、低骨密度、低体质指数（≤19kg/m²）、既往脆性骨折史、父母髋骨骨折、接受糖皮质激素治疗（任何剂量，口服3个月或更长时间）、吸烟、过量饮酒，合并其他引起继发性骨质疏松的疾病和类风湿关节炎等。

美国指南中提到FRAX工具计算出髋部骨折概率≥3%或任何重要的骨质疏松性骨折发生率≥20%时，视为骨质疏松性骨折高危患者；欧洲一些国家的治疗阈值髋部骨折概率≥5%。在临床实践中应根据患者的具体情况而定。

（二）临床判断

1. 医疗诊断 由于骨强度与骨质量在临床上较难检测，而骨密度（bone mineral density，BMD）的高低与骨折的危险性密切相关，因此，目前临床上用于诊断骨质疏松症的通用指标是发生了脆性骨折和/或BMD低下。

脆性骨折：即为轻微暴力下发生的骨折。常见有椎体骨折、股骨颈骨折及Colles骨折，是骨强度下降的最终体现。所以只要有过脆性骨折史即可诊断为骨质疏松。

2. 骨密度测量 BMD测量是利用X线和其他技术对人体骨质含量（BMC）、BMD和全身体质成分进行无创性定量分析的方法。它是目前诊断骨质疏松、预测骨质疏松性骨质以及监测自然病程或药物干预疗效的最佳定量指标。其中，双能X线骨密度仪（DXA）测量的BMD为国际学术界公认的诊断骨质疏松症的金标准。

（1）诊断标准：参照1994年世界卫生组织建议的白种人妇女骨质疏松症的诊断标准，即：

1）骨量正常：骨密度低于同性别、同种族健康成人的骨峰值不足一个标准差。

2）骨量减少：骨密度低于同性别、同种族健康成人的骨峰值1~2.5个标准差。

3）骨质疏松：骨密度等于或低于同性别、同种族健康成人的骨峰值2.5个标准差以下。

4）严重骨质疏松：骨密度降低程度符合骨质疏松诊断标准，同时伴有一处或多处骨折为严重骨质疏松。

测定部位的骨密度对预测该部位的骨折风险价值最大。临床上常用的推荐测量部位为 L_1~L_4 和股骨颈，诊断时要结合临床情况具体分析。

（2）BMD 测定的临床指征包括以下几点：

1）女性 65 岁以上和男性 70 岁以上者。

2）女性 65 岁以下和男性 65 岁以下，有一个或多个骨质疏松危险因素者。

3）有脆性骨折史的成年人。

4）各种原因引起性激素水平下降的成年人。

5）X 线摄片已有骨质疏松改变者。

6）接受骨质疏松治疗、进行疗效监测者。

7）患有影响骨代谢疾病或使用骨代谢药物史者。

8）IOF 骨质疏松症一分钟测试题回答结果阳性者。

9）OSTA 结果 ≤ −1 者。

3. 常见护理问题

（1）疼痛　与骨质疏松、骨折有关。

（2）功能受限　与骨质疏松、骨骼变形、骨折有关。

（3）有跌倒的危险　与骨质疏松有关。

【监测与护理】

（一）监测

骨质疏松又称为"寂静的杀手"，直至骨质疏松严重时才会出现疼痛、身体变形和发生脆性骨折等临床表现。但较多骨质疏松患者早期常无明显的自觉症状，常在骨折发生后经 X 线或骨密度检测时才发现有骨质疏松。

1. 疼痛　约 60% 的患者存在不同程度的骨痛。患者可有腰背疼痛或全身疼痛，负重增加后疼痛加重或活动受限，严重时翻身及起坐有困难。

2. 脊柱变形　椎体压缩性骨折会导致胸廓畸形、腹部受压等，甚至出现限制性通气障碍、呼吸衰竭、肺部感染、便秘及消化不良等。

3. 骨折　轻度外伤或日常活动后易发生骨折。发生骨折的常见部位有胸、腰椎，髋部，桡、尺骨远端及肱骨近端。发生一次脆性骨折后，再次发生骨折的危险性明显增加。

（二）护理

1. 骨质疏松症防治对象的选择　骨质疏松症的初级预防对象是未发生过骨折但有骨质疏松症危险因素或已有骨量减少（−2.5<T ≤1）者，应防止发展为骨质疏松症，以避免发生第一次骨折。二级预防是指已有骨质疏松症（T ≤ −2.5）或已发生过骨折，以避免初次骨折或再次骨折。

2. 骨质疏松防治的基本措施　骨质疏松的防治被称为"金字塔"样模式。模式的第一步是基本措施及生活方式干预，包括摄入充足的钙和维生素 D、适当的体力活动和预防跌倒。模式的第二步是寻找和治疗引起骨质疏松症的危险因素。模式的第三步是药物干预，以提高骨密度和降低骨折的发生率。

（1）规律的体力活动：运动可增强活动能力、增加肌肉强度、提高机体的协调性、改善平衡能力及减少摔倒的危险。研究表明，治疗性运动可以维持或增加绝经后妇女的骨密度。老年人运动可以增加平衡能力和自信心，有利于预防摔倒，如练习太极拳，散步等。

（2）充足的钙营养：我国营养学会提出成人每日钙摄入推荐量 800mg 是获得理想骨峰值、维护骨骼健康的适宜摄量，绝经后妇女和老年人每日钙摄入推荐量为 1 000mg。我国老年人每日从饮食中获得钙量约 400mg，故每日应补充 500~600mg 钙剂。钙剂的选择应充分考虑其安全性与有效性，应与其他药物联合应用。

（3）充足的维生素 D 营养：维生素 D 缺乏和作用不足在老年性骨质疏松症和骨质疏松性骨折的发生中具有重要的作用。我国骨质疏松症诊疗指南中规定成年人维生素 D 推荐剂量为 400IU/d（10μg/d），老年人因缺乏日照和摄入及吸收障碍常有维生素 D 缺乏，故推荐剂量为 600IU/d（15μg/d）。研究表明，较高的维生素 25-（OH）D 水平可能有利于健康，合适的 25-（OH）D 水平应为 70~80nmol/L。要达到该水平老年人需要补充大量的维生素 D（800~1 600IU/d）。老年人因肾脏合成维生素 D 的能力下降，宜使用活性维生素 D 制剂用于骨质疏松症的防治。

（4）预防摔倒和骨骼保护：60 岁以上的老年人有 30% 在 1 年至少发生 1 次摔倒，随着年龄的增大摔倒的危险性大大增加。因此，预防跌倒对于老年人具有重要意义。研究表明，使用髋部保护器有助于降低老年人髋部骨折的发生率，因此，具有骨折危险的老年人应使用髋部保护器。

3. 心理疏导

（1）老年骨质疏松症患者病程长，见效慢，个别患者疼痛明显，行动不便，有心理障碍，应理解尊重，建立良好护患关系，减轻或消除不良情绪，积极配合治疗，利于疾病康复。

（2）加强对老年患者的宣教，使其了解疾病的程度，正确引导患者做好长期治疗的心理准备，同时介绍疾病康复病例，增强其治疗信心。

（3）协助老年人及家属适应其角色与责任，减少对老年人治疗和康复不利的因素。

4. 用药管理

（1）遵医嘱及时正确用药，慎用激素类药物，注意观察药物的疗效及不良反应。

（2）钙剂和维生素 D 是基础用药。尽可能通过饮食摄入充足的钙，服用钙剂最好在用餐时间外服用，空腹服用效果最好，不可与绿叶蔬菜一起服用，鼓励患者多饮水以减少泌尿系结石的发生；不同种类钙剂中碳酸钙含钙量最高，吸收率最高。目前国内市场上用于治疗骨质疏松症的活性维生素 D 及其类似物，不需要肾脏 1α 羟化酶羟化就有活性，具有提高骨密度，减少跌倒，降低骨折风险的作用。

（3）临床研究已证明绝经激素治疗（menopausal hormone therapy，MHT）包括雌激素补充疗法（estrogen therapy，ET）和雌、孕激素补充疗法（estrogen plus progestogen therapy，EPT）。是防治绝经后骨质疏松症的有效措施。性激素必须在医生的指导下使用，定期进行妇科检查和乳腺检查，定期监测肝功能。

（4）降钙素能抑制破骨细胞的生物活性，减少破骨细胞的数量，减少骨量丢失并增加骨量。服用降钙素应注意观察不良反应，如食欲减退、恶心、面色潮红等。

（5）服用阿伦磷酸钠时为避免药物对食管及胃部的刺激,建议晨起空腹服药,用200~300ml 开水送服,服药后 30min 不能平卧,应站立或坐立,以减少消化道的刺激。期间不能进食牛奶、果汁等饮料。首次口服或静脉注射含氮双膦酸盐可出现一过性发热、骨痛和肌痛等类流感样不良反应。下颌骨坏死主要见于使用静脉注射双膦酸盐的肿瘤患者,发生率不等,约为 1%~15%。

5. 饮食管理 指导患者饮食均衡,合理膳食。摄入含钙和维生素 D 丰富的食物;减少盐的摄入量;适当控制含磷高的食物;增加含维生素 C 和含铁食物的摄入;增加奶制品和豆制品的摄入。改变不良的生活习惯,避免饮酒、喝浓茶及碳酸饮料。

6. 运动管理 老年人适当运动可保持骨量,减少骨丢失,提高骨密度与预防跌倒,预防脆性骨折。

（1）运动原则:包括个体原则、评定原则和产生骨效应原则。个体原则指根据个体生理状态与运动功能的差异,选择适合的运动方式;评定原则指每个人在选择运动方式时应进行营养、脏器功能等方面的评估;产生骨效应原则指负重、抗阻、超负荷和累积的运动可以产生骨效应,抗阻运动具有部位特异性,即承受应力的骨骼骨量增加。

（2）运动方式:以负重运动、抗阻力运动为宜。例如:快步走、哑铃操、划船、蹬踏运动等。

（3）运动频率与强度:建议做负重运动每周 4~5 次,抗阻力运动每周 2~3 次。强度以每次运动后肌肉有酸胀感,休息后次日此种感觉消失为宜。

7. 健康指导 加强预防跌倒的宣传教育和保护措施,如家庭、公共场所防滑、防绊、防碰撞措施。指导患者维持良好姿势,改变体位时动作应缓慢。必要时可指导老年人使用手杖和助步器,以增加其活动时的稳定性。衣服和鞋穿着要合适,大小适中,且有利于活动。选择合适的衣裤。

知识扩展

骨质疏松症的发生情况

根据 2017 年中华医学会骨质疏松和骨矿盐疾病分会《原发性骨质疏松症诊疗指南》分析:预计在未来几十年中国人髋部骨折发生率仍将处于增长期,根据 2015 年我国骨质疏松性骨折(腕部、椎体和髋部)约为 269 万例次,2035 年约为 483 万例次,到 2050 年约高达599 万例次,女性发生骨质疏松性骨折的危险性(40%)高于乳腺癌、子宫内膜癌和卵巢癌之和,男性发生骨质疏松性骨折的危险性(13%)高于前列腺癌。

（田凤华）

第八节 肌 少 症

学习目标

完成本内容学习后,学员将能:
1. 复述肌少症的定义及危险因素。
2. 描述肌少症的临床表现。
3. 应用风险评估量表对老年人进行肌少症评估。
4. 掌握肌少症的预防和护理措施。

【概述】

肌少症或称"肌肉减少症"源于希腊语,最早由美国塔夫茨大学教授 Irwin Rosenberg 于 1989 年提出。2010 年欧洲老年肌少症工作组(European Working Group on Sarcopenia in Order People,EWGSOP)发表了肌少症共识。此后,国际肌少症工作组(International Working Group on Sarcopenia,IWGS)也公布了新共识,将肌少症定义为:"与增龄相关的进行性、全身肌量减少和 / 或肌强度下降或肌肉生理功能减退"。肌少症与活动障碍、跌倒、低骨密度及代谢紊乱密切相关,是老年人生理功能逐渐减退的重要原因和表现之一。肌少症会增加老年人的住院率及医疗花费,严重影响老年人的生活质量,甚至缩短老年人的寿命。

【病因及发病机制】

随着年龄的增长,肌少症发病率逐渐增加,其与增龄之间的关系已被证实。人类的骨骼肌纤维分为 I 型和 II 型,其中 I 型为慢肌纤维,II 型为快肌纤维。肌少症主要与 II 型肌纤维的减少密切相关。增龄除了引起骨骼肌纤维数量的减少之外,激素水平变化、营养摄入减少、蛋白质合成与分解失衡、神经 – 肌肉功能衰退及运动单位重组、线粒体及染色体损伤、炎性因子与自由基氧化损伤及卫星细胞的修复受损、细胞凋亡、热量和蛋白质摄入改变等均与肌少症有关,这些均是衰老相关的多因素综合作用的结果。目前尚无明确的首要致病因素,但对以下几个观点较为认可。

(一)运动减少

增龄相关的运动能力下降是老年人肌肉量丢失和强度下降的主要因素。长期卧床者肌肉强度的下降要早于肌肉量的丢失,活动强度不足导致肌力下降,而肌肉无力又使活动能力进一步降低,最终肌肉量和肌肉强度均下降。较多研究提示老年人进行阻抗运动能显著增加肌肉量、肌肉强度和肌肉质量。

(二)神经 – 肌肉功能减弱

运动神经元的正常功能对肌纤维的存活是必需的,在肌少症发病机制中 α 运动神经元的丢失是关键因素,研究发现老年人 70 岁以后运动神经元数量显著减少,α 运动神经元丢失达 50%,显著影响下肢功能。老年时期 α 运动神经元数量的显著减少直接导致肌肉协调性下降和肌肉强度的减弱。在肌肉纤维数量上,对成人肌肉的研究发现,90 岁时肌肉中 Ⅰ 型和 Ⅱ 型纤维含量仅为年轻人的一半。老年时期,由于肌肉卫星细胞数量和募集能力下降,导致 Ⅱ 型纤维比 Ⅰ 型纤维下降更显著。星状细胞是肌源性干细胞,可在再生过程中被激活,分化为新肌纤维和新星状细胞,但是这种再生过程在应对损伤时将导致 Ⅰ 型纤维不平衡和数量减少,且老年人肌肉更易损和难修复。

（三）增龄相关激素变化

胰岛素、雌激素、雄激素、生长激素和糖皮质激素等的变化参与肌少症的发病。肌少症时,身体和肌细胞内脂肪增加,这与胰岛素抵抗有关。实验已证实老化肌细胞接受胰岛素作用后,蛋白合成能力明显降低。雌激素对肌少症的发病作用存在不一致的证据。男性睾酮水平随增龄每年下降 1%,这在男性肌少症发病中起重要作用。很多研究显示老年男性低睾酮水平与肌肉量、强度和功能的下降均相关,有研究发现,与安慰剂比较,睾酮能显著增加全身瘦体质、握力,而脂肪质量减少。这种作用具有剂量依赖性。此外,老年人维生素 D 缺乏非常普遍,多项研究证实维生素 D 缺乏是肌少症的危险因素,并且 1,25 双羟维生素 D 水平降低与肌肉量、肌肉强度、平衡力下降和跌倒风险增加相关。

（四）促炎性反应细胞因子

促炎性反应细胞因子参与老年人肌少症的发病,研究发现血 IL-6、TNF-α 和 C 反应蛋白水平与肌肉量、肌肉强度有关。荷兰老年人群的研究提示高水平 IL-6 和 C 反应蛋白使肌肉量和肌肉强度丢失风险增加。这些炎性反应细胞因子增高引起肌肉组织合成代谢失衡,蛋白分解代谢增加。老年人炎性反应细胞因子长期增高是肌少症的重要危险因素。

（五）肌细胞凋亡

肌肉活检显示老年人肌细胞凋亡显著高于年轻人,这是肌少症的基本发病机制,肌细胞凋亡与线粒体功能失常和肌肉量丢失有关。研究证实肌少症主要累及 Ⅱ 型肌纤维更容易通过凋亡途径而死亡。增龄、氧化应激、低生长因子以及完全制动等可触发胱天蛋白酶依赖或非依赖的凋亡信号通路。

（六）遗传因素

骨骼肌质量与力量是肌少症研究中最常见的两种表型,两者在个体间差异较大,其中遗传因素是引起差异的重要因素,可能是由于不同个体间的生长激素及其受体、转运蛋白、肌肉生长抑制激素及某些细胞因子的表达水平不同造成的蛋白更新差异所致。分子遗传学研究显示,遗传因素在骨骼肌质量表型中占 45%~90%,在肌力中占 30%~85%。目前关于肌少症遗传方面的研究还存在很多未知数。

（七）营养因素

已证实老年人合成代谢率降低 30%,其降低究竟与老年人营养、疾病、活动少有关,还是仅与增龄有关,仍有争议。老年人营养不良和蛋白质摄入不足可致肌肉合成降低,已有研究证实氨基酸和蛋白补充可直接促进肌肉蛋白合成,预防肌少症,推荐合适的饮食蛋白摄入量为 1.0~1.2g/（kg·d）。

【临床评估与判断】

（一）临床评估

1. 肌量评估　双能 X 线吸收测定法（dual-energy X-ray absorptiometry, DXA）是目前

评估肌量最常用的方法,依据身体成分对X线吸收率不同来区分骨骼和软组织,可精确区别全身和局部肌肉、脂肪和骨骼量,且费用低廉,放射剂量小。近十余年国内双能X线骨密度仪已普及,但主要用于骨密度的测定。1998年Baumgartner等基于DXA肌肉量测量,提出了肌量减少的诊断标准。该标准以身高校正后的四肢肌量为参照指标[四肢肌量(kg)/身高^2(m^2)],如低于青年健康人峰值的2SD可诊断肌量减少。由于人种不同,不同地区的诊断切点有所差异,亚洲肌少症工作组(Asican working group of sarcopenia,AWGS)将诊断阈值设定为:男性<7.0kg/m^2,女性<5.4kg/m^{2}为肌量减少。欧洲肌少症工作组将诊断切点设定为:男性<7.26kg/m^2,女性<5.45kg/m^2。国际肌少症工作组的诊断切点设定为:男性<7.23kg/m^2,女性<5.67kg/m^2。

CT和MRI曾为评估肌量的金标准,可以精确区分肌肉、脂肪以及其他软组织,主要用于特殊部位横切面的分析,如肢体肌量测定。但其操作难度较大,费用昂贵。同时,CT因具有较大的放射性也限制其用于全身肌肉量的评估。

生物电阻抗测定(bioelectrical impedance analysis,BIA),通过向体内引入小量交流电,计算电流在体内肌肉中的水传导及阻抗信息,进而推算出体内肌肉含量。这种检测方法与MRI相关性良好、方便携带、价格低廉、操作快捷、无创、无辐射,缺点是检测结果受机体含水量影响,适用于筛查。不同国家或地区、不同学会以BIA为测量工具诊断肌少症标准有所不同。亚洲肌少症工作组建议男性和女性肌肉量减少的切点分别为7.0kg/m^{2}和5.7kg/m^2。

2. 肌力评估 评估肌少症患者的肌力时,最常采用的是简单易行的握力测定法。握力测定与下肢肌力、膝关节屈伸力、腓肠肌横截面积有良好相关性。亚洲肌少症工作组建议诊断切点为男性<26kg、女性<18kg为肌力减弱。欧洲肌少症工作组建议诊断切点:男性握力<30kg,女性握力<20kg为肌力减少。

3. 肌肉功能评估 评估肌肉功能的方法较多,最常用的包括简易机体功能评估法(short physical performance battery,SPPB)、日常步速评估法、站起步行试验以及爬楼试验等。SPPB由Guralnik于1994年首度应用,一共有三项内容,分别是三姿平衡测试、步速测试、椅上坐-站测试。SPPB是美国国家衰老研究院认可的老年人评定项目,应用较为广泛,单项测试分值为4分,总分为12分。若总分≤8分,则肌肉功能下降。为提高测试的精度,每项测试通常重复测量2~3次,取最短时间值。SPPB被多次证实能较好地评定体弱老年人的日常活动能力,较低的SPPB得分预示着老年人未来4年住院和死亡的可能性较大。

(1)三姿平衡测试:该测试要求受试者用三种姿势站立,第一种姿势为并脚站立,第二种姿势为前脚脚后跟内侧紧贴后脚脚踇趾站立,第三种姿势为双足前后并联站立,受试者可用手臂或其他方式保持平衡,但不能移动足底。评分标准:第一种、第二种姿势站立超过10s得1分,少于10s得0分;第三种姿势站立超过10s得2分,3~10s得1分,3s以内得0分。

(2)步速测试:该测试要求用胶带在地面标注4m的直线距离,测试区域前后保留2m的无障碍空间。受试者可借助拐杖等工具完成4m行走(鼓励尽量不用),要求受试者用平常步速。评分标准:≤4.82s得4分;4.82~6.20s得3分;6.21~8.71s得2分;>8.70s得1分;不能完成得0分。

(3)椅上坐-站测试:受试者坐在距地面约40cm的椅子上,椅子后背靠墙。要求受试者双手交叉放在胸部,用最快的速度反复站起-坐下5次,记录所需时间。该测试可反映老年人的下肢力量、协调性以及平衡能力。评分标准为：≤11.19s 得 4 分；11.20~13.69s 得 3 分；13.70~16.69s 得 2 分；>16.7s 得 1 分；>60s 或不能完成得 0 分。

（二）临床判断

1. 医疗诊断 肌少症的诊断标准包括 3 个要素：肌量减少、肌力减少和肌肉功能减退，欧洲和国际肌少症工作组对肌少症的诊断标准达成了共识，采用符合 1+2 和 / 或 3，即：

（1）骨骼肌质量指数（SMI）：即通过 DXA 测定（双能 X 线骨密度仪）的四肢骨骼肌质量与身高平方的比值。DXA 是目前评估肌量最常用的方法，可精确区别全身和局部肌肉、脂肪和骨骼量。

（2）肌肉强度：通过测量握力法体现，最常使用的是简易的握力测定法。

（3）肌肉功能：目前最常用的是日常步速评估法，能很好地反映机体功能，有一定的预测价值。亚洲肌少症工作组建议 65 岁以上的老年人日常步速≤0.8m/s 时需要进一步检测肌肉量。

2. 常见护理问题

（1）衰弱 与疾病有关。

（2）营养不良 与营养素缺乏有关。

（3）有跌倒的危险 与肌少症有关。

【监测与护理】

（一）监测

1. 活动能力下降，日常活动（如行走、坐立等）完成困难，甚至导致平衡障碍、易跌倒等。

2. 肌肉数量减少，易发生骨质疏松症或骨折，肌肉数量与骨密度呈同步变化，其发生可能性是正常肌量人群的 3 倍。

3. 肌肉功能减退，体重、去脂体重明显降低，活动及握力等力量表现明显下降，下肢屈肌衰退较伸肌显著，而下肢肌力的显著衰退直接影响到平衡功能，导致老年人摔倒，失能等一系列不良后果的发生。

（二）护理

肌肉骨骼疾病已经成为危害老年人健康最重要的慢性病。高龄后骨量和肌肉均减少或称肌肉骨骼老化，随着脂肪浸润增加，呈现肌纤维和骨矿含量减少的复合进程。肌肉骨骼老化的功能减低会导致平衡力降低、容易摔倒、易发生骨折，进而增加老年人的致残率和致死率。需采取综合防护措施。

1. 运动疗法 国外近 20 年的研究表明：虽然有氧运动和力量训练都能提高老年人的身体功能，但力量训练却是增加老年人肌肉质量及力量的主要手段；老年人进行力量训练能明显逆转骨骼肌质量减少症，即使对于 90 岁以上的老年人也不例外；骨骼肌虽然是最早衰老的组织之一，但由于肌肉干细胞的存在，可塑性较强，并对力量训练所引起的机械刺激敏感。患者肌肉功能评价指标中力量增长率（rate of force development，RFD）与老年人日常活动能力的关系更密切，可较好地评定老年人肌肉和神经的协调性。RFD 表明力量随时间增加的幅度（RFD= △力 / △时间），时间通常指肌肉收缩前 200ms 的时间，因此，通常 RFD 等于 △力 /0.2s。RFD 还与肌肉中 Ⅱ 型肌纤维的含量和比例有关，衰老过程主要伴随 Ⅱ 型肌纤维质量的减少，力量训练应致力于提高老年人（尤其是 70 岁以上老年人）的 RFD。

老年人运动方式的选择需要因人而异。分别采用主动运动和被动活动,肌肉训练与康复相结合的手段,达到增加肌量和肌力,改善运动能力和平衡能力,进而减少骨折的目的。研究证实,坚持5个月以上的长期运动锻炼(30~45min/次,3次/周)可以明显改善预后。每周2~3次的抗阻训练可以有效改善肌无力的症状,增加肌量、肌肉功能和步速等。不宜实施运动锻炼的老年人可以采用全身肌肉电刺激法。总之运动明显改善患者生命质量,显著提高肌量和肌力,同时促进食欲和血液循环,提高免疫力和改善体质。

2. 营养疗法 营养素缺乏及其导致的肌蛋白合成减少是肌少症发生和进展的重要原因之一。低营养摄入是仅次于老年性厌食而导致肌少症的重要危险因素。因此低营养摄入是造成老年人肌少症的重要原因,也可能成为防治肌少症的切入点之一。有报道称15%的老年人仅摄入每日蛋白质推荐量的75%,一项长期随机对照研究显示服用必需氨基酸可增加健康老年人全身瘦体质(lean body mass, LBM)和肌蛋白基础合成率,从而预防肌肉减少症。Ω–3脂肪酸可刺激老年人肌蛋白合成,足够的蛋白摄入可明显改善甚至逆转肌少症病情。

大多数老年人存在热量和蛋白质摄入不足,如果饮食中营养不足,或存在其他过度消耗因素时,应考虑蛋白质或氨基酸营养补充治疗。充足的蛋白摄入[1~1.2g/(kg·d)]亦可以提高肌量和部分肌肉功能。特别是富含亮氨酸等必需氨基酸的乳清蛋白联合维生素D可能增加肌量和爬楼梯的能力,见表10–14。

表 10–14 部分食物中优质蛋白质的含量[mg/(100g 可食部)]

食物	含量	食物	含量
海参(干)	76.5	鸡肝	18.2
猪皮	26.4	羊肉(瘦)	17.3
鸡肉	21.5	草(带、黄)鱼	17
兔肉	21.2	猪肉(瘦)	17.7
猪肝	21.3	鸭肉	16.5
对虾	21	猪肾	15.5
鲫鱼	21	鸡蛋	14.7
牛肉(瘦)	20.3	羊奶	4
猪心	19.1	牛乳	3.3

3. 抗氧化剂及维生素D补充 在肌少症中,骨骼肌中的氧化损伤及增生与肌肉纤维和功能的丧失有关。此外,氧化应激带来的线粒体和核DNA损伤的积累渐渐损害其功能,从而导致细胞的死亡,最终,活性氧可以直接破坏肌肉组织。因此,抗氧化剂(类胡萝卜素、维生素E和维生素C)在治疗肌少症中发挥着重要的作用。

动物实验表明,在肌纤维膜上存在许多维生素D受体,维生素D可以触发肌肉蛋白质的合成、骨骼肌细胞增生、骨骼肌Ⅱ型肌纤维数量的增加及体积的增大,然而,维生素D缺乏的现象随着年龄增加不断加重。伴随年龄的增长,骨骼肌上的维生素D受体表达减少加重了老年人维生素D的缺乏。根据国际最新指南建议,对所有肌肉减少症的老年人进行血清25(OH)D水平的检测,给予足够剂量的维生素D使血清25(OH)D>100nmol/L应作为一项辅助的疗法；维生素 D 的补充形式可以是 VD_2 或 VD_3。1 周内补充 50 000IU 剂量的维生素 D 是安全的。根据我国最新的《中国老年患者营养支持治疗专家共识——肌肉减少症的营养支持》，应将补充维生素 D 纳入辅助治疗，以减少跌倒和骨折的发生，维生素 D 补充剂量应至少为 700~1 000IU/d。

4. **药物**　目前还没有以肌少症为适应症的药物，临床上治疗其他疾病的部分药物可能使肌肉获益，进而扩展用于肌少症。包括同化激素（睾酮、合成类固醇激素）、β 肾上腺能受体兴奋剂、血管紧张素转换酶抑制剂、生长激素等。

5. **家庭关系以及离异或丧偶情况**　对患者健康相关生命质量（health related quality of life, HRQOL）也有显著影响，应对离异或丧偶者予以更多的帮扶和关爱。

知识扩展

肌少症的现状

随着全球老龄化问题的日益加重，肌肉减少症越来越受到人们重视。肌肉减少症不仅是运动系统衰老的一个体现，也是全身病理生理状态的反应。随着研究的深入，肌肉减少症和骨质疏松症之间的关系会逐渐清晰，他们和跌倒、脆性骨折、脆弱综合征一起形成了"灾难五重奏"。我国在肌肉减少症的基础和临床研究方面基本与国外同步，人口老龄化趋势的现状为肌肉减少症和脆性骨折的研究带来了机遇和挑战。

（赵　静）

第九节　胃食管反流

学习目标

完成本内容学习后，学员将能：
1. 复述胃食管反流的定义及危险因素。
2. 描述胃食管反流的临床表现。
3. 掌握胃食管反流的预防和护理措施。

【概述】

胃食管反流（gastroesophageal reflux, GER）是一种慢性消化系统疾病，胃酸（也可能含胆汁）反流到食管时，刺激食管壁，可引起食管反流的症状和体征；侵蚀食管和 / 或咽、喉、气管等食管以外组织损害的并发症，所以病理性胃食管反流导致的是一组疾病，称为 GER。GER 可以根据是否存在糜烂进行分类：①非糜烂性反流（nonerosive reflux, NER）：客观方法证实有反流,但通过内镜检查未见组织学改变,发生原因有食管裂孔疝、胃酸分泌增多、胃排空延迟及消化功能紊乱等。②糜烂性食管炎(erosive esophagitis, EE):食管有炎症组织学改变,由于胃食管反流引起的食管黏膜损伤,发病机制主要为食管抗反流机制减弱,包括反流屏障,食管对反流物的清除及黏膜对反流物攻击的抵抗力。

老年人因膈肌、韧带松弛,食管裂孔疝的发生率较高,所以 GER 的发生率明显升高,其中反流性食管炎发病率更高。虽然 GRE 的发病率和患病率是否随着年龄的增长而增加尚无定论,但有研究报道老年人食管炎的发病率明显高于成年人或青少年。美国、日本、欧洲的流行病和临床研究发现,老龄化在 GRE 的发病过程中的确是一个不容忽视的危险因素。

【病因与发病机制】

目前认为 GER 是多种因素所致的消化道动力障碍性疾病。其主要发病机制是抗反流防御机制减弱和反流物对食管黏膜攻击作用的结果。

(一)食管抗反流防御机制减弱

1. 抗反流屏障功能减弱 食管下括约肌(lower esophageal sphincter, LES)是食管和胃连接处抗反流的高压带,能防止胃内容物反流入食管。当 LES 功能异常时,可引起 LES 压下降,从而导致胃食管反流。导致 LES 压降低的因素包括:①贲门失弛缓症术后;②某些激素:如缩胆囊素、胰高血糖素、血管活性肠肽等;③食物:如高脂肪、巧克力等;④药物:如钙拮抗药、地西泮等。导致 LES 相对降低的因素包括:①腹内压增高:如妊娠、腹水、呕吐、负重劳动等;②胃内压增高:如胃扩张、胃排空延迟等。另外,一过性 LES 松弛也是近年研究发现引起胃食管反流的一个重要因素。

2. 食管对胃反流物的廓清能力障碍 正常情况下,一旦发生胃食管反流,大部分反流物通过 1~2 次食管自发和继发性蠕动性收缩将食管内容物排入胃内,即容量清除,是食管廓清的主要方式。剩余的则由唾液缓慢中和。故食管蠕动和唾液产生的异常也参与胃食管反流病的致病作用。常见疾病如干燥综合征等。

3. 食管黏膜屏障作用下降 反流物进入食管后,食管借助上皮表面黏液、不移动水层和表面 HCO_3^-、复层鳞状上皮等构成的上皮屏障,以及黏膜下丰富的血液供应构成的后上皮屏障,发挥其抗反流物对食管黏膜损伤的作用。因此,任何导致食管黏膜屏障作用下降的因素,如长期吸烟、饮酒以及抑郁等,将削弱食管黏膜抵御反流物损害的功能。

(二)反流物对食管黏膜的攻击作用

在食管抗反流防御机制减弱的基础上,反流物刺激和损害食管黏膜,其中胃酸与胃蛋白酶是反流物中损害食管黏膜的主要成分。近年来对胃食管反流病监测证明存在胆汁反流,其中的非结合胆盐和胰酶是主要的攻击因子,参与损害食管黏膜。

(三)老年人的病理生理改变

随着年龄的增长,食管功能发生的一系列病理生理改变,可能是导致老年人 GRE 患病率上升的原因。这些病理生理改变包括:①LES 上有一段较短的腹内节段;②继发性蠕动减弱;③食管第三期收缩发生频率较高;④唾液分泌发生改变;⑤胃排空减慢;⑥食管上皮细胞再生受损导致食管黏膜的防御能力下降;⑦胆汁酸盐的十二指肠胃食管反流。

老年人食管功能减退,较容易受到其他危险因素的影响:①餐后保持直立位困难;②食管裂孔疝导致胃酸反流,严重时可引发 Barrett 食管等疾病;③药物:包括对食管黏膜有直接损害性药物,或是间接作用于 LES 使其压力下降的药物;④其他药物,如二膦酸盐和非甾体类抗炎药（NSAIDs），其食管通过时间延长，如同时伴有反酸，会损伤食管，见表 10-15。
⑤常见的合并症：糖尿病，代谢综合征，心血管疾病和睡眠呼吸暂停等。超重和肥胖是 GER
和这些常见合并症的风险因素。

表 10-15 可能导致重度 GERD 的药物

直接作用于食管黏膜	降低 LES 压力
阿司匹林	胆茶碱
非甾体类抗炎药	硝基衍生物
钾盐	钙通道阻滞剂
硫酸亚铁	地西泮
皮质激素	多巴胺能类药
二膦酸盐	三环抗抑郁药
	抗胆碱能类药

【临床评估与判断】

（一）临床评估

1. **症状评估** 是 GER 诊断的关键，特别是在治疗有效性的评价上。胃灼热和反流是
最常见的症状，但是 GER 非典型症状可能发生。实际上随着年龄的增长，老年患者的典型
症状如胃灼热、反酸、胸痛等症状减少。非典型症状在老年人中也相对少见。相反呕吐、食
欲缺乏、体重减轻、贫血等非特异性症状明显增多，见表 10-16。因此老年人反流性食管炎
容易被漏诊，而且部分老年人会出现无明显临床症状的复发。老年人 GER 的临床表现形式
多样，具体原因还不清楚，但有研究证明老年人对内脏痛的敏感性减弱。

表 10-16 GERD 的症状

典型症状	非典型症状
胃灼热（白天或夜间）	呕吐
反流（白天或夜间）	胸痛（心前区）
胃灼热（唾液分泌过多）	呼吸道症状（咳嗽、喘息、慢性鼻窦炎）
恶心、嗳气（打嗝）*	耳鼻喉症状（声音嘶哑、咽部疼痛）
消化缓慢、早饱*	早醒
上腹疼痛*	夜间觉醒、噩梦
腹胀*	

注：* 可以认为是与 GER 相关症状，对 PPI（泵离子抑制剂）治疗相应疾病有所改善的症状

2. **实验室及其他辅助检查**

（1）X 线钡餐检查：食管钡餐造影检查可作为食管反流病的初始检查。传统的食管
钡餐检查将胃食管影像学和动力学结合起来，可显示有无黏膜病变、狭窄、食管裂孔疝等，

并可显示有无钡剂从胃反流至食管,因而对诊断有互补作用,但敏感度较低,不应用于诊断GER。在出现吞咽困难的患者中,可使用 X 线钡剂检查评估结构性障碍(例如食管裂孔疝,肠旋转不良)或运动障碍(例如,贲门失弛缓症)。

(2)内镜检查:是诊断反流性食管炎最准确的方法,可判定反流性食管炎的严重程度。对于具有反流症状的初诊患者建议其行内镜检查,内镜检查正常者不推荐进行常规食管活组织检查。

(3)质子泵抑制剂试验(proton pump inhibitors test, PPI test):此试验方便、可行,对拟诊患者或疑有反流相关食管外症状的患者,尤其是上消化道内镜检查阴性时,可采用诊断性治疗。此试验敏感度较高,但特异度偏低。

(4)食管反流监测:是唯一可以评估反流症状相关性检查,可确定胃食管反流程度、食管清除反流物的时间及胸痛与反流之间的关系,为诊断 GERD 提供了客观证据,包括食管pH 监测、食管阻抗 pH 监测和无线胶囊,是 GER 的有效检查方法。未使用 PPI 者可选择单纯 pH 监测,若正在使用 PPI 者则需加阻抗监测以检测非酸反流。

3. 心理－社会状况 患 GER 的老年人由于进食及餐后的不适,会对进餐产生恐惧。同时会因在食物选择方面的有限性而减少与家人、朋友共同进餐的机会,减少正常的社交活动。

(二)临床判断

1. 医疗诊断 根据临床 GER 症状群及胃镜检查做出诊断。

2. 常见护理问题

(1)疼痛 与反酸引起的烧灼及反流物刺激致食管痉挛有关。

(2)咳嗽、喘息 与 GER 有关。

(3)营养失调:低于机体需要量 与厌食和吞咽困难导致进食减少有关。

(4)潜在并发症:消化道出血、穿孔。

【监测与护理】

(一)监测

1. 癌变 定期复诊,遵医嘱做胃镜检查。GER 可发生 Barrett 溃疡,Barrett 食管是食管腺癌的主要癌前病变。发生食管腺癌的风险增大。

2. 大便 食管黏膜炎症、糜烂或溃疡所致上消化道出血,可有呕血和 / 或黑便。

3. 食管阻塞症状 食管组织反复发生的炎症性损害可造成纤维组织增生,食管壁顺应性丧失形成食管狭窄。

(二)护理

GER 的治疗采用循序渐进的方法,核心原则是生活方式干预,对一般老年人通过内科保守治疗就能达到治疗目的,对重症老年人经内科治疗无效者,可采用抗反流手术治疗。治疗的主要目标是缓解症状,改善老年人生活质量,治愈食管炎以及防止或治疗 GER 相关的并发症。具体护理措施如下:

1. 休息与活动 餐后散步或采取直立位,睡眠时可将头侧床垫垫高 15~20cm,这对平卧反流是行之有效的方法,将枕头垫在背部以抬高胸部,这样借助重力作用,促进睡眠时食管的排空和饱餐后胃的排空。避免睡前饱食和右侧卧位,避免反复弯腰及抬举动作。

2. 饮食护理 为减轻老年人与进餐有关的不适,保证营养物质的摄入,需要从以下几个方面进行护理。

（1）进餐方式：协助老年人采取高坐卧位，给予充分时间，并告诉老年人进食速度要慢，注意力要集中，每次进少量食物，且在一口咽下后再给另一口。应予少量多餐取代多量的三餐制。

（2）饮食要求：常规给予低脂肪饮食，出现吞咽困难给予糊状饮食，必要时禁食。为防止呛咳，食物的加工宜软而烂，可将食物加工成糊状或肉泥、菜泥、果泥等。另外，应根据个体的饮食习惯，注意食物的色、香、味、形等感观性状，刺激食欲，食物的搭配宜多样化，主副食合理，粗细兼顾。

（3）饮食禁忌：胃容量增加能促进胃反流，因此应避免进食过饱。高酸性食物可损伤食管黏膜，应限制柑橘汁、西红柿汁等酸性食品。刺激性食品可引起胃酸分泌增加，应减少酒、茶、咖啡、糖等摄入。

3. 胃灼热、反酸的护理

（1）指导老年人调整饮食结构、戒烟酒、肥胖老年人减肥。

（2）改变不良睡姿，如避免将两上臂上举或枕于头下，因为这样可引起膈肌抬高，胃内压力增加，从而使胃液反流而上。

（3）穿着宽松舒适衣物。

（4）加强口腔护理，反流后及时漱口，防止口腔溃疡发生。

4. 用药护理　抑酸是 GER 治疗的主要手段。

（1）抑制胃酸分泌药

1）H_2 受体拮抗剂（H_2 receptor antagonist，H_2RA）：如西咪替丁、雷尼替丁、法莫替丁等。H_2RA 能减少 24h 胃酸分泌 50%~70%，但不能有效抑制进食刺激引起的胃酸分泌，因此适用于轻、中症患者。如雷尼替丁、西咪替丁。

2）质子泵抑制剂（proton pump inhibitor，PPI）：包括奥美拉唑、兰索拉唑、泮托拉唑、雷贝拉唑和埃索美拉唑等。这类药物抑酸作用强，因此对本病的疗效优于 H_2RA，特别适用于症状重、有严重食管炎的患者。

3）抗酸药：仅用于症状轻、间歇发作的患者作为临时缓解症状用。抑酸治疗是目前治疗本病的主要措施，对初次接受治疗的患者或有食管炎的患者宜以 PPI 治疗，以求迅速控制症状、治愈食管炎。

（2）促动力药：如西沙必利、甲氧氯普胺、多潘立酮等。这类药物可能通过增加 LES 压力、改善食管蠕动功能、促进胃排空，从而达到减少胃内容物食管反流及减少其在食管的暴露时间。由于这类药物疗效有限且不确定，因此只适用于轻症患者，或作为与抑酸药合用的辅助治疗。

（3）黏膜保护剂：如硫糖铝等。在用药过程中要注意观察药物的疗效，同时注意药物的副作用，如服用西沙必利时注意观察有无腹泻及严重心律失常的发生；甲氧氯普胺可出现焦虑、震颤和动作迟缓等反应，应避免应用；对于多潘立酮，由于可引起心电图上 QT 间歇延长等安全性问题，不推荐使用；使用硫糖铝时应警惕老年人便秘的发生。

避免应用降低 LES 压力的药物，如抗胆碱能药物、肾上腺能抑制剂、地西泮、前列腺素 E 等。对合并心血管疾病的老年人应适当避免服用硝酸甘油制剂及钙拮抗剂，合并支气管哮喘则应尽量避免应用茶碱及多巴胺受体激动药，以免加重反流。慎用损伤黏膜的药物，如阿司匹林、非甾体类抗炎药等。提醒老年人服药时保持直立位,适当饮水,以防止因服药所致的食管炎及其并发症。

5. 心理调适　耐心细致地向老年人解释引起胃部不适的原因,教会老年人及照顾者减轻胃部不适的方法和技巧,减轻其恐惧心理。与家人协商,为老年人创造参加各种集体活动的机会,如家庭娱乐、朋友聚会等,增加老年人的归属感。

6. 健康指导

（1）健康教育:根据老年人的文化程度、接受能力和知识需求对疾病相关知识选择不同的教育内容。告知老年人胃管反流的病因、主要临床表现及并发症、实验室检查结果及意义,使老年人明确自己的疾病类型及严重程度。

（2）生活指导:改变生活方式及饮食习惯是保证治疗效果的关键。指导老年人休息、饮食、运动等各方面的注意事项,避免一切增加腹部压力的因素,如腰带不要束得过紧、注意防止便秘、肥胖者要采取合适的方法减轻体重等。

（3）用药指导:指导老年人掌握促胃肠动力药、抑酸药的种类、剂量、用法及用药过程中的注意事项。

知识扩展

动态 24h 食管 pH 监测

24h 动态监测食管 pH 是诊断胃食管反流性疾病的金标准。一般认为正常食管内 pH 为 5.5~7.0,当 pH<4 时被认为是酸反流指标,24h 食管内 pH 监测的各项参数均以此作基础。

1. 方法　试验前先在体外用 pH 的 1~7 的标准缓冲液核正电极,参考电极置于剑突下。自鼻腔插入 pH 电极,置于食管下括约肌以上 3cm 处,该部位的确定对监测的准确性十分重要,可用测压法、pH 梯度法或在内镜下及 X 线透视下定位。将电极导管固定于面颊部,连接盒式 pH 记录仪。检查完毕,将记录仪与计算机联接,输入数据,根据临床需要分析食管 24h 的 pH 变化情况。

2. 观察指标　①pH<4 发生的次数;②pH<4 的总时间和百分数（%）;③立位和卧位 pH<4 的时间和百分数（%）;④pH<4 持续 5min 以上的时间和百分数（%）;⑤pH<4 持续最长时间;⑥酸反流指数。

3. 结果分析　正常 24h 食管 pH 参考值为:pH 5s 的次数≤2 次,最长反流持续时间 <16s。正常标准是:24h 食管 pH<4 的次数 <50 次,pH<4 的时间百分数 <4%（小于 1h）,pH<4 且持续在 5min 以上的次数 <3 次,Demeester 计分 <14.25。其中以 pH<4 的时间百分数（%）诊断病理反流最具价值。

知识扩展

磁控胶囊胃镜机器人检查

上海安翰医疗技术有限公司和安翰光电技术有限公司是世界上首家验证成功并实现商

用"主动精准控制消化道胶囊内镜机器人系统"的公司。其产品定位胶囊内镜系统实现了革命性的精准控制及定位功能,从而实现了胶囊内镜对胃部的全面精准的检查,是胃及消化道疾病早期检查的手段,只需随水吞服一粒内镜胶囊,经过 15min 左右无痛、无创、无感染、无死角的胃部检查即可完成,对早癌检查具有重要的意义。

(张建华)

第十节　尿路感染

学习目标

完成本内容学习后,学员将能:
1. 复述尿路感染的定义及危险因素。
2. 描述尿路感染的临床表现。
3. 掌握尿路感染的预防和护理措施。

【概述】

尿路感染指的是病原体侵犯尿路黏膜或组织引起的尿路炎症。根据感染发生的部位分为上尿路感染和下尿路感染。尿路感染是老年人最常见的细菌感染之一,65~75 岁老年女性患病率为 20%,80 岁以上增加到 20%~50%,75 岁以后男女尿路感染的发病率无明显差异。大多数老年人尿路感染没有明显症状,但是是老年人发生菌血症的常见病因。国外研究发现,社区和长期照护机构中 70 岁老年人细菌尿发生率是 20% 和 50%;无症状细菌尿男性为 15%~30%,女性为 25%~50%。

【病因及发病机制】

（一）病因

细菌、病毒、真菌、衣原体和支原体等微生物均可引起尿路感染,其中 95% 以上是革兰氏阴性杆菌所致。大肠埃希氏菌是老年人尿路感染最常见的致病菌。再加上老年人泌尿系统衰老,排尿反射降低,抵抗力下降等因素是发生尿路感染的主要原因之一。

（二）发病机制

1. **上行性感染**　大约 95% 的尿路感染由于病原体经尿道上行至膀胱、输尿管、肾盂引起感染。女性由于生理条件易受粪便和阴道分泌物污染,当人体抵抗力下降时,细菌易侵入繁殖进入膀胱。

2. **血行性感染**　比较少见,仅占尿路感染的 3% 以下,败血症或菌血症时,循环血中的细菌易到达肾皮质,造成感染。

3. **其他**　尿路梗阻引起尿液潴留,细菌易于繁殖而诱发尿路感染。泌尿系统畸形或功能异常易使膀胱内的含菌尿上行到肾盂。尿道插管或器械检查易导致尿道损伤而感染。

【临床评估与判断】

（一）临床评估

1. **临床表现** 下尿路感染常见症状为尿频、尿急、尿痛、排尿困难等，上尿路感染则以肾区疼痛和 / 或下腹痛，肉眼血尿，发热较为多见。泌尿生殖道结构、功能异常或者其他存在易发感染的原发病所引起的临床症状多种多样，如头疼、恶心、呕吐、食欲下降、精神欠佳、反应迟钝加重、尿失禁加重等。

2. **辅助检查** 尿常规、尿细菌学检查、尿沉渣图片镜检，影像学检查如超声、腹部平片、尿路造影和泌尿系 CT 主要目的是寻找泌尿生殖道结构、功能异常或者其他存在易发感染的疾病。

3. **尿道置管评估** 尿液颜色、性质、量，尿管是否通畅，尿管固定是否牢固，尿管、尿袋是否定期更换，尿道口清洁程度。

（二）临床判断

1. **医疗诊断** 临床诊断首先要判断是否为尿路感染，应进行尿常规、尿培养和菌落计数检验，当患者满足下列条件时，可诊断为尿路感染，见表 10-17。其次鉴别是上尿路感染还是下尿路感染。最后要辨识是复杂性尿路感染还是非复杂性尿路感染。诊断复杂性尿路感染有 2 条标准，尿培养阳性以及包括以下至少 1 条合并因素：留置导尿管、支架管或间歇性膀胱导尿；残余尿 >100ml；任何原因引起的梗阻性尿路疾病，如膀胱出口梗阻、神经源性膀胱、结石和肿瘤；膀胱输尿管反流或其他功能异常；尿流改道；化疗或放疗损伤尿路上皮；围术期和术后尿路感染；肾功能不全、移植肾、糖尿病和免疫缺陷等。

表 10-17 尿路感染的诊断标准

编号	症状	尿检白细胞	尿亚硝酸盐	尿培养菌落数
1	典型	>5 个 /HP	阳性	
2	有	>5 个 /HP		$\geqslant 10^5$/ml
3				连续 2 次 $\geqslant 10^5$/ml 且 2 次细菌相同
4				膀胱穿刺尿培养细菌阳性
5	典型			>1 个细菌 / 油镜视野

2. **常见护理问题**

（1）发热 与感染有关。

（2）疼痛 与感染有关。

（3）有发生管路滑脱的危险。

【监测与护理】

（一）监测

1. **尿液** 尿常规，观察尿液的颜色、性质、量。

2. **尿管** 通畅情况，尿管、尿袋定期更换。

3. **尿道口** 清洁度。

4. 症状 是否出现、有无减轻、是否加重。

（二）护理

1. 注意休息 急性感染期，患者尿路刺激症状明显，或伴发热，应卧床休息，体温恢复正常后可下床活动。慢性患者亦应根据病情适当休息，防止过度疲劳后，机体免疫力下降造成再感染。

2. 鼓励患者多饮水，必要时静脉输液以补充入量，每日入量至少达到 2 000ml。

3. 饮食应以清淡、易消化、营养丰富为主，忌辛辣、刺激性食物。高热、消化道症状明显的患者，应静脉补液以保证足够的热量。

4. 养成良好排尿习惯，不憋尿，有尿感就要去解小便，或定时排尿。

5. 养成良好的卫生习惯，保持会阴部的清洁。衣裤材质以全棉为好，不宜过小、过紧。对于昏迷、生活不能自理、需长期卧床的患者，要做好基础护理和生活护理，保持尿道口及会阴部的清洁干燥。

6. 密切观察患者临床表现和尿检结果，倾听患者的主诉，及时与医生沟通，根据患者的病情变化及时调整药物，减少不良反应的发生。

7. 尽量避免使用尿路器械和插管。

8. 预防尿管相关性尿路感染 留置尿管时，严格无菌操作；根据具体情况个体化选择尿管，如尿管过粗，不但造成剧烈刺激，还会造成组织损伤；每日消毒尿道口；尿管固定牢固，保持尿管通畅，并防止牵拉，尿袋位置始终低于膀胱水平；观察尿液的颜色、性质、量；必要时做尿检；遵医嘱定期更换尿管、尿袋。留置导尿时间越长，则尿路感染的发生率越高，因此要加强对留置尿管必要性的评估，不需要时立即拔除。

知识扩展

尿路导管相关的尿路感染

诊断：超过 90% 的院内导尿管相关感染菌尿是无症状的，无法通过症状确定感染情况。菌尿和脓尿的水平及发展趋势不能预测是否将发展为有症状的尿路感染，因此无须对无症状的置管患者常规进行尿液分析及尿培养检查。

导尿管相关感染中常见的症状是发热，其次为上尿路感染或男性生殖系感染（如附睾炎）的症状。长期带管的患者往往情况较为复杂，出现发热反应，其原因不一定来自于泌尿系，应结合其他指标进行综合判定。因此，对于留置尿路导管出现发热的患者必须进行尿培养和血培养。

治疗：大多数无症状者不推荐使用抗菌药物。当出现感染症状时，首先应对导管进行相关处理，移除导管推荐作为治疗的一部分。如没有必要继续留置导管，应不再插管；如果导管无法去除，在取尿样培养前和应用抗菌药物治疗前应更换留置时间超过 7d 的导管。抗菌药物的选择与一般的复杂性尿路感染相同。

（张建华 蔺建宇）

第十一节 白 内 障

学习目标

完成本内容学习后,学员将能:

1. 复述白内障的定义。
2. 描述白内障的临床表现。
3. 掌握白内障的护理措施。

【概述】

老年性白内障(senile cataract)又称为年龄相关性白内障。引起晶状体透明度降低或者颜色改变所导致的光学质量下降的退行性改变称为白内障。其中颜色改变也称为白内障是美国眼科临床指南新增定义。老年性白内障是晶状体老化过程中逐渐出现的退行性改变,根据混浊部位不同可分为皮质型白内障、核性白内障和后囊膜下白内障。

随着年龄的增长,发病率呈增加趋势。世界卫生组织从防盲治盲的角度出发,将晶状体混浊且矫正视力不足 0.5 以下称为临床意义的白内障。60 岁以上的老年人患病率为 43.2%~51.6%。

白内障手术治疗是目前最为有效的治疗方法,其发展过程十分漫长,直到英国医生 Harold Ridley 受到飞机的挡风玻璃碎片在飞行员的眼中长期存留而不发生异物反应的启发,发明了人工晶状体,并于 1949 年将首枚 PMMA 的人工晶状体植入患者眼中,开启了人工晶状体治疗白内障的新纪元。通过不断研究和改进人工晶状体质量,白内障手术从单纯的复明手术逐步过渡到提高和改善视觉质量的屈光性白内障手术。

【病因及发病机制】

年龄相关性白内障病因尚不完全清楚,除了老化过程中生理的改变外,还有水分的减少,钙及钠的增加,钾和磷的减少等多因素综合作用,白内障的发病与以下因素有关:

(一)年龄

随着年龄的增长,晶状体的可溶性蛋白含量降低,非可溶性蛋白含量增加,当晶状体蛋白的有序性排列受到破坏,晶状体的透光率下降,晶状体逐步混浊形成白内障。

(二)高度近视

高度近视是核性白内障的风险因素,高度近视伴随玻璃体液化,与氧化损伤或蛋白水解酶的活性增加有关,使得非可溶性蛋白含量增加,导致晶状体混浊。

(三)其他

研究发现,血脂异常患者中白内障发病率高;光照射特别是紫外线照射是白内障形成的危险因素;饮酒,吸烟,缺乏维生素 A、维生素 C、维生素 E 都有可能形成白内障。

【临床评估与判断】

（一）临床评估

1. **症状**　视力模糊,尤其是看远物明显,可伴有单眼复视或多视现象以及眩光现象。

2. **体征**　晶状体混浊可在肉眼下、聚光灯或裂隙灯下观察。晶状体混浊分类见表 10-18。

表 10-18　晶状体核的硬度分级标准

度	判断
I	透明,无核,软核
II	核呈黄白或黄色,核软
III	核呈深黄色,中等硬度核
IV	呈棕色或琥珀色,硬核

3. 术前评估

（1）眼部情况：视力色觉检查、眼位有无不正；裂隙灯检查有无结膜炎症；晶状体混浊的性质、部位、程度等。眼底检查如 OCT 检查,眼底立体像检查,B 超检查等,以了解玻璃体、视神经和视网膜血管情况；其他还有泪道检查如有无慢性泪囊炎；A 超检查等。

（2）全身评估：了解既往史,有无影响手术的疾病。

（二）临床判断

1. **医疗诊断**　根据发病的年龄、晶状体混浊的体征,除外并发眼部前节或后节的多种疾病引起的晶状体混浊,还有除外糖尿病白内障,手足抽搐性代谢性白内障。除外因药物引起的白内障如类固醇类或抗精神类药物。

2. **护理问题**

（1）视力下降　与白内障有关。

（2）有跌倒的危险　与视力下降有关。

（3）有烫伤的危险　与视力下降有关。

【监测与护理】

（一）监测

1. **视功能**　远、近裸眼和矫正视力；光定位和红绿色觉等。

2. **并发症观察**　术后角膜水肿情况及炎症反应,一旦发生严重反应,应遵医嘱进行处理。监测眼压,观察有无继发青光眼。人工晶状体异位可并发葡萄膜炎、复视、高度远视、视网膜损伤等,应及时处理引起异位的原因,必要时进行手术复位。

（二）护理

1. 心理护理　老年患者多因视力下降,害怕失明而担忧；因视力下降影响生活而焦虑；因害怕手术及担心术后复明效果而不安；因术后复明或失明而过分欣喜或失望甚至绝望。因此,做好沟通和解释,安慰与疏导十分重要。

2. 教会患者正确点眼药的方法,提升患者院外自我护理能力　目前大部分白内障手术都在日间手术中心完成,在院停留时间短,故正确点眼药非常必要。

知识链接

点眼药方法

点药前注意手卫生，不能留长指甲，核对眼别、滴眼液标签、有效期。患者取坐位或平卧位，头稍后仰，将下眼皮向下拉开，眼睛向上看，将眼药水滴到下穹隆部，一般一次 1~2 滴。注意眼药瓶不能触及眼睛的任何部位，距离眼睛大约 2~3cm 即可，避开角膜，先滴眼药水，再滴眼药膏。点眼药后，轻轻闭合眼睑 3~5min，可用一次性纸巾将眼周的分泌物及药渍擦干净。点多种药物时，两种眼药间隔 5~10min。眼药使用后拧紧瓶盖，一经开启，宜放于阴凉避光处保存。

3. 白内障是多种因素作用下的结果，应对危险因素进行预防。有研究显示核性白内障与吸烟有关，戒烟能降低患白内障的风险。暴露于紫外线工作的人，累计时间与晶状体混浊有关，应加强户外戴太阳镜等防护。避免紫外线直接照射时间过长。

4. 多吃富含维生素 A、维生素 C、维生素 E 的食物，如苹果、香蕉、蛋、奶、芹菜等。

5. 虽然市面上有 40 多种治疗白内障的药物，但没有临床循证证据表明治疗的有效性。尽管疗效不肯定，对于早期治疗可使部分减慢进展。常用的药物有卡他林、法可来辛、谷胱甘肽等。

6. 当白内障影响到日常生活，应积极给予手术治疗。白内障的超声乳化联合人工晶状体植入手术已经是白内障的主要治疗方法。

（1）术前及术后观察血压、血糖及生命体征情况。

（2）术后为自由体位，不要剧烈运动；不要长时间低头；不要用力大便；避免咳嗽、打喷嚏，以防植入的晶状体移位；不可自行打开术眼敷料，次日换药后方可点药；避免脏水、肥皂水进到眼内，以免造成感染，可用拧干的湿毛巾、纸巾（除外酒精、消毒纸巾）轻擦拭脸部及眼周。

（3）观察术眼有无胀痛、畏光流泪等症状，如出现明显眼胀痛、疼痛、呕吐，应告知医生及时处理。

（4）指导患者正确使用眼药和眼卫生知识。

（5）指导患者出院后 1 个月内不要剧烈运动；不要长时间低头，出现视力下降，应及时就诊。1~2 周门诊复查，3 个月后配戴眼镜。

知识扩展

白内障发生率

老年性白内障百万人口白内障手术率（cataract surgery rate，CSR）是指每年每百万人群中实施白内障手术的例数，是比较不同国家和地区间白内障盲人防治水平的常用指标。目前，欧美发达国家的 CSR 已经超过 9 000 例 /（百万人群·年）。我国的 CSR 也逐步提高，已由 2005 年的 440 例 /（百万人群·年）提高到 2017 年的 2 205 例 /（百万人群·年）。从我国整体 CSR 和发达国家的差距来看，我国白内障的防盲、治盲工作仍需大力开展。

（李 越）

第十一章 老年常见症状管理

第一节 衰 弱

衰弱(frailty)是指老年人生理储备降低和多系统功能失调使机体对应急事件的易感性增加,对内外应激和维持内环境稳定能力降低的一种临床状态,这种状态增加了失能、跌倒、谵妄甚至死亡等负性事件的发生率。衰弱按表型分类可分为躯体衰弱、认知衰弱和社会心理衰弱。

【概述】

(一)患病率

由于各研究对衰弱的定义不同,其患病率报道不一。国外研究多采用 Fried 的衰弱表型(frailty phenotype)定义,衰弱患病率随年龄而增加,女性高于男性。65 岁以上老年人衰弱患病率达 7%,80 岁以上老年人衰弱的比例为 15%~50%,90 岁以上老年人比例则高达 30%~65%。衰弱导致老年人机体系统功能下降,增加了对不良结局的易感性。美国心血管病研究数据显示,衰弱老年人 3 年死亡率和 7 年死亡率分别是非衰弱老年人的 6 倍和 3 倍。衰弱可作为死亡的独立预测因素,对衰弱的有效预防,可以延缓 3%~5% 老年人死亡的发生。衰弱还对失能、入住医疗机构、跌倒、生活质量低下、手术不耐受等不良结局具有预测作用,衰弱老年人是社区、医院和护理机构等资源的高频使用者。

(二)危险因素

1. **社会人口学特征** 衰弱的重要危险因素。高龄、女性、健康自评差、文化水平低、经济状况较差、未婚或丧偶、独居、社会支持差者更易发生衰弱。

2. **遗传因素** 特定种族,如非洲裔美国人、墨西哥裔美国人衰弱比例较其他美国人高。种族是反映基因多态性表达对衰弱造成影响的一个标志。衰弱与细胞衰老、DNA 修复功能障碍、氧化应激水平、端粒缩短、基因表达改变以及 MicroRNA 的种类和功能有关。

3. **疾病与多病共存** 疾病与衰弱有密切关系,血管疾病、糖尿病、关节炎、脑卒中、骨质疏松症、贫血等疾病与衰弱发生有关。此外,同时患有两种或两种以上疾病与衰弱的发展有重要关系,共病的数量与衰弱呈正相关。

4. 营养不良和营养素摄入不足　是衰弱发生和发展的重要生物学机制。衰弱会导致营养不良,而营养不良会导致多系统功能减退,进一步加重衰弱,两者具有相关性,可互为因果。

5. 生活方式　缺乏体力活动,如久坐、缺乏锻炼等,可促进衰弱。睡眠障碍与衰弱的发生存在独立的相关性。吸烟、饮酒等不健康生活方式也与衰弱的发生有关。

6. 精神心理因素　焦虑、抑郁等精神心理因素可增加衰弱的发生。

7. 其他　多重用药、激素水平、慢性炎症、免疫失调与免疫老化等。

【识别与评估】

（一）健康史

评估老年人的一般情况,如年龄、性别、婚姻状况、教育程度、职业、饮食习惯、生活方式等,是否存在引起老年人衰弱的危险因素,了解老年人的疾病史、有无多重用药、家族史等。

（二）临床表现

老年人常表现为极度疲劳、无法解释的体重下降和反复感染等非特异性表现;平衡功能及步态受损的表现,易发生跌倒。衰弱老年人多伴有脑功能下降,应激时可导致脑功能障碍加剧而出现谵妄。老年人可出现功能状态的急剧变化,常常表现为功能独立和需要人照顾交替出现。

（三）筛查及评估

国内外老年医学专家分别于 2017 年和 2013 年达成共识,推荐对所有大于 70 岁的老年人或非刻意节食情况下导致体重下降超过 5% 的人群进行衰弱评估。关于衰弱评估,目前尚无"金标准",国际公认的评估方法是 Fried 衰弱诊断标准和 Rockwood 的衰弱指数(frailty index, FI)。此外,一些自我报告式的问卷因使用简单、快捷,也得到广泛应用,如 Tilburg 衰弱指数(TFI)、爱特蒙特衰弱量表(Edmonton frail scale, EFS)、格罗宁根衰弱指标(Groningen frailty indicator, GFI)、FRAIL 量表等。

1. Fried 衰弱评估方法　也称 Fried 表型,包括 5 项内容:体重下降、行走时间、握力、体力活动、疲乏(详见附录一　量表 14)。符合 3 项及以上诊断为衰弱;1~2 项,为衰弱前期。该量表操作简单,耗时短,多用于社区及住院老年人的衰弱评估。侧重于对生理层面的测评,需要专门人员来完成。

2. 衰弱量表(frail scale, FRAIL)　由国际老年营养健康学会于 2008 年提出,适用于临床老年衰弱人群的筛查。包括 5 个条目:疲乏;阻力感,上一层楼梯即感困难;自由活动下降,不能行走 1 个街区;多种疾病共存;体重减轻,1 年内体重下降 >5.0%(详见附录一量表 15)。每个条目 1 分,总分 0~5 分,0 分为无衰弱,1~2 分为衰弱前期,3~5 分为衰弱期。该量表无须复杂的客观检查项目辅助,应用快速简便,可以通过电话或自我报告进行问卷调查,有利于早期识别衰弱人群并进行治疗干预。

知识链接

衰弱指数（frailty index, FI）

也称缺陷累积的评估方法,评估项目多,需由专业人员进行评估,在临床研究、社区应用较为广泛。包括健康状况、日常生活能力(ADL)、工具性日常生活能力(IADL)、慢性病、临床症状、药物使用情况、跌倒风险、营养风险筛查（MNA-SF）评分、老年抑郁量表简洁版（GDS）评分、简明精神状态检查量表（MMSE）评分、化验、心脏超声左室射血分数（EF）等62个项目。每一个不健康项目编码为1，健康项目编码为0，将所有项目的得分相加，除以总分62分得到衰弱指数值（F1）。0.45≤衰弱指数<1为衰弱，0.20<衰弱指数<0.45为衰弱前期，0<衰弱指数0.20≤为非衰弱。

（四）其他

评估老年人有无不良心境，如焦虑、抑郁等。评估老年人经济状况、是否存在社会孤独、感到寂寞等，以及其社会地位等。

【综合管理】

（一）预防

早期识别衰弱、早期干预、预防衰弱进展和临床不良结局的发生、维持或提高老年人的功能状态、提高生活质量，将对老年人、家庭和社会产生很大的益处。虽然目前衰弱管理的证据尚比较缺乏，但很多研究提出了一些可能有效的方法。

（二）运动干预

有氧、耐力、力量、柔韧性和平衡训练等运动可以增加肌肉力量和功能、增加下肢肌容量和行走速度，从而改善衰弱状态。系统评价提出，一周3次锻炼，每次45~60min，有利于衰弱状态的改善。每周两天的锻炼也可显示出效果，每周只需步行约1 600m即有助于延缓功能受限。此外，跑步机上的行走训练也可被衰弱老年人接受，并可改善其步态。

（三）营养干预

营养补充可能对改善衰弱老年人的体重下降和营养不良有益。补充蛋白质，特别是富含亮氨酸的必需氨基酸混合物，可以增加肌容量，进而改善衰弱状态，但也有研究未发现效果，尚缺乏足够的证据支持。在维生素D缺乏的老年人群中，补充维生素D可以被利用吸收，从而减少跌倒、髋部骨折及改善肌肉功能，在衰弱治疗中可能具有重要地位。

（四）共病和多种用药管理

随着年龄增长，体内激素水平逐渐下降，激素替代治疗成为老年衰弱治疗的一大亮点。对性腺功能减退的老年男性，补充睾酮可以增加肌力及肌容积，联合运动干预效果更明显，对症状改善可能会有一定作用。但关于生长激素、IGF-1、脱氢表雄酮等的替代治疗仍存在较大争议。血管紧张素转化酶抑制剂（ACEI）可以改善骨骼肌肉的结构和生物学功能，证据显示，ACEI可以停止或减缓老年人肌肉力量的减退，提高运动储备和生活质量，可能成为治疗衰弱很有前景的药物。

（五）多学科团队的医疗护理模式

以老年患者为中心，强调多学科团队合作（包括老年科医生、护士、康复治疗师、临床药师、营养师、专科医师和社会工作者），以提高功能为目标，用于改善躯体功能、认知功能和社会功能。与只接受普通医疗看护的老年人相比，对衰弱老年人实施老年综合评估及综合干预措施，可以减少跌倒和居家看护的需求，缩短住院时间、降低认知和功能继续下降的可能性、降低住院死亡率。

（胡秀英）

第二节　谵　妄

学习目标

完成本内容学习后,学员将能:

1. 复述老年谵妄的定义。
2. 掌握老年谵妄的评估内容。
3. 应用老年谵妄常见评估量表。
4. 掌握老年谵妄的综合管理内容。

美国《精神疾病诊断与统计手册》第 4 版(Diagnostic and Statistical Manual of Mental Disorders-IV, DSM-IV)将谵妄(delirium)定义为急性发作的意识混乱,伴注意力不集中,思维混乱、不连贯,以及感知功能异常。特点是:可以由多种原因诱发,急性起病,以定向力障碍、幻觉、焦虑、言语散乱、烦躁不安及妄想为主要临床表现,呈日轻夜重的波动特点,常被称为"日落现象",是需要临床紧急处理的一种综合征。常伴发于躯体疾病加重、感染、缺血、缺氧、手术中或手术后。谵妄是预后不良强有力的独立危险因素。

【概述】

(一)患病率和危害

谵妄在老年人群中发病率非常高,55 岁以上的普通人群中谵妄发生率为 1.1%,年龄大于 65 岁以后,每增加 1 岁谵妄的风险增加 2%。据统计,谵妄在住院老年人中发病率为 25%~56%,而在重症监护室(ICU)老年人中高达 80%。表 11-1 报告了谵妄的患病率以及发病率。

表 11-1　老年谵妄的流行病学

患病率(prevalence)		发病率(incidence)	
住院率(普通内科)	18%~35%	ICU	19%~82%
急诊室	8%~17%	非心脏手术	13%~50%
痴呆	18%	心脏手术	11%~46%
		骨科手术	12%~51%
		脑卒中	10%~27%
		痴呆	56%

谵妄发生会严重影响老年人的预后,可延长老年人住院时间、导致住院期间及出院后功能下降或丧失、引起长期认知功能损害、发生住院相关的并发症(如跌倒、压疮、肺部感染等)、增加死亡率以及增加入住养老机构的概率。此外,谵妄老年人也会加重照护者的护理负担,增加国家医疗卫生系统的疾病经济负担。据统计数据显示,国际医疗卫生系统每年用于谵妄的花费为

380亿~1520亿美元,欧洲国家每年用于谵妄预防和管理的费用支出则高达1820亿美元。

（二）危险因素

躯体疾病、精神因素、医疗因素和药物是谵妄常见四大类危险因素。通常又将其划分为易患因素和诱发因素,易患因素和诱发因素之间存在密切相关性。

1. **易患因素** 指诱使老年人在入院时发生谵妄的高危因素,主要包括:①严重疾病;②认知功能障碍;③视力和/或听力障碍;④年龄(>70岁);⑤多病共存:躯体疾病是谵妄发生的必要条件,几乎所有的躯体疾病都可能引起谵妄。

2. **诱发因素** 指在易患因素的基础上,促使老年人在住院期间发生谵妄的高危因素,主要包括:①粪嵌顿;②手术;③服用抗精神病药物;④长期睡眠障碍;⑤营养不良;⑥物理性束缚;⑦安置导尿管;⑧服用多种药物(≥5种);⑨肺部、尿路及软组织所致感染;⑩脱水、电解质紊乱。

近年来,许多随机对照试验、队列研究、系统评价及循证指南都发布了谵妄的危险因素,产生了大量的循证医学证据。现对研究中的谵妄危险因素进行总结,如表11-2所示。

表 11-2 谵妄的危险因素

分类	易患因素	诱发因素
一般因素	年龄 >70 岁	
	患有严重疾病	
中枢神经系统疾病	认知功能受损	脑卒中
	老年抑郁	中枢神经系统病变加重
	感知觉障碍	
	脑卒中史	
代谢因素	术前电解质紊乱	代谢、电解质和内分泌紊乱
	术前脱水	发热
	脱水	
其他系统因素		感染
		疼痛
		创伤
		缺氧、心脏或肺衰竭
		器官衰竭
物质相关因素	酒精滥用	药物或毒性戒断
	入院前多药共用	多药共用
	入院前抗精神药物使用	使用抗精神药物
		使用抗胆碱药物
		阿片类药物
环境因素	睡眠剥夺	身体束缚
		入住重症监护病房
		频繁更换病房
		没有时钟
		没有眼镜

【识别与评估】

（一）健康史

老年人基础疾病严重程度，是否有中枢神经系统疾病（脑卒中史、认知功能受损、感知觉障碍等）、代谢紊乱（电解质）、感染（尤其是肺部感染）、视听力障碍、长期睡眠剥夺、多药共用、酗酒史。

（二）临床表现

谵妄以急性起病、定向力障碍、易激惹、幻觉、妄想、焦虑、胡言乱语及烦躁不安为主要临床表现。根据谵妄的不同临床表现，通常分为三种类型：活动强型（hyperactive）：该类型约占30%。老年人通常表现为话语增多、高度警觉、激越、精神亢奋、对刺激过度敏感、伴有幻觉或臆想、攻击性行为等；活动抑制型（hypoactive）：该类型约占25%。通常表现为活动减少、表情淡漠、反应迟钝和嗜睡。因其不易被察觉，常被误诊或漏诊，且预后最差；混合型谵妄（mixed delirium）：该类型最常见，约占45%。通常表现为激越和抑制症状交替出现。

（三）筛查及评估

谵妄是一种急性脑功能异常，诊断比较复杂，需要由经验丰富的专科医生（如精神科、老年科、神经内科医生）通过床旁详细的精神、意识状况评估，并且结合询问家属以及相关医护人员了解的老年人病史、病情变化及波动情况，才能得出准确诊断。目前国际通用的谵妄诊断"金标准"为美国精神病学协会（American Psychiatric Association）发布的《精神障碍的诊断与统计手册》第5版（Diagnostic and statistical manual of mental disorders-V，DSM-V）；但使用较复杂，常限于精神专科使用。非精神专科医护人员，可采用the confusion assessment method，（CAM）、delirium observation screening scale（DOSS）、delirium rating scale（DRS）、revision 98（DRS-R-98）、memorial delirium assessment scale（MDAS）等量表均具有较高的诊断价值。特别是CAM，是目前使用最广泛和最有效的谵妄筛查工具。但其信度和灵敏度受到使用者对谵妄评估相关知识和技能掌握程度的影响，因此使用前的培训非常重要。

意识模糊评估法（confusion assessment method，CAM）（详见附录一 量表16）的评价标准：1a+1b+2皆为"是"，且3或4任何一项为"是"，即为谵妄。除用CAM进行评估以外，还应评估其他内容，包括：用药、饮酒，排除感染和其他疾病，实验室检查等。CAM评估方法简单、快速，5min之内可以完成，是非精神科医生评估谵妄应用最广泛的工具。CAM适用于老年人意识清楚，具有一定的配合能力和语言表达能力。但CAM因没有具体的评分标准，项目设置和评分方法过于简单，容易受临床经验和主观因素的影响。

【综合管理】

（一）预防

英国国家卫生与临床优化研究所（National Institute for Health and Clinical Excellence，NICE）指南提出，谵妄的预防要求纠正诱因、针对危险因素，并强调多学科团队干预的非药物性预防方案。医务人员首先全面评估老年人，针对老年人存在的具体危险因素，个体化提供相应的多学科团队干预方案。指南提出应针对以下10条危险因素综合性地实施预防措施，见表11-3。

表 11-3 谵妄的综合性预防措施

针对的危险因素	相应的预防措施
认知功能和定向	提供明亮环境,提供时钟和挂历,钟表和日期的数字需大号 反复介绍环境和人员。如这里是哪里,主管医护人员是谁 鼓励患者进行益智活动,例如打牌、下棋、拼图等 鼓励患者的亲属和朋友探访
脱水和便秘	鼓励患者多饮水。不能保证饮水量,考虑静脉输液 如患者需要限制入量,考虑相关专科会诊意见并保持出入量平衡 鼓励进食蔬菜、水果等高纤维素食物,定时排便
低氧血症	及时发现评估低氧血症 监测患者的血氧浓度,保持氧饱和度 >90%
活动受限	鼓励术后尽早下床活动 为患者提供步行器 不能行走的患者,鼓励被动运动
感染	及时寻找和治疗感染 避免不必要的插管(例如导尿管等) 严格执行院感控制措施(例如手卫生等)
多药共用	在临床药师的参与下,评估药物 减少患者用药种类 避免引起谵妄症状加重的药物(例如哌替啶,抗精神病药物,苯二氮䓬类药物)
疼痛	正确评估患者疼痛水平,对不能言语沟通的患者使用身体特征,表情等进行评估 对任何怀疑有疼痛的患者都要控制疼痛,避免治疗不足或者过度治疗
营养不良	在营养师的参与下改善营养不良 保证患者的义齿功能正常
听力和视觉障碍	解决可逆的听觉和视觉障碍(例如清除耳道耵聍) 向患者提供助听器或老花镜 检查助听器和眼镜是否处于正常状态
睡眠障碍	避免在夜间睡眠时进行医疗活动 调整夜间给药时间避免中断睡眠 睡眠时减少外界的噪声

（二）住院老年人谵妄管理

1. **管理方案** 由于谵妄病因复杂,危险因素多,因此谵妄的管理包括去除诱因,强调针对诱因的综合治疗措施,优先考虑非药物治疗。循证指南推荐谵妄的治疗方案为治疗潜在疾病,明确病因,针对病因进行综合治疗,同样强调多学科综合干预,医护团队和家属共同参与治疗,一些处理措施亦是谵妄的预防措施。

谵妄老年人通常伴随一些精神行为异常,例如激越、有攻击性、大吵大闹以及四处乱走。这样的老年人往往管理起来最为困难。对该类老年人,首先尝试非药物管理策略,避免使用镇静剂。常见的处理方案为:优化感官输入,帮助定向;为老年人提供熟悉的物品、家人的陪伴;避免束缚、改善活动能力;谨慎使用非典型抗精神病药物;营养支持;寻找并去除可逆转的诱因;制订出院计划。抗精神病药物治疗谵妄没有明确的疗效,反而会增加死亡风险(绝对风险增加 1%)和脑卒中风险(绝对风险增长 1%~2%)。目前没有证据支持使用苯二氮䓬类可能会加重非酒精依赖性谵妄老年人的谵妄症状。因此,对于老年人出现激越行为,威胁到自身或他人安全,并且非药物治疗无效时才考虑使用上述镇静药物。

2. 健康教育

（1）讲解谵妄发生的原因,指导病人积极配合治疗原发病,避免诱发谵妄;讲解谵妄急性期可能出现的表现,以便老年人和家属及时就医和配合治疗。

（2）告知家属非药物综合干预对于谵妄的干预效果,指导老年人及家属配合干预措施;防止因谵妄出现的自伤、伤人行为。

（3）指导老年人及家属掌握药物的用法,了解药物作用和毒副作用,并注意服药后的反应。

（4）指导老年人及家属定期复查和随访。

（胡秀英）

第三节　跌　　倒

跌倒（fall）是一种突发的不自主的体位改变,导致个体摔在地面或较低平面上,但不包括由于瘫痪、癫痫发作或外界暴力作用引起的摔倒。跌倒是最常见的老年综合征之一。老年人跌倒多发生于室内,其中1/3的跌倒发生在卧室,其次发生在门口、浴室、厨房、楼梯、书房等。

【概述】

（一）患病率和危害

据调查显示每年跌倒在65岁以上老年人中的发生率为30%,在80岁以上老年人中高达50%,养老院或医院老年人跌倒发生率是社区老年人的3倍或更高。1年前曾经发生过跌倒的老年人,再次跌倒的发生率高达60%。跌倒居我国65岁以上老年人的意外伤害死因首位,在美国跌倒导致的死亡中超过70%发生在年龄大于65岁的老年人。对跌倒的恐惧会明显影响老年人的功能状态和整体生活质量,反复跌倒和随之而来的损伤是自理能力下降的重要因素。

（二）危险因素

跌倒的发生是多种因素相互作用的结果,包括内在因素、外在因素,见表11-4。内在因素多与老年人衰老及疾病（心血管、神经等系统疾病）相关,年龄是住院期间跌倒重要的因素；外在因素中，环境因素包括室内和室外因素。在因跌倒而住院的老年人中，内在原因占45%，外在原因占39%，原因不明者占16%。引起跌倒的因素越多，跌倒可能性越大。

表 11-4　老年跌倒的危险因素

分类	因　　素
内在因素	年龄、步态不稳和平衡障碍、前庭功能障碍、外周神经系统疾病、肌力减弱、视力障碍、关节炎、内科疾病（心血管）、功能受限（ADL、IADL 缺损）
外在因素	环境风险（室内、室外）、鞋、拐杖辅助设备不适当、约束/限制、社会因素（室外环境的安全设计、老年人是否独居等）

【识别与评估】

（一）健康史

评估老年人有无跌倒史、机体所患疾病情况（帕金森病、肌肉骨骼慢性疼痛、老年性黄斑变性和白内障、外周神经病变、膝关节炎、肌力下降、痴呆、脑卒中、糖尿病等），近期有无恶化或并发症、急性疾病、听力或视力障碍等。此外还应评估有无使用特殊药物，如降压药、降糖药以及镇静剂等。

（二）临床表现

1. 跌倒前机体状况及活动　跌倒前有无前驱症状（头晕、眩晕、失衡感、心悸等）；跌倒时老年人正在做的事情、发生地点、发生在有无危险的活动或运动中。

2. 跌倒现场状况　主要包括跌倒环境、跌倒性质、跌倒时着地部位、老年人能否独立站起、现场诊疗情况、可能的跌倒预后和疾病负担以及现场其他人员看到的跌倒相关情况等。

3. 跌倒后的身体状况　主要检查是否出现与跌倒相关的受伤。老年人跌倒后容易并发多种损伤，如软组织损伤、骨折等，故需要重点检查着地部位、受伤部位，并对老年人做全面细致的体格检查。详细检查外伤及骨折的严重程度，同时进行头部、胸腹部、四肢等全面检查；观察生命体征、意识状态、面容、姿势等；检查听觉、视觉、神经功能等。必要时需要询问老年人酒精摄入情况，个别老年人需要实验室检查、X线平片检查、诊断性穿刺等辅助检查。

（三）风险筛查及评估

一项由美国老年病学学会、英国老年病协会及美国骨科医师协会共同发布的跌倒预防指南推荐：从事老年医学的医护人员应询问老年人过去一年里是否发生过跌倒。对因跌倒就诊或有反复跌倒发作及存在步态平衡异常的老年人，应进行全面跌倒评估。跌倒评估的最佳时期：新入院时、由他科转入时、老年人病情发生变化时；固定评估点为每周评估一次，若高危老年人每周评估 2 次。除询问跌倒史，临床常用的筛查评估方法如下。

1. 测试步态和平衡的"起立行走"试验　该测试包括观察老年人在不依靠手臂力量情况下，从坐位站起时是否身体晃动，然后让老年人转身，往回走，再坐回原位。整个测试时间应 <16s，以增加测试的敏感性。完成困难的老年人提示跌倒风险增加，并需要进一步综合评估。

2. 直立性低血压检测　直立性低血压是跌倒常见的重要原因。直立性低血压最好在仰卧位，坐位 1min、直立位 1min 和 3min 之后通过测血压来检测。并且在一天的不同时间核查不同体位的血压。在站立后收缩压下降 >20mmHg 及 / 或舒张压下降 10mmHg 被普遍认为为代表有临床意义的体位性低血压。

3. 跌倒风险评估表 多个跌倒风险筛查工具用于医院,包括老年跌倒风险评估工具、简易老年跌倒风险评估工具、Morse 跌倒风险评估量表、Hendrich Ⅱ 跌倒风险模型、Schmid 跌倒风险评估工具、Johns Hopkins 医院跌倒风险评估工具以及 St. Thomas 跌倒风险评估表（St. Thomas's Risk Assessment Tool, STRATIFY）、30s 坐位起立试验。以下重点介绍应用广泛、相对较成熟的跌倒危险评估工具,包括 Morse 跌倒风险评估量表、托马斯跌倒风险评估表（STRATIFY）等。

（1）Morse 跌倒风险评估量表（morse fall scale, MFS）:由美国宾夕法尼亚大学 Morse 等于 1989 年研制,用于预测跌倒的可能性。该量表内容简明扼要（详见附录一 量表 17）,简便易行,为普适性量表。

由跌倒史、超过 1 个医学诊断、行走辅助、静脉输液治疗或使用肝素、步态和认知状况 6 个项目。适用于住院老年人的跌倒风险评估。新入院 / 新入科的老年人进行首次评估,高风险的老年人每周评估一次,根据老年人的状况进行动态的评估。在了解老年人病情的基础上,通过仔细的询问老年人或家属及认真观察,并结合老年人的主诉、病史、治疗、既往史、化验结果等,进行综合的整体评估。总分 125 分,得分越高表示跌倒风险越大。总分 0~24 分表示有低度跌倒危险,25~45 分表示中度跌倒危险,>45 分表示有高度跌倒危险。

（2）托马斯跌倒风险评估表（St. Thomas's risk assessment tool in falling elderly inpatients, STRATIFY）:由 Oliver 等于 1997 年研制,是专为老年人设计的跌倒风险评估量表,评估花费时间短、易操作（详见附录一 量表 18）。由伴随跌倒入院或在住院期间发生过跌倒、烦躁不安、视力障碍对日常生活功能造成影响、频繁如厕、转移和活动 5 个项目组成。可应用于医院、长期照护机构、居家等各类老年人的跌倒风险评估。新入院 / 新入科的老年人进行首次评估,高风险的老年人每周评估一次,根据老年人的状况进行动态的评估。通过仔细地询问老年人或家属及认真的观察进行评估。总分为 5 分,得分越高说明跌倒风险越大。

（3）其他评估工具

1）跌倒危险评估表（falls risk assessment tool, FRAT）:由澳大利亚昆士兰大学研制,在国外应用较为成熟,主要用于对住院老年人进行跌倒风险评估。由年龄、跌倒史、平衡能力、精神状态、营养及睡眠、视力、表达能力、药物治疗、慢性病、尿失禁 10 个条目构成,每个条目采用 Likert 4 级评分法,对应分值为 0~3 分,分数越高表明跌倒发生的危险度越高。

2）老年人跌倒风险评估量表（the fall risk assessment scale for the elderly, FRASE）:由 Cannard 研制,内容包含性别、年龄、步态、感觉功能、跌倒史、用药史、病史、活动状况 8 个条目,每个条目 0~3 分,得分越高表明跌倒风险越大。总分 3~8 分为跌倒低风险,9~12 分为跌倒中风险,13 分以上为跌倒高风险。该量表的评定者信度、灵敏度和特异度均较高。但该量表更注重评估老年人跌倒的内在危险因素,忽略了外在因素。

3）社区老年人跌倒危险评估工具（falls risk for older people in the community screening tool, FROP-Com）:由澳大利亚国家老年医学研究所研制,主要应用于社区老年人的跌倒风险评估,一般由社区卫生服务人员完成评估。包括 14 个项目:跌倒史、患有影响自身平衡能力和灵活性的疾病种数、服用易致跌倒的药物种数、感觉异常、大小便的自控能力、有无影响步行的足部疾病、认知状况、食物摄入量下降情况、对活动能力的自我评估、日常活动能力、平衡性、身体活动程度、能否安全行走和居家环境评估。共 20 个条目,每个条目 0~3 分,得分越高跌倒的危险性越高。

4)老年人跌倒风险评估表(fall risk assessment tool,FRA):由运动、跌倒史、精神不稳定状态、自控能力、感觉障碍、睡眠情况、用药史、相关病史 8 个方面组成(详见附录一 量表 19)。适用于医院、长期照护机构、居家等各类老年人的跌倒风险评估。由接受过培训的医护人员完成。新入院 / 新入科的老年人进行首次评估,高风险的老年人每周评估一次,根据老年人的状况进行动态的评估。在了解老年人病情的基础上,通过仔细地询问老年人或家属及认真的观察,并结合老年人的主诉、病史、治疗、既往史、化验结果等,进行综合的整体的评估。总分 1~2 分为低危,3~9 分为中危,≥10 分为高危。评估时需注意:跌倒史、骨折史指半年内发生的事件;自控能力中频率增加指小便 >8 次 /d,夜尿经常 >2 次 / 晚;感觉障碍中视觉、听觉受损指佩戴矫治器仍有障碍者;失眠指入睡困难、早醒;新药指近 3d 新用的药物;缺氧症是临床动脉血氧分压 <83%。

4. 其他 老年人害怕跌倒的心理,根据需要做影像学及实验室检查,明确跌倒造成的损伤情况和引发跌倒的现存或潜在健康问题。辅助检查包括:①影像学检查;②实验室检查;③诊断性穿刺等。

【综合管理】

临床照护的总体目标是:①老年人和 / 或照顾者清楚跌倒的危险因素,能够积极主动地进行自我防护;②老年人对跌倒的恐惧感减弱或消除;③老年人发生跌倒时能够及时得到合适的处理和护理;④老年人能够保证其日常生活需求。

(一)预防

采用各种老年人跌倒风险评估工具和老年人平衡能力测试表,对老年人或者协助社区老年人进行自我跌倒风险评估,以帮助老年人及其照顾者清楚地了解老年人跌倒的风险级别,是对跌倒预防及干预管理的基础,见表 11-5。

表 11-5 跌倒的预防及管理措施

项目	具体内容
感知补偿	戴眼镜、助听器,白内障者手术治疗
适度运动	根据老年人的健康状况选择适当的运动: 能够独立行走的老年人,有规律的体育锻炼和功能训练,如太极拳、游泳、慢跑等,增强肌肉力量、平衡能力、步态稳定性以及协调性、灵活性 衰弱老年人坐位时,双脚放平着地,站立时借助扶手,改变姿势时注意一定的缓冲时间,改变体位后注意休息 1~2min
衣着合适	衣服大小松紧适当 活动时不穿拖鞋,穿防滑鞋、平底鞋 穿、脱鞋袜时坐着进行
环境安全	照明充足,可设置夜灯或床头灯 卫生间铺设防滑垫,防滑砖,坐便器,不宜过低,安装扶手、呼叫器 移走可能影响老年人活动的障碍物 将常用的物品放在老年人方便取用的高度和地方 地面平坦、无水、不滑,门槛处加鲜明色彩标记,过道安装扶手 尽量设置无障碍空间,不使用有轮子的家具 尽量避免地面高低不平,去除室内的台阶和门槛

续表

项目	具体内容
调整行为方式	放慢起身、下床的速度；避免睡前饮水过多以减少夜间起床次数；晚上床旁放置小便器 转身、转头时动作一定要慢 走路保持步态平稳，尽量慢走，避免携带沉重物品 避免去人多及湿滑的地方 避免走过陡的楼梯或台阶，避免登高取物
选择适当的辅具	拐杖、助行器等
合理用药	检查患者所服用的所有药物，调整用药方案，避免多用共用导致的药物不良反应
维生素 D 的补充	每日维生素 D 的补充量至少 1 000IU
相关疾病治疗	体位性低血压：尽量找到基本的病因并治疗；回顾并评价目前的用药；适当修正盐摄入量的限制；足够的水摄入；补偿策略（例如抬高床头、缓慢直立）；使用弹力袜 神经系统异常（本体感受障碍、认知障碍、肌力减弱）：诊断和治疗潜在的病因；增加本体感受输入（借助辅助设施或者穿低跟、薄底并且能够裹紧双脚的鞋子）；减少使用影响认知的药物；发现存在认知缺陷的患者；按照物理治疗师的建议进行步态、平衡和肌肉力量的训练 心血管系统异常：遵循心内科医生的建议 骨骼肌系统异常：诊断和治疗潜在的疾病；按照物理治疗师的建议进行力量、关节活动范围及步态和平衡的训练及辅助设施的使用；穿合适的鞋子；遵循足病医生的建议
心理支持	关心老年人 避免太大的情绪波动 帮助老年人消除跌倒恐惧症等心理障碍

（二）应急处理及管理

老年人发生跌倒，除了立即全面评估外，还应该给予相关处理。具体处理措施如下：

1. 立即就地查看老年人，了解病情，根据病情将老年人转移到安全舒适的地方。
2. 报告医生协同处理，将对老年人的伤害降到最低限度，并通知患者家属。
3. 检查意识、瞳孔、生命体征是否正常，是否有外伤（擦伤、肢体骨折等）。
4. 遵医嘱予以 B 超、CT 检查，确定是否有内脏损伤或出血。
5. 出现意识、瞳孔、生命体征变化时，立即遵医嘱予以输氧、输液、心肺复苏等处理。
6. 并发症的处理　出现软组织伤、骨折、颅内出血等并发症，配合相应的观察及处理。

（三）发生跌倒的管理

1. 做好老年人和家属的安抚工作，消除其恐惧、紧张心理。同时不要忽视其他老年人心理，并加强巡视，防止因注意转移到跌倒老年人而忽略对其他老年人的观察巡视、医疗、护理。
2. 详细交接班，密切注意老年人生命体征、病情及心理变化。
3. 将事情发生的经过及时报告管理者，组织讨论原因及改进措施。
4. 照护注意事项
（1）在长期护理机构不推荐使用床栏或身体约束来预防跌倒。

（2）不能由于老年人有跌倒风险而限制老年人活动,增加老年人卧床及坐椅子的时间。

（3）跌倒骨折后除了终末期老年人外,均应在多学科合作下尽快离床活动,减少下肢深静脉血栓、误吸等并发症的发生。

（4）高风险骨折的老年人,如果有多次跌倒,可以考虑使用髋关节保护器。

（胡秀英）

第四节　压力性损伤

学习目标

完成本内容学习后,学员将能:
1. 复述压力性损伤的定义。
2. 掌握压力性损伤的评估内容。
3. 应用压力性损伤常见评估量表。
4. 掌握压力性损伤的综合管理内容。

压力性损伤(pressure sore)又叫压力性溃疡(pressure ulcer)、压力性坏死(pressure necrosis)和缺血性溃疡(ischaemic ulcers),是临床上一种常见的皮肤损伤,是由于长时间的压力导致的皮肤及皮下组织损伤,曾称为压疮。2009年美国压疮专家咨询组(National Pressure Ulcer Advisory Panel,NPUAP)和欧洲压疮专家咨询组(European Pressure Ulcer Advisory Panel,EPUAP)联合定义压疮为:皮肤和皮下组织的局限性损伤,通常在骨突出部位,一般由压力或压力联合剪切力引起。2016年美国NPUAP对将压疮更名为压力性损伤(pressure injury),指出其是发生在皮肤和/或潜在皮下软组织的局限性损伤,通常发生在骨隆突处或皮肤与医疗设备接触处。

【概述】

（一）患病率和危害

压力性损伤多发生于70岁及以上的人群,在养老院患病率高达20%。一旦发生压力性损伤,老年人的住院时间明显延长,医疗负担显著增加,甚至会因并发症导致老年人死亡。有压力性损伤的老年人较无压力性损伤的老年人,其死亡率增加4倍,如压力性损伤经久不愈,死亡率增加6倍。在荷兰压力性损伤的护理费仅次于肿瘤和心血管病,属于第三高的医疗消费。美国每年消费在压力性损伤治疗上的费用高达110亿美元。

（二）危险因素

压力、剪切力、摩擦力和潮湿是压力性损伤发病机制中四个重要的物理因素。压力性损伤的发生与老年人个体的全身和局部状况、医疗和物理环境等多种因素有关,其危险因素分为内因和外因,见表11-6。

表 11-6　导致压力性损伤的危险因素

分类	因　素
内源性因素	活动受限,高龄,营养不良,其他因素:心血管疾病、骨折、糖尿病、神经系统疾病、认知功能障碍、失禁(大小便)、风湿性疾病、挛缩和痉挛
外源性因素	压力:翻身不及时,石膏绷带、夹板、衬垫使用不当,松紧不适;剪切力:不适当翻动、移位;摩擦:衣服不平整,床单皱褶有碎屑,翻身时拖拉,使用脱漆便器;潮湿:汗液,尿液,血及渗出物

【识别与评估】

（一）健康史

合并基础疾病,如瘫痪、身体虚弱、神经损伤、脑卒中、糖尿病、营养不良或昏迷等。

（二）临床表现

老年人出现压力性损伤时可伴随出现疼痛、瘙痒、局部皮损,严重者可发生脓毒血症、败血症、贫血及坏疽等并发症。90% 以上压疮出现在腰部以下,好发部位见于骶骨、髂棘、股骨大转子、足跟及外踝等处,其他部位也可发生,主要取决于老年人的体位。

2016 年美国 NPUAP 根据皮肤组织的不同表现,将压力性损伤分为以下几期:

1. **1 期（stage 1）**　骨隆突处皮肤出现苍白发红,压之不褪色的局限红斑,但局部皮肤完整。

2. **2 期（stage 2）**　表皮和真皮缺失,可表现为完整或破裂的血清性水疱或基底面呈粉红色或红色表浅伤口,但不暴露脂肪层和更深的组织,无肉芽组织、腐肉和焦痂。

3. **3 期（stage 3）**　皮肤全层缺损,创面可见皮下脂肪组织、肉芽组织和伤口边缘上皮内卷,可能有腐肉和 / 或焦痂、潜行和窦道,但筋膜、肌肉、肌腱、韧带、软骨和骨未暴露。

4. **4 期（stage 4）**　全层皮肤和组织损失,创面可见筋膜、肌肉、肌腱、韧带、软骨或骨溃疡。创面可能有腐肉或焦痂,通常有上皮内卷、潜行和窦道。

5. **不明确分期损伤（unstageable）**　全层组织被掩盖和组织缺损。全层皮肤和组织缺损,创面的腐肉或焦痂掩盖了组织损伤的程度,去除腐肉和坏死组织后,将会呈现 3 期或 4 期压力性损伤。

6. **深部组织损伤（suspicious deep tissue injury, SDTI）**　骨隆突处强压力和 / 或持续压力和剪切力会致使局部皮肤出现持久性非苍白性发红、褐红色或紫色,或表皮分离后出现暗红色伤口床或充血性水疱,颜色发生改变前往往会有疼痛和温度变化。伤口可能因处理不同,呈现出无组织损伤,或迅速发展为真正的组织损伤。

（三）压力性损伤风险评估

1. **评估内容**

（1）危险因素:摩擦力、剪切力、大小便失禁等局部皮肤危险因素,以及知觉、感觉、活动能力和营养状态等。

（2）压力性损伤伤口:如老年人已存在压力性损伤伤口,需进一步评估伤口变化情况、疼痛、组织类型、伤口尺寸、瘘管、分泌物、是否发生感染、伤口边缘情况、压力性损伤分期、伤口周围皮肤等情况。

（3）潜在并发症:对局部瘘管形成、溃疡、骨髓炎和蜂窝织炎,全身营养不良、菌血症等并发症进行评估。

2. 评估时间及频率

（1）老年人人住医疗机构均应在入院时、病情和治疗变化时随时进行评估。

（2）急性病入院老年人 48h 内进行再次评估。

（3）高危老年人至少每天检查皮肤和骨隆突处一次，并做好记录。

（4）入院病情平稳的老年慢性病患者，第 1 个月每周重新评估一次，然后每季度再评估一次。

（5）已患有压力性损伤的老年人，每次更换敷料时进行评估，且至少每周对其进行再次评估。

3. 评估工具　目前公认的压力性损伤评估工具为 Braden、Norton 和 Waterlow 压疮评估量表，见表 11-7。

表 11-7　三种压力性损伤危险因素评估量表的预测指标

评估表	灵敏度（%）	特异度（%）
Norton	75.3	62.2
Braden	74.0	29.0
Waterlow	86.3	59.3

备注：灵敏度——实际发生压力性损伤的患者中经危险评估存在压力性损伤发生风险患者的百分比；特异度——实际未发生压力性损伤的患者中经危险评估没有压力性损伤发生风险患者的百分比

（1）Norton 压疮评估量表：1962 年研制，用于预测老年人压力性损伤的危险因素，是筛查压力性损伤高危人群的重要工具（详见附录一　量表 20）。

量表包括 5 个方面的危险因素：一般状况、精神状况、活动能力、运动能力和失禁情况。适用于心脏外科、神经外科、整形外科老年人群。可由医护人员、照顾者或患者本人进行评估。通过仔细询问老年人或家属及认真观察进行评估。每项分为 4 个等级，即 1~4 分，总分 5~20 分，总分越低，发生压力性损伤的危险性越高。总分 12~14 分表示有出现压力性损伤的可能性，<12 分表示是压力性损伤的高危人群。该量表是美国卫生保健与研究组织推荐使用的工具，但由于该量表缺乏营养评估，因此，在临床使用时，需增加营养评估。

（2）Braden 压疮评估量表：在国内使用较为广泛，对压力性损伤的高危人群有较好的预测效果（详见附录一　量表 21）。

量表包括感觉、潮湿、活动、移动、营养、摩擦力和剪切力 6 个部分。适用于昏迷、瘫痪、癌症晚期、长期卧床的老年人群，特别适用于内外科的老年患者。新入院 / 新入科的老年人进行首次评估，高风险的老年人每周评估一次，根据老年人的状况进行动态的评估。每项 1~4 分，总分 6~23 分，总分越低，发生压力性损伤的危险性越高。18 分是发生压力性损伤危险的临界值，15~18 分提示轻度危险，13~14 分提示中度危险，10~12 分提示高度危险，9 分及以下提示极度危险。

（3）Waterlow 压疮评估量表：该评估表是国际性标准，条目清晰，可操作性强（详见附录一　量表 22）。

评估内容包括一般情况如体型 / 体重 / 身高、皮肤状况、失禁情况、移动力、性别 / 年龄、食欲;特别危险部分:营养不良、感知、特殊药物、吸烟、外科创伤等。适用于昏迷、瘫痪、癌症晚期、长期卧床的老年人群。新入院/新入科的老年人进行首次评估,高风险的老年人每周评估一次,根据老年人的状况进行动态的评估。量表得分越高,表示发生压力性损伤的危险性越高。10~14分提示轻度危险,15~19分提示高度危险,≥20分提示极度危险。此评估表评价内容较多,临床应用比较困难,但敏感度较高,特别适用于ICU危重症老年人及手术老年人的压力性损伤危险预测。

（四）其他

压力性损伤创面细菌培养对选用抗生素帮助不大,由于创面往往有多种细菌生长。但是,如果发生菌血症、全身感染或压力性损伤持续不愈,则需要进行细菌培养和药物敏感试验,培养应该选择深层组织标本。未治愈的压力性损伤可引起蜂窝织炎或更深层的感染,尤其应警惕压力性损伤下面的骨髓炎,骨髓炎常被遗漏,通过X线检查可发现。

【综合管理】

（一）预防

1. **皮肤护理** 全面检查皮肤,大小便失禁应及时清洁并保持皮肤干燥,使用皮肤贴膜保护和保持皮肤的完整性,可使用乳制剂、油膏或油剂预防皮肤干燥。

2. **定期改变体位** 定期改变体位以减少骨隆突处的压力,压力性损伤高危者至少每2h翻身一次,避免床头抬高>30°。

3. **使用减压设备** 为高危老年人的座椅、轮椅和床选择合适的减压设备,如水垫或气垫床。骨隆突处应用柔软材料,如棉花或松软的医用羊毛加以保护。

4. **减少摩擦力** 保持床单平整。衣服不要有粗大的缝合处。

5. **加强营养** 定时评估老年人的营养及代谢情况,及时纠正营养不良和代谢紊乱,摄入充足水分。

6. **健康教育** 对老年人及其照顾者进行健康教育,包括压力性损伤发生原因、危险因素以及预防措施等。

（二）发生压力性损伤的管理

1. **使用敷料** 敷料使溃疡创面保持适当的潮湿。根据不同压力性损伤分期,具体敷料选择及换药方法见表11-8。

表11-8 压力性损伤治疗敷料选用及操作步骤

压力性损伤分期	敷料选用及操作步骤
1期	透明薄膜、溃疡贴、泡沫敷料、水胶体敷料
2期	1. 无水疱或水疱≤5mm （1）生理盐水或平衡液冲洗伤口 （2）使用水胶体、泡沫敷料或油纱覆盖伤口,需要时可使用医用胶带进行二次固定 2. 水疱>5mm （1）生理盐水或平衡液冲洗伤口 （2）使用无菌剪于水疱低位剪一小口,空针抽出疱液 （3）使用水胶体、泡沫敷料或油纱覆盖伤口,需要时可使用医用胶带进行二次固定

压力性损伤分期	敷料选用及操作步骤
3期	1. 清创　机械性清创（刀片、剪刀） 2. 生理盐水或平衡液冲洗伤口 3. ①黑期：使用水胶体、水凝胶等软化痂皮自溶性清创。②黄期：水凝胶自溶性清创，内层藻酸盐敷料，外层纱布或泡沫敷料固定。③红期：伤口表浅，使用水胶体敷料保护肉芽；伤口较深或有腔洞者，根据深浅选择藻酸盐敷料或水凝胶保护肉芽，外层纱布或泡沫敷料覆盖固定。④粉期：使用水胶体、水凝胶或透明薄膜促进上皮生长
4期	同3期压力性损伤处理方法，需注意：当有骨骼肌腱的暴露时，需要慎重使用藻酸盐敷料，可使用水凝胶保护
深部组织损伤和不明确分期损伤	清创后，确定具体分期，按相应分期处理

2. 缓减压力　去除局部压力对压力性损伤愈合起着重要作用，目前采用的方法包括减压床、床垫、垫子和及时更换老年人体位，至少每2h翻身一次，床头角度小于30°。

3. 治疗并发症

（1）加强营养：治疗原发疾病，改善营养状态，均衡膳食。

（2）创面清洗：对大多数伤口，使用生理盐水进行伤口清洗。避免使用皮肤清洁剂、抗生素以及防腐剂（如碘伏、碘、过氧化氢、冰醋酸等）接触创面，以免阻碍组织的愈合。

（3）手术清创：对于4期压力性损伤，有效的清创和清洁伤口能缩小并促进压力性损伤的愈合。压力性损伤进一步发展，累及皮下脂肪和肌肉组织时，需要外科手术清创和封闭治疗。在缺血性肢体或足跟存在不明确分期的压力性损伤，不应去除干燥、附壁、完整、无红斑或波动感焦痂。

（4）抗生素使用：伤口局部感染，应考虑局部使用抗菌药，或清洁伤口经过2~4周标准照护未能痊愈者，应考虑使用有效抗生素。对合并菌血症、脓毒血症、蜂窝织炎或骨髓炎的老年人，应该根据培养结果选用全身抗生素治疗。

4. 物理疗法　目前用于压力性损伤治疗的物理疗法主要包括：电疗法、超声治疗及激光治疗，其临床效果需要进一步研究。

5. 其他治疗　生长因子、局部胰岛素、健康教育等措施有可能促进压力性损伤愈合，临床效果需要进一步研究。

（胡秀英）

第五节 吞咽障碍

学习目标

完成本内容学习后,学员将能:
1. 复述老年吞咽障碍的定义。
2. 掌握老年吞咽障碍的评估内容。
3. 应用老年吞咽障碍常见评估量表。
4. 掌握老年吞咽障碍的综合管理内容。

吞咽是最复杂的躯体反射之一,每天平均进行的有效吞咽约 600 余次。老年人随着年龄的增加,咽喉黏膜、肌肉退行性变化或神经通路障碍,协调功能不良,吞咽功能下降、咳嗽反射减弱,容易发生吞咽障碍。

【概述】

（一）患病率和危害

随着人口老龄化日益加剧,老年人群吞咽障碍也逐渐受到关注,欧美等发达国家在吞咽功能流行病学调查方面有诸多研究,有研究报道,吞咽障碍的患病率为 11.4%~84.0%。而在老年人群中的吞咽障碍患病率为 8.4%~60.0%。然而,我国迄今未见有关吞咽功能障碍大规模流行病学的调查研究,相关文献也极少见报道。

（二）吞咽障碍导致的常见问题

1. **便秘** 排便次数减少,同时排便困难、粪便干结。

2. **营养不良** 摄入不足、吸收不良或过度损耗营养素所造成的营养不足。

3. **吸入性肺炎** 老年人在吞咽时将食物、药物、口腔鼻咽部分泌物或呕吐的胃内容物吸入呼吸道,引起的继发性肺部炎症。

吞咽障碍可影响摄食及营养吸收,导致老年人发生营养不良,进一步引发压力性损伤。吸入性肺炎是吞咽障碍最常见且最危险的并发症,食物残渣等误吸入或反流入支气管和肺,引起反复肺部感染,严重者可危及生命。

（三）危险因素

老年人吞咽障碍与多种因素相关,多数与神经系统老化及疾病相关。

1. **神经系统疾病** 老年人吞咽障碍常由于脑卒中、帕金森病和老年痴呆症等神经系统疾病引起。研究表明,脑卒中后吞咽障碍将明显增加老年人误吸及肺炎的风险,增加卒中老年人的病死率和不良预后的发生率。

2. **类风湿性疾病** 类风湿性疾病如硬皮病、干燥病等也可以因为内脏器官硬化及萎缩、唾液分泌减少等影响吞咽。

3. **梗阻性病变** 咽、喉、食管腔内的炎性肿胀、较大异物、灼伤致瘢痕性狭窄、口腔、咽、喉、食管肿瘤等,以及口腔周围的肿块等压迫影响吞咽功能。

4. 其他 精神性疾病老年人治疗用药,可引起锥体外系反应等不良反应,出现肌张力障碍,影响口腔吞咽协调。抗组胺药、抗胆碱能药等可能通过影响口腔唾液分泌而影响吞咽。侵入性治疗措施如气管切开、气管插管、头颈部手术;头颈部意外事故、颈部化疗或放疗也可使住院老年人吞咽障碍的发生率增加;虚弱、过量饮酒等也可能影响老年人吞咽。

【识别与评估】

（一）健康史

评估老年人的一般资料,如既往史、家族史、用药史等;重点评估老年人是否发生吞咽障碍高风险的疾病,口咽部的疾病如口炎、舌炎、咽肿瘤等;食管疾病如食管炎、食管癌等;神经肌肉疾病如重症肌无力、延髓性麻痹等;精神性疾病如癔症等。

（二）临床表现

进食速度慢、吞咽费力、喘鸣、咳嗽、哽咽、食物通过受阻、鼻腔反流等;老年人发生吞咽障碍,可因营养物质摄入不足,水、电解质及酸碱平衡失调,从而影响病人的整体康复,同时老年人可能会出现误吸、误咽和窒息,甚至引起吸入性肺炎等。

（三）筛查及评估

1. 评估 老年人是否有脑卒中、痴呆,喉、咽和舌头恶性肿瘤史,酒精滥用史,吸烟或体重下降、吞咽障碍的治疗、用药情况等。临床评估包括:误吸及吞咽;相关口腔、咽部结构和功能评估;床旁纤维喉镜检查;标准化的临床功能评估(clinical bedside assessment, CBA)应由专业技术人员(语音和语言治疗师,通过训练的医护人员)用于误吸及吞咽困难管理中。对有需要的老年人,再进一步作 X 线钡餐检查和内镜吞咽光纤检查确诊。

2. 筛查 包括询问病史或医学检查,识别明显的吞咽障碍症状(如咳嗽、呛咳、不能吞咽);在常规或计划的口服药物、水或食物的吞咽过程中观察临床指标风险的存在。常见评估工具包括洼田饮水试验和医疗床旁吞咽评估量表(SSA)。

（1）洼田饮水试验:适用于疑似吞咽功能障碍的意识清楚、能够配合的老年人(详见附录一 量表 23)。由接受过培训的医护人员进行评估。评估时间大约 2min。老年人取坐位。依次喝下 1~3ml 水,如无问题,喝 30ml 温开水。观察和记录:饮水时间、饮水状况(包括啜饮、含饮、水从嘴角流出)、有无呛咳。吞咽功能判定:正常:Ⅰ级,5s 之内;可疑:Ⅰ级,5s 以上或Ⅱ级;异常:Ⅲ、Ⅳ、Ⅴ级。洼田饮水试验可预测是否发生误吸,准确率为 64.3%。该试验依据老年人的主观感觉。

（2）医疗床旁吞咽评估量表:该量表是由南曼彻斯特大学医学院语言治疗科的 Smithard DG 及 Wyatt R 编写的(详见附录一 量表 24)。量表的评估内容包括意识状态、头及躯干的控制、呼吸模式、唇的闭合、软腭运动、喉功能、咽反射、自主咳嗽等内容。该量表能预测老年人是否会发生住院期间的肺炎及误吸,不能预测出院时的营养状态。由经过培训的医护人员完成评估。量表中包含症状和体征的评估,所以较为费时。评估时,如果病人不能正常吞咽 5ml 的水,即尝试 3 次中多于一次出现咳嗽或者气哽,或者出现吞咽后声音嘶哑(即喉功能减弱),则不再继续第 2 阶段。不能进入第 2 阶段,或在第 2 阶段中出现咳嗽或气哽,或出现吞咽后声音嘶哑,就认为是不安全吞咽。吞咽障碍程度分级,分为正常、轻、中、重 4 个层面,从严重吞咽困难到正常吞咽功能共 10 级。

（四）其他

评估有无营养不良、脱水和吸入性肺炎等，评估病人是否可经口获得充足的营养，一般由护士或医生、营养师等筛查评估。体检口腔牙齿、卫生，头部和颈部活动情况等；另外，发生过吞咽障碍的老年人，评估其是否已出现进食焦虑和恐惧的心理问题。

1. 营养风险筛查2002 NRS2002（nutritional risk screening 2002, NRS2002）是国内外肠外肠内营养学会推荐的工具（详见附录一 量表25）。量表包括三方面的内容：①疾病状态（疾病状态下机体蛋白质需求通过膳食或肠内营养即可满足，计1分，如慢性疾病急性发作等；以上需求通过肠外营养可满足，计2分，如腹部大手术、重症肺炎等；通过营养支持无法满足，计3分，如严重创伤、APACHE>10分的ICU老年人等）。②营养状态（BMI<18.5，计3分；BMI>18.5时结合近期体重下降情况及饮食量减少情况分析计分）。③年龄（>70岁，计1分）。总分≥3分时，表明有营养风险。适用于住院老年人。量表受限于对于卧床无法称体重的老年人，或者水肿、腹水等影响重测量的老年人，以及意识不清无法回答评估者问题的老年人。总评分≥3分：表明老年人有营养风险，即应该使用营养支持；总评分<3分：每周复查营养评定。以后复查的结果如果≥3分，即进入营养支持程序；如老年人计划进行腹部大手术，就在首次评定时按照新的分值（2分）评分，并最终按新总评分决定是否需要营养支持（≥3分）。

2. 微营养评定法（minimal nutrition assessment, MNA） 用于评价老年人发生营养不良的危险，并预测谁可能从早期营养干预中获益（详见附录一 量表26）。为了简单快速使用，欧洲推荐包含前6项问题的简表版（MNA-SF）用于营养不良筛查，有营养不良或营养不良风险者继续完成全表（MNA）。

量表共18个问题，包括BMI，臂中围和小腿围等人体测量以及体重丢失情况，居住环境，使用药物种类，饮食习惯、临床情况全面的评估以及自我对健康和营养状况的感觉。该量表适用于老年人的营养风险评估工具，更适用于发现65岁以上的严重营养不良的老年人，不仅适用于住院老年人，也可用于出院在家的老年人。评估需由受过专门培训的人员完成。需要10min的时间即可完成。总分0~30分，总分≥24分表示营养状况良好，17~24分表示存在营养不良的危险，<17分表示有确定的营养不良。

3. 微营养评定简表 欧洲肠外肠内营养学会和中华医学会肠外肠内营养学分会老年学组均推荐将微营养评定简表（minimal nutrition assessment-short form, MNA-SF）用于老年人的筛查工具（详见附录一 量表27）。量表由进食减少、体重减轻、移动、精神压力或疾病、神经精神问题和体重指数6项组成。特别适用于65岁以上的老年人，住院或家庭老年人均可，是专门为老年人设计的营养不良风险评估工具。由医护人员、患者本人或家属完成。总分12~14分，表示营养状态良好；8~11分，表示存在营养不良风险；<7分表示营养不良。

【综合管理】

临床照护的总体目标是：①预防、减少误吸及其营养不良、失水、吸入性肺炎、恐惧进食等相关并发症发生；②误吸能够得到及时处理，不发生窒息和急性意识障碍等危险。临床需要在多学科评估的基础上进行综合管理。

（一）预防

多个循证指南中均强调需对所有老年住院患者进行吞咽障碍风险筛查评估及全面评

估,再针对老年人存在的危险因素,个体化提供相应的多学科团队干预方案:改进喂养技术,体位管理,采用补偿技术,康复技术,教育预防,预防误吸及其吸入性肺炎、营养不良等并发症的发生。对有吞咽障碍及其并发症的老年人,组建包括老年科医生、护士及言语治疗师等在内的多学科团队,针对误吸及其并发症进行最大程度的综合预防措施,见表11-9。

表 11-9 误吸及其并发症的综合预防措施

误吸预防及管理措施	相应的预防措施具体内容
改进喂养技术	确定患者最大耐受性的食品黏度,选择适当食物,如流食,避免一次摄入过多量,避免鱼刺、骨头、年糕等食品 喂食前提供 30min 的休息时间
使用喂食技巧	避免匆忙或强迫喂食 调整喂食频率和根据个人耐受性提供切碎为不同大小食物 将食物放到口中不同位置,如果左面部无力,食物可以放在右侧 对于频繁发生呛咳的患者,可用汤匙将少量食物送至舌根处,让患者吞咽,待完全咽下,张口确认无误后再送入食物 患者发生呛咳时宜暂停进餐,呼吸完全平稳时,再喂食物 若患者频繁呛咳且严重者应停止进食 环境安静,光线充分,避免患者分心,少食多餐 能够自己进食患者用多种方法鼓励老年人自己进食,而不是帮助进食以减少时间 必要时按照医嘱使用管饲
使用补偿技术	补偿技术(姿势和动作改变):比如吞咽的时候提示和鼓励吞下,嘴闭和弯曲头向前,下巴卷起,头部转动等,但如患者乏力、认知障碍、缺乏合作会限制这种治疗策略的有效性,甚至有害
呼吸控制技术	声门上吞咽和超声门上吞咽。在这些技术中,病人学习吞咽前屏住呼吸,吞咽后清理气道(咳嗽,清嗓子),但有可能导致心律失常,只能在安全的患者中应用
体位管理	进食尽量取坐位,或尽可能接近 90°,可行的话尽量保持直立体位或头前倾 15°,卧病在床,使靠背角度呈 90° 进食后让患者继续坐 30min,不要立即躺下
吞咽康复技术	吞咽相关功能的面部肌肉、舌肌锻炼 食团的推动及清理功能训练(用力吞咽,门德尔松法等) 生物反馈 功能性电刺激
预防用药和避免影响吞咽的药物	23 价肺炎球菌多糖疫苗(PPV)被推荐用于老年人和慢性病患者减少社区获得性肺炎 减少镇静催眠药的使用,避免导致咳嗽和吞咽障碍 避免或者减少口腔干燥药物 辣椒素可刺激吞咽和咳嗽,ACE 抑制剂可能是有益的
患者及照顾者教育	做好进食记录 风险情况告知 相关表现及症状 危险因素识别方法,简单评估 应对方法:体位管理,饮食配制,喂养技术,行为和环境因素管理,口腔护理,窒息的急救与管理等 可以获取的相关资源

(二)应急处理

1. 当吞咽障碍影响老年人呼吸甚至窒息发生时,应立即现场急救。轻度老年人能自行咳嗽,勿拍背等干扰老年人清理呼吸道。

2. 若老年人噎食症状无缓解,立刻给予膈下腹部冲击施救。

膈下腹部冲击法包括立位腹部冲击法(意识清楚老年人):①站在老年人身后,用双臂环绕老年人腰部,令老年人弯腰,头部前倾。②一手握空心拳,拳眼顶住老年人腹部正中线脐上方两横指处。③另一手紧握此拳,快速向内、向上冲击五次。挤压动作要迅速,压后随即放松。④老年人应配合救护,低头张口,便于异物排出。

另一种方法为仰卧位腹部冲击法(用于意识不清老年人):①将老年人置于仰卧位,救护者骑跨在老年人髋部两侧。②一只手的掌根置于老年人腹部正中线、脐上方两横指处,不要触及剑突;另一只手直接放在第一只手的手背上,两手掌根重叠。③两手合力快速向内、向上有节奏冲击老年人的腹部,连续五次,重复若干次。④检查口腔,如异物被冲出,迅速用手将异物取出。⑤检查呼吸、心跳,如果没有,立即实施心肺复苏。

(三)发生吞咽障碍的管理

除了上述的临床预防及应急措施外,还需要进行疾病管理、吞咽功能康复及老年人自我锻炼。治疗原发疾病及伴随症状 临床需要积极治疗吞咽障碍相关疾病,但是除帕金森病和重症肌无力的内科治疗可达一定效果外,其病因神经和神经肌肉障碍很少能通过药物或手术治疗纠正,故其吞咽障碍的并发症的管理方案至关重要。其他如弥漫性食管痉挛,进行抗硝酸,钙通道阻滞剂等药物保守治疗,硬皮病抗反流侵入性纵向切开术或者头颈部、食管癌放化疗,手术治疗等。

教育老年人吞咽康复及锻炼 除专科的康复外,还应指导老年人及其照顾者,进行老年人自我吞咽功能康复及锻炼。包括三个方面,基础训练、摄食训练、经口进食。

1. **基础训练** 主要包括以下内容:

(1)口腔周围肌肉训练:包括口唇闭锁训练;下颌开合训练;舌部运动训练等。

(2)颈部放松:前后左右放松颈部,或颈部左右旋转、提肩沉肩。

(3)寒冷刺激法:吞咽反射减弱或消失时:用冰冻的棉棒,轻轻刺激软腭、腭弓、舌根及咽后壁,可提高软腭和咽部的敏感度,使吞咽反射容易发生。

(4)流涎对策:颈部及面部皮肤冰块按摩直至皮肤稍稍发红,可降低肌张力,减少流涎,每日3次,每次10min。

(5)咳嗽训练:强化咳嗽、促进喉部闭锁的效果,可防止误咽。

(6)屏气吞咽:用鼻深吸一口气,然后完全屏住呼吸,空吞咽,吞咽后立即咳嗽。有利于使声门闭锁,食块难以进入气道,并有利于食块从气道排出。

2. **摄食训练** 在基础训练后开始摄食训练。

(1)体位:让老年人取躯干屈曲30°仰卧位,头部前屈,用枕垫起偏瘫侧肩部,这种体位食物不易从口中漏出、有利于食块运送到舌根,可以减少向鼻腔逆流及误咽的危险,确认能安全吞咽后,可抬高角度。

(2)食物形态:食物形态应本着先易后难原则来选择,容易吞咽的食物特征为密度均一、有适当的黏性、不易松散、容易变形、不易在黏膜上残留。

(3)每次摄食一口量:一口量正常人为20ml左右,一口量过多,食物会从口中漏出或引起咽部食物残留导致误咽;过少,则会刺激强度不够,难以诱发吞咽发射。一般先以少量(3~4ml)逐渐增加到一汤匙。指导老年人以合适的速度摄食、咀嚼和吞咽。

（4）指导患者吞咽的意识化：引导老年人有意识地进行过去习以为常的摄食、咀嚼、吞咽等一系列动作，防止噎呛和误咽。

（5）咽部残留食块去除训练：包括空吞咽、数次吞咽训练、交替吞咽训练等。

3. 经口进食 吞咽困难老年人经口进食时，康复训练包括：间接训练、直接训练、代偿性训练等。

（1）间接训练：包括口唇运动，颊肌、喉部运动，舌部运动，冰刺激，呼吸道保护手法。

（2）间接训练：包括体位、食物形态、食物摄取位置、一口量。

（3）代偿性训练：代偿性训练是进行吞咽时采用的姿势与方法，一般是通过改变食物通过的路径和采用特定的吞咽方法使吞咽变得安全。侧方吞咽：让老年人分别左、右侧转头，做侧方吞咽，去除梨状隐窝部的残留食物。空吞咽与交替吞咽：每次进食后，反复做几次空吞咽，然后再进食。也可以吞咽后饮用极少量的水 1~2ml，这样既有利于刺激诱发吞咽反射，又能达到去除咽部残留食物的目的，称为"交替吞咽"。用力吞咽：让老年人将舌用力向后移动，帮助食物推进通过咽腔，以增大口腔吞咽压，减少食物残留。点头样吞咽：颈部尽量前屈形状似点头，同时做空吞咽动作，可去除会厌谷残留食物。低头吞咽：颈部尽量前屈姿势吞咽，使会厌谷的空间扩大，并让会厌向后移位，避免失误溢漏入喉前庭，更有利于保护气道；收窄气管入口；咽后壁后移，使食物尽量离开气管入口处。没有任何单一的策略适用于所有吞咽障碍老年人，需要根据老年人评估情况，选择个体化的干预措施。指南强调多学科团队管理老年人饮食安全与营养、减少吞咽障碍及其并发症的发生。

（四）替代营养策略

1. 补充经口营养补充剂 经口进食是老年人的重要功能，提高老年人的幸福度，故对有吞咽障碍的老年人应尽量保持其功能，采取非管道喂养。老年人补充经口营养补充剂，可以改善营养状况，但是不影响饮食摄入量；可减少手术老年人的营养风险和手术后并发症；蛋白质含量高可降低老年人压疮等并发症的发生风险。

2. 肠内营养 肠内营养相比肠外营养更符合人体自然生理，保持肠屏障功能和完整性，维护免疫功能，降低感染等并发症和死亡率。肠内营养常用剂型包括：粉剂、混悬剂、乳剂。若老年人有吞咽障碍高风险，或当口服摄入量不能提供足够的营养状况，替代的营养支持包括鼻胃管/鼻肠管和胃造瘘。

（1）喂养通路的选择：对于短期（≤4 周）的肠内营养老年人，可选择鼻胃管/鼻肠管，而对于易发生反流、误吸等并发症的老年人，应选择鼻肠管降低并发症发生率。对于长期（>4 周）的肠内营养老年人，建议选择经皮内镜管（percutaneous endoscopic gastrostomy tubes，PEG）。

（2）鼻饲护理

1）判断胃管位置：胃管末端连接注射器，能回抽出胃液；胃液进行 pH 测定；置听诊器于老年人胃部，快速经胃管注入 10ml 空气，听气过水声。

2）鼻饲营养液：最好现配现用，冷藏保存（<24h）。

3）喂养体位：床头抬高 30°~45°，喂养结束保持半卧位至少 30min。

4）喂养速度：持续性滴注起始速度建议 80ml/h 开始，根据耐受量逐步增量。鼻饲期间需定时冲洗导管，定期更换导管。

5）观察并发症：误吸、呛咳、腹泻、胃潴留、代谢性并发症等。

3. 肠外营养（PN） 是从静脉内供给营养作为手术前后及危重老年人的营养支持，全部营养从肠外供给称全胃肠道营养（TPN），包括碳水化合物、氨基酸、脂肪乳、电解质、维生素、微量元素、水等。对于误吸风险高的老年人，可选择肠外营养。

（陈 茜）

第六节 慢 性 疼 痛

学习目标

完成本内容学习后，学员将能：
1. 复述老年疼痛的定义。
2. 描述老年慢性疼痛的评估内容。
3. 应用老年慢性疼痛常见评估量表。
4. 掌握老年慢性疼痛的综合管理内容。

疼痛（pain）是由感觉刺激而产生的一种生理、心理反应及情感上的不愉快经历，包含痛觉和痛反应。是多种疾病的共有症状，被称为第五生命体征。慢性疼痛是指持续或复发的时间超过 3~6 个月的疼痛。

【概述】

（一）患病率和危害

中华医学会疼痛学会 2010 年统计数据显示：我国至少有 1 亿患者曾经历某种疼痛，其中老年人占 65%~80%。急性疼痛如未得到及时治疗，约 10%~50% 的老年人会发生慢性疼痛。慢性疼痛老年人较非慢性疼痛老年人更易出现激惹、抑郁等不良心理状态，整体生活质量下降，如社会活动减少、焦虑、睡眠紊乱、食欲缺乏、记忆力衰退、内分泌功能障碍、情绪不佳等。

（二）慢性疼痛的分类

世界卫生组织（World Health Organization，WHO）制定的国际疾病分类第 10 版（ICD-10）中将慢性疼痛分为 7 大类：慢性原发性疼痛；慢性癌痛；慢性术后痛和创伤后疼痛；神经病理性疼痛；慢性头部和颌面部疼痛；慢性内脏疼痛；慢性骨骼肌疼痛。

【识别与评估】

（一）健康史

老年人是否有手术或创伤史，是否患有某些疾病，如慢性骨关节疾病、癌症等。

（二）临床表现

慢性疼痛的病因不同，其临床表现不同，与所患疾病的种类，病情的严重程度等有关。如慢性癌痛通常表现为肿瘤原发部位及侵犯转移部位严重而持续的疼痛；慢性术后疼痛和创伤后疼痛表现为术后伤口、创伤后部位的皮肤及深部组织的持续性疼痛；神经病理性疼痛表现为剧烈疼痛；慢性骨骼肌疼痛为关节疼痛、肿胀、活动受限，严重者关节畸形，影响老年人的日常生活。

（三）筛查及评估

1. 初筛　询问老年人的疼痛病史,头痛部位是在左侧或右侧,眼部、鼻部、额区、顶区等部位;性质是钝痛、锐痛、跳痛、压榨样疼痛还是牵拉痛;时间是发作、缓解还是持续;加重或缓解的因素:精神心理因素（焦虑、抑郁）、睡眠等。

2. 疼痛强度评估

（1）Wong-Banker 面部表情疼痛评定量表（wong-baker pain rating scale）:此量表用于评估认知功能正常及轻至中度认知功能受损老年人的疼痛强度。是在模拟评分方法的基础上发展起来的,使用从快乐到悲伤及哭泣的 6 个不同表现的面容,要求老年人选择一张最能表达其疼痛的脸谱。该方法简单、直观、形象,易于掌握。特别适用于老年人、文化程度较低者、表达能力丧失者及认知功能障碍者,见图 11-1。

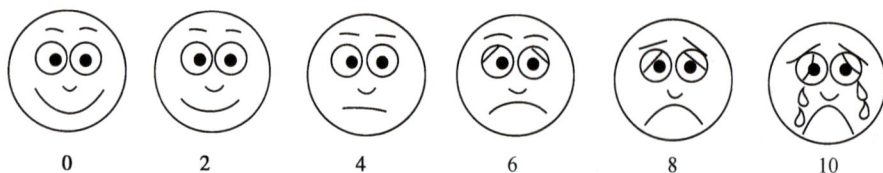

| 0 | 2 | 4 | 6 | 8 | 10 |

图 11-1　面部表情疼痛量表

（2）数字评价量表（numeric rating scale）:将疼痛程度用 0~10 个数字依次表示,"0"表示"无痛","10"表示"剧痛"。按照疼痛对应的数字将疼痛程度分为:轻度疼痛（1~3）,中度疼痛（4~6）,重度疼痛（7~10）,见图 11-2。

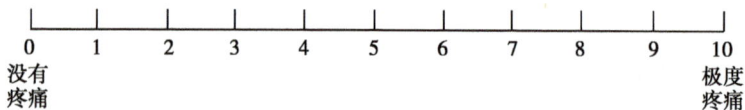

图 11-2　数字评价量表

（3）视觉模拟评分法（visual analogue scale, VAS）:使用一条长约 10cm 的游动标尺,一面标有 10 个刻度,两端分别为"0"和"10","0"分表示无痛,"10"分表示难以忍受的最剧烈的疼痛。使用时,将有刻度的一面面向老年人,让老年人在直尺上标出能代表自己疼痛程度的相应位置。疼痛等级划分:0 分,无痛;≤3 分,有轻微的疼痛,能忍受;4~6 分,中度疼痛并影响睡眠,尚能忍受;7~10 分,有强烈的疼痛,疼痛难忍。目前临床常用的 VAS 尺正面为"0"端和"10"端之间有一游动标,背面有"0~10"的刻度,实用而方便。

（4）晚期老年痴呆症疼痛评估量表（C-PAINAD）:用于晚期阿尔兹海默症或不能有效表达疼痛的老年人,从呼吸、负面声音、面部表情、身体语言和可安抚程度等 5 个方面进行评估。相关评估量表有功能疼痛量表（附录一　量表 28）。

知识链接

简化 McGill 疼痛问卷

简化 McGill 疼痛问卷（short-form of McGill pain questionnaire, SF-MPQ）由 11 个感觉类

和 4 个情感类疼痛描述词以及 PPI 和 VAS 组成。所有描述词均用 0~3 分别表示"无痛"、"轻度痛"、"中度痛"和"重度痛"。评疼痛评级指数（PRI）（详见附录一　量表 33）时，向老年人逐项提问，根据老年人回答的疼痛程度在相应级别作记号。评视觉模拟评分（VAS）时，图中线段长为 10cm，并按"mm"定出刻度，让老年人根据自己疼痛的感受在线段上标记相应的点。评现时疼痛强度（PPI）（详见附录一　量表 34）时，根据老年人的主观感受，在相应分值上作记号。最后对 PRI、VAS、PPI 进行总评，分数越高疼痛越重。适用于临床科研工作或较为详细的疼痛调查工作，但表中的词类比较抽象，相对复杂，费时，临床应用有一定局限性。

（四）评估的注意事项

1. 重视疼痛主诉，采集详尽病史，对老年人进行详尽的体格检查及神经系统检查。

2. 全面评估老年人的感觉、认知功能以及伴随的症状和体征。注重性别、性格和文化背景等因素对疼痛的影响。

3. 进行动态评估，及时评估老年人对治疗的反应及转归。

4. 家庭成员和老年人密切相处，能客观有效地辨认出老年人疼痛及其严重程度的表情和行为。

5. 评估疼痛对老年人食欲、睡眠、日常生活以及心理状况的影响，有无焦虑、抑郁等。

【综合管理】

（一）预防

1. 积极治疗急性疼痛　寻找引发疼痛的原因，治疗原发疾病和去除诱因，避免由急性疼痛迁延不愈导致的慢性疼痛。如关节损伤引起的疼痛，需要专科医生或康复师给予及时治疗。

2. 纠正日常生活中的不良姿势。

3. 注意关节保护，避免不适当的运动。

（二）护理

1. 药物治疗的护理　药物治疗是慢性疼痛的主要治疗方式，首选口服给药。

（1）遵医嘱给予止痛药，观察疗效，评估用药依从性和疼痛程度并记录。

（2）临床常用的镇痛药包括非阿片类药（nonopioids）、阿片类药（opioids）、镇痛辅助药（adjuvant analgesics），见表 11-10。

表 11-10　临床常见镇痛药

药物		适应证
非阿片类	对乙酰氨基酚	轻至中度疼痛，也可是阿片的辅助用药
	塞来昔布	
	布洛芬	
阿片类	吗啡	所有中至重度疼痛
	羟考酮	
	芬太尼透皮贴剂	
镇痛辅助药	三环类抗抑郁药	有特定适应证，有效治疗某些类型疼痛（如持续性疼痛，尤其是神经性疼痛）
	抗惊厥药	
	糖皮质激素	
	抗心律失常药	

（3）用药的过程中,评估、预防和处理药物可能导致的不良反应。①非阿片类镇痛药多口服给药,这类药物容易导致消化道和神经系统的不良反应,如恶心、呕吐、睡眠障碍、感觉异常等,严重者出现出血或穿孔。需定期监测肝肾功能。②阿片类药物不良反应主要包括便秘、恶心、嗜睡、尿潴留、谵妄、认知障碍、呼吸抑制等。把预防和处理阿片类止痛药不良反应作为止痛治疗计划的重要组成部分。

2. 非药物治疗的护理

（1）环境控制:给予适宜的光线和温度,环境安静空气清新。

（2）体位管理:帮助老年人选择舒适的体位,避免一个体位过长时间,可将枕头放在腋下/胳膊下,协助翻身等。

（3）运动锻炼:锻炼项目需根据个体需求、生活方式和喜好调整,持之以恒。

（4）认知疗法:包括分散注意力、放松疗法等。①分散注意力是将注意力集中于其他刺激上,如与他人交谈、听音乐、游戏等;②按摩、呼吸控制(如深呼吸、腹式呼吸、打哈欠等)都能达到放松。

（5）物理治疗:可维持或恢复老年人的功能,如冷热疗、超激光、针灸治疗等。

（6）心理干预:可一定程度上减轻老年人的疼痛,增强镇痛药物效果,减轻心理应激,使疼痛缓解进入良性循环。

3. 教育老年人及照顾者慢性疼痛管理　对老年人和照顾者进行慢性疼痛管理的教育,学会疼痛评估,提高用药依从性,掌握慢性疼痛的非药物干预方法,关注老年人的心理状况。

（王爱平　张雪梅）

第七节　认 知 障 碍

学习目标

完成本内容学习后,学员将能:
1. 复述认知功能障碍的定义。
2. 掌握老年认知功能障碍的评估内容。
3. 应用老年认知功能障碍常见评估量表。
4. 掌握老年认知功能障碍的综合管理内容。

认知障碍(cognitive impairment)是指认知功能受到不同程度损害的状态,又称为认知功能衰退、认知功能缺损,根据损害程度,可分为轻度认知障碍和痴呆。轻度认知障碍(mild cognitive impairment, MCI)是介于正常老化过程与痴呆之间的一种过渡阶段,被认为是痴呆前期状态,表现为轻度的记忆力、语言功能,注意力、执行功能等认知功能的减退。而老年痴呆指发生于老年期,由于大脑退行性病变、脑外伤、脑血管性病变、颅脑感染、脑部肿瘤及代谢异常等各种原因引起的持续时间较长的以智力损害为主要表现的一组临床综合征。

【概述】

（一）患病率和危害

我国调查数据显示：年龄≥65岁的老年人MCI患病率约为20.8%，其中75岁以上老年人患病率为15.7%。我国65岁及以上老年人痴呆患病率为5.14%，约占全世界总病例数的1/4，且每年新增约30万人，截至2015年，我国痴呆人数已居世界第一，预测2030年国内老年痴呆人数将达1 645.6万。

MCI老年人较健康老年人发生痴呆的比例高10倍，超过一半的MCI老年人在2~3年内会进展为痴呆，且与认知功能正常人群相比，MCI老年人的死亡率危险比高达2.03。一旦进入痴呆状态，轻则影响其日常生活及社会交往活动，降低其生活质量，重则诱发烫伤、跌倒、走失、噎食等安全事件，且容易发生各种并发症，如肺部感染、压疮等，增加住院频率，甚至造成死亡；同时也会导致医疗费用增加，给社会及家庭带来严重的危害及沉重的负担。

（二）危险因素

1. 遗传学因素

（1）家族史：家族成员中是否患有该疾病。

（2）基因多态性：21号染色体的淀粉样蛋白前提基因、14号染色体的早老素1基因、1号染色体早老素2基因和19号染色体载脂蛋白E基因。

2. 人口学因素　高龄、女性、丧偶、独居、低教育水平、低经济水平。

3. 不良生活习惯　吸烟、酗酒。

4. 血管危险因素　高血压、糖尿病、高血脂、心脏病、动脉硬化等。

5. 头部外伤　伴有意识障碍的头部外伤。

6. 躯体疾病　肝肾功能不全、免疫系统疾病、甲状腺功能低下、维生素缺乏等。

7. 精神心理疾病　抑郁、精神分裂症、偏执型精神病等。

8. 中毒　酒精中毒、毒品滥用、铝中毒等。

【识别与评估】

（一）健康史

是否有高血压、糖尿病、心血管系统疾病、脑血管病等基础疾病；吸烟、酗酒史等情况。

（二）临床表现

认知障碍老年人的临床表现主要包括三大症候群：认知功能障碍、精神行为症状和日常生活能力及社会功能损害。

1. 认知功能障碍　记忆障碍是MCI老年人及早期痴呆老年人最常见、最早出现的症状，尤其是对近期事件的记忆下降，如忘记服药，时常寻找东西等。随着疾病进展，老年人的记忆力进一步下降，累及远期记忆，直至记忆几乎完全丧失。同时伴有其他认知功能障碍，包括语言交流能力下降，如找词困难；时间、地点定向障碍；注意力不集中；无法正常交流及思考问题等。

2. 精神行为症状　MCI老年人和痴呆老年人均可出现精神行为症状。MCI老年人及轻度痴呆老年人可能出现的是情绪低落、易怒、抑郁、淡漠等性格异常表现。随着认知障碍的加重，可能出现的是激越、幻觉、妄想等表现。

3. 日常生活能力及社会功能损害　MCI老年人日常生活能力保存完好，仅有复杂的工具性日常生活能力及社会交往能力轻微受损。而痴呆老年人除了上述改变，还会出现日常生活能力的损害,并随着认知障碍的加重而逐渐失能加重,由仅需要他人提示便可维持自我照护,到完全不能自理,完全需要他人照护。

（三）筛查及评估

痴呆是一种以认知功能缺损为核心症状的获得性智能损害综合征,认知损害可涉及记忆、学习、语言、执行、视空间等认知领域,其损害的程度足以干扰日常生活能力或社会职业功能,在病程某一阶段常伴有精神、行为和人格异常。因此,对此类老年人的评估通常包括认知功能（cognition）、社会及日常生活能力（daily activity）、精神行为症状（behavior）,按其英文字母首字可以称之为 ABC 评估。其中,认知功能评估又涉及上述的多个认知领域。

1. **总体认知功能评估**　常见的总体认知功能评估包括:

（1）简易精神状态检查表（mini-mental state of examination, MMSE）:常用于认知障碍的早期筛查（附录一　量表 1）。测评结果受被测者教育水平的影响,中文版量表经教育程度修正后,老年痴呆的评定标准为:文盲组（未受教育）≤19 分,小学组（受教育年限≤6 年）≤22 分,中学及以上学历组（受教育年限 >6 年）≤26 分。

（2）蒙特利尔认知评估（Montreal cognitive assessment, MoCA）:包括视空间执行能力、命名、记忆、注意、语言流畅、抽象思维、延迟记忆、定向力方面的认知评估,共计 30 分,如果受试者受教育年限少于 12 年者,在测试结果上加 1 分,<26 分为存在认知功能障碍,校正文化程度的偏倚,得分越低,认知功能障碍越严重（附录一　量表 29）。

（3）其他:如临床痴呆评定量表（clinical dementia rating, CDR）,智能筛检测验（cognitive ability assessment instrument, CASI）,痴呆知情者评定问卷 AD8、画钟试验、mini-cog 等。

2018 中国痴呆与认知障碍诊治指南指出总体认知评估是痴呆诊疗的重要环节,尽可能对所有老年人进行相应的认知评估,推荐 MMSE 用于痴呆的筛查,推荐 MoCA 用于 MCI 的筛查。

2. **记忆力评估**　记忆可分为内隐记忆（不需要有意识记而获得的技术、操作程序等）和外显记忆;外显记忆分为工作记忆（对信息进行暂时性加工储存）、情景记忆（有关生活情景的实况记忆）、语义记忆（对词语意义和一般知识的记忆）。临床上,记忆评估主要集中于情景记忆。包括各种版本的听觉词语学习测验、韦氏记忆量表逻辑记忆分测验、非语言材料记忆测验等,检查内容包括瞬时回忆、短时延迟回忆、长时延迟回忆、长时延迟再认等,综合各指标可反映记忆的编码、储存和提取等基本过程,揭示记忆障碍的特征。

记忆力评估对痴呆的诊断和鉴别诊断非常重要,应对所有老年人进行记忆力评估,情景记忆评估应尽可能包括延迟自由回忆和线索回忆。

3. **注意/执行功能评估**　注意是指把感知和思维等心理活动指向和集中于某一事物的能力。注意的评估工具包括韦氏记忆测验的注意分测验（心智、数字广度测验、视觉记忆广度测验）、简易注意测验、同步听觉连续加法测验、持续操作测验、数字划销测验、字母划销测验、符号数字测验、日常注意测验、注意力变化测验和连线测验 A。尽可能对所有痴呆老年人进行注意/执行功能评估。

4. **语言功能评估**　早期的语言障碍表现为找词困难与流畅性下降,而复述、发音没有损害,随病情进展,出现语言空洞、理解能力受损、书写障碍。详细全面的失语症检查法测验包括:北京大学第一医院汉语失语成套测验（aphasia battery of Chinese, ABC）、北京医院汉语失语症检查法（Chinese aphasia examination scale）等。其中 ABC 涵盖语言表达、理解、复述、命名、阅读和书写 6 项功能,可对失语进行系统评价,根据表现可以确定失语类型,有助于定位和定性诊断,在国内失语症的临床和研究中应用广泛。

对认知障碍老年人应行语言功能检查。对语言障碍为突出表现的进行性非流利性失语、语义性痴呆、少词性进行性失语老年人应进行详细语言评定。

5. 视空间和结构能力 痴呆老年人早期即可出现视空间功能障碍,老年人不能准确地临摹立体图形,不能正确地按照图示组装积木。至中期,老年人临摹简单的二维图形错误,生活中不能判断物品的确切位置。视空间结构功能受损是痴呆患者的常见症状,尽可能对所有痴呆老年人进行该项功能的评估。对后部皮质萎缩的老年人应进行复杂图形模仿等空间能力评定。

6. 日常功能的评估 日常生活能力包括两个方面:基本日常生活能力(basic activities of daily living, BADL)和工具性日常生活能力(instrumental activities of daily living, IADL),前者指独立生活所必需的基本功能,如穿衣、吃饭、如厕等,后者包括复杂的日常或社会活动能力,如出访、工作、家务能力等,需要更多认知功能的参与。日常生活能力减退是痴呆的核心症状之一。应根据老年人本人和知情者提供的信息,综合评价老年人日常活动能力。

【综合管理】

MCI 的管理在于早期识别并控制危险因素,积极治疗原发疾病,同时对老年人进行生活指导及认知训练,以延缓甚至终止其发展为痴呆。而老年痴呆的管理重点在开展认知功能训练,维持现有的认知功能,以最大限度延缓进程,提高生活质量,针对性地处理精神行为症状,保证老年人安全。

(一)预防

认知障碍的预防主要是针对危险因素进行管理,包括对血管性危险因素及不良生活习惯等进行干预。

1. 积极防治心理疾病 如抑郁、焦虑等精神心理疾病。

2. 保持良好生活习惯 戒烟限酒;控制体重;饮食均衡,尽量不使用铝制炊具;积极合理用脑、劳逸结合,注意脑力活动多样化。

3. 药物使用管理 积极防治高血压、糖尿病、高血脂、心脏病、脑卒中、肝肾功能不全等躯体疾病,尽可能避免或减少使用可致中枢神经系统受损的药物。

4. 认知筛查 高血压、糖尿病、心脑血管等疾病的老年人,可进行认知筛查,以便早诊断、早治疗。

(二)治疗

1. 治疗目标 改善认知功能,提高生活质量;延缓痴呆进展,延长生存期;减少照护者及社会负担。

2. 药物治疗原则 治疗原则为早期治疗,随时调整;低剂量开始,注意依从性(药物反应);注意适应证,个体化干预。对于 MCI,目前并没有任何药物被推荐使用于临床以改善老年人的认知功能,其药物治疗主要是针对原发疾病及精神行为症状。而对于痴呆老年人,可使用改善认知功能的药物,如胆碱酯酶抑制剂,兴奋性氨基酸受体拮抗剂,中药制剂,脑代谢复活剂,影响自由基代谢的药物等。

3. 精神行为症状治疗(BPSD)

(1)消除加重 BPSD 的原因:各种因素都可能诱发老年人 BPSD 的发生,如老年人的疼痛及体位不舒适；老年人可能存在的感染因素：如泌尿系感染；注意药物因素，如可导致谵妄的抗抑郁药（阿米替林）、解痉药（苯妥英钠）、锂盐等，可导致抑郁的 β 受体阻滞剂、某些抗惊厥药物；可导致精神失常的系统性大剂量皮质激素；可导致意识模糊的 H_2 受体拮抗剂（西咪替丁、雷尼替丁）；氟喹诺酮类（环丙沙星、诺氟沙星）。

（2）BPSD 非药物治疗：创建有益的环境，减少噪音，避免不良刺激；房间设置醒目标志，充足的光线，增加时间标志（如日历、闹钟），维持老年人熟悉的生活环境，减少房间内老年人数量，尽量减少应激压力的刺激，相对固定照护者，减少跌倒风险，如消除障碍物，降低床高，穿戴合适的鞋子，拐杖或助步器取放方便，髋关节保护器等，配备合适的眼镜、助听器，便于保持与外界良好的沟通，工作人员选择合适的交流方式，有原则的妥协，不事事进行纠正，如老年人情绪激动或违拗时可转移老年人注意力，平时选择适合老年人的工娱疗活动，可开展音乐治疗、怀旧治疗、认可治疗、芳香治疗、玩偶 / 宠物疗法等非药物治疗。

（3）BPSD 药物治疗：BPSD 药物治疗的指征包括：非药物治疗无效的异常行为；对自己或他人有急迫的或严重的威胁；可能药物治疗有效的异常行为；有明确的靶症状如抑郁、焦虑、入睡困难、精神病性症状等。

BPSD 药物治疗原则：从低剂量开始，缓慢加量，短程治疗，逐步减量。

BPSD 药物治疗推荐药物：胆碱酯酶制剂，如美金刚等。针对不同的 BPSD 症状针对性治疗。如抑郁症状或长期焦虑给予抗抑郁药物；急性焦虑给予迅速起效的抗焦虑药物；入睡困难给予诱导睡眠药物；精神病性症状及攻击行为的出现给予抗精神病药物。

总之，需注意选用对认知功能和躯体状况不良影响少的药物，并注意药物之间的相互作用，尽量减少或不用苯二氮䓬类药物。

（三）认知障碍的护理

1. 观察病情进展

（1）病情变化时：如突发的生命体征变化，新发躯体症状等。

（2）认知功能：包括记忆力、定向力、计算力、注意力等。

（3）日常生活活动能力：包括进食、洗澡、穿衣、运动能力、如厕、管理财务等能力，重点关注老年人残余的自理能力。

（4）精神行为症状：包括焦虑、抑郁、谵妄、幻觉等。

（5）服药情况：是否需要调整药物治疗方案。

（6）评估照护需求：评估家庭和社会支持系统，确认主要照顾者，并对照顾者的生理和心理状况进行评估；评估是否需要制订临终护理计划。

2. 提供个性化整体护理

（1）日常生活护理：根据评估结果提供生活照护，重点关注残存功能，以维持自我独立。MCI 期及早期痴呆老年人的生活辅助以提示为主；随着病程的发展而逐渐加强生活辅助，为老年人建立规律的生活习惯，安排日常活动；而对重度痴呆的老年人而言，护理人员及照顾者需要关注老年人的基本生活需求，如排泄、营养等，护理过程中注意维护老年人的自信与自尊，保证老年人的安全第一。

（2）认知障碍康复护理：定期评估认知功能的损伤程度，与康复医师、照顾者、医生等共同协商，及早制订认知康复训练。一方面可使用替代的方法，如使用备忘录，帮助老年人记住所居住的环境、最近进行的活动等。另一方面，也可利用记忆辅助物、视、听设备，如录音、录像,进行记忆训练。每日活动安排要从简单到复杂,尽量使用生活中的常见事物进行训练,或将整个练习分为若干小部分,一步一步训练。

（3）精神行为异常症状护理:精神行为异常症状一旦发生,护理难度大,强行制止反而会使症状加重,因此预防其发生比被动应对更为重要。应该从以下几方面着手进行预防:①调整生活节奏,使日常生活简单规律。②维持生活环境稳定。③为老年人设计、安排活动以减轻其无聊感并分散注意力。④细心观察,识别可能的诱发因素,尽量避免。⑤重视情感交流:运用语言、肢体语言和倾听等多种手段与老年人沟通,帮助老年人建立良好的社会支持系统;注意避免伤害老年人自尊的行为及语言。

（4）沟通技巧

1）态度:保持微笑,每次都要做自我介绍,沟通时应面对面与老年人处于同一平面,适时进行眼神交流,保持适合老年人倾听的语调、语速和声音,可适当使用肢体语言,问题应简单,形式以开放/闭合等方式相结合,每次一个问题,老年人回答后再提出下一个问题。

2）共情:换位领悟老年人的想法和感受,通过老年人的言语去理解,可替老年人说出他的感受,询问老年人理解是否正确;因老年人记忆遗忘近记忆损害严重,交谈时尽量回忆相对久远的事。可重复老年人说的话,表示收到老年人的信息,不与老年人争辩。

3）抱有希望、表达爱意:把注意力集中在老年人还能做什么,避免集中在老年人丧失了哪些能力,接受老年人现在的样子,经常表示爱意,保持幽默感,不要把老年人伤人的言语和指责当成问题,如果老年人认为你错了,直接道歉就好,不要辩解。

4）利用食物、音乐和照片:在不影响健康的情况下,给老年人提供其喜爱的食物和饮料,以唤醒老年人的愉快情感,谈论照片或图片,可利用音乐打破交流障碍。

5）保持尊重:建立良好的沟通关系,表达自己的善意,接受老年人的沉默,而不是要求,避免冲突。

6）利用妄想:与老年人交流其妄想内容,不与老年人争辩,将妄想看作是老年人思想和愿望的表达。

7）其他:尽量使用老年人母语或方言进行交流,与老年人谈论其记忆深刻的时间;在情况允许时,让老年人做自己力所能及的事情;照顾老年人离别的感受,提前让老年人指导离开或结束,如提前10min说一次,5min说一次。

提升与老年人的合作关系,保持安静,尤其是在面临冲突时,避免像"不要""不许""不能"等负性词汇的使用,如老年人不良情绪在一天中特定时间暴发,可在该时间段后对待老年人格外温柔,给予正向强化,给予老年人能够使其感到安心的东西,如毛绒玩具等,可尝试宠物疗法、芳香疗法等。

3. 为患者、家属及照护者提供支持

（1）给患者及家属提供疾病相关知识,提高家属及照护者的照护信心及照护能力。

（2）协助照护者或家属为老年人构建适宜的生活环境。

（3）协助照护者或家属建立辅助支持系统,以帮助老年人最大化保留自理能力,如可利用各种提示物增加对老年人感官刺激等。

（张雪梅）

第八节 睡 眠 障 碍

学习目标

完成本内容学习后,学员将能:
1. 复述睡眠障碍的定义。
2. 掌握老年睡眠障碍的评估内容。
3. 应用老年睡眠障碍常见评估量表。
4. 掌握老年睡眠障碍的综合管理内容。

睡眠障碍(sleep disorder)是指睡眠的数量或质量异常,或是在睡眠中或睡眠 – 觉醒交替时发生异常的行为或生理事件。可由多种因素引起,常与躯体疾病有关。由于老年人大脑皮质功能的减退,新陈代谢的减慢,体力活动的减少,因此老年人的睡眠时间比青壮年少,一般约 5~7h/d。随着增龄,客观的睡眠结构改变主要表现为:夜间觉醒次数增加、睡眠潜伏期延长、早醒、Ⅲ期睡眠明显减少。老年人主观抱怨睡眠问题较年轻人少;健康状况良好的老年人往往自觉主观睡眠质量较高。此外,新近研究指出,老年人对睡眠质量的主观体验受不同种族文化的影响而有所差异,欧洲老年人主观失眠率为 37.2%,美国 27.1%,日本仅 6.6%。

【概述】

（一）患病率和危害

随着社会的老龄化,老年人睡眠障碍的发生率不断升高。近 60% 的社区老年人一周中会出现 1 次或数次睡眠问题。2002 年国际精神卫生和神经学基金会调查显示,全球有 27% 的人存在睡眠障碍,我国人群中有 45.5% 有睡眠问题,其中老年人占 56.7%。国内上海社区居民睡眠质量调查显示:41.5% 居民存在睡眠质量下降,其中老年女性占 45.8%,老年男性占 35.8%。

在一项关于 9 000 名年龄大于 65 岁的老年人的研究中,42% 的老年人同时存在入睡困难和维持睡眠困难。老年人的失眠的发生和死亡率增加明显相关。入睡时间超过 30min 和睡眠效率(睡眠时间 / 在床上待的时间)低于 80% 均是增加老年人死亡率的危险因素。睡眠障碍严重威胁老年人身体健康,损害生活质量。此外,认知功能下降、注意力不集中、平衡力下降也与睡眠质量差有关。

（二）危险因素

睡眠障碍在老年人群中很常见,其发生往往是多种因素共同作用的结果。常见的睡眠障碍危险因素包括如下几方面:

1. 年龄因素 随着年龄的增大,睡眠结构发生变化。老年人昼夜节律生理变化是增龄本身的一个基本特征,年龄越大,其伴随的器官系统的生理储备下降越明显,抵抗和忍受外界影响睡眠应激源能力下降。

2. **不良的睡眠习惯** 老年人白天活动量减少,很容易在沙发或床上打盹,造成白天睡眠过多,而夜间难以入睡。此外,睡前吸烟、饮酒等习惯也会影响睡眠质量。

3. **不良的睡眠环境** 老年人睡眠较浅,容易惊醒,环境中噪声太大,光照过量,都会影响老年人的睡眠。

4. **躯体疾病的影响** 老年人常合并各种躯体疾病,这些疾病引起夜间的咳嗽气喘、疼痛、尿急尿频等都会影响睡眠。因病重或瘫痪而长期卧床的老年人,睡眠时间不规律,导致睡眠节律异常。

5. **精神疾病的影响** 除躯体疾病外,心理因素也是导致睡眠障碍发生的一个常见因素。其中抑郁与睡眠障碍的关系最为密切。此外,焦虑也和睡眠障碍存在相关性。

6. **药物或饮食的影响** 老年人因合并疾病较多,存在多种药物共用,导致药物不良反应的发生率增高,其中很多药物经常引起睡眠障碍,如激素、甲状腺素、某些抗抑郁药物等。另外,老年人临睡前大量饮茶、抽烟也会影响睡眠质量。

7. **原发睡眠障碍** 阻塞性睡眠呼吸暂停低通气综合征、不宁腿综合征等也是导致睡眠障碍的重要疾病。

【识别与评估】

（一）健康史

详细了解老年人病史:①是否存在躯体疾病,如高血压、糖尿病、脑卒中、冠心病、肿瘤、骨质疏松、慢性疼痛、胃食管反流、慢性肺部疾病、充血性心力衰竭、慢性肾病、前列腺增生等。②是否患有精神疾病如焦虑、抑郁等以及是否存在认知功能下降。③用药情况以及有无药物依赖。

（二）临床表现

老年人睡眠障碍常常表现为早醒,入睡困难,入睡时间延长,夜间易醒,醒后难以入睡,夜间睡眠断断续续,白天容易打盹。其中白天打盹是老年时期最常见的睡眠问题,老年人每天在上床睡觉前已经累计比年轻人多睡了2h。另外,老年男性较老年女性更容易出现白天过度嗜睡（发生率分别为12.0%和6.0%）。有研究发现白天过度嗜睡与慢性疾病、早醒、夜间打鼾、严重抑郁相关。

临床上,老年人睡眠障碍主要包括以下几种类型:①失眠症:包括原发失眠和继发失眠;②嗜睡;③昼夜节律紊乱;④睡眠呼吸障碍;⑤睡眠运动障碍。老年人睡眠障碍主要特点是常合并其他老年疾病和问题。老年人睡眠障碍多与精神疾病合并,抑郁就是其中最常见的疾病,同时抑郁情绪也可以预测睡眠问题的发生。已有很多研究证实未治疗的睡眠障碍是新发抑郁或抑郁复发的危险因素。此外,存在躯体疾病的老年人也容易主诉睡眠困难。在2003年美国睡眠基金的关于65岁以上人群的调查研究中,躯体疾病越多的老年人有更多关于睡眠困难的主诉,以合并心血管和肺部疾病为主。此外,关节炎带来的疼痛、癌症、糖尿病、慢性阻塞性肺病导致的呼吸困难、前列腺增生伴随的夜尿增多、脑血管疾病所致的认知功能下降以及帕金森病都常常合并睡眠障碍。

（三）筛查及评估

1. **初筛** 对于老年人睡眠障碍的评估应该重视主诉,比如:入睡困难、夜间容易醒、醒后不能重新入睡;白天容易打盹、无法集中精力等。但是很多老年人虽然存在睡眠问题,却认为年龄增加睡眠质量就应该下降,很少以睡眠问题为主诉就医。

因此,需要以问卷形式主动了解老年人睡眠状态,同时应调查与老年人同屋睡觉者以及照顾者。表 11-11 提供了初始调查使用的 10 个问题。如果调查对象在初始调查中存在睡眠问题,可进行进一步询问症状表现。

表 11-11 睡眠状态进一步调查问卷

1. 您在休息或睡觉时总有双腿不舒服的感觉或者总是双腿来回摩擦?

2. 您是否经常起夜上厕所?

3. 如果您有白天打盹现象,每天打盹几次,每次持续多长时间?

4. 您每日白天体力活动量有多少?

5. 您白天是否大部分时间都受到自然阳光的照射?

6. 您每天服用什么药物?这些药物都在什么时候服用?

7. 您服用药物后有什么不适吗?

8. 您每天白天和晚上分别服用多少咖啡因(包括咖啡、茶、可乐)和酒精?

9. 您是否经常感到悲伤或焦虑?

10. 您最近是否遭受了巨大的创伤?

2. 评估

(1)常用的失眠评估表,见表 11-12、表 11-13、表 11-14。

表 11-12 常用的失眠评估量表

常用量表	说 明
睡眠日记	
失眠严重程度指数	≥15 分(临床意义,中度失眠)
匹兹堡睡眠质量指数(见附录一量表 31)	全球应用最广的睡眠质量评估量表,可用于一般人群、精神障碍者、睡眠障碍者;了解最近 1 个月的睡眠情况
多维疲乏量表/疲乏严重程度量表	测量白天疲乏 更适用于失眠而非白天嗜睡的评估

表 11-13 睡眠日记

星期	一	二	三	四	五	六	日

早上起床后 2h 内填写

昨晚关灯上床的时间

昨晚入睡(睡着)的时间

中间醒了几次

早上醒来时间

早上起床时间

昨晚一共睡着几个小时

昨晚一共在床上躺了几个小时

睡眠效率(前两者相除)

起床后感觉:轻松、一般、不解乏

续表

星期	一	二	三	四	五	六	日
晚饭后睡觉前填写							

今天白天觉得困么？

白天打盹了么？多长时间？

锻炼身体了么？多长时间？

下午 6 点后抽烟饮酒了么？

白天服药了么？什么药？

有没有进食太饱？

表 11-14 失眠严重程度指数量表

1. 描述你当前（或最近一周）失眠问题的严重程度：

	无	轻度	中度	重度	极重度
入睡困难	0	1	2	3	4
维持睡眠困难	0	1	2	3	4
早醒	0	1	2	3	4

2. 对你当前睡眠模式的满意度：

很满意	满意	一般	不满意	很不满意
0	1	2	3	4

3. 你认为你的睡眠问题在多大程度上干扰了你的日间功能（如日间疲劳、处理工作和日常事务的能力、注意力、记忆力、情绪等）：

没有干扰	轻微	有些	较多	很多干扰
0	1	2	3	4

4. 与其他人相比，你的失眠问题对你的生活质量有多大程度的影响或损害：

没有	一点	有些	较多	很多
0	1	2	3	4

5. 你对自己当前睡眠问题有多大程度的焦虑和烦扰：

没有	一点	有些	较多	很多
0	1	2	3	4

0~7 分：无显著临床意义；8~14 分：亚临床失眠；15~21 分：中度失眠；22~28 分：严重失眠

（2）常用的睡眠呼吸障碍量表

1）阿森斯失眠量表：为国际公认的睡眠质量自测量表。适用于门诊或社区场所的老年人。评估包括 8 个项目（详见附录一 量表 30）。前 5 个问题针对夜间睡眠情况评估，后 3 个问题针对日间功能进行评估。评估老年人近一个月的睡眠情况，记录下每星期至少发生 3 次的项目。总分 0~24 分，得分越高，表示睡眠质量越差。总分 <4 分为无睡眠障碍，4~6 分为可疑失眠，>6 分为失眠。

2）匹斯堡睡眠质量指数量表（Pittsburgh sleep quality，PSQI）：评估内容包括入睡时间、夜间苏醒、比期望的时间早醒、总睡眠时间、总睡眠质量、白天情绪、白天身体功能和白天嗜睡。由 19 个自评和 5 个他评条目构成（详见附录一 量表 31）。适用于各类场所的老年人，以及睡眠障碍、精神障碍老年人的睡眠质量评价和疗效观察，有助于鉴别暂时性和持续性的睡眠障碍。可由医护人员或被测试者自己填写评估。该量表用于评定最近 1 个月的睡眠质量。由 19 个自评和 5 个他评条目组成，其中参与计分的 18 个条目组成 7 个维度，每个维度按 0~3 等级计分，累计各维度得分为 PSQI 总分。总分 0~21 分，得分越高，表示睡眠质量越差。

3）睡眠日记：为了确定主诉失眠老年人是否真的存在睡眠不足，可以通过老年人自己连续 2 周记录睡眠日记，然后分析失眠原因，以便采取有针对性的措施。有时通过分析睡眠日记，发现自己为之所焦虑的所谓睡眠不良其实并不存在，从而"失眠"及其导致焦虑现象能够自发解决。睡眠日记的内容如表 11-15、表 11-16 所示。

表 11-15 睡眠日记 -1

早晨填写（列出所有影响您睡眠的精神、情绪、身体或环境因素，如紧张、打鼾、身体不适、室内温度等）

按顺序逐日填写	昨晚上床时间	今早起床时间	昨晚多长时间内睡着	昨晚睡眠过程中起床次数	今早起床后的感觉			昨晚的总共睡眠时间	昨晚的睡眠受到以下因素干扰
					精神恢复	精神部分恢复	疲劳		

表 11-16 睡眠日记 -2

按顺序逐日填写	饮含咖啡因的饮料				活动 20min 的时间				上床 2h 进食情况			白天何时服用	入睡前 1h 的活动
	早晨	下午	睡前 2h	无	早晨	下午	睡前 2h	无	含乙醇饮料	饱食	无		

注：含咖啡因的饮料包括咖啡、茶、可乐等

3. 睡眠相关辅助检查 多导睡眠图（polysomnography，PSG）是目前记录最详细准确的睡眠状态检测方式，通过脑电图、眼动电图和肌电图数据对睡眠进行分期，获得夜间睡眠参数以及呼吸暂停及低通气时间等，见表 11-17。PSG 不作为常规检查，在初始睡眠评估和常规体格检查后发现有下列情况考虑行 PSG 检查：①主要标准：习惯性打鼾 / 干扰性打鼾；睡眠期呼吸停止或有窒息感；原因不明的白天嗜睡或缺乏熟睡感；原因不明的睡眠期心律失常；原因不明的血氧饱和度降低。②次要标准中的危险因素：肥胖，40 岁以上男性，闭经后女性，甲状腺功能减退，脑血管疾病，神经肌肉疾病，鼻咽喉结构异常发现（鼻塞、扁桃体肥大、巨舌、软腭过长、咽部气道狭窄）等。PSG 主要用于睡眠障碍的评估和鉴别诊断。

表 11-17 STOP-Bang 量表

条目	问题	答案	
1	鼾声是否很大（超过正常谈话的声音或关着卧室门也能听到）?	A 是	B 否
2	您的老伴或其他人是否有发现过您睡眠时有呼吸暂停的现象?	A 是	B 否
3	您是否有高血压或正在治疗高血压?	A 是	B 否
4	BMI 是否超过 35?	A 是	B 否
5	年纪是否 ≥50 岁?	A 是	B 否
6	测量：颈围是否 ≥40cm?	A 是	B 否
7	是否为男性?	A 是	B 否

以上问题回答"是"≥3 个：OSAS 高危；以上问题回答"是"<3 个：OSAS 低危

【综合管理】

老年人睡眠障碍治疗的总体目标是尽可能改善老年人睡眠质量,缓解症状,保持正常睡眠结构,维持和恢复社会功能,提高老年人生活质量。睡眠障碍的治疗首先明确睡眠障碍的伴发疾病,治疗和控制伴发疾病。同时,采用多种方式增加有效睡眠时间,避免药物干预带来的负面影响。睡眠障碍的治疗主要包括非药物治疗和药物治疗。

(一)非药物治疗

老年睡眠障碍的非药物治疗是除治疗伴发疾病以外的首选方法,包括认知行为治疗、睡眠限制-睡眠压缩治疗、睡眠卫生健康教育、光照疗法、中医药治疗、有氧锻炼和综合疗法等。而睡眠呼吸障碍(如 OSAS)首选持续气道正压通气(CPAP)疗法,必要时考虑手术。

1. 认知行为治疗(CBT) 认知行为治疗是一大类合并了认知治疗和行为治疗的心理治疗方法,是在睡眠卫生习惯指导、睡眠刺激控制和/或睡眠限制等行为治疗基础上,同时进行认知干预的治疗。认知行为治疗在老年睡眠治疗有着重要地位,能明显减少使用药物治疗的概率以及药物剂量。CBT 干预失眠的 5 要素,见表 11-18。

表 11-18 干预失眠的 5 要素

(1)强调/正确认识不恰当的睡眠认知:失眠患者往往过分夸大了睡眠对其生活的影响及他们需要更多的睡眠来恢复。这种不正确的信念会促使他们更加担心失眠带来的影响,且树立不切实际的期望
(2)睡眠卫生:建立固定的睡眠型态,减少夜间打扰
(3)刺激控制疗法(stimulus control therapy, SCT):美国睡眠医学会认为 SCT 是治疗慢性失眠的一线行为干预措施。慢性失眠可导致患者产生床和睡眠之间的消极联想,认为在床上很难放松 干预方法:①感到困倦时才躺上床;②避免与睡眠不相容的行为(不要把床当做读书、看电视或工作的地方);③醒来时间超过 15min 时离开卧室;无法睡着或开始感到焦虑时离开卧室
(4)睡眠限制疗法(sleep restriction therapy, SRT):许多失眠患者试图睡更多时间来弥补睡眠不足。而睡眠限制通过引起部分睡眠剥夺,反过来增加失眠患者在床上的实际睡眠。最终目标是打破失眠循环
(5)放松训练(relaxation techniques):对以"不能放松"为特征的患者(或伴有躯体疼痛不适者),这类干预最合适。包括:渐进性肌肉放松法、腹式呼吸、冥想

2. 光照治疗 昼夜睡眠-觉醒节律异常参与老年睡眠障碍的发病,而光线是睡眠-觉醒节律的重要调节因素。光照疗法可帮助重新调整生物钟,对治疗睡眠-觉醒节律障碍有较好的疗效。对睡眠时相提前者,连续每天晚上 7~9 点给予 2h 4000lux 的光照,对于睡眠时相延迟的老年人,清晨给予 4000lux 光照 2h,不仅能延迟睡眠节律,还能改善睡眠结构和睡眠质量。由于老年人可能无法耐受较长时间的光照,导致光照疗法的依从性和治疗效果降低。在初始治疗时,可以根据老年人的治疗反应进行光照时间和强度的调整。已有研究报道光照疗法的副作用,包括轻躁狂、轻度头痛、恶心和呕吐等。对于患有视网膜疾病、偏头痛、有躁狂倾向的老年人慎用光照疗法。

3. 持续气道正压通气(CPAP)治疗 中重度 OSAS 老年人运用 CPAP 治疗具有显著疗效。CPAP 治疗能有效减少睡眠呼吸暂停及低通气事件的发生,纠正缺氧及呼吸相关的微觉醒,改善日间思睡,提高认知能力、记忆力和注意力。还可降低心脑血管并发症的发生率,如脑卒中、冠心病、心律失常等,甚至逆转导致原有心力衰竭加重的高危险性。

（二）药物治疗

临床治疗睡眠障碍的药物主要包括苯二氮䓬类、褪黑素受体激动剂和具有催眠效果的其他药物。

1. **苯二氮䓬类** 传统苯二氮䓬类药物（benzodiazepine drugs，BZDs）是临床上常用的治疗睡眠障碍的药物。BZDs 根据药物效力可分为：①短效制剂，包括咪达唑仑，三唑仑；②中效制剂，包括艾司唑仑、阿普唑仑、劳拉西泮；③长效制剂，包括地西泮、硝西泮、氯硝西泮、氟西泮。苯二氮䓬类药物可以缩短睡眠潜伏期、增加总睡眠时间。但在老年人中不良反应明显，包括日间困倦、头晕、跌倒、认知功能减退等。对有入睡困难老年人推荐使用短效制剂，对睡眠维持困难的老年人推荐使用中效制剂。长效制剂可能增加老年人髋骨骨折风险，不推荐在老年人群中使用。

2. **新型非苯二氮䓬类药物** 该类药物（non-benzodiazepine drugs，non-BZDs）包括唑吡坦、唑吡坦控释剂、佐匹克隆、扎来普隆。由于此类药物半衰期短，次日残余效应被最大程度的降低，一般不产生日间困倦，治疗失眠较传统的苯二氮䓬类药物更安全，但有可能会在突然停药后发生一过性的失眠反弹。

3. **褪黑素** 褪黑素参与调节睡眠–觉醒周期，可以改善时差变化引起的症状、睡眠时相延迟综合征和昼夜节律失调性睡眠障碍。褪黑素受体激动剂包括雷美尔通、特斯美尔通、阿戈美拉汀等。雷美尔通是目前临床使用的褪黑素受体 MT1 和 MT2 激动剂，可缩短睡眠潜伏期、提高睡眠效率、增加总睡眠时间，可以用于治疗以入睡困难为主诉的睡眠障碍。

（李菲菲）

第九节 二便失禁

学习目标

完成本内容学习后，学员将能：
1. 复述尿失禁和便失禁的定义。
2. 掌握二便失禁的评估内容。
3. 应用二便失禁的常见评估量表。
4. 掌握二便失禁的综合管理内容。

一、尿失禁

尿失禁（urinary incontinence，UI）是由于尿道括约肌损伤或神经功能障碍而丧失排尿自控能力，使尿液不自主地流出。尿失禁包括由各种原因引起的间断或持续性不自主漏尿现象。是排尿障碍性疾病的常见症状,本质上是膀胱储尿功能障碍的表现。

国际尿控协会推荐的定义为:尿失禁系一种可以得到证实的、不自主的经尿道漏尿现象,并由此给老年人带来社会活动不便及个人卫生方面的麻烦。尿失禁分五大类型,压力性尿失禁、急迫性尿失禁、充盈性尿失禁、混合性尿失禁、完全性尿失禁,这些尿失禁都可分为暂时性因素和永久性因素。

【概述】

(一)患病率和危害

因居住场所不同,老年人尿失禁发生率有所差别,社区老年人尿失禁的发生率约为30%,住院老年人为40%~70%,养老院老年人为50%。其中1/3为暂时性尿失禁,通过积极处理可以使症状缓解,但处理不当可能长期存在。尿失禁老年人常常因担心身体异味不敢参加社交活动,产生焦虑、尴尬和沮丧,甚至孤独感等负性心理效应。如果不及时干预,最终形成恶性循环,对老年人的身心健康造成严重影响。

(二)危险因素

1. 暂时性尿失禁的相关因素 感染;药物;精神性尿失禁;膀胱过度充盈;活动受限等。

2. 永久性尿失禁的相关因素 逼尿肌作用亢进;膀胱压力增加;尿道梗阻;膀胱局部手术后等。

【识别与评估】

(一)临床表现

1. 尿液不受主观控制而自尿道口溢出或流出。

2. 伴发其他症状 尿急;尿频,日间排尿超过7次;夜尿(夜间排尿>1次);突然出现的排尿急迫感。

(二)筛查及评估

1. 一般资料 年龄、性别、认知功能、服药情况、是否伴发尿急、尿频等,是否有尿道手术史及外伤史等。

2. 评估老年人是否有神经系统的损伤或病变、肾脏的病变、泌尿系的肿瘤、结石、狭窄等疾病。

3. 询问老年人在咳嗽、打喷嚏时是否有尿失禁。

4. 国际尿失禁咨询委员会尿失禁问卷简表(ICI-Q-SF)(见附录一 量表32)包括漏尿次数、漏尿量、漏尿对日常生活的影响、发生漏尿的时间4项内容。适用于男性,但也被广泛应用于所有尿失禁老年人。可由医护人员或老年人本人评估。该评估表以自我评估方式,结合近4周的症状,评估尿失禁的发生率及影响程度。前3个项目得分之和即为总分。总分0分为正常,1~7分为轻度尿失禁,8~14分为中度尿失禁,15~21分为重度尿失禁。

5. 压力性尿失禁尿垫试验 试验开始前排空膀胱,穿上已称重的纸尿裤或卫生巾,在15min内饮水500ml,然后散步和爬楼30min,最后在15min内进行以下活动:下蹲起立10次,原地跑步1min,剧烈咳嗽10次,弯腰在地板上拾小物品5次,洗手1min。试验结果判断,尿垫增重>2g为阳性。

6. 辅助检查尿常规、残余尿量测定、排尿日记、尿失禁问卷简表(ICI-Q-SF)、国际前列腺症状评分(IPSS)(表11-19)、前列腺B超、站立膀胱造影,尿动力学检查等。

表 11-19　国际前列腺症状评分（IPSS）

在最近一月内,您是否有以下症状?	在 5 次中						症状得分
	没有	少于1 次	少于半数	大约半数	多于半数	几乎每次	
1. 是否经常有尿不尽感?	0	1	2	3	4	5	
2. 两次排尿间隔是否经常小于 2h ?	0	1	2	3	4	5	
3. 是否曾经有间断性排尿?	0	1	2	3	4	5	
4. 是否有排尿不能等待现象?	0	1	2	3	4	5	
5. 是否有尿线变细现象?	0	1	2	3	4	5	
6. 是否需要用力及使劲才能开始排尿?	0	1	2	3	4	5	
7. 从入睡到早起一般需要起来排尿几次?	没有	1	2	3	4	5	
	0	1	2	3	4	5	

症状总评分:0~7 分为轻度;8~19 分为中度;20~35 分为重度

【综合管理】

（一）预防

1. 盆底肌肉训练、膀胱训练。

2. 生活方式,减轻体重、戒烟、液体摄入调节等。

3. 控制尿路感染,雌激素缺乏者补充雌激素,但应注意其副作用。

4. 恰当的药物治疗:抗胆碱药物治疗膀胱过度活动症。

（二）发生尿失禁的管理

1. 尿失禁护理用具选择与护理　内容见表 11-20。

表 11-20　尿失禁护理用具选择与护理

用具	适用对象	护理注意事项
失禁护垫 （纸尿裤） 便盆	无会阴部及臀部局部皮肤受损者 神志清楚者	每次更换纸尿裤时,用温水清洗会阴、阴茎、龟头、臀部 及时更换尿布,保持会阴皮肤清洁干燥 指导患者正确使用便盆 切忌拉、拽、扯,防止皮肤破损
留置导尿管	有局部难治性压力性损伤者	每日行尿道口护理 严格无菌操作 保持尿管通畅 缩短尿管留置时间 尿管勿从腿上通过,尿袋不能等于或高于膀胱水平,防止尿液倒流
避孕套式尿袋	男性患者	选择适合阴茎大小的尿袋 使用前清洁会阴,保持干燥 尿袋固定高度适宜,防止尿液反流 涂爽身粉保持皮肤干燥,每日 2 次
保鲜袋式尿袋	男性无烦躁者	松紧适度,避免过紧引起阴茎缺血 及时更换,防止侧漏 保持会阴皮肤清洁、干燥,每次排尿后及时更换保鲜袋,每次更换时用温水清洁会阴部皮肤,阴茎、龟头包皮等处的尿液及污垢清洗干净 每日会阴冲洗 2 次,保持会阴皮肤清洁、干燥

续表

用具	适用对象	护理注意事项
高级透气接尿器	无会阴部及臀部局部皮肤受损者	接尿器应在通风、干燥、清洁的地方保存,冲洗晾干,严禁暴晒 注意会阴皮肤清洁,每日用温水擦洗 观察局部皮肤情况,保持局部皮肤干燥 使用时排尿管不能从腿上通过,防止尿液倒流
尿套管	中度到严重尿失禁者	注意会阴皮肤清洁,每日用温水擦洗 观察局部皮肤情况,保持局部皮肤干燥

2. 皮肤的护理

（1）清洗：及时清洗皮肤,动作要轻柔。清洁皮肤宜用软毛巾;不可用擦拭法,尽量采用冲洗或轻拍式清洁;水温不可过高。皮肤清洗液最好无香味、无刺激性,并且接近皮肤的pH,禁用肥皂。

（2）润肤：清洁会阴部皮肤,干燥后,用保湿剂如甘油外擦,可锁住皮肤角质层水分,达到润肤效果;也可使用皮肤保护剂,如氧化锌或鞣酸软膏等外涂保护会阴部皮肤,避免大小便的刺激。

3. 用药指导　根据医嘱合理使用药物,观察药物副作用。

4. 心理护理　解除老年人的自卑心理,做好耐心、细致的解释工作,缓解精神紧张。

5. 管路护理　使用《导管脱出风险评估表》评估管路脱出的风险（附录一　量表35）,给予相应处理。

（三）注意事项

1. 记录　24h 液体摄入量和排尿日记。

2. 改变生活方式　减少咖啡饮料及刺激性食物的摄入,戒酒,保证饮水量在 1 500~2 000ml/d,尽量在白天饮水,睡前 2~4h 应限制饮水。设置提醒排尿闹钟,制订排尿的时间计划,及时帮助尿失禁老年人排尿,避免膀胱突发性充盈而出现尿失禁。

3. 改善环境中影响老年人如厕的因素

（1）合理安排老年人的日常生活,注意关闭门窗,屏风遮挡,请无关人员回避,保证老年人小便时有安全的环境和充足的时间。

（2）协助生活自理能力下降的老年人在小便时保持舒适体位,使老年人以习惯姿势排尿。

（3）无法自行如厕者,应提供给老年人一些辅助用具,如拐杖、助行器等;提供便盆、尿壶、便椅等用品供床上或床边使用。

4. 尿失禁的康复训练

（1）骨盆底肌练习：主要针对女性轻度压力性尿失禁,且认知功能良好的年轻老年人。

原理：通过训练盆底肌收缩的强度、力度及速度或时间和协调性来促使盆底肌纤维进行性增厚,进而增加盆底肌体积,最终增加尿道闭合压力而防止漏尿发生;膀胱颈部有盆底肌支撑,所以加强盆底肌力量可防止膀胱颈下移从而减少尿失禁的发生。

方法：第一阶段,站立,双手交叉置于肩上,足尖朝向正前方,足跟内侧与腋窝同宽,用力夹紧。保持 5s,然后放松。重复此动作 20 次以上。简易的骨盆底肌运动,可在有空时进行,以收缩 5s、放松 5s 的规律,在步行、乘车时都可进行。

第二阶段：每天进行有效的自我训练：平躺、双膝弯曲;收缩臀部的肌群向上提肛;紧闭尿道、阴道及肛门,此感觉如尿急,但无法如厕需做闭尿的动作;保持骨盆底肌群收缩 5s,然后缓慢放松,5~10s 后,重复收缩。

1)主动收缩、放松阴道及肛门的运动。

2)持续重复一缩一放的动作。常用两种方法:①快速、有力的收缩盆底肌(2s)并快速放松肌肉。②收缩盆底肌并维持(5~10s),然后彻底放松肌肉同样的时间。

3)收缩 10 次、放松 10 次,重复做 10 次为一个回合。

4)每天做盆底肌肉运动 3~4 个回合。至少持续 15~20 周。

(2)膀胱行为治疗:主要针对急迫性尿失禁,且认知功能良好的老年人。通过排尿记录来调整其排尿的间隔时间。两次排尿期间出现的尿急通过收缩肛门、两腿交叉的方法来控制,然后逐步延长间隔时间。

(3)生物反馈+电刺激

1)定义:是通过特定的仪器将老年人不能直接感知的生物信号转化成老年人能通过五官直接感觉的信号,从而指导老年人掌握正确的锻炼方法。

2)量度指标:力度、收缩次数、耐力、能力、疲倦次数。

3)适应证:压力性、急迫性和混合性尿失禁。

4)方法:隔日或每周 2 次,疗程由 6 周至 6 个月,根据老年人身体情况,循序渐进地进行。掌握方法后,须配合每日的盆底肌训练。

(4)阴道重力球:是一种不太精细的生物反馈方法,使用的重力球有 5 个,重量逐渐增加。把重力球放入阴道内,老年人站立姿势下维持在体内 1min,随后慢慢延长及增加重量。每日两次,每次 15min。Peattie 等报道,30 例待手术的老年人锻炼 1 个月后,70% 的老年人治愈或明显改善,30% 老年人仍需手术治疗。

(5)间歇导尿

1)目的:使膀胱接近生理状态的规律性充盈和排空,防止膀胱过度充盈;规律排出残余尿量,减少泌尿系统和生殖系统感染;使膀胱间歇性扩张,有利于保持膀胱容量和恢复膀胱的收缩功能。

2)适应证:神经系统功能障碍,如脊髓损伤;非神经源性膀胱功能障碍,如前列腺增生;膀胱内梗阻致排尿不完全;原因不明的排尿障碍;诊断性检查。

3)禁忌证:不能自行导尿;尿道损伤;尿路感染;严重尿失禁;膀胱容量小于 200ml。

4)导尿管选择:使用 FG8 至 FG12。

5)导尿时间和频率:导尿时间间隔取决于残余尿量,一般 4~6h;睡前导一次;每次约 350ml 以内为宜;每日导尿不超过 6 次;每次残余尿量小于 100ml,可停止间歇导尿。

二、大便失禁

大便失禁(fecal incontinence)指粪便及气体不能随意控制,不自主地流出肛门外,为排便功能紊乱的一种。

【概述】

(一)患病率和危害

大便失禁发病率随年龄增加而上升,65 岁以上的男女性显性大便失禁的发病率为年轻人的 5 倍。美国多项研究提示患病率约 2.2%~18.4%，其中 30% 的老年人大于 65 岁，63% 为女性。长期住院老年人大便失禁患病率更高，加拿大为 46%，美国为 47%。大便失禁其粪便泄出物污染内裤，产生异味，影响老年人自尊，同时可并发肛周皮肤感染、破溃等并发症，给老年人带来极大的痛苦，增加社会及家庭负担，给照护带来较大困扰。

（二）危险因素

1. 解剖学异常　瘘、直肠脱垂及肛门直肠先天性异常；损伤、分娩时损伤等肛门直肠创伤。

2. 神经肌肉疾病

（1）中枢神经系统受累：痴呆、镇静状态、精神发育迟缓、脑卒中、脑肿瘤、脊柱损伤等。

（2）外周神经系统受累：马尾损害、多发性神经炎、糖尿病、Shy-Drager 综合征等。

（3）骨骼肌疾患：重症肌无力，肌病，肌营养不良。

（4）平滑肌功能异常及直肠顺应性异常：炎症性肠病、放射性直肠炎、直肠缺血、粪便嵌顿。

（5）肛门内括约肌功能不全：放射性直肠炎、糖尿病。

3. 其他　严重腹泻、肛门直肠感染，肠易激综合征、特发性甲状腺功能减退、肥大细胞增生病、急性心肌梗死、脾大等。

【识别与评估】

（一）临床表现

1. 大便失禁　完全大便失禁：不能随意控制粪便及气体的排出；不完全大便失禁：可控制干便排出，却不能控制稀便和气体排出。

2. 并发症　会阴部、骶尾部皮炎及压疮；老年人心理困窘甚至恐惧。

（二）筛查及评估

1. 询问病史，了解症状。

2. 观察病人排便的性质、量、规律和习惯。

3. 视诊肛门皮肤情况、直肠指诊。

4. 分析引起病人大便失禁的相关因素。

5. 辅助检查，如肛管内超声、肛管动力测量、肛直肠生理学测定、排粪造影检查内镜检查等。

【综合管理】

（一）发生大便失禁的管理

1. 皮肤护理

（1）注意及时观察肛周皮肤有无皮疹、红肿、破损。

（2）及时清洁肛门周围皮肤，减少粪便对皮肤的刺激，也要避免频繁擦洗，必要时肛周皮肤涂搽鞣酸软膏、黄连粉等保护。

（3）长期卧床的大便失禁病人常有会阴部或臀部皮肤损伤，应该定时更换体位，减少局部皮肤受压。选择适当的护理用具，保持会阴部及臀部的清洁干燥。对于营养不良老年人应注重加强营养等方面，而不仅是单纯地对失禁的护理。

2. 心理护理　工作中尊重老年人，鼓励他们回到社会，主动提供优质护理服务，给老年人精神上的关怀与理解，及时给予心理疏导。工作中及时处置大便失禁，帮助老年人消除因大便失禁带来的困窘与尴尬，帮他们度过难关，提高生活质量。

3. 饮食护理

（1）选择低脂、清淡、温热饮食，注意饮食质量，以刺激胃结肠反射并且使大便质地正常化。

（2）增加膳食中食物纤维含量,平均每日供应 6.8g,增加粪便的体积,刺激肠蠕动,有助于恢复肠道功能,加强排便的规律性,有效改善大便失禁状况。

4. 社会支持　良好的社会支持对大便失禁老年人的治疗有积极促进作用,促使他们主动配合治疗与护理。

5. 大便失禁护理用具的选择与护理　见表 11-21。

表 11-21　大便失禁护理用具的选择与护理

用具	适用对象	护理注意事项
一次性尿垫或纸尿裤	所有患者	每次更换纸尿裤时,用温水清洗肛周及会阴部 及时更换尿垫,保持肛周及会阴皮肤清洁干燥
灭菌纱球	稀大便且量较少者	每次塞肛用棉线缝制的灭菌纱球团,放置深度 4~6cm,放置妥当后,将棉线末端留在肛门外,4~8h 常规更换 1 次 如果纱球随大便排出体外或便液污染肛周皮肤,随时清洁更换
便盆	清醒患者	指导患者正确使用便盆 切忌拉、拽、扯,防止皮肤破损
肛门控制器	水样大便且失禁严重者	将其留置于肛直肠交界处 观察患者有无腹胀等不适 大便少者 4~8h 给予常规更换 如果滑脱,及时更换
一次性肛管	稀大便且失禁严重者	放置深度 15~20cm,放置妥当后,将肛管末端留在肛门外,用胶布固定后接一次性尿袋,持续放置,每日更换一次性尿袋 如果肛管随大便排出体外或便液污染肛周皮肤,随时清洁更换 其易滑脱和遗漏,注意观察,及时处理
卫生棉条	水样大便且量较少者	棉条放置深度 4~6cm 大便少者 4~8h 给予常规更换 病人如无主动排气或排便,2~3h 给予协助排气 如果卫生棉条随大便排出体外或便液污染肛周皮肤,随时清洁更换
一次性气囊导管	水样大便且失禁严重者	深插直肠 15~20cm,有效地阻止粪便流入直肠,且此处无便意感受器不易引起排便动作 注意装置连接处固定紧密 避免导管滑出
大便失禁袋	肛门周围皮肤无破损者	注意失禁袋的固定,局部皮肤的观察 及时更换失禁袋

（二）注意事项

1. 嘱老年人穿弹性紧身裤,以增加大便节制能力。

2. 配合饮食,建立规律排便时间,餐后 30min 排便。

3. 定时给予轻泻剂与栓剂,每次餐后给予便盆。

4. 对粪便嵌顿所导致大便失禁采用定期灌肠,不要轻易使用泻剂,因为对该类药的作用很难预测。

5. 生物反馈法治疗老年人,要教会其感受肛门括约肌活动。

6. 大便失禁的老年人每日饮水量应该在 2 000~2 500ml,以免引起脱水。

（黄兆晶）

第十节 慢 性 便 秘

学习目标

完成本内容学习后,学员将能:
1. 复述便秘的定义。
2. 掌握老年便秘的评估内容。
3. 应用老年便秘的常见评估量表。
4. 掌握老年便秘的综合管理内容。

便秘(constipation)指在不用通便剂的情况下,每周排便少于 3 次,至少有 25% 的时间有排便困难和 / 或排便不尽的主观不适感,排出的大便干燥、坚硬,并且这种情况持续 2 周以上。

【概述】

(一)患病率和危害

流行病学调查显示 60~64 岁的老年人便秘的发生率为 8.7%,而 ≥85 岁者发生率则高达 19.5%,30%~40% 的社区老年人、>50% 的养老机构老年人均存在慢性便秘。长期便秘容易引起焦虑、抑郁等异常情绪,降低老年人的生活质量。

(二)危险因素

1. **不合理饮食** 饮食过于精细、食物缺少纤维素及饮水量较少;饮用浓茶。

2. **生理因素** 老年人胃酸缺乏,消化酶分泌减少,小肠吸收功能差,使食物经过胃肠的时间过长,粪便干燥。

3. **心理因素** 情绪紧张、焦虑抑郁导致神经调节功能紊乱,排便反射受抑制。

4. **疾病** 肺心病、心力衰竭、心肌梗死、肛裂、痔疮及糖尿病神经病变等。

5. **缺乏锻炼** 老年人由于行动不便或因疾病限制,活动量相对较少,肠蠕动减弱,肠道水分减少。

6. **药物副作用** 老年人用药种类较多,如阿片类镇痛药、缓泻剂、抗胆碱药及抗抑郁药等均可导致结肠平滑肌功能失调。

7. **其他** 不良的排便习惯,有意克制排便等。

【识别与评估】

(一)临床表现

1. **排便次数减少** 每周排便少于 3 次、粪便干硬、排便费力、排便不尽感、排便时肛门直肠堵塞感,甚至需手法辅助排便等。

2. **排便时间延长** 甚至长达 30min 以上或每天排便多次但排出困难,粪便干硬如羊粪状,且每次排出的量很少。

3. 可出现腹痛、腹部不适感,排便后可缓解。

4. 长期便秘可伴全身症状,食欲缺乏、乏力,睡眠障碍,焦虑和抑郁。

（二）筛查及评估

1. **病情评估**

（1）便秘开始出现的时间、每周排便次数、每次排便时间、排便是否用力、伴随的感觉以及有无手法辅助排便。

（2）便秘的严重程度:根据便秘和相关症状轻重及其对生活影响的程度分为轻、中、重度。

（3）饮食习惯:每天进食种类、分量、口味、喜好及饮水量。

（4）每日运动方式和时间。

（5）慢性疾病、长期使用的药物。

（6）有无睡眠障碍、焦虑、抑郁等。

2. **辅助检查**　肛门直肠指检、结肠镜、钡剂灌肠、直肠肛门压力测定、球囊排出实验。

【综合管理】

（一）预防

调整生活方式是预防老年人发生便秘的重要照护措施。

1. **合理膳食**

（1）多饮水:《中国居民膳食指南》2016 年版指出多饮水、常饮水（ ≥ 1 500ml/d）可以在一定程度上缓解便秘。老年人因代谢缓慢,需要的水分相对于年轻人要少,大脑对于口渴的反应较为迟钝。建议老年人不要等到口渴再喝水,要定时定量补水,尤其是晨起和运动后。但应注意患有特殊疾病（如心衰、肾衰或胸腹水）需限液的老年人饮水量应遵医嘱。

（2）增加膳食纤维的摄入:《中国慢性便秘诊治指南 2013》建议每日摄入量 25~35g,老年人每天应至少摄入 200g 水果和 300g 蔬菜,同时注重粗细搭配,逐步增加膳食纤维含量高的食物,如全麸谷物、绿叶蔬菜等。

（3）食疗:适当食用具有润肠通便功效的食物,如核桃、芝麻和牛奶等;烹调菜肴时可添加植物油,如花生油、芝麻油等。

（4）肠道微生态调整:便秘的老年人可以饮用含有益生菌的乳制品或者口服益生菌补充剂来缓解便秘。

2. **适度运动**　运动可以刺激肠道蠕动,有利于缓解便秘。指导老年人进行适当的有氧运动,根据身体状况选择适合自己的运动方式,如做操、散步、打太极拳和练气功等;指导老年人做提肛训练:收缩肛门和会阴 5s,放松,重复 10 次,每日 3 次;坐轮椅或长期卧床者,定时变换体位。

3. **建立良好排便习惯**　规律的排便习惯是防治便秘的有效措施。晨起或早餐后 2h 内进行排便尝试,排便时集中注意力,不要听音乐或看报纸;生活起居有规律,养成良好的生活习惯;如果有便意不能强忍,应该及时去排便。

4. **腹部按摩**　每日临睡前以双手重叠,掌心贴腹,以肚脐为中心由升结肠→横结肠→降结肠→乙状结肠做顺时针方向的腹部按摩。

5. **使用缓泻药物**　每晚睡前服用,次日晨起排便。

6. **心理调适**　应保持良好的心理状态,配合治疗,避免产生焦虑、抑郁情绪。

（二）发生便秘的管理

1. **口服药物**

（1）容积性泻药,如欧车前、聚卡波非钙和麦麸等。

（2）渗透性泻药,如聚乙二醇和乳果糖等。

（3）避免长期使用刺激性泻药,如比沙可啶、蒽醌类药物和蓖麻油等。

2. 灌肠药和栓剂

（1）肛内给药:2~3d 未排便,有便意但无力自行解出,口服缓泻药物无效的老年人,可用开塞露 20~40ml 或甘油栓剂等肛内给药,刺激肠蠕动、润滑肠道,使粪便软化,易于排出。

（2）开塞露灌肠。

3. 精神心理疗法 通过合理的心理疏导,缓解老年人抑郁、害怕和恐惧等负性心理。

4. 手取便 若发生粪便嵌塞,且灌肠后仍未排便者,用戴手套的手指润滑后伸入直肠,将粪便挤碎后抠出。

5. 生物反馈治疗。

6. 中医辨证施治。

（三）注意事项

1. 便秘的治疗重在预防,指导老年人在症状缓解后保持良好生活习惯,避免过多使用开塞露。

2. 肛内注入药物或开塞露灌肠时管道插入受阻、推注药物不顺畅,疑似粪便嵌塞,需要人工手法辅助排便。

3. 上述方法均无效,身体状况较好的老年人也可用温水 500ml 灌肠。

4. 老年人患有痔疮、肛裂者,排便前使用痔疮膏或鞣酸软膏涂擦,每日或便后清洁肛门,减少排便疼痛不适感,避免肛周感染。

5. 长期慢性便秘的老年人应用生物反馈治疗,能持续改善老年人的便秘症状、心理状况和生活质量。循证医学证实生物反馈是盆底肌功能障碍所致便秘的有效治疗方法（Ⅰ级证据、A 级推荐）。

6. 老年人发生严重便秘,经上述处理仍未排便,应前往医院就诊。

（黄兆晶）

第十一节 视听障碍

学习目标

完成本内容学习后,学员将能:

1. 复述视听障碍的定义。
2. 掌握老年视听障碍的评估内容。
3. 应用老年视听障碍常见评估量表。
4. 掌握老年视听障碍的综合管理内容。

视力障碍指由于先天或后天原因,导致视觉器官（眼球视觉神经、大脑视觉中心）的构造或功能发生部分或全部的障碍。出现突然或逐渐视力下降,看远（近视眼）或看近（远视或老视眼）不清楚,视物变形（黄斑疾病）、变小、变色、夜盲、复视、视野缺损、眼前固定或飘动的黑影等。听力障碍（dysaudia）是指听觉系统中的传音、感音以及对声音的综合分析的各级神经中枢发生器质性或功能性异常,而导致听力出现不同程度的减退,又称为耳聋（deafness）。只有听力严重减退才称为聋,其表现为老年人双耳均不能听到任何言语。而听力损失未达到此严重程度者,则称为听力减退（hearing loss）。老年性耳聋（elderly presbycusis）是指随着年龄的增长,双耳听力进行性下降,高频音的听觉困难和语言分辨能力差的感应性耳聋。

【概述】

（一）患病率和危害

根据国家 2010 年全国人口普查结果,50 岁以上人口占国家总人口的 28.3%,其中视力障碍的患病率达到了 10%,盲的患病率为 2.3%。

听力减退与增龄相关。人到 60 岁左右,大约有 30% 的人会对高频的尖细声音产生听力困难;到 80 岁左右,50%~70% 的老年人高频听力损失达到 50~70 分贝。通常在 65~75 岁老年人中发病率可高达 60%。

视听障碍对生活质量、认知能力、情感、社会行为以及交往能力均会产生不良影响;不仅直接导致老年人不同程度的交流障碍,而且会使老年人孤立于社会之外,进一步造成焦虑、抑郁、认知障碍,还可能使老年痴呆发病的风险显著增加,影响老年人的正常生活,已经成为严重的社会问题。此外,对于其家庭、子女生活、社会都存在不同程度的影响。

（二）危险因素

1. 社会人口学特征 视力和听力损害的患病率随着年龄的增长而增高;视力损害的患病率女性高于男性。

2. 遗传因素 视力障碍有一定的遗传倾向。

3. 疾病因素 视觉和听觉器官的疾病,如颅脑外伤、震荡、脑肿瘤等造成的器质性病变,高血压、高血脂、糖尿病、动脉硬化引起的供血不足、氧交换下降、代谢障碍。

4. 生活方式 青年时期眼球处于生长发育阶段,调节能力强,长时间的过度用眼等会出现眼疾,吸烟会导致小血管痉挛等。

5. 其他 短期或长期的情绪压力,长期生活在噪声环境之下,使用耳毒性药物和化学试剂等。

【识别和评估】

（一）健康史

评估老年人的一般情况如年龄、性别、经济状况、职业、生活方式、饮食习惯等,是否存在引起老年人视力和听力障碍的危险因素,了解老年人的疾病史、有无多重用药、家族史等。

（二）临床表现

1. 视力障碍

（1）老年黄斑变性:早期多数无明显视力改变;中期出现视力下降、视物变形、中央黑点等症状;晚期视网膜出血、视网膜新生血管形成、视网膜渗出等,视力急剧下降。

（2）老年白内障:多为双眼发病,一般是双眼先后发病,主要表现为进行性、无痛性视力减退。主要症状是视力减退和视物模糊,并出现逐渐加重的视力下降问题;阅读或看电视时眼睛很容易会出现疲劳,而且视野中的物体出现变形或扭曲的情况;看到的事物可能会有眩光感或视物呈双影,这种情况尤其是在白天更明显,最后即会导致视力逐渐降低,甚至失明。

（3）老视:主要症状是近视力减退,远视力不受影响。初期感到阅读小字困难,不自主的将目标放远。看近时眼疲劳、胀感、头痛、视物模糊。这是因为看近目标时,需增加调节而使睫状肌过度收缩及过度集合所致。随年龄增长,近点远移。

（4）青光眼:随临床不同类型和分期表现复杂,可无症状,随疾病进展出现不同程度的眼痛、视力减退、视野缺损、眼球充血、头疼、头晕、恶心、呕吐等。

（5）糖尿病视网膜病变:有视物模糊,视力下降、失明等。

2. 听力障碍

（1）听力下降:60岁以上出现原因不明的双侧对称性听力缓慢下降。

（2）音素衰减现象:能听到说话的声音,但内容领会有误,听人说话,喜慢怕快,喜安静怕嘈杂。

（3）听觉重振现象:低音听不见,高音又感觉刺耳难受,语言辨别力低下。

（4）头昏、耳鸣:耳鸣为高频性,开始为间歇性,在夜深人静时出现,以后逐渐发展成持续性,白天也可听见,使老年人的睡眠受到严重影响。耳鸣常始于30~40岁,其出现率随年龄而渐增,60~70岁时达到顶点,此后即迅速下降。

（三）筛查及评估

1. 视力评估

视力主要反映黄斑区的视功能。可分为远、近视力,后者为阅读视力。检查视力需两眼分别进行,遮盖一眼时不要压迫眼球,视力表须有充足的光线照明。国际标准视力表远视力检查初始距离为5m,近视力检查为30cm。视力好坏直接影响人的工作及生活能力,临床上≥1.0的视力为正常视力。1.0>视力≥0.3为轻度视力损伤,0.3>视力≥0.1为中度视力损伤,0.1>视力≥0.05为重度视力损伤,0.05>视力为盲。

2. 听力评估

（1）中耳及外耳道检查:首先做耳道检查以排除因耵聍阻塞耳道而引起的听力下降,检查鼓膜是否完好。

（2）听力检查:询问老年人双侧耳朵听觉是否一致,如有差异则先对听力较好的耳朵进行测试。测试者先用耳塞塞住老年人听力较差侧耳朵,站在离老年人约50cm处对另一侧耳朵小声发两音节的数字,让老年人复述。测试者的声音强度可由柔软的耳语增强到柔软、中等、大声的发音,但测试者的脸不能面对老年人的眼睛。

（3）辅助检查:听力学测试采用纯音听力检查,通过测得的听力图以了解老年人的听力损伤情况。目前国内外普遍采用的耳聋分级标准为:26~40dB为轻度聋,41~55dB为中度聋,56~70dB为中重度聋,71~90dB为重度聋,>91dB为极重度聋。本项测试应在专门的医疗机构由专业人员进行,测得的数值可为佩戴助听器提供参考。

【综合管理】

（一）预防与治疗

老年视听障碍是一种不可逆的退行性变化,通过对周围环境的改善、建立健康的生活方法以及积极治疗老年性疾病对预防老年视听障碍是非常重要的。

1. 视力障碍的治疗

（1）老年黄斑变性:激光治疗是用激光所产生的热能,摧毁黄斑区的异常新生血管,是一种对症治疗。经瞳温热疗法（TTT）:采用近红外激光,在视网膜上辐射穿透力强而屈光间质吸收少,使靶组织缓慢升温;光动力疗法(PDT):将一种特异的光敏剂注射到病人的血液中,当药物循环到视网膜时,用激光照射激发光敏剂,从而破坏异常的新生血管,而对正常的视网膜组织没有损伤。该疗法是目前国际上较为方便、安全和有效的方法;手术治疗:如视网膜下新生血管膜的切除、黄斑转位术、视网膜移植等。

(2)白内障:尽管目前临床上有包括中药在内的十余种抗白内障药物在使用,但其疗效均不十分确切。手术治疗仍然是各种白内障的主要治疗手段。通常采用在手术显微镜下施行的白内障超声乳化术或白内障囊外摘除术联合人工晶状体植入术,可以获得满意的效果。

(3)老视(老花眼):首选的治疗就是戴合适的眼镜。研究发现,准分子激光和手术也能治疗老视,但其成本、风险与其受益程度不太成正比。且老视的度数一直在变化,所以很难通过一次手术定型让它固定下来。

(4)青光眼:治疗的目的是保存视功能,治疗方法包括:①降低眼压,由于眼压是相对容易控制的危险因素,目前对青光眼的治疗主要是通过药物或手术,将眼压控制在视神经损害不进一步发展的水平,即所谓目标眼压。常用药物有:缩瞳剂(毛果芸香碱)、β-肾上腺能受体阻滞剂(美开朗)、肾上腺能受体激动剂(阿法根)、前列腺素衍生物(苏为坦)、碳酸酐酶抑制剂(派立明)、高渗剂(20%甘露醇)等。常见手术方式有:周边虹膜切除术、小梁切除术、房角切开术、青光眼白内障联合手术等。②视神经保护性治疗,即通过改善视神经血液供应和控制节细胞凋亡来保护视神经。

(5)糖尿病视网膜病变:应严格控制血糖,治疗高血压等原发病,定期眼底检查,根据糖尿病视网膜病变所处阶段采取适当治疗。全视网膜光凝治疗,可防止或抑制新生血管形成,促使已形成的新生血管消退,阻止病变继续恶化。如出现黄斑水肿,可行黄斑格栅样光凝。近年玻璃体腔内注射雷珠单抗治疗黄斑水肿取得明显疗效,但应与黄斑光凝治疗相结合才能减少复发,稳定疗效。对已发生玻璃体积血长时间不吸收、牵拉性视网膜脱离,特别是黄斑受累时,应行玻璃体切割术,术中同时行全视网膜光凝治疗。

2. 听力障碍的治疗　对老年听力障碍目前尚无有效治疗方法。

(二)护理

1. 视力障碍的护理

(1)居室环境要求:光线充足,明暗适宜;地面、平整、干燥无障碍物;台阶平整无破损,高度合适,台阶之间色彩差异明显;家具放置应平稳、固定有序,通道无阻碍物;提示的标识要醒目。

(2)注意精神调节:要避免过度情绪激动,保持心情舒畅,多与他人交谈,分散对不愉快事情的注意力,保证充足睡眠。

(3)加强用眼卫生,平时不用手揉眼,不用不洁手帕、毛巾擦眼,洗眼。用眼应以不觉疲倦为度,并注意正确的用眼姿势,距离、光源是否充足等。不要在昏暗环境中阅读,在灯光下看书要有灯罩,灯光要照在书上,光线应从左前方射来,以免手的阴影妨碍屈光不正老年人的视线。不要看字迹模糊的书,写字不宜太小,不要用颜色太浅的笔写字。每用眼一小时左右,让眼放松一下,如闭眼养神、望远或做眼保健操等,使眼得到休息。要避免在强烈的阳光、灯光或其他辐射线照射下视物,在户外活动时,应戴有色眼镜,以防辐射线直射眼睛。

(4)可做眼保健操进行眼部穴位按摩但不可重压,如按摩睛明、攒竹、瞳子骨、太阳、医风等穴位。通过按摩,可加速眼部血液循环,增加房水中的免疫因子,提高眼球自身免疫力,从而延缓晶状体混浊的发展。

（5）按时进行药物治疗,定期进行眼科检查,年龄 >65 岁的老年人,应每年进行 1~2 次眼科检查。近期自觉视力减退或眼球胀痛伴头痛的老年人,应立即作相关检查。

（6）积极防治慢性病,包括眼部的疾患及全身性疾病,尤其是糖尿病最易并发白内障,要及时有效地控制血糖,防止病情的进一步发展。在血糖控制平稳的基础上定期进行眼底检查。2 型糖尿病病程在 4~5 年者,可出现一定程度的微循环改变,建议每 3~6 个月检查一次眼底。

（7）进食易消化、清淡营养丰富的食物,应含丰富的蛋白质、维生素、微量元素和纤维素,平时多食鱼类,少食辛辣刺激性食物以及酒、咖啡等要戒除。青光眼老年人一次不宜大量饮水。患有慢性病的老年人应严格执行相关疾病的饮食要求。

（8）适当运动:如散步、练太极等;千万不要做一些力量型的运动和碰撞剧烈的运动。应及早戒烟。

（9）青光眼老年人通常禁忌使用散瞳剂。应嘱老年人用药谨慎,一旦误用,应即报告医生采取相应措施。若出现眼胀眼痛、头痛、呕吐、视力骤然下降等情况,立即到医院求诊。

2. 听力障碍的护理

（1）建立健康的生活方式:饮食宜清淡,减少外源性脂肪的摄入,尤其注意减少动物性脂肪的摄入,多吃新鲜蔬果,以保证维生素 C 的摄入。一些中药和食物,如葛根、黄精、核桃仁、山药、芝麻、黑豆等,对于延缓耳聋的发生也有一定作用。坚持体育锻炼,可以根据自己的躯体状况和条件来选择合适的体育项目,如散步、慢跑、打太极拳和八段锦等。运动能够促进全身血液循环,使内耳的血液供应得到改善。

（2）创造有助于交流的环境和方式:给电话听筒加设增音装置,门铃应与一室内灯相连接,使老年人能应门。帮助老年人把需要解释和说明的事记录下来,使因听力下降引起的交流障碍影响减至最小。指导老年人与最亲密朋友多交谈,让老年人的情绪得到宣泄。与老年人交谈前先正面进入其视线,或轻拍其以引起注意。对老年人说话要清楚且慢,不高声叫,使用短句表达意思。

（3）避免噪声刺激:日常生活和外出时应尽量避开噪声大的环境和场所。

（4）对症护理:①选择佩戴合适的助听器。经专业人员测试后,根据老年人的要求和经济情况,选戴合适的助听器。②帮助并指导老年人及其家属正确使用助听器。具体方法为:助听器装置正确塞入耳内的操作;正确开关的操作;电池型号的辨认及购置要求;安装及置换电池的具体操作步骤。

（5）心理护理:随着听力的逐步下降,老年人与外界的沟通和联系会产生障碍,由于耳聋而造成生理性隔离,容易产生焦虑、孤独、抑郁、社交障碍等一系列心理问题。要帮助老年人认识到衰老是正常的生理现象,消除其精神心理障碍。让家庭和社会给予老年人关怀和帮助,同时护士也要经常与老年人进行沟通交流,尊重和重视老年人,使老年人树立乐观生活的信心。

（6）健康指导:①积极治疗慢性疾病:老年性耳聋目前无特效治疗方法,以预防为主,积极治疗高血压、动脉硬化、糖尿病等慢性疾病,养成良好的生活习惯,做到少饮酒、不抽烟等。②避免使用耳毒性药物:慎用或禁用有耳毒性的药物,如庆大霉素等,必须使用时要严格按照医嘱,用药剂量不可过大,时间不可过长,并注意观察药物的不良反应。③定期进行听力检查:老年人一旦发觉耳鸣或听力下降,应到耳鼻喉科门诊进行听力检查,尽早发现和治疗。④教会老年人用手掌按压耳朵和用手指按压、环揉耳郭,每日 3~4 次,以增加耳膜活动,促进局血液循环,延缓听力下降。

（王 申）

第十二节 情 感 障 碍

学习目标

完成本内容学习后,学员将能:
1. 复述焦虑和抑郁的定义。
2. 掌握老年情感障碍的评估内容。
3. 应用老年情感障碍常见评估量表。
4. 掌握老年情感障碍的综合管理内容。

抑郁和焦虑是老年期常见的情感障碍,共病率可达 30%~50%。抑郁症曾被认为是中老年的疾病,患病率随年龄增加而增加。然而控制其他危险因素后（如躯体疾病、功能丧失、认知障碍）,老年期抑郁症患病率并没有随年龄增加而增加。焦虑障碍在西方国家常见,近年来在我国也有增多的趋势,严重影响老年人的身体健康和生活质量。

一、焦虑症

焦虑是担心发生威胁自身安全和其他不良后果的心境。焦虑是一种内驱力,是一种情绪状态,属于人类固有的一种保护性反应。老年人在缺乏明显客观因素或充分根据的情况下,对其自身健康或其他问题感到忧虑不安,紧张恐惧,顾虑重重或认为病情严重,不易治疗;或认为问题复杂,不能解决,以至于老年人表现为坐立不安、手足无措、唉声叹气、情绪低落、忧心忡忡、怨天尤人、惶惶不可终日,即使多方劝解也不能消除其焦虑。多伴有自主神经功能紊乱和疑病观念,常见于焦虑症。焦虑症（anxiety）是一种以焦虑情绪为主要表现的神经症,包括急性焦虑和慢性焦虑,老年人常感到头晕、胸闷、心悸、呼吸困难、尿频、尿急和运动不安等。焦虑并非实际威胁所致,其紧张程度与现实情况不相称。

知识链接

正常焦虑与焦虑症的区别

正常的焦虑,几乎每个人都体验过,是即将面临某种处境时产生的一种紧张不安的感觉和不愉快的情绪。这样的焦虑是建立在现实情况之上的,自己明确知道焦虑的来源,所担心的事情也符合客观规律。

焦虑症老年人的焦虑没有充分的理由,经常出现莫名其妙的持续性的精神紧张、惊恐不安,并伴有头晕、胸闷、心悸、出汗等自主神经紊乱的症状和运动性紧张。即使有一定的诱因,其症状的严重程度与诱因也明显不相称,并且影响到了老年人的工作及学习。

一是,焦虑体验的持续时间长短及程度的深浅不同。正常焦虑持续时间短,程度较浅;病态焦虑持续时间长,程度较重。

二是,焦虑症状产生及消失的条件。

焦虑原因解除或因其他某些活动影响,正常焦虑可减轻、消除,病态焦虑不减轻,或减轻后又复发,难以消除。

正常焦虑的原因经治疗者分析和解释,原因比较清楚,病态焦虑常找不到真正的原因。

【概述】

(一)患病率和危害

焦虑症的发病与机体的素质、所处的环境均有密切的关系。精神因素在焦虑症的发病中有重要作用,长期面临威胁或处于不利环境中的人更容易发生焦虑。

(二)危险因素

1. 遗传因素 焦虑中存在家族遗传性,但非遗传因素对本病的发生也有重要意义。

2. 生化因素

(1)乳酸盐:焦虑发作可能与乳酸盐的含量有关。

(2)神经递质:急性焦虑可能与去甲肾上腺素、多巴胺、5-羟色胺和γ-氨基丁酸四种神经递质有关。

3. 生理因素 脑干和边缘叶与急性焦虑的发病机制相关。脑电图表明焦虑症老年人比非焦虑症老年人α节律少,α节律活动多在高频率范围表明老年人处于高度的警觉状态。

4. 心理因素 精神分析理论认为焦虑是对未知危险的一种反应,而行为主义理论认为焦虑是恐惧刺激形成的条件反射。

【识别与评估】

(一)临床表现

目前的研究已明确了焦虑的三种基本特征:第一,认为焦虑是一种情绪状态;第二,认为焦虑是一种内驱力;第三,属于人类固有的一种保护性反应。

主要症状为焦虑的情绪体验、自主神经功能失调及运动性不安。临床上常见有急性焦虑和慢性焦虑两种表现。

1. 急性焦虑 又称惊恐发作,是一种突如其来的惊恐体验,表现为严重的窒息感、濒死感和精神失控感。老年人宛如濒临末日,常伴有奔走、惊叫,表现为惊恐万状、四处呼救。可伴有严重的自主神经功能紊乱,主要表现为①心脏症状:表现为胸痛、心动过速、心律不规则;②呼吸系统症状:呼吸困难,呼吸急促等;③神经系统症状:表现为头痛、头晕、晕厥和感觉异常。也可表现为全身出汗、腹痛和全身颤抖或全身瘫软等症状。一般持续数十分钟,可自行缓解,但老年人仍会感到心有余悸、虚弱无力,通常需要几天后才可逐渐恢复。

2. 慢性焦虑 又称广泛性焦虑,是焦虑最为常见的表现形式。老年人表现为长期处于紧张、不安中。做事没有耐心,心烦意乱,遇事易往坏处想,即便不做任何事时也可能表现为坐卧不宁,惶惶不可终日,并非由实际威胁引起。自主神经功能失调的症状表现为心悸、出汗、胸闷、口干、便秘、呼吸急促等,有些老年人还可能出现阳痿、早泄等症状。运动性不安可表现为坐立不安、肢体颤抖、肌肉紧张性疼痛及舌、唇及指肌颤动。

3. 怎样发现老年人患有焦虑　没有确定原因的提心吊胆和惶恐不安,对未来莫名的担心,过分警觉,对外界刺激敏感,注意力难于集中;身体紧张,不能放松下来,搓手顿足,坐立不安,来回走动,不自主地发抖等;出汗、眩晕、呼吸急促、心跳过快、身体发冷或发热、手脚冰凉、胃部难受、便秘或腹泻、尿频、喉咙有阻塞感等。这些症状可以是单独或同时出现。

（二）筛查及评估

1. 评估内容

（1）护士应随时注意到焦虑的迹象,可采用焦虑自评量表（SAS）等进行评估（附录一量表6）,但不是万无一失的,其评估结果也仅是作为临床的辅助资料。正确的评估应是在评估工具结果的基础上辅以临床访谈。根据 Mitchell 等人的研究结果,建议评估分为两步,一是利用一个简短的评估工具进行筛选,之后利用更为详细一些的评估工具进行识别,最后利用临床访谈进行确定。

（2）在考虑存在焦虑的人群中应注意评估老年人是否存在一个或多个慢性身体健康问题;即使没有身体健康问题,但是正在寻求对于身体健康问题的保证;老年人是否反复担心各种各样的问题。

（3）对于怀疑存在焦虑的老年人应进行综合评估,不能仅仅依据症状的数量,严重程度和持续时间,还要考虑到老年人痛苦的程度和功能障碍。

（4）作为综合评估的一部分,应充分考虑以下因素对于老年人焦虑的发展,过程和严重程度的影响,任何合并的抑郁症或其他焦虑症;任何的物质滥用;老年人目前的医疗条件;心理健康障碍史;过去的治疗经历和老年人对治疗的反应。

2. 焦虑风险的评估

（1）评估老年人焦虑的持续时间和焦虑症状的严重程度,是否存在功能障碍、合并症、自我风险和自我忽视。

（2）对当前和过去的治疗方法进行正式评估,包括遵守之前开处方的药物治疗和以前心理干预的忠实度,及其对症状和功能损害的影响。

（3）家庭环境对于老年人的影响。

（4）社区的支持程度对于老年人的影响。

（5）与家人和照顾者的关系以及对于老年人的影响。

3. 惊恐发作的现场评估

（1）询问老年人是否接受过抗焦虑治疗,以及以前是否有类似的惊恐发作。

（2）给予必要的、最低限度的检查以排除急性的身体问题。

（3）通常情况下不应允许其进入医疗或精神病房。

【综合管理】

（一）焦虑的治疗

1. 心理治疗

（1）放松疗法:急性焦虑和慢性焦虑均有效果。当个体全身完全放松时,生理警惕水平会明显下降,心率、呼吸、脉搏、血压等生理指标会出现相反的变化。有研究证明,放松疗法不仅对生理指标有作用,也会产生心理作用。包括反馈疗法、音乐疗法、瑜伽等。

（2）认知疗法:焦虑症老年人病前多在生活中经历过较多的事情,又总担心事件的结局。在过分警觉的状态下老年人容易对周围的环境和人物产生错误的感知,因而产生大祸临头的感觉。可采取认知疗法帮助老年人解决目前问题。

（3）精神分析:弗洛伊德认为焦虑是神经症的核心,许多神经症的症状不是焦虑的转换,便是焦虑的投射。通过精神分析解除压抑,潜意识中的冲突进入意识,便可使症状消失。

2. 药物治疗

（1）苯二氮䓬类:是最常用的抗焦虑药物,其中地西泮的使用最为普遍,且起效迅速。氯硝西泮具有良好的镇静催眠作用。在服用苯二氮䓬类药物期间,不宜驾驶机动车或操纵大型机械,以免发生意外事故。

（2）肾上腺素受体阻滞剂（如普萘洛尔）:对慢性焦虑和急性焦虑均有一定疗效,但因个体有效剂量和耐受剂量具有较大差异,因此须严格观察并及时调整药量。

（3）丁螺环酮:属于无镇痛作用的抗焦虑药物,对慢性焦虑和急性焦虑均有一定疗效,不良反应轻微。一些抗抑郁药物夜间有抗焦虑作用,如 5- 羟色胺再摄取抑制剂（SSRIs）、去甲肾上腺素再摄取抑制剂（SNRI）等。

（二）惊恐发作的护理

1. 发作期护理　惊恐发作期间,护士应沉着、冷静,帮助老年人脱离危险环境,所有程序应保持有条不紊,并陪伴老年人直到发作结束,对于老年人要给予充分的理解和安抚,表示对老年人的尊重。必要时可将老年人与家属分开,以免互相影响。为老年人创立安静的治疗环境必要时设专人陪护,但应注意与老年人的沟通技巧,不应表现出过分的关注以免加重老年人的症状。如老年人出现挑衅和敌意时,可适当限制老年人活动范围。

2. 间歇期护理　教给老年人关于惊恐发作时相关的自我保护方法,让老年人理解什么是惊恐障碍,运用认知干预的方法帮助老年人识别可能诱发惊恐发作的因素。用内感性暴露的方法帮助老年人减轻症状:如让老年人反复想象暴露于惊恐发作时体验到的感觉中,比如心悸或者头晕的感觉。教会老年人通过控制过度换气或体力活动减轻恐惧感。让老年人了解到这些感觉不一定进一步发展成为完全的惊恐发作。教会老年人放松技术,以便老年人在急性发作时,能够做到自我控制,做好家属工作争取家庭和社会的支持和理解。

二、抑郁症

抑郁障碍是常见的精神障碍,主要以抑郁心境、思维迟缓和思维内容障碍以及意志活动减退为主,多数老年人还存在各种躯体症状,常伴有焦虑、紧张、睡眠障碍。

【概述】

（一）患病率与危害

老年抑郁症是老年期最常见的功能性精神障碍,多发于 50~60 岁,80 岁少见。临床多以生活兴趣丧失、悲观、焦虑、痛苦、睡眠不佳、躯体化症状为主要表现,严重者可产生自杀观念。有 60% 的抑郁老年人伴有疑病症状,多以呼吸困难、头晕头痛、便秘、失眠、疼痛为主,失眠是抑郁老年人共有的症状,表现为早醒或入睡困难。

老年抑郁症与老年期的诸多丧失有较大的关系,包括失去工作、失去故人或配偶、失去收入、认知功能缺损、记忆力减退和丧失。退休后老年人缺乏人际交流和情感支持,也是常见的老年期抑郁症的原因之一。认知理论认为,抑郁症老年人存在一些认知上的误区,如对生活经历的消极的扭曲体验、消失的自我评价、悲观无助。

（二）危险因素

老年期抑郁症是一种情感性精神疾病,致病原因较为复杂,其中 75% 的老年人具有生理、社会与心理方面的因素。

1. 生理因素　老年人会有或多或少的身体不适或疾病,特别是一些慢性病老年人,疾病迁延不愈或经常复发使他们心理负性情感体验过多,形成了一种持久而强大的精神压力,使他们觉得生活没有希望、没有乐趣,变得不安易怒。抑郁症老年人一级亲属中抑郁症发病率较正常人高 2~3 倍,这种差距随被调查者与老年人血缘关系的疏远而缩小。双生子调查中发现单卵双生子重性抑郁同患病率约为 50%。老化会造成中枢神经系统的活动改变,单胺氧化酶的活动增加,有些神经传导物质会减少。特别是乙酰胆碱这个神经传导物质会减少,这些物质对于老年人产生抑郁,都扮有举足轻重的角色。

常见的与老年人抑郁症相关的内科疾病有:甲状腺功能亢进、甲状腺功能低下、肿瘤、感染、恶性贫血、充血性心力衰竭、心肌梗死、代谢性疾病、酒精成瘾、阿尔茨海默病、亨丁顿舞蹈症、帕金森病和脑卒中。

2. 心理社会因素　老化程度是动态的,生活会发生变化,生理功能的减退,认知功能的减退。失落也是老年人时常遇到的问题,尤其是丧偶或者失去对他有意义的人,短时期的哀伤是正常的过程;但是若出现延长性的哀伤过程（通常超过 6 个月）,此时抑郁症的发作应该列入。社会与家庭因素:抑郁老年人在病前有过重大生活事件,事件类型可分为家庭冲突及躯体疾病。

3. 病情人格特征　正常老化过程中经常伴有人格特征的改变,老年人躯体疾病的存在可使人格特征更为突出。

4. 其他因素　其他导致老年人抑郁的因素有:因退休后经济来源受限,造成经济拮据、记忆力减退、认知障碍。

【识别与评估】

（一）临床表现

表现为显著而持久的心境低落。抑郁发作的表现可分为核心症状、心理症状群与躯体症状群三方面,老年人躯体症状常较突出。既往将抑郁发作概括为情感低落、思维迟缓、意志活动减退等"三低"症状,现认为这是重度抑郁发作的典型症状,部分抑郁发作老年人并不具备。目前认为抑郁的核心症状包括情绪低落、兴趣缺乏和快感丧失,可伴有躯体症状、自杀观念和行为。发作应至少持续 2 周,并有不同程度的社会功能损害,或给本人造成痛苦或不良后果。抑郁可一生仅发作一次,也可反复发作。若抑郁反复发作,按 ICD-10 则归类于复发性抑郁障碍（recurrent depression）。

抑郁的核心症状包括心境或情绪低落、兴趣缺乏以及乐趣丧失。

1. 情绪低落　老年人感到情绪低落、悲伤。情绪总体感到非常低沉、灰暗。自诉常常可以将自己抑郁发作时感到的负性体验与生活中负性事件引起的体验区分开,是区分"内源性"与"反应性"抑郁的指标。在抑郁基础上老年人通常会感到绝望、无助与无用。

2. 兴趣缺乏　指对各种以前爱好的活动缺乏兴趣,典型者对任何事物、活动无论喜好均缺乏兴趣,甚至回避社会,不愿见人。

3. 乐趣丧失 指无法从生活中体验到乐趣,也称为快感缺失(anhedonia)。

以上三主征是互相联系的,可以在同一名老年人身上同时出现,互为因果,也有少数老年人只表现出其中一种或两种症状较为突出。有些抑郁老年人有时可参加一些活动,如看电影、读书、电视等。表面看老年人兴趣仍存在,但进一步了解,老年人无法从所从事的活动中获得乐趣,从事活动的主要目的是消磨时间或希望以此来获得快感。

(二)筛查及评估

老年抑郁诊断:美国《精神科疾病诊断与统计手册》第 5 版,若要诊断抑郁症,病人至少要出现以下症状:每天大部分的时间心情都是沮丧、低调、哀伤的和/或对事情丧失兴趣,过去觉得很有兴趣的事情,现在都不感到有兴趣的情况。而且症状要符合以下情形至少 5 项或者更多,且同时在两周中出现。

1. 几乎整天且每天心情抑郁,可由主观报告(如感受到悲伤、空虚或无助)或由他人观察(每天看起来在哭)得知。

2. 几乎整天且每天明显对所有活动降低兴趣或愉悦感。

3. 体重明显减轻或增加(1 个月内体重变化超过 5%),或几乎每天食欲降低或者增加。

4. 几乎每天都失眠或者嗜睡。

5. 几乎每天精神或动作激动或迟缓(别人观察到,不只是主观感受不安或者缓慢)。

6. 几乎每天疲倦或者无精打采。

7. 几乎每天自我感到无价值感,或有过度或不恰当的罪恶感。

8. 几乎每天思考能力和专注力降低,或者犹豫不决(主观报告或者他人观察)。

9. 反复想到死亡(不只是害怕死亡),反复有自杀意念而无具体计划,或有自杀举动,或有具体的自杀计划。

评估抑郁症应为老年人做一个全身完整性的评估。常见的评估量表有老年抑郁量表(GDS-15)(附录一 量表 8)。

【综合管理】

(一)抑郁症治疗

1. 全程治疗的概念 抑郁症为高复发性疾病,目前倡导全程治疗。抑郁的全程治疗分为:急性期治疗、恢复期治疗和维持期治疗三期。

(1)急性期治疗:推荐 6~8 周。目标控制症状,尽量达到临床痊愈。治疗抑郁症时,一般药物治疗 2~4 周开始起效。如果老年人用药治疗 4~6 周无效,可改用同类其他药物或作用机制不同的药物。

(2)恢复期治疗:治疗至少 4~6 个月,在此期间老年人病情不稳,复燃风险较大,原则上应继续使用急性期治疗有效的药物,并剂量不变。老年抑郁障碍治疗除遵循抑郁障碍的一般治疗原则外,要特别注意老年人的病理生理改变以及社会地位改变的影响,定期监测老年人躯体功能状况。

(3)药物治疗:首选 SSRI 类药物,如舍曲林、西酞普兰、爱司西酞普兰等。除了抗抑郁疗效肯定,不良反应少,其最大的优点在于其抗胆碱能及心血管系统不良反应轻微,老年人易耐受,可长期维持治疗。SNRI 类药物亦可用于老年抑郁障碍治疗。其代表药物为度洛西汀、文拉法辛。其不足之处在于高剂量时可引起血压升高,在使用时需逐渐增加剂量,并注意监测血压的改变。NaSSA 类药物米氮平能显著改善睡眠质量,适用于伴失眠、焦虑症状的抑郁老年人。阿戈美拉汀通过调节生物节律也可改善老年人的抑郁情绪。应慎用三环类抗抑郁剂,此类药物有明显的抗胆碱能作用及对心脏的毒性作用,易产生严重的不良反应。

目前对于老年人联合用药的相关证据尚不充分。可结合个体情况慎重选用,对难治性的老年抑郁障碍老年人可优先考虑。可小剂量联合应用非典型抗精神病药物,如利培酮、喹硫平、阿立哌唑治疗,但应同时监测肝、肾功能及血糖、血脂等指标,同时注意药物间的相互作用。

老年人的起始剂量一般低于相对年轻的成年人,但滴定至有效剂量或有必要。要注意药物蓄积作用,老年人对药物的吸收、代谢、排泄等能力较低,因此血药浓度往往较高,易引起较为严重的不良反应。

(4)心理治疗:能改善抑郁老年人的无助感、无力感、自尊心低下以及负性认知,常用的方法包括认知行为治疗、人际心理治疗、心理动力以及问题解决等方法。

(5)无抽搐电休克治疗(MECT):适用于老年抑郁障碍中自杀倾向明显者、严重激越者、拒食者以及用抗抑郁药无效者,同时无严重的心、脑血管疾患;也可适用于老年抑郁的维持治疗。

(二)抑郁症的护理

1. 保证营养的摄入　抑郁症老年人通常会存在食欲缺乏等饮食障碍,应根据老年人的不同情况,制订相应的护理对策,保证老年人的营养摄入。

2. 改善睡眠　睡眠障碍是抑郁症老年人最为常见的症状之一,并以早醒最为多见。抑郁症特点为昼轻夜重,早醒易造成老年人情绪的进一步加重,易造成老年人如自杀、自伤等意外事件的发生。

3. 加强安全护理,防范意外事件　抑郁老年人常因疾病的影响导致老年人出现自罪、厌世等想法,甚至出现自杀观念。

(1)自伤、自杀的护理:应密切观察老年人病情变化识别伪装痊愈,及时处理老年人出现的悲观厌世情绪,注意老年人自杀前的征兆,如写遗书、留遗嘱等行为。

(2)危险物品管理:妥善安置老年人,做好危险物品的管理,应密切关注老年人居住环境,避免一切可能危害老年人安全的物品,如绳子、剪子、刀子等物品。应高度重视老年人的行为,如老年人不停在巡视周围环境,应密切注意老年人是否在寻找可以实施自杀、自伤行为的物品。

(3)提高老年人的生活兴趣:鼓励老年人参加集体活动,有助于缓解老年人的悲观情绪,但应控制在看护人员的视线内。

(4)教会老年人调节情绪,常见方法有:注意力转移、合理宣泄、理智控制法、改变认知等。

(邵　静　李菲菲)

第十二章　老年人安全与物理环境

学习目标

完成本内容学习后,学员将能:
1. 列出老年人居住环境的基本需求。
2. 描述老年人居住环境的设计原则。
3. 说出老年人常见的意外事件。
4. 描述老年人意外事件的主要评估内容。
5. 描述衰老对药物吸收的影响。
6. 复述老年人常见的药物不良反应。
7. 描述老年人用药的特点及评估内容。
8. 应用所学知识对老年人进行用药指导。

第一节　老年人的居住环境

一、老年人居住环境的设计

(一)居住环境

居住环境建设是构建社会养老服务体系和完善基本养老服务制度的重要内容。2013年新版《老年人权益保障法》新增了"宜居环境"一章,不仅强调了老年宜居住宅的开发,而且突出了结合人口老龄化趋势、分布等特征推动和扶持老年宜居环境建设。建立老年人宜居环境对维持老年人身心健康,建立和谐社会,促进社会和谐、稳定的发展具有十分重要的作用。

1. 老年人居住环境的概念　老年人的居住环境包括物理环境与人文环境两个方面。物理环境又称为硬环境,指的是居住设施的室内外环境及相应的配套服务设施,属于建筑规划设施领域,包括老年人专用设施与老年人需要利用的公共设施。人文环境指的是家庭关系、社会关系、社会援助、社会保障制度等,属于社会的、政策的范畴,可称之为软环境。老年人居住建筑是老年居住环境的核心,是指专为老年人设计、供其起居生活使用、符合老年人生理、心理特点的居住建筑,包括老年人住宅和老年人设施两类。

2. 老年人居住环境的基本需求

(1)生理老化的需求:老化是老年人生理上的自然现象,因此,在居住环境的设计上应

235

充分考虑老年人年老体衰、行动不便的生理特性，以免发生各种意外或不便。尤其是出入口的无障碍设计是一项非常重要的需求。

（2）独立居住的需求：随着社会经济的发展，子女成家立业之后，独立门户的趋势与机会大增，代间共居或老年人与子女同住的比例正逐年降低，老年人独立居住的比例呈增加的趋势。如何提供多样性的住宅形态，让老年人有选择独立居住的机会，是解决老年人住宅问题时必须考虑的要点。

（3）与他人共处的需求：为了避免孤立，大多数的老年人都会经常性地与亲戚、朋友联络聚会，积极的老年人则会热心参与社区中的各项公共事务。因此，在规划设计老年人住宅时，需要满足老年人有与他人接触、参与社会活动的需求。

（4）经济能力的考虑：依照经济来源划分，老年人的生活照料基本上可分成家属奉养、自力更生或依赖储蓄以及接受社会救助三种形式。老年人的经济所得有限，对于希望独立居住的老年人而言，老年人住宅需求是一项非常沉重的负担。

3. 老年人居住环境的现况　随着平均寿命不断增加，为了能够让老年人充分享受晚年生活的乐趣，过上休闲、舒适的生活，其居住环境扮演着非常重要的角色。

（1）英国：英国政府强调让老年人退休后"继续过独立、自主生活"的概念。现阶段英国的高龄老年人独立生活住宅数量居世界之冠，已成为英国政府老年人福祉的主流。政府特别关注发展社区服务，建立了老年家庭服务派遣网、老年饮食服务部和老年俱乐部。1969 年，规定了老年居住建筑的分类标准，1986 年开始采用国际慈善机构制定的标准，按照人类老化的过程中不同阶段所需社会服务的不同，把老年建筑类型作相应的划分。1989 年英国 Joseph Rowntree 基金会提出"终身住宅"设想，其目的是落实老年人"在宅临终"。

（2）瑞典：瑞典政府认为老年人的照护服务及设施应往"居家化"及"个性化"发展，因此，瑞典老年人照护的基本理念是尽可能让老年人在住惯的地方继续接受"在宅服务"。如果老年人不能居住于家庭时，则为其提供退休住宅（退休住宅是为不能单独生活、需要居家服务及居家护理的老年人所设计）或让其入住护理之家（护理之家目的在于照顾需要长期接受医疗照护的老年人以及临终老年人）。

（3）丹麦：丹麦自 1987 年实施《老年人住宅法》以来，由地方政府负责管理高龄者的特别住宅，在设计老年人住宅时需融入"终身住宅"的概念。

（4）日本：日本是目前世界上平均寿命最长的国家，为确保高龄者住宅的安定及增进高龄者福利的发展，日本政府于 1987 年实施了"银发住宅计划"，1990 年开始由邻近的日间照护中心派遣照护人员，加强住宅服务。2000 年开始实施长期照护保险（介护保险）制度，日本老年人居住建筑模式主要有两代居住宅，即日本在公共住宅里设计的适合老少多代共居的大型居住单元，对厨、厕、门厅和居室分隔功能都做了相应考虑，对多代人生活方式和生活规律上的差异在室内空间上做了相应处理。还有养老院，又称为老年人之家，分为公立（养护老人之家和特别养护老年人之家）、低费（老年人之家）和完全自费（收费老年人之家）三种，老年人可根据自己各方面的条件和经济情况进行选择。

（5）美国：美国大部分高龄者仍选择住安养机构、老年人住宅或老人社区，对于老年人居住环境的发展，采取双轨并行的高龄者住宅发展政策。首先倾向应用连续性照护退休住宅社区；同时以通用设计概念促进原居住宅以单一住宅方式发展为终身住宅，以落实"在地老化"的理念及"居家照护"的政策。

（6）中国：我国老龄化政策的核心就是"六个老有"。实现"六个老有"是老龄工作的目标，对老年人生活需求的高度概括，即"老有所养、老有所医、老有所为、老有所学、老有所教、老有所乐"。现阶段我国采取的养老方式主要包括居家养老和设施养老两种模式，并以居家养老模式为主。

终 身 住 宅

"终身住宅"是指居住者不移动，根据不同阶段的生活能力与居住需求，不断增加环境功能与服务设施的提供，如纳入居家基本照护服务、行动辅具、无障碍设施、护理服务、康复支持、临终照护等设施条件。1989年英国Joseph Rowntree基金会提出，"终身住宅"在居住者健康期的时候，必须重视其个人喜好，以充实生活内容为目标；在居住者障碍期的时候，必须注意其身心变化，以无障碍化环境为主题；在居住者卧病期的时候，必须掌握其照顾服务，以减轻照护压力为主题，实现"就地老化"的目标。终身住宅强调住宅的环境条件应能满足居住者不同阶段的生活能力与其居住需求，让居住者"在地老化"，落实老年人"在宅临终"的精神，同时具备全面无障碍的环境条件。

4. 老年人居住环境的设计原则

（1）美国：美国老年人的居住环境以老年社区为发展方向，创造一个能最大限度地满足老年人各种需求的居住环境是美国老年社区规划的根本目标，其基本设计原则主要基于以下几方面考虑：

1）建立适宜的环境及设施用以补偿老年人各种能力的下降，但仍可保留适度的困难激励，以维护和锻炼老年人尚存的独立生活能力。如服务设施设置的方式和道路可具有适度的对老年人行为能力的挑战和激励。

2）室外空间环境应具多样性和选择性，以满足不同能力的老年人户外活动独立、自主选择的需求。

3）室内外空间规划设计应维护老年人私密性活动的需求，以增强老年人独立、自主和"有用"的意识，避免产生时时处处受监护的感觉，消除"老而无用"的不健康心理。

4）室内外环境应有一定的可控性，便于老年人随时可根据自己的需要和喜好重新安排空间的使用方式（如可移动的隔断和家具）。

5）住宅的空间结构应具有足够的适应性，以满足不同年龄、不同能力和不同生活方式的老年人多样性的需要，因而应充分考虑住宅室内空间的灵活性。

6）居住环境与社区服务设施应有方便的联系，首先是考虑邻近有可利用的城市公用设施，如商业网点、交通站点、活动中心、公园绿地及宗教活动设施等，以补充基地内设施的不足。其次是环境安全的考虑，应便于控制非居民通向老年社区的通道，建立缓冲地带为非居民提供识别标志。此外，周围自然景观和人文景观的开发利用，可增进老年社区的有效利用和发展。

（2）中国台湾：台湾地区 2007 年颁布的《老人福利法》施行细则第八条规定,老年人住宅应以"小规模""融入社区"及"多功能"为规划原则。另外在《老人福利法》第三十三条第一项亦规定,适合老年人安居的住宅应满足以下原则：

1）提供宁静、安全、舒适、卫生、通风采光良好的居住环境,以及完善的设备及设施。

2）建筑物的设计、构造与设备及设施,应符合"建筑法"及其有关法令规定,并应具无障碍环境。

3）消防安全设备、防火管理、防爆物品等消防安全事项,应符合"消防法"及其有关法令规定。

（3）中国大陆：大陆学者研究提出,老年人的住宅建筑应满足以下设计原则：

1）以老年人为核心的设计思想：住宅建筑设计应考虑老年人的生活方式、习惯、爱好、心理和生活等因素,创造使老年人能健康、安全、方便、舒适地生活于其中,并能培育、发展其才华的居住环境,并建立具有最大限度地满足老年人各种需求的老年设施。

2）老年住宅应具有适应性与可变性：当前的住宅建设应多建一些中、小套型住宅。开发具有中国特色的新型城市住宅,以满足家庭居住模式多样化选择的需求,为多代同居家庭创造更为灵活多样的居住环境,通过住宅的组合变化,将来发展变化成老年住宅。因此,设计人员应具备创造出一种限而不定的分隔形式的设计思路,以提高住宅空间的可变性与适应性。

3）老年住宅建设应征求老年人的建议,让其参与设计：只有老年人最了解自己的需要。因此,将老年人的主观能动性充分发挥出来,让老年人参与建设,将会给我国老年住宅建设带来新的活力。同时,还可以考虑将部分设施和装修等留予老年人自己去一步步地完善。这不仅可以满足不同经济能力的老年人的要求,而且有助于为老年人特殊的生理、心理需求创造适宜的居住空间,从而使住宅真正成为老年人身心的归宿。

5. 老年人居住环境的设计要求 在居住环境设计中,应根据老年人的生理和心理的特点,充分考虑到老年人对居住环境的特殊要求,应特别注意：

（1）安全性：老化是老年人生理上的自然现象,在居住环境的设计上应考虑老年人年老体衰、行动不便的特性,以免发生危险或不便。例如依靠轮椅活动者进出时,门宽就必须加以改装;为适应老年人的体力,厨房、浴厕设备或楼梯踏步尺寸需要特别考虑。增加地面防滑材料,地面材料应选择摩擦力大,并且潮湿情况下也不打滑的材料;卫生间、厨房、餐厅地面宜选用防滑地砖,既避免老年人摔伤又能防水,也便于清洗。增加扶手支撑物、中间休息座椅、电梯开关时间,减少室内地面突出物、户外地面凹凸不平、坡道坡度、楼梯阶高,消除不必要的高度差和步行距离,调整浴缸、马桶高度等,以改善老年人步伐不稳、平衡感丧失等下半身障碍现象;调整洗漱台、扶手、把手、橱柜、床铺、开窗的高度,改良把手形式,浴室厕所及厨房之水龙头开关、插座位置,起床把手设施等,以改善老年人因手掌手肘的扭力与握力减弱、平衡感丧失、腰酸背痛、人体尺寸缩小等上半身障碍现象。控制居住室内的温差,增加浴室更衣空间、浴室暖气设备,考量床铺的摆设区位等,以改善老年人因体温调节功能衰退而容易伤风感冒,或温差增大导致血压产生急剧变化;装设煤气自动闭锁、炉火自动闭锁等控制器,以改善老年人因嗅觉丧失敏锐性,导致煤气漏气或火警等意外事故。此外,家具选择也要考虑安全性,由于老年人大多眼花,家具设计要尽量少用玻璃或镜面玻璃、金属等材料,颜色的处理也不应太浅或太花哨,否则会给老年人造成身体不必要的伤害,如碰伤、划伤等。

（2）无障碍性：建筑物的可及性，需考虑居住者的方便性。对视障、听障者应有方位、悬挂物高度、地面纹理改变、声音与色彩的引导；增加空间的开阔性、采光亮度，标识地面标志、墙面标志，保障门窗玻璃安全，区分色彩、增加色彩对比性等，以改善老年人的视力定向感；利用警示闪光灯代替警铃、增加门铃音量等，以改善老年人无法察觉高频率声音或分辨混合声音等听觉障碍；提供生活辅助器具，帮助水平或垂直移动；居室规模与出入口大小需考量轮椅回转半径。无障碍不是只对身体障碍人士，对于老年人也需要有无障碍的相关设施，以利于其行动。

（3）方便性：老年人所在的社区附近，应有完善的公共设施，如市场、车站、邮局、银行、公园绿地、老年人活动中心、医院等，可供老年人使用；此外，还需要紧急联络系统，以便因突遭意外或急难需求时救援。

（4）社交性：老年人居家或在社区安养有许多优点，除了仍住在熟悉的环境之外，还能维持原有的人际关系，与亲朋好友往来，不会产生适应困难。既能享受亲情，符合在地老化的精神，也能保持家庭内的亲属关系与家庭外的人际关系。

二、居住环境的优化改造

老年人其特殊的生理特点如行动迟缓、腿脚不便、视力减弱、记忆力减退等，但在心理上又怕被人当做包袱，所以事事都想自己努力完成。因此，在居室环境的优化设计中要充分考虑老年人的生理和心理特点，最大限度满足老年人的特殊需求，方便老年人的日常生活。

（一）居室环境内部优化设计

1. 居室的设计

（1）老年人的卧室分单床间与双床间两种为好。居室的大小尺寸应满足布置基本家具、壁橱、卫浴和必要的交通面积的要求。老年住宅、老年公寓、家庭型老人院的居室使用面积不宜小于 14m²，卧室使用面积不宜小于 10m²。

（2）一般情况下老年人居室的室内温度以 24~26℃为宜，最佳湿度应是 50%~60%。

（3）较强的噪声对人的生理与心理会产生不良影响。日常环境中，较强的噪声会损伤听力功能，干扰休息与思考。我国关于环境噪声容许的分贝范围是 6∶00~22∶00 不超过 40dB；22∶00~ 次日 6∶00 不超过 30dB。

（4）由于老年人视觉能力衰退，居室内应使用亮度较高的灯具，不留阴影。老年人对光的适应能力减弱，在夜晚使用的灯具，宜使用可调光的灯具，减少刺眼与不适应等情况；且老年人对眩光敏感，各种灯具的灯罩宜选用漫射型乳白色玻璃灯罩，特别是镜子处的灯光不应映于镜子中等。

（5）卧室内主要灯源的开关应在靠近床头的位置并增设一个控制面板或者采用遥控开关，便于卧床休息后仍能方便地控制开关灯。另外，为适应老年人的视力光线需求，灯光的明暗最好能做到可调控制。

（6）注意床的摆放，床可放置在靠近窗户的地方，白天可接受阳光的照射，但要防止冬季或夜晚冷风吹到床头。对于床体本身，要考虑其长度、宽度是否适合当前居住者的情况，还应注意床体是否平整。床的高低，一般以略高于就寝者的膝盖为宜，太高则总是弯腰不方便。床头边适合摆放较宽的床头柜,便于放置水杯、电话、药品等必要物品。床边应设置安全的电源插座,方便给常用的电器、健身设备插用。为方便行动障碍的老年人上下床的活动需要,应在床边留出 1.5m×1.5m 的轮椅调转空间,并应在地面铺设防滑垫,防止上下床摔倒。

(7)当居住者为行动障碍、视觉障碍、精神障碍等需要照料的老年人时,应在居室内留有照料空间,以便看护者对老年人进行留守看护。

2. 厨房的设计

(1)对于自理老年人来讲,厨房的设计与普通厨房无异,而针对不能自理的老年人则要考虑轮椅进出厨房的特殊要求。自行操作轮椅进出的独用厨房,其进出路径宽度仅限轮椅回旋空间,考虑操作台所占空间,厨房开间应在 1.5m 之外再增加 0.5~0.6m,宜有 2.1m 以上。因此,供老年人自行操作和轮椅进出的独用厨房,使用面积不宜小于 6m²。

(2)厨房操作台的尺寸设计要按照老年人的人体尺度进行设计,同时还要考虑不能自理的老年人的使用要求,满足轮椅操作者对使用空间提出的特殊要求。因此,老年人使用的厨房操作台面高不宜低于 0.75~0.8m,台面宽度不应小于 0.5m,台下净空前后进深不应小于 0.25m。

(3)厨房的空间一般不大,因此常常利用吊柜来满足厨房用品的存放。吊柜的尺寸大小也要按照老年人的人体尺度进行设计,同时还要考虑不能自理的老年人的使用要求,满足轮椅操作者对使用空间提出的特殊要求。因此,厨房吊柜的柜底离地高度宜为 1.4~1.5m,吊柜深度比案台应退进 0.25m。

(4)微波炉、冰箱等旁边应设有一定的操作台面,以方便老年人临时放置物品,防止烫伤等。

(5)炉灶要有自动断火功能,厨房内应安装煤气漏气报警器。

3. 卫生间的设计

(1)卫生间应配置坐便器、洗脸盆和浴盆淋浴器三件卫生洁具。坐便器高度不应高于 0.4m,浴盆及淋浴座椅高度不应高于 0.4m。浴盆一端应设不小于 0.3m 宽度坐台。独用卫生间面积不宜小于 5m²。在可能条件下,卫生间厕位间平面尺寸在考虑轮椅老年人进出的同时,还要考虑有护理者的协助操作,因此其空间大小不宜小于 1.2m×2m。

(2)由于老年人视力较差、反应迟钝等状况,因此,卫生间宜选用白色卫生洁具,便于老年人的观察;选用平底防滑式浅浴盆,以避免老年人发生跌倒摔伤事故;冷、热水混合式龙头宜选用栏杆式或掀压式开关,不宜选用螺旋龙头,以防止由于操作不当而造成烫伤或冷水刺激身体导致感冒。

(3)卫生间宜设平开门,留有观察窗口,安装双向开启的插销,不应采用力度大的弹簧门。按照无障碍设计的要求允许轮椅通行的平开门或推拉门的净宽度应大于或等于 0.8m;门的下方应安装护门板;门扇在一只手操纵下应易于开启;门内外高差不应大于 15mm,并应以斜面过渡;平开门或推拉门的门把手一侧墙面应留有不小于 0.5m 的墙面宽度。无障碍卫浴间采用门外可紧急开启的门插销。

(4)卫生间是老年人事故多发地,设置尺度合适、安装牢靠的安全扶手十分必要。卫生间内与坐便器相邻墙面应设水平高 0.7m 的 "L" 形安全扶手或反 "U" 形落地式安全扶手。贴墙浴盆的墙面应设水平高度 0.6m "L" 形安全扶手,入盆一侧贴墙设安全扶手。

4. 出入口的设计

（1）老年人住宅的出口通常需要考虑不能自理老年人的需要，出入口内外应留有不小于 1.5m×1.5m 的轮椅回旋面积。入口室外的地面坡度不应大于 1.5m。

（2）出入口平台、台阶踏步和坡道应选用坚固、耐磨、防滑的材料，以防使用过程中由于地面的变化如地面裂隙、凹凸不平等现象发生意外。

5. 过厅和走道的设计

（1）过厅的设计应考虑具备轮椅、担架、回旋条件，并应具备设置更衣、换鞋用橱柜和椅凳的空间，以方便老年人的日常生活需求。

（2）老年人对外界各种刺激往往表现出感受性较弱、反应迟钝等状况，因此，老年人经过的过厅、走道、房间不得设门槛，地面不宜有高差。

（3）老年人经常行走的通道两侧通常需要设置扶手和护墙板。通过式走道两侧墙面 0.9m 和 0.65m 高处宜设 4~5cm 直径的圆杆横向扶手，扶手离墙表面间距 4cm；走道两侧墙面下部应设 0.35m 高的护墙板。

6. 门窗的设计

（1）老年人居住环境的门应保证易开易关，并便于使用轮椅或其他助行器械的老年人通过，不应有门槛，有高差时宜采用不超过 1/4 坡度的斜坡来处理。老年人住宅门和内门（含厨房门、卫生间门、阳台门）的通行净宽不得小于 0.8m。房门不应采用全玻璃门，以免老年人使用器械行走时碰坏玻璃。门把手应选用旋转轴较长的拉手，不应采用球形把手，拉手高度宜在 0.9~1m。

（2）老年人居室窗台高度最好在 0.75m 左右，长期卧床的老年人，窗台还应放低到 0.4~0.5m。窗台宽度一般不少于 0.25~0.3m，以便放置花盆等物品或扶靠观景，矮窗台里侧应设置高 0.9~1m 的安全栏杆。开启窗口应设纱窗。

（二）居室环境外部优化设计

老年人作为社会中最需关注的群体之一，其居住问题首当其冲，现阶段我国在老年人居住环境的改善上仍有很大的发展空间。当老年人的社会角色发生转变后，社区的室外环境是其娱乐交往的重要场所，他们比任何人更需要有一个安全、方便和舒适的生活环境。

1. 公共配套设施的设计　一个理想的社区与周边地区是有密切关联的，而一个城市社区要适应人口老龄化的影响，必定其周边的公共服务设施是丰富多彩的，商店、餐厅、修理店、医疗站等应有尽有，一应俱全，靠近社区，使老年人方便、安心地进行日常生活和参与社会活动。

2. 活动区的设计　活动区的设置可为老年人开展各种文娱活动提供一个较大的开敞空间，是居住区户外环境中最重要的，也是从适老化角度而言最不可或缺的一种场地。活动区的设计要点包括：

（1）居住区中应至少布置 1~2 个具有一定规模的完整广场，使老年人能够开展一些主题活动，如跳舞、打太极拳等。

（2）场地的位置不要离楼栋太近，以免影响其他居民的作息。可设置在居住区边缘地带。场地大小取决于参加活动的人数和内容，集体活动场地一般建议考虑 10~20 人活动为宜。

（3）场地旁应有休息座椅和放置物品的台面并配置电源。最好在老年人的视线范围之内,为老年人存放物品和挂放衣物提供便利。在场地内预留电源插口,供播放跳舞曲目使用。

(4)考虑场地朝向和周边绿化的布置,为活动区提供更多的阴凉,避免阳光直射。

(5)场地铺设应注意平整、防滑,并考虑某些特殊活动的需求,不必过分追求美观。

3. 道路系统的设计

(1)由于老年人生理、心理、行为的不断减弱,随时随地可能需要急救车辆,所以救护车道的设计在社区室外环境的设计中应重点考虑。在规划道路系统时,需结合城市社区内的建筑平面布置形式,合理将人车进行分流处理,确保城市社区中的老年人正常舒适地进行各项文娱、生活活动,保持其内部环境的安静。

(2)在道路中,道路交叉口对于老年人是非常危险的,70%的老年人交通事故发生在道路的交叉口处。道路交叉口的设计应保证安全性,减少穿越交通道路的步行道长度,减少或清晰地标识潜在的障碍物,提高可视性,在主要的步行道上限制和调整交通流量。在路面宽阔、交通繁忙的道路中,设置安全岛,让老年人在安全岛的安全地带等候,能减少穿越道路的必要距离,控制机动车的速度。

4. 散步道的设计　独立于机动车道的散步道,能满足老年人快步健身或休闲漫步的需求,同时还能欣赏景致。散步道的设计要点包括:

(1)散步道应长而循环,围绕景观区布置,并途经主要活动区,创造机会促进老年人间交流。

(2)散步道应与居住楼栋的单元门口有良好的衔接,方便老年人出入。

(3)散步道在长度及步行难度方面要具备多样性,让老年人可根据自身情况选择路线。

(4)散步道两边的植物应多样有趣且不过于密集,保持视线畅通,有利于增加老年人的安全感。

(5)避免漫长而笔直的步行路线,在适当的距离应设置休闲座椅方便老年人停留休息。

(6)路面必须保证无障碍设计,并保持在社区内部的连续性,注意雨雪天气时的防滑处理。对于比较长而且有坡度的起伏地面,必要时须加设扶手。

(7)根据场地条件,部分散步道可以设计成联系各楼栋和社区服务设施之间的带遮蔽的连廊,方便老年人在各种气候条件下的出行活动。

(8)散步道岔口不宜过多,沿路设置明确的标识,以免老年人迷路。

5. 休息座椅的设计　在各类老年人活动场地中,休息座椅必不可少,为老年人提供停留、休憩、交流和思考的空间。休息座椅的设计要点包括:

(1)休息座椅可设置在热闹的场所。座椅面向人流、活动场地摆放,老年人可以坐在那里观看别人活动。

(2)休息座椅周围注意遮阳设计,可利用植物及景观构筑物进行遮阳,或设置一些可移动的遮阳伞。

(3)座椅形状应便于使用者交流和搁置物品,因此长条座椅最为合适。

6. 标识系统的设计　考虑到老年人记忆力和空间辨识能力的衰退,在居住区内部一些重要的活动场地或路口地带,都需要设置清晰明确的标识系统。标识系统的设计要点包括:

(1)标识系统应清晰、明确,字体尺寸要大,便于老年人识别。

(2)标识物表面不宜采用反光材料,以免眩光。

（3）标识系统在使用颜色作标识时,建议采用黄、橙、红等亮色,不要用老年人不宜识别的蓝、紫色系,字体与背景要有强烈对比。

（4）标识牌的高度要适宜,要同时兼顾到站立老年人和轮椅老年人的使用。

（5）为方便老年人夜间观看,部分标识物要考虑夜间照明,例如门牌号等。

（胡秀英）

第二节　老年人意外事件与预防

一、常见意外事件

根据老年人的居住环境,考虑预防意外事件的发生,以确保安全的基本需要,提升老年人的生活品质,老年人常见的意外事件有跌倒、误吸、烫伤、走失、虐待等,意外事件所造成的伤害不仅有身体上的,还会有心理上的障碍,甚至打击对自我的积极性,如跌倒后不愿再走路、活动,认为自己是个没有用的人;被热水烫伤后认为自己连一点小事都做不好,认为自己是家人的负担等,老年人常见的意外有属于个人的因素,也有大规模的灾害事件,如火灾、地震等。我们重点介绍一些居家发生的常见意外事件。

（一）火灾

各种意外中以火灾最为常见,而且伤害性最大,造成火灾的原因复杂,但环境因素占决定性因素,如用火不慎;在火灾现场多是行动不便且需要协助的老年人,更增加了灾害的伤害性,一般住宅火灾时,老年人因行动不便,或逃生速度慢导致较为严重的损伤。

1. **确保逃生通道的畅通**　逃生出口应设置明显标识,并有明显指示标识指示逃生路线。标识以黄色和橘色最为明显,逃生路线应保持通畅,不可堆放杂物,出口附近应避免放置镜子,以免混淆逃生者的判断力。

2. **确保逃生时间**　逃生路线最好有两个以上的紧急出口,且这两个出口最好在两个相反的方向,以缩短逃生路线。

3. **火灾紧急应变守则**

（1）救援撤离:将人员立即撤离起火区域,敞开所有能够打开的安全门,使用紧急应变箱及装备,如哨子、便携式扩音器、消防防毒面具、无线电等;启动疏散避难工具,如软式担架、避难滑袋等;经有规划的逃生路线逃生。

（2）立即报警:一旦起火,应立即拨打 119 报警;按压手动警铃;以简洁清晰内容警示起火区域所有人员撤离;防止烟气蔓延;关闭靠近起火区域的门窗、防火门,延长待援时间,不可打开起火区域的任何一道门。

（3）切断电源。

（4）判断烟气走向,若有浓烟自走道渗入,必要时可开窗或破窗。

（二）一氧化碳中毒

在美国,因意外一氧化碳中毒而死亡的案例,每年有 450 例;因一氧化碳就医者约有

15 000 例;可见一氧化碳中毒是影响人们居家安全的重要项目。

居家安全的措施包括:保持环境的通风,保持部分窗户始终打开;安装一氧化碳报警器;定期请专业人员检修燃气热水器;外出与睡前应关闭燃气总开关;煮饭与烧开水,不要装水太满,以免火被浇灭,燃气外泄;使用燃气时不可远离,以防失火。

(三)走失

走失是老年人安全管理中一个很严重的问题,不仅给老年人的人身安全带来很大风险,还易引发医疗纠纷,已成为临床护理的重点。老年人走失的相关因素包括认知障碍、精神状态、年龄和性别、药物影响。

采取针对性走失防范干预措施,识别老年人中走失的高危人群;如对老年痴呆的老年人加强走失风险评估,佩戴特制腕带及穿着特制衣服,标识显著,加强环境介绍,设置特定标记,提高老年人的辨认能力;进行寻路能力训练,提供路标与地图,有利于老年人在短期内维持空间定向的能力,加强老年人的安全管理,对防止走失的发生具有重要意义。

二、意外事件的预防

(一)既往意外事件的评估

评估老年人在过去是否出现过意外事件,并分析其发生的原因,找到预防再次发生的方法。在评估曾经发生过的意外事件时,应评估此项事件的环境、发生时间、地点及事件的处理过程。

(二)老年人身心状况的评估

包含基本的身体评估、疾病对老年人的影响、药物的使用情况、活动能力、日常生活形态及老年人的心理状态。老年人本身机体受到老龄化的影响,导致如感觉器官、神经系统、肌肉骨骼等成为影响老年人安全的重要因素。疾病的影响除疾病本身外,还包括药物的影响,例如镇静催眠类药物对老年人认知功能的影响,抗抑郁药物对老年人血压的影响等。

(三)环境的评估

环境的评估应以老年人的活动范围为主,无障碍环境设施是基本要求,如地板、门、电梯、楼梯、浴室、厕所、厨房灯。水电安全也十分重要,除设计应重点考虑外,室内的摆设也应做好评估,辅助用具的使用应做到适当性,正确使用及正确维修和保养。

(四)一般性的环境设计建议

尽可能安排老年人睡在离厕所较近的卧室以方便如厕。于厕所及卧室间设置夜间照明设备;室内可安装对于烟、火、燃气等语音或声光式报警装置,来弥补视觉或听觉功能的缺陷;室内尽量减少门槛的设计;过道、楼梯应设置休息设施,或选择拐杖合并椅子多用途的辅助用具;长形门把比圆形门把更理想,长形门把可达到省力的目的,设计省力方便的钥匙,同样的设计可用在水龙头的设计上;桌椅高度应顾及轮椅或拐杖使用者,或自行走动者做不同的调整;装修、扶手等会直接接触身体的部分应避免粗糙的材质;室温不低于 24℃;应用分散的光线,避免强而集中的光线。

1. 地板　为了鼓励老年人多活动,室内各空间的地板最好在同一平面,避免有高低落差,有利于轮椅使用者的活动,对于助行器或拐杖使用者也能减少障碍。如不能很好地处理,也应使用醒目的颜色区分区域达到提醒的效果,此原则也可用于楼梯的台阶上。

2. **扶手** 扶手形状宜能够轻易、方便握持,避免使用冰冷或易滑的材质。扶手和墙壁应固定牢固,扶手末端需向墙侧弯入,以免钩到老年人衣物。扶手连接或固定部位,不可有凹凸、尖锐角,以免造成伤害,扶手需保持连续性。

3. **家具** 桌椅的使用是日常使用频率最高的,为了便于轮椅使用者,应注意桌面的高度,以便使用者能够将轮椅充分嵌入桌面下,而能够方便取用桌上物品,尤其是有抽屉的桌子应仔细评估。对于使用拐杖者的考虑,应格外注意桌椅是否有滑动的可能。

4. **浴室** 浴室是最容易发生跌倒的场所之一,因此有必要做好预防措施。如浴室的门最好采用外开式,避免内推式,防止意外发生时紧急处理的困难;浴室不可有高低差或门槛。浴室地板应做防滑处理,对于可以自行沐浴或只需部分协助的老年人,可以在浴室设置扶手,可在浴室内加装座椅,让老年人坐着淋浴,以减少跌倒的机会,并减少老年人因沐浴而产生的疲惫感。此外,浴室内外的温度差不宜过大,因老年人对温度的变化比较难适应,对于低温较为敏感,可考虑使用暖气控制温度。

5. **厕所** 马桶的高度不宜高于 40cm,最好能配合轮椅的高度,以方便轮椅使用者的使用。对于非常瘦弱的老年人,可在马桶上加垫子以免产生不舒服的情形。为方便如厕后站起可考虑手吊环的设计作为辅助工具。卫生纸应放于方便拿取的位置,可加装在扶手上。

6. **厨房** 厨房的各种工作台高度以 75~85cm 为宜,工作台下方留有空间,方便轮椅使用者使用,厨房地面应平坦防滑,并应保持充足的光线,以减少因视线不佳而出现的意外。厨房还应设置燃气报警器等安全装置,防止意外泄漏造成的火灾。

7. **把手与开关** 老年人使用把手与开关力量较弱,勿选用握住再旋转,动作复杂的把手。可采用手掌压或手掌拉的门把。水龙头可采用拨杆式或感应式水龙头。此外,把手和开关应有明显标识和记号,如冷、热水龙头。开关按钮的设计宜采用较大的触摸面,照明设备的开关可采用遥控、感应式或时间设定的开关。

（五）老年人居家环境色彩的考虑

老年人在老化的过程中视觉会有黄化的作用,因此不易区分黄色与白色,蓝色与黑色,为了避免意外,可考虑在安全的区域,以不同颜色加以区分。马桶与地面最好采用不同色系,避免使用者无法正确评估马桶的位置及高度,色彩应柔和但有所区别。色彩在选择上除应考虑安全的因素外,也应尊重个人的喜好和文化上代表的意义。

（邵　静）

第三节　老年人安全用药与护理

一、衰老器官对药物吸收的影响

衰老过程中,人体的生理功能变化,使得药物在老年人体内的吸收、分布、代谢、排泄以及机体对药物的反应性等均与青年人明显不同,常出现药物效应增强、作用时间延长、毒副反应增加等现象。

（一）衰老导致胃肠对药物吸收的改变

1. 胃酸及消化酶的分泌减少　老年人因胃酸分泌量逐渐减少,将影响某些药物在胃液中的溶解与解离。因此,可能导致一些弱酸性药物,如水杨酸、呋喃妥因、巴比妥等胃中吸收减少。但药物吸收的主要部位在小肠,况且胃与肠比较,其吸收表面积远小于肠道,因此,实际药物的吸收量影响不大。而对那些依赖酶的转运,以主动吸收形式为主的药物影响较大。如对维生素 B_1、维生素 B_{12}、铁剂等药物,可致吸收下降,使用时应注意。

2. 胃肠蠕动减弱　药物的吸收主要部位在小肠,小肠吸收面积较大。老年人胃肠肌肉萎缩,蠕动减慢,胃排空速率降低,肠蠕动减弱,其结果可能导致延迟药物到达小肠的时间。如地高辛、地西泮（安定）、对乙酰氨基酚（扑热息痛）等药物,因吸收缓慢,血药浓度达峰值时间推迟。使那些在胃酸中易分解的药物的吸收降低;以小肠为主要吸收部位的药物,因肠蠕动减慢,药物与肠黏膜表面接触时间延长,使其吸收增加。

3. 胃肠血流量减少　胃肠血流量随年龄的增长而减少,60岁以上老年人胃肠血流量比青年人减少 40%~50%,使药物吸收速率降低。因此,大多数药物由于代谢、排泄及分布的变化可能抵消吸收引起的变化,在评价其吸收时应综合考虑整个体内处置情况。

（二）药物吸收首过效应

首过效应:指某些药物经胃肠道给药,在尚未吸收进入血循环之前,在肠黏膜和肝脏被代谢,而使进入血循环的原形药量减少的现象,也称第一关卡效应。某些药物口服后在通过肠黏膜及肝脏而经受体灭活代谢后,进入体循环的药量减少、药效降低效应。因给药途径不同而使药物效应产生差别的现象在治疗学上有重要意义。

影响首过效应的因素可分为以下三种:

1. 肝首过效应　口服药物后即可发生,如果静脉或舌下给药则可避免。

2. 肠道首过效应。

3. 肺首过效应,极个别药物,如氯仿等。

大多数口服药物后会同时发生消化道和肝脏的双重首过效应。如硝酸甘油,口服虽然能完全吸收,但通过肝脏时,90% 被谷胱甘肽和有机硝酸酯还原酶系统灭活。因此硝酸甘油都是舌下含服,它可直接由口腔黏膜吸收后进入上腔静脉,再到体循环,而不经肝脏就可发挥疗效。因此舌下含服 1~2min 即可出现治疗作用。

（三）衰老导致药物体内分布的改变

老年人体内水分减少（主要是细胞内水分）,精瘦组织（骨骼肌、肝、脑、肾）减少 5kg;而脂肪组织增加,老年男性平均增加 18%~36%,女性平均增加 33%~48%,通常老年人脂肪组织从 20~70 岁可由 10% 增加至 50%。上述变化可明显影响药物在体内的分布,而药物在体内分布的改变,主要决定与药物在脂肪或水中的溶解度性能、血浆蛋白结合率等。通常水溶性药,如乙醇、哌替啶（杜冷丁）、对乙酰氨基酚等,在老年人体内表现为使药物分布到组织中少,而集中在血液里,使血浆中药物浓度升高。其规律是多数药物均可随年龄增长,而使血药中峰浓度增高。相反,脂溶性药物如地西泮（安定）、硝西泮（硝基安定）、去甲西泮（去甲安定）、氯氮䓬（利眠宁）、利多卡因、氯丙嗪、苯巴比妥、随年龄增长而较多的分布组织中,特别是脂肪组织,容易引起蓄积中毒。在临床上尤其是多剂量、长期用药治疗时,应警惕那些脂溶性高的药物,可能产生蓄积中毒。而安定和利眠宁的衍生物劳拉西泮和去甲羟安定等药物,因水溶性明显增加,其分布保持相对恒定,较少分布到脂肪组织中,引起蓄积中毒的可能性也较小。另一个影响药物分布的重要因素是蛋白结合率。老年人血浆中的蛋白含量随着年龄的增长而趋于降低,通常青年人血浆浓度为41g/L,老年人为29g/L。老年人特别是白蛋白浓度较低,蛋白结合率高的药物体内游离型药量相对增加,导致药效增强,甚至发生不良反应。当老年人患营养不良症,严重虚弱和进行性疾病时,其血浆蛋白浓度更低,药物在血中游离型更高。与血浆蛋白结合率高的药物如磺胺类、保泰松、苯妥英钠、华法林等,如不减少剂量,极易产生中毒反应。白蛋白浓度降低,可使水杨酸盐、磺胺嘧啶及羟基保泰松等药物游离浓度升高;苯妥英钠在老年人中,游离浓度可增加25%~40%,用药时易导致苯妥英钠中毒。特别需要注意的是 α– 酸性糖蛋白与碱性药物的关系。

（四）衰老导致药物体内代谢的改变

肝脏是药物体内代谢的主要器官,随着年龄的增长,肝脏的形态和功能均可发生明显改变。老年人的肝脏重量明显减轻,肝血流灌注减少,20~40 岁肝脏重量约 1 200g,71 岁以上者约 740g;20 岁和 80 岁肝细胞数之比为 2∶1;65 岁老年人肝血流量是 20 岁青年人肝血流量的 40%~50%,90 岁老年人仅为 30%;肝药物代谢酶的数量和活性也降低,使药物的氧化与代谢显著低下,对诱导或抑制药酶作用的反应亦随年龄而减弱。老年人"首过"效应减弱,可影响药物的肝脏摄取率。从而进入体循环的药量相对增加。老年人肾脏的变化,对那些主要经肾排泄的药物影响较大,容易在体内引起蓄积,表现为肾清除率下降,消除半衰期延长,血药浓度升高,甚至造成中毒反应。因此,在应用一些以肾排泄为主的药物,如地高辛、普罗卡因胺、西咪替丁、青霉素、庆大霉素、四环素族和头孢菌素类抗生素等,必须减少给药剂量。老年人半衰期延长的药物有青霉素类、头孢菌素类、氨基糖苷类抗生素、四环素、磺胺异噁唑、乙胺丁醇、甲氨蝶呤、西咪替丁、锂盐、苯巴比妥、呋塞米（速尿）、地高辛、普罗卡因等。

二、老年人用药指导原则

老年人是健康最脆弱的群体,常多病共存,一病多症或一症多病,临床表现复杂且不典型,易发生并发症或多脏器衰竭,药物治疗易出现副作用,因此,在老年卫生保健问题中,老年人药物治疗学问题特别突出。

（一）老年人用药特点

因老年人在患病方面具有患慢性疾病多,往往多种疾病并存,病情重而复杂,病情恶化后难以逆转等特点,在用药方面存在长期用药且多种药物联合应用,其用药的不良反应发生率高且表现不典型等特点。

1. **药物剂量与个体差异**　药物在人体内的浓度与肝解毒和肾排泄功能有直接关系。由于老年人往往多种疾病共存,均可影响药物代谢。所以,老年人用药剂量存在较大的个体差异,适宜小剂量开始。

2. **治疗依从性差**　老年人因记忆力下降,服药时容易忘记、不按时、漏服或过量补服等。

3. **用药种类多**　老年人多种慢性疾病并存,同时服用多种药物,增加了药物的不良反应,也增加了对肝、肾的代谢负担。

4. **药物不良反应发生率高且表现不典型。**

5. 对抗生素易产生耐药性 由于老年人长期广泛使用抗生素,增加微生物的耐药性,加上老年人免疫功能低下,导致二重感染的机会增多。

（二）老年人用药的几点误区

1. 滥用补药 俗话说:"药补不如食补"。衰老是生命过程中的自然规律。用药物滋补身体,以求长生不老,是不实际的做法。同时乱吃补药,还会带来不少危害,例如:长期大量服用营养补益药,会诱发体内多处骨质增生。作为治疗的辅助措施,适当用一些补剂时必须按医嘱服用。

2. 认为药物越贵越好 不要认为药物越贵越好,要针对病情合理选药。有些老年人遇到许多与疾病无关的问题,常可引起情绪紧张,对此不需用药医治。即使患了必须用药物治疗的疾病,有些能口服的药就不必通过注射给药。用药要注意合理恰当。

3. 自行凭经验用药 许多老年人以为久病成良医,当出现与以往疾病相似的症状时,凭自己的经验或习惯用药,而在疾病的不同阶段,用药是不一样的,应及时让医生检查病情后根据处方用药。

（三）老年人合理用药原则及注意事项

1. 用药原则

（1）受益原则:老年人用药必须权衡利弊,根据病情和药物性能合理选择药物品种与给药方法,以确保用药对病人有益,并注意药物的相互作用与禁忌证。

（2）慎多药联用原则:老年人常同时服用多种药物,发生毒副作用可能性大,故不宜品种过多,若需联合用药,以不超过 2~3 种为好,最多不超过 5 种。

（3）选择时间原则:最大限度发挥药物作用,尽可能降低毒副作用。

（4）小剂量原则:老年人除了维生素、微量元素、消化酶类药物等可用成人剂量外,其他药物应低于成人剂量。老年人一般药物为成人用量的 3/4,个别特殊的药物如洋地黄类药物为成人用量的 1/3~1/2。

（5）剂量个体化的原则:老年人用药量要少,但由于个体的差异,在用药过程中一旦出现严重的不良反应要适时停药或减量。

（6）暂停用药原则:老年人用药期间应密切观察,一旦发生任何新症状都应考虑不良反应或病情进展,暂停用药,并根据病情选择停药或加药。

（7）忌随意滥用药物和保健制品:凡是药物都有一定的毒副作用,所以一定要掌握用药的适应证,遵从医嘱用药。

（8）注意药物与药物、药物与食物之间的相互作用,严密观察药物的不良反应。

2. 注意事项

（1）必须在诊断明确的前提下选择用药,严防滥用药物。

（2）治疗必须用药时,应用的药物不宜过多。

（3）治疗必须用药时,应选择最小的有效剂量。

（4）肝肾功能不佳者,对应用的药物要做适当的剂量调整。最好进行血药浓度检测,实行个体化给药。

（5）治疗中,应根据老年人的个体特点选用适宜的剂型。

（6）治疗中,应根据病情及时调整剂量,更换药物或停止用药。

（7）老年人切忌滥用补药。

三、常用药物的不良反应及原因

药物不良反应（adverse drug reaction，ADR）是指在常规剂量情况下，由于药物或药物相互作用而发生与防治目的无关的、不利的或有害的反应，主要包括毒性反应、副作用、变态反应，此外，易出现老年病五联征：跌倒、精神异常、大小便失禁、不思活动、生活能力丧失。随着老年人身体功能以及脏器等功能的不断退化，胃肠功能也发生相应的改变，影响药物的吸收效果。并且，肝脏对药物代谢功能也发生逐渐衰退的现象，使得药物的生物转化效率逐渐降低，易引起药物中毒。与此同时，目前在药物治疗上，很多医院普遍采用联合用药的方式。因此，更易引起老年人出现用药不良反应的现象。

（一）老年人常见的药物不良反应

1. **精神症状** 中枢神经系统，尤其是大脑最易受药物的影响。老年人中枢神经系统对某些药物的敏感性增高，可导致神经系统的毒性反应，如噻嗪类、洋地黄类、降压药和吲哚美辛等可引起老年人抑郁症；中枢胆碱药苯海索，可致精神错乱；长期使用咖啡因、氨茶碱等可导致精神不安、焦虑或失眠。长期服用巴比妥类镇静催眠药可致惊厥，产生身体及精神依赖性，停药会出现戒断症状。

2. **直立性低血压** 老年人血管运动中枢的调节功能没有年轻人灵敏，压力感受器发生功能障碍，即使没有药物的影响，也会因为体位的突然改变而产生头晕。使用降压药、三环类抗抑郁药、利尿剂、血管扩张剂时，尤易发生直立性低血压，因此，在使用这些药物时应特别注意。

3. **耳毒性** 老年人由于内耳毛细胞数目减少，听力有所下降，易受药物的影响产生前庭症状和听力下降。前庭损害的主要症状有眩晕、头痛、恶心和共济失调；耳蜗损害的症状有耳鸣、耳聋。由于毛细胞损害后难以再生，故可产生永久性耳聋。年老体弱者应用氨基糖苷类抗生素和多黏菌素可致听神经损害。因此，使用此类药物时应减量，最好避免使用此类抗生素和其他影响内耳功能的药物。

4. **尿潴留** 三环类抗抑郁药和抗帕金森病药有副交感神经阻滞作用，老年人使用这类药物可引起尿潴留，特别是伴有前列腺增生及膀胱颈纤维病变的老年人。所以在使用三环类抗抑郁药时，开始应以小剂量分次服用，然后逐渐加量。患有前列腺增生的老年人，使用呋塞米、依他尼酸等强效利尿剂也可引起尿潴留，在使用时应加以注意。

5. **药物中毒** 老年人各个重要器官的生理功能减退，老年人肾脏排泄毒物的功能比25岁时下降20%，70~80岁时下降40%~50%。60岁以上老年人肝脏血流量比年轻时下降40%，解毒功能也相应降低。老年人出现心功能减退。心排血量减少，窦房结内起搏细胞数目减少，心脏传导系统障碍。因此，老年人用药容易产生肝毒性反应、肾毒性反应及心毒性反应。

（二）老年人服用危险性增高的药物

老年人由于各组织器官、组织结构与生理功能出现退行性改变，服用某些药物中毒的危险性增加。老年人服药常见危险性药物有：

1. **镇静安眠药** 如地西泮（安定）、氯氮等，易引起神经系统抑制，表现嗜睡、四肢无力、神经模糊及口齿不清等。长期应用苯二氮䓬类药物可使老年人出现抑郁症。

2. 解热镇痛药　如阿司匹林、对乙酰氨基酚,对于发热尤其是高热的老年人,可导致大汗淋漓,血压及体温下降,四肢冰冷,极度虚弱甚至发生虚脱。长期服用阿司匹林、吲哚美辛等可导致胃出血,呕吐咖啡色物及引起黑便。

3. 抗高血压药　如胍乙啶、利血平、甲基多巴长期应用易导致抑郁症。

4. 抗心绞痛药　如硝酸甘油可引起头晕、头胀痛、心跳加快,可诱发或加重青光眼;硝苯地平可出现面部潮红、心慌、头痛等反应。

5. 抗心律失常药　如胺碘酮可出现室性心动过速,美西律可出现眩晕、低血压、手足震颤、心动过速和房室传导阻滞。

6. β受体阻断剂　如普萘洛尔可致心动过缓,心脏停搏,还可诱发哮喘,加重心衰。

7. 利尿剂　如呋塞米、氢氯噻嗪可致脱水、低血钾等不良反应。

8. 抗生素类药物　如庆大霉素、卡那霉素与利尿剂合用可加重耳毒性反应,可致耳聋,还可使肾脏受损。由于一些药物对肾脏产生毒性,老年人应该避免使用四环素、万古霉素等药,羧苄西林、庆大霉素、头孢菌素类、多黏菌素需减量或适当延长间隔时间。因大量应用广谱抗生素,可导致肠道菌群失调或真菌感染等严重并发症。

9. 降糖药　如胰岛素、格列齐特等,因老年人肝肾功能减退,易发生低血糖反应。

10. 抗心力衰竭药　如地高辛等强心苷可引起室性期前收缩、房室传导阻滞及低血钾等洋地黄中毒反应。

11. 抗胆碱药　如阿托品、苯海索和抗抑郁药丙咪嗪等,可使前列腺增生症老年人抑制排尿括约肌而导致尿潴留。阿托品亦可诱发或加重青光眼,甚至可致盲。

12. 抗过敏药　如苯海拉明、氯苯那敏等可致嗜睡、头晕、口干等反应。

13. 肾上腺皮质激素类药物　泼尼松、地塞米松等长期应用可致水肿、高血压、易使感染扩散,亦可诱发溃疡病出血。

14. 维生素及微量元素　如维生素 A 过量可引起中毒,表现为厌食、毛发脱落、易发怒激动等,维生素 E 摄入过量会促使静脉血栓形成、头痛及腹泻等病症;微量元素锌补充过量可致高脂血症及贫血;硒补充过多,可致慢性中毒,引起恶心、呕吐、毛发脱落、指(趾)甲异常。

（三）老年人发生药物不良反应的原因

老年人由于药物代谢动力学的改变,各系统、器官功能及代偿能力逐渐衰退,机体耐受性降低,患病率上升,对药物的敏感性发生变化,药物不良反应发生率增高。据统计表明,50~60 岁老年人的药物不良反应发生率为 14.14%,61~70 岁为 15.17%,71~81 岁为 18.13%,80 岁以上为 24.10%。老年人药物不良反应发生率高的原因如下:

1. 药物代谢能力减弱　老年人随着年龄的逐渐增大,胃肠功能减弱,胃肠蠕动减慢,影响药物的吸收。肝脏的药物代谢功能逐渐衰退,药物的生物转化效率逐渐降低,药物不能在肝脏内有效的代谢。肾小球和肾小管的相关作用和功能会逐渐退化,致使老年人对药物的排泄速率降低,药物在体内停留时间延长,在血液中含量增加,容易引发药物中毒。此外,老年人机体内环境稳定性减退,中枢神经系统对某些药物特别敏感,镇静药易引起中枢过度抑制;老年人免疫功能下降,使药物变态反应发生率增加。

2. 用药种类增多　老年人常患多种疾病,接受多种药物治疗,药物之间易发生相互作用,发生药物不良反应的可能性也相应地增加。现已确认,老年人药物不良反应的发生率与用药品种呈正相关。据统计,同时用药 5 种以下者,药物不良反应发生率为 6%~8%,同时用 6~10 种时升至 40%,同时用 15~20 种以上时,发生率升至 70%~80%。

3. 滥用非处方药物　老年人常因缺乏医药知识,擅自服用、滥用滋补药、保健药、抗衰老药和维生素,用药的次数和剂量不当,易产生药物不良反应。

4. 机体对药物的反应减弱　因为老年人身体功能的改变,药物在功能内特异性受体数量减少。敏感组织对药物的应答减弱。药物在机体内发挥的正常作用减少,不良反应增加。

四、老年人安全用药护理

合理用药是指根据疾病种类、老年人状况和药理学理论选择最佳的药物及其制剂,制订或调整给药方案,以期有效、安全、经济地防治和治愈疾病的措施。随着年龄的增长,老年人记忆力减退,学习新事物的能力下降,对药物治疗的目的、用药时间、用药方法常不能正确理解,影响用药安全和药物治疗的效果。因此,指导老年人正确用药是护士的一项重要任务。

（一）全面评估老年人用药情况

1. 详细评估用药史　建立完整的用药记录,包括既往和现在的用药记录,药物过敏史、引起副作用的药物有哪些,以及老年人对药物的了解情况。

2. 动态监测各系统老化程度　全面动态了解各脏器的功能情况,如肝、肾功能的生化指标。

3. 定期评估服药能力和作息时间　评估老年人的理解力、记忆力,阅读能力,如能否说出服药方法,能否区别各类药物,能否坚持服药。评估老年人的视力、听力、吞咽能力、口腔状态、手足功能等,如是否有能力给自己准备药物,有无吞咽困难。老年人的进食时间、饮食种类等饮食习惯是否有规律。老年人对药物的心理反应,是否期待药效,是否依赖药物作用。

4. 心理－社会状况　了解老年人的文化程度、饮食习惯、老年人的家庭经济状况。对目前治疗方案的了解,认识程度和对药物有无依赖、恐惧等心理。

（二）密切观察和预防药物不良反应

老年人药物不良反应发生率高,护士要密切观察和预防药物的不良反应,提高老年人的用药安全。

1. 密切观察药物的副作用　严格遵医嘱用药,不滥用药物,观察疗效的同时,注意观察全身变化,有无头晕、恶心、呕吐、口干、皮肤瘙痒、红斑、血尿、少尿等。如对使用降压药物的老年人,要注意提醒其站立、起床时动作要缓慢,避免直立性低血压。

2. 注意观察药物矛盾反应　老年人用药后易出现药物矛盾反应,即用药后出现与用药效果相反的特殊不良反应。如硝苯地平治疗心绞痛反而会加重心绞痛,甚至诱发心律失常。所以用药后要细心观察,一旦出现不良反应要及时停药、就诊,根据医嘱改服其他药物,保留剩药。

3. 用药从小剂量开始　用药一般从成人剂量的 1/4 开始,逐渐增大至 1/3~1/2~2/3~3/4。在达到最佳给药剂量后,停止药物剂量的增加。同时要注意个体间用药差异,治疗时进行连续性观察,做好血药含量的监控以及注意观察组织脏器的相应变化。

4. 选用便于老年人服用的剂型　对吞咽困难的老年人不宜选用片剂、胶囊制剂,宜选用液体剂型,如冲剂、口服液等,必要时注射给药。胃肠道不稳定的老年人不宜服用缓释剂,因为胃肠功能的改变影响缓释药物的吸收。

5. 规定适当的用药时间和用药间隔　根据老年人的用药能力、生活习惯、给药的方式尽可能简单,当口服药物与注射药物疗效相似时,宜采用口服给药。由于许多食物和药物同时服用会导致相互作用而干扰药物吸收,如含钠基或碳酸钙的制酸剂不可与牛奶或其他富含维生素 D 的食物一起服用,以免刺激胃液过度分泌或造成血钙或血磷过高。此外,如果给药时间间隔过长达不到治疗效果,而频繁给药又容易引起药物中毒。因此,在安排用药时间和用药间隔时,既要考虑老年人的作息时间,又要保证有效的血药浓度。

6. 其他预防药物不良反应的措施　老年人因种种原因易出现用药依从性较差,因此当药物未达到预期疗效时,要仔细询问老年人是否按医嘱用药。长期服用某一种药物的老年人,要定期检测血药浓度。药物剂量要认真记录并注意保存。

（三）提高老年人用药依从性

慢性病治疗效果不满意,除病因、发病机制不明,缺乏有效的治疗药物外,另一个不可忽视的问题就是用药依从性差。老年人由于记忆力减退,容易忘记用药或用错药,经济收入减少,生活相对拮据;担心药物副作用及家庭社会的支持不够等原因,导致其用药依从性差。提高老年人用药依从性的护理措施如下:

1. 加强用药管理

（1）住院的老年人:护士应严格执行给药操作规程,按时将早晨空腹服、餐前服、餐中服、睡前服的药物分别送到老年人床前,并照护其服下。

（2）出院带药的老年人:护士要通过口头和书面的形式,向老年人解释药物名称、剂量、用药时间、作用和副作用。用加大字体的标签注明用药剂量和时间,以便老年人识别。

（3）空巢、独居老年人:护士可将老年人每天需要服用的药物放置在专用的塑料盒内,表明用药时间并将药盒放在醒目的位置,促使老年人养成按时用药的习惯。此外,社区护士定期到老年人家中清点剩余药片数目,也有助于提高老年人的用药依从性。

（4）精神异常或不配合治疗的老年人:护士需协助或督促老年人用药,并确定其是否将药物服下。老年人若在家中,应要求家属配合,协助和督促老年人用药,可通过电话追踪,确定老年人用药情况。

（5）吞咽障碍与神志不清的老年人:一般通过鼻饲管给药。对神志清楚但有吞咽障碍的老年人,可将药物加工成糊状物后再给予服用。

（6）外用药物:护士应向老年人详细说明外用药的名称、用法及用药时间,在盒子外贴红色标签,注明外用药不可口服,并告知家属。

知识链接

用药依从性的评价

国外学者 Morisky 推荐采用 4 个问题评价老年人的用药依从性,已广泛应用于慢性病老年人用药依从性的评价研究,4 个问题为:

1. "您是否有忘记用药的经历？"
2. "您是否有时不注意用药？"
3. "当您自觉症状改善时,是否曾停药？"
4. "当您用药自觉症状更坏时,是否曾停药？"

评价标准:4个问题的答案均为"否",即为依从性佳,4个问题只要有1个或1个以上的回答为"是",即为依从性差。

2. 开展健康教育　可借助宣传媒介,采取专题讲座、小组讨论、发宣传材料、个别指导等综合性教育方法,通过门诊教育、住院教育和社区教育3个环节紧密相扣的全程健康教育计划的实施,反复强化老年人循序渐进学习疾病相关知识、药物的作用及自我护理技能,提高老年人的自我管理能力,促进其用药依从性。

3. 建立合作性护患关系　护士要鼓励老年人参与治疗方案与护理计划的制订,邀请老年人谈论对病情的看法和感受,倾听老年人的治疗意愿,注意老年人对治疗费用的关注。与老年人建立合作性护患关系,使老年人对治疗充满信心,形成良好的治疗意向,促进其用药依从性。

4. 行为的治疗措施
（1）行为监测:建议老年人写用药日记、病情自我观察记录等。
（2）刺激与控制:将老年人的用药行为与日常生活习惯联系起来,如设置闹钟提醒用药时间。
（3）强化行为:当老年人用药依从性好时及时给予肯定,依从性差时当即给予批评。

5. 指导老年人正确保管药品　定期整理药柜,保留常用药和正在服用的药物,弃除过期变质的药物。

6. 提高老年人的身体素质和营养平衡　老年人由于身体功能的降低,对营养的吸收量减少,营养不均衡,以出现维生素类缺乏,从而引起用药后的药性发生改变,药物的副作用增强。因此,要注意提高老年人的身体素质并做好膳食营养均衡。在不过量的前提下,可以补充一些维生素和微量元素。注意膳食的合理,根据需要补充提高免疫力的药物。

（四）加强老年人用药健康指导

1. 提高老年人用药依从性　由于老年人缺乏护理和自我保健知识,对医嘱理解不充分,记忆力和视力下降,用药复杂等,会导致老年人用药依从性降低。因此,应采取相应措施提高老年人用药依从性,如加强给药护理、指导按时服药、服药依从性教育等。

2. 鼓励老年人首选非药物性措施　指导老年人如果能以其他方式缓解症状的,暂时不要用药,如失眠、便秘和疼痛等,应先采用非药物性措施解决,将药物重度的危险性降到最低。

3. 口服药指导　降糖药:格列齐特、格列本脲饭前30min服用;瑞格列奈必须在饭前5~20min服用;阿卡波糖需与第一口饭同服,嚼服效果佳;二甲双胍需饭后服用。抗生素应准时给药。硝酸甘油舌下含服,心绞痛发作频繁的老年人,排便前服用。降血脂药睡前服用。保护性止咳剂与口服含化的药物,15min后可饮水,多种药物时,此类药物最后服用。复方炉甘石使用前应摇匀。服药不能用茶或牛奶送服。

4. 注射用药指导　避免在瘫痪肢体注射。避免擅自调节输液速度。观察输液皮肤有无渗出、坏死。

5. 老年人家庭用药

（1）老年人家庭用药的注意事项

1）家庭用药的选择：要有针对性，合理选用，忌一次购买过多，注意配伍禁忌，慎用保健品，到有药品经营许可证的药店购药。

2）药物的剂型，用药时间，药物间的相互作用，有过敏体质的人，选药需谨慎。有慢性胃炎、胃溃疡、十二指肠溃疡者避免使用阿司匹林。

3）高血压老年人如有头晕不适时，应监测血压变化，不要盲目加大剂量。

4）用药过程中，切忌好转即停药，时断时续。勿擅自换药、加药、乱服补药或突然停药。

5）注意药物禁忌。

（2）老年人家庭用药的管理

1）注意药物的标签、有效期。

2）注意药物的存放。避光、干燥、密封、阴凉处，不要放在潮湿、高温和阳光直射的地方。内用药和外用药不要混放。中药材不要放在冰箱中贮存。

3）定期清理药品：过期药品、霉变药品或标签不全的及时丢掉。

6. 指导老年人不随意购买或服用药物　一般健康老年人不需要服用滋补药、保健药、抗衰老药和维生素。只要注意调节好日常饮食，注意营养，科学安排生活，保持平衡的心态，就可达到健康长寿的目的。对体弱多病的老年人，要在医师的指导下，辨证施治，适当服用滋补药物。

7. 加强家属的安全用药教育　对老年人进行健康指导的同时，还应重视对其家属进行有关安全用药知识的教育，使他们学会正确协助和督促老年人用药，防止发生用药不当造成的意外。

（沙丽艳　朱晓红）

第四篇

技术规范与个案管理

第十三章　老年护理技术规范

学习目标

完成本内容学习后,学员将能:
1. 应用噎食急救、失禁照护、造口护理、助行器使用技术操作于护理工作中。
2. 应用老年人吞咽障碍、跌倒、走失、自杀危险减低预防技术操作于护理工作中。

在老年专科护理实践中,涉及多种护理技术操作。为了确保专科护理技术操作的规范性,本章结合老年专科护理的特点,重点介绍老年人生活照护相关技术(噎食急救、失禁照护、造口护理、助行器使用)及常见问题危险减低预防技术(吞咽障碍、跌倒、走失、自杀)的技术规范。

第一节　老年人吞咽障碍危险减低预防技术

吞咽障碍(dysphagia)是指不能安全有效地把食物正常送到胃内的一个过程,即老年人咽不下东西,或在吞咽时会有咳嗽、呛咳表现。最常见的原因是老年人生理性吞咽功能减弱,其次是脑出血、脑梗死后遗症。吞咽障碍不仅影响摄食,还会造成营养吸收障碍和脱水,严重者可导致食物误吸入气管引起吸入性肺炎,甚至危及生命。本操作技术的目的是通过主动活动或刺激摄取食物和与吞咽相关的器官、神经、肌肉,达到维持或改善其功能,维持老年人吞咽功能的有效性和安全性,保证老年人的营养供应。

【适用人群】
有吞咽障碍风险的老年人。

【操作要点】
(一)操作前

1.床旁评估
(1)核对与解释:确认老年人身份信息;解释操作目的及配合要点。
(2)一般情况:年龄、意识、自理程度、合作程度。
(3)疾病情况:脑血管病、帕金森病、痴呆、精神疾病等。
(4)口咽部运动:唇、颊部、颌、软腭、喉及舌的运动(龇牙、鼓腮、伸舌、微笑、张口)。
(5)姿势:能否保持头部抬高姿势、坐位平衡、控制头部平衡。

（6）牙齿：口腔牙齿情况，如有义齿，嘱其事先佩戴。

2. 准备用物　长柄小勺、10ml注射器/带刻度（30ml）的小杯子、半流质或软质的食物、50ml凉开水。

（二）操作过程

1. 核对与解释　确认老年人信息；解释配合要点。

2. 评估吞咽功能

（1）吞咽困难筛查：使用EAT-10吞咽筛查量表询问老年人或照护者，见表13-1。将各题分数相加，最高40分，如果分数≥3分，提示可能在吞咽效率和安全方面存在问题。

表 13-1　EAT-10 吞咽筛查量表

条目	0 没有	1 轻度	2 中度	3 重度	4 严重
1. 我的吞咽问题已经使我体重减轻					
2. 我的吞咽问题影响到我在外就餐					
3. 吞咽液体费力					
4. 吞咽固体食物费力					
5. 吞咽药片（丸）费力					
6. 吞咽时有疼痛					
7. 我的吞咽问题影响到我享用食物时的快感					
8. 我吞咽时有食物卡在喉咙里的感觉					
9. 我吃东西时会咳嗽					
10. 我感到吞咽有压力					

（2）反复唾液吞咽试验

1）老年人取坐位或半坐卧位。

2）检查者将手指放在老年人的喉结和舌骨处，嘱老年人尽量快速反复做吞咽动作，如果口腔干燥难以吞咽，可在舌面上沾少许水。

3）观察：吞咽时喉部能上升、下降2cm，且30s内能完成3次以上，即判定为吞咽能力正常。

（3）洼田饮水试验

1）老年人取坐位，依次喝下1~3ml水，如无问题，喝30ml温开水。

2）观察和记录：饮水时间、饮水状况（包括啜饮、含饮、水从嘴角流出）、有无呛咳。吞咽功能判定：正常：Ⅰ级，5s之内；可疑：Ⅰ级，5s以上或Ⅱ级；异常：Ⅲ、Ⅳ、Ⅴ级（附录一量表23）。

3. 基础训练

（1）口腔周围肌肉训练：包括口唇闭锁训练（张口、闭口、发音"wu"、"yi"）下颌开合训练（空咀嚼）、舌部运动（伸舌、舔上嘴唇、下嘴唇、左嘴角、右嘴角、卷舌）等。

（2）颈肩部放松：包括前后左右放松颈部、颈部左右旋转、提肩沉肩等。

（3）咳嗽训练：强化咳嗽、促进喉部闭锁的效果，可防止误咽。

（4）屏气吞咽：用鼻深吸一口气，然后完全屏住呼吸，空吞咽，吞咽后立即咳嗽。有利于使声门闭锁，食块难以进入气道，并有利于食块从气道排出。

4. 摄食训练

（1）**体位**：取坐位或躯干大于30°仰卧位，头部前屈，偏瘫侧肩膀用枕头垫起。

（2）**餐具的选择**：根据老年人吞咽功能情况，嘴张得大小和舌头的动作选择老年人习惯使用的餐具及餐具的大小，有利于进食动作的完成。

（3）**食物形态选择**：根据食物的性状，一般将食物分为5类，即稀流质、浓流质、糊状、半固体如软饭，固体如饼干、坚果等。遵循先易后难的原则来选择和准备食物，应首选糊状食物。

（4）**食物放在口中的位置**：使用长柄小勺将食物放在老年人健侧舌后部或健侧颊部。

（5）**一口量**：即最适宜老年人一口吞咽的食物量。正常人约为20ml，对有吞咽障碍的老年人，一般先以少量试之（3~4ml），然后酌情增加，如3ml、5ml、10ml……调整合适的进食速度，前一口吞咽完成后再进食下一口。遵循"健侧喂入，小口慢喂"的原则。

5. 代偿性训练

（1）**侧方吞咽**：让老年人分别左、右侧转头，做侧方吞咽，可除去梨状隐窝部的残留食物。

（2）**空吞咽与交替吞咽**：每次进食吞咽后，反复做几次空吞咽，使食团全部咽下，然后再继续进食。可除去残留食物防止误咽，亦可每次进食吞咽后饮极少量的水（1~2ml），这样既有利于刺激诱发吞咽反射，又能达到除去咽部残留食物的目的，称为交替吞咽。

（3）**用力吞咽**：让老年人将舌用力向后移动，帮助食物推进通过咽腔，以增大口腔吞咽压，减少食物残留。

（4）**点头样吞咽**：颈部尽量前屈形状似点头，同时做空吞咽动作，可去除会厌谷残留食物。

（5）**低头吞咽**：颈部尽量前屈姿势吞咽，使会厌谷的空间扩大，并让会厌向后移位，避免食物溢漏入喉前庭，更有利于保护气道；收窄气管入口；咽后壁后移，使食物尽量离开气管入口处。

（三）操作后

1. **整理**　整理和处理用物，协助老年人保持进食体位30min。

2. 洗手、记录、签字。

【**注意事项**】

1. **餐具的选择**　应采用边缘钝厚匙柄较长，容量5~10ml的匙勺为宜。

2. **培养良好的进食习惯**　定时、定量，能坐起来不要躺着进食，能在餐桌上就不要在床边进食。

3. **采取抬高上身的坐位**　病情允许下，嘱老年人身体保持90°坐位，并且屈曲头部或者颈部，进食后尽量保持进食体位30min，避免翻身、拍背、吸痰等操作，防止食物反流。

4. **食物的选择**　避免食用有碎屑的糕饼类食物和缺少内聚力的食物，防止误吸；注意食物的温度，防止烫伤。

5. 观察吃饭时声音质感的改变（表示咽部食物残留） 吞咽时或之后咳嗽、呼吸时有湿啰音或水泡声，提示误吸和咽部、喉部食物残留，要及时处理。

6. 颈肩部放松运动 无论是主动运动还是被动运动，都要缓慢进行。

第二节　老年人噎食急救技术

噎食是吞咽功能障碍后食团未进入食管，嵌顿在咽喉部或者进入气管内造成老年人窒息，是吞咽困难最为严重的并发症之一，与年龄、药物、脑血管疾病等因素有关。老年人随着年龄增长，摄食咽下功能低下，唾液分泌减少，咳嗽反射能力降低，不能独立排除误入的异物，易发噎食。发生噎食后，及时、恰当的评估与急救处理，对于挽救老年人的生命至关重要。

【适用人群】
发生噎食的老年人，尤其是有吞咽障碍风险或存在吞咽障碍的老年人。

【操作要点】
（一）判断噎食症状
如果老年人进食后出现呼吸困难、呛咳，面色口唇青紫、面容痛苦、双眼直瞪，双手成"V"字形放于颈部或双手乱抓，提示出现噎食症状。严重者因缺氧丧失自主呼吸，可能出现大小便失禁、意识丧失、全身瘫软和四肢发凉等。

（二）实施急救
1. **呼救** 判断老年人出现噎食症状时，立即呼叫其他医护人员。
2. **清除口咽部食物** 用手指清除口咽部食物。
3. **催吐** 用坚硬不易折断的物品（如汤匙的柄部、筷子、压舌板等），刺激老年人咽后壁或舌根处引吐。
4. **叩击背部** 置老年人于直立位或半坐位，头低45°，身体前倾，咽喉部要低于腰线以下，予背部两肩胛骨之间以掌根部着力进行叩击，促其吐出食物。当老年人卧位时取侧卧位，敲打方式同坐位。如果老年人牙关紧闭，可用开口器等（如汤匙）撬开口腔，取出食物。
5. **判断上述措施是否有效**
（1）有效：安抚老年人，密切监测生命体征。
（2）无效：立即行膈下腹部冲击法。
6. **膈下腹部冲击法**
（1）意识清醒者
1）老年人体位：头部略低，嘴张开，以便异物吐出。
2）施救者姿势：站在老年人身后，双臂围绕老年人腰部。
3）双手手法：以一手握拳，拳头的拇指侧顶在老年人的上腹部（肚脐上方两横指），另一手握住握拳的手。

4）挤压动作：向上向后猛烈挤压老年人的上腹部，挤压动作要迅速，挤压后随即放松，重复5~6次。

（2）意识清醒且肥胖者

对于老年肥胖者，用胸部推压法取代腹部推压法。

1）老年人体位：头部略低，嘴张开，以便异物吐出。

2）施救者姿势：站在老年人身后，两臂从老年人的腋窝抱住前胸。

3）双手手法：一只手握拳放在胸骨中央，手掌侧对着胸骨侧。另一只手包住握拳，向后方推压。

4）挤压动作：向后猛烈挤压老年人的胸部。

（3）意识不清者

1）老年人体位：就地平躺在地板上，仰卧。

2）开放气道：头转向一侧并后仰，充分开放气道。

3）施救者姿势：骑跨于老年人的髋部，或跪于老年人一侧。

4）双手手法：一手掌根置于老年人腹部，位于脐和剑突之间，另一手置于其上。

5）挤压动作：迅速有力向内上方冲击5~6次。

（4）其他特殊情况：如施救者力量较弱，需借助物品进行救助。

1）老年人体位：腹部俯于凳子上、上半身悬空。

2）挤压动作：猛压腹部，迫使膈肌上移压迫肺部，使肺内气体外冲，将气管内的食物冲出，重复5~6次。

7. 判断上述措施是否有效

（1）有效：立即清除口腔内食物残渣及分泌物。

（2）无效：协助医生行气管插管、环甲膜穿刺等；若食物仍滞留气管内，可请会诊取出食物。

（3）心跳骤停：立即行胸外心脏按压，并及早进行脑复苏。

（三）操作后

1. 急救成功后，安抚老年人，密切监测生命体征。

2. 洗手；记录急救过程，签字。

【注意事项】

1. 判断及时准确，赢得急救时间。

2. 叩击背部时，若老年人为直立位，一定使其头低45°，身体前倾，使咽喉部低于腰线以下后再叩击，防止食团在叩击及重力作用下向气道深部移行。

3. 防止不当的按压手法造成肋骨骨折、脏器损伤。

4. 行膈下腹部冲击法时

（1）根据老年人意识、施救者能力选择恰当的体位。

（2）位置准确，为肚脐上两横指。

（3）用力正确：用力方向应为直立位向上向后，平卧位为向下向前；应迅速、有力。

第三节 老年人助行器使用技术

助行器的主要作用是帮助行走不便、弱视、盲人、老年人和残疾人辅助人体、支撑体重、保持平衡、锻炼行走,在保障老年人安全的情况下能够保持平衡和行走能力。

【适用人群】

无法独立行走,需使用助行器行走的老年人。

【操作要点】

(一)操作前

1. 床旁评估

(1)核对与解释:确认老年人身份信息;解释操作目的、方法、注意事项。

(2)一般情况:年龄、意识、合作程度、肢体功能、跌倒史、是否使用过助行器等。

(3)环境:宽敞、明亮,路面平整、无障碍。

2. 检查助行器

(1)扶手:完好、防滑,固定牢固。

(2)支撑架:在同样高度,平稳放置,脚底衬垫无磨损、老化,轮子无松动、功能正常。

(二)操作过程

1. 老年人准备 穿平底、防滑鞋,裤腿不拖地。

2. 测量和调节助行器高度

(1)测量高度:老年人自然站立,股骨大转子到地面的高度即为助行器扶手的高度。

(2)调节高度:将助行器扶手调整至所测高度。

3. 将助行器置于正确位置 将助行器置于适合该老年人身体正前方约一步远的距离。此距离为助行器后支架连线到前足尖的距离。

4. 指导老年人及陪护者正确使用助行器

(1)床边平稳站起:协助老年人坐于床边,双足着地,目视前方,重心稍微前倾,双上肢力量支撑身体缓慢站起。

(2)重心稳落于助行器上:双手握住助行器的扶手,陪护者支撑老年人的腰部,站稳,双上肢肘关节弯曲约150°,慢慢将重心稳落至助行器上,使助行器保持平稳。

(3)使用助行器行走:提起助行器置于身前适合该老年人约一步远的距离,迈出患侧或肌力较差的肢体,足跟落于助行器后支架位置,健侧肢体再跟进。如此反复前进。起步时足尖抬高,着地时先足跟再足尖,稳步前进。

5. 指导老年人及陪护者注意事项

(1)行走时不要将助行器放得过远,最好不要超过适合该老年人行走约一步的距离,否则容易跌倒。

(2)助行器未熟练使用前,应有人扶持或陪伴,防止跌倒。

（三）操作后

1. 评价老年人是否掌握了正确使用助行器的要点。

2. 洗手、记录。

【注意事项】

1. **正确测量和调节助行器高度**　测量高度时，老年人自然站立，股骨大转子到地面的高度即为助行器扶手的高度。

2. 定期检查并更换磨损的支架底部衬垫，若出现老化、松脱、裂纹或腐蚀等情况，需及时更换。

3. 选择合适防滑的鞋子，不要穿拖鞋。

4. 嘱老年人坐下或起身时不要依靠在助行器上，容易发生助行器倾斜，造成跌倒。

5. 嘱老年人使用助行器时步行速度不宜太快，行走时的步幅要比通常的步幅小。

6. 确认老年人行走前两足底均已踏在地面上，取得了立位的平衡。

7. 根据老年人及陪护人员接受能力进行针对性指导。

第四节　老年人跌倒危险减低预防技术

跌倒是指突然或非故意地停顿，倒于地面或倒于比初始位置更低的地方。跌倒的主要原因可以大体分为内因和外因。跌倒的内因有年龄增长引起的变化（运动功能减低、视听觉等感觉功能降低）、影响运动功能的疾患及症状、药物的影响等。外因有室内外物理环境以及步行辅助工具的不充分。跌倒危险减低的策略重在预防，应对老年人及环境因素进行综合评估，分析跌倒的危险因素，早期提出干预措施，减低跌倒危险。

【适用人群】

有跌倒风险的老年人，尤其是有跌倒史，使用易导致跌倒的药物（如麻醉药、抗高血压药、镇静催眠药、抗癫痫痉挛药、利尿药、降糖药、抗精神病药等）的老年人。

【操作要点】

（一）操作前

1. **核对与解释**　确认老年人身份信息；解释操作目的、方法和注意事项。

2. **风险评估与判定**　采用量表评估，如 Morse 跌倒风险评估量表，关键要点：

（1）年龄、近 3 个月跌倒史、疾病及症状（如眩晕）、用药情况（降压药、降糖药、镇痛镇静安眠药、抗精神疾病药、利尿药等）、视力障碍、是否需搀扶或使用辅助用具（手杖、拐杖、助行器、轮椅）行走、神志、认知状态等。

（2）步态和移动能力。

3. **陪护者**　文化程度、对跌倒风险及预防的认知、理解能力。

4. **居家环境**　与谁同住、地面（是否防滑）、床（高度、床头灯）、光线和家具摆放、卫生间（防滑垫）等。

（二）操作过程

1. 告知风险 根据评估结果,告知老年人的跌倒风险及不良后果。高危老年人放置防跌倒警示标识。

2. 穿衣指导 鞋子防滑、大小适中;裤腿不拖地。

3. 更换体位指导 醒后卧床 1min 再坐起,坐 1min 再站起,站 1min 再行走。

4. 如厕指导 输液过程中如厕,教会使用移动输液架,指导老年人勿倚靠输液架。半自理老年人需他人陪伴或使用助行器如厕。

5. 用药指导 向老年人说明服药注意事项。

（1）降压药:监测血压变化,头晕、头痛加重时及时就诊。

（2）口服降糖药或注射胰岛素:监测血糖,观察有无低血糖反应。

（3）镇静催眠药:睡前服用,服药后立即卧床休息,夜间起床要有照明。

（4）抗精神病药物:观察意识、肌力。

（5）利尿药:将尿壶放在老年人伸手可及处。

6. 设施设备使用指导

（1）床:调整床的高度,固定好脚刹、收好床尾摇把,必要时加床挡;固定好床头桌。

（2）辅助用具:①将呼叫器、便器等常用物品放在老年人易取处。②如果使用拐杖、助行器,给予使用指导;搬运时,将平车 / 轮椅固定,防止滑动。

7. 环境风险检查及指导

（1）地面:平整、无障碍物,无水迹,擦拭地面时注意警示标识。浴室有防滑垫。

（2）光线:明亮,不刺眼,无反光。

（3）居家环境指导。

8. 陪护者指导 安排陪护,对陪护者进行跌倒预防的指导。

（三）操作后

1. 评估对指导内容的掌握情况,酌情提供宣教材料。

2. 记录、签字。

【**注意事项**】

1. 评估步态时,可采用起立 – 行走测验。

2. 内容有针对性 结合该老年人的主要跌倒风险因素,给予针对性指导。避免逐条机械性全面指导。

3. 指导方式恰当 根据老年人及陪护者的理解与接受能力,选择恰当的指导方式,并评价效果。

4. 对居家环境跌倒风险进行评估与指导,体现延续护理。

第五节　老年人压力性损伤危险减低预防技术

压力性损伤(压疮)是发生在皮肤和/或潜在皮下软组织的局限性损伤,通常发生在骨隆突处或皮肤与医疗设备接触处。可表现为局部组织受损但表皮完整或开放性溃疡,并可能伴有疼痛。剧烈和/或长期的压力或压力联合剪切力可导致压力性损伤的出现。压力性损伤重在预防,皮下软组织对压力和剪切力的耐受性受环境、营养、灌注、合并症和软组织条件的影响。应及时、全面地评估和判定老年人压力性损伤的风险,有针对性地采取综合预防策略,预防压力性损伤的发生。

【适用人群】

有压力性损伤风险的老年人。

【操作要点】

(一)操作前

1. 床旁评估

(1)核对与解释:确认老年人身份信息,解释目的、方法及配合要点。

(2)风险评估与判定:可采用量表评估,如 Braden 压疮评估量表、Norton 压疮评估量表、Waterlow 压疮评估量表。评估要点包括年龄、意识状态、活动/移动、潮湿(失禁、出汗)、营养、水肿等。

2. 准备用物　减压用具、皮肤保护品、清洁皮肤用物等。

(二)操作过程

1. 调整环境　关闭门窗;用窗帘或隔帘遮挡。

2. 告知风险　针对评估结果,告知老年人压力性损伤的风险及不良后果。高危老年人放置防压力性损伤警示标识。

3. 检查、判断易患部位组织改变情况

(1)皮肤湿度、水肿、硬结(受检组织相对于周围组织硬度的改变)。

(2)指压变白反应:将一根手指压在红斑区域共 3s,移开手指后,评估皮肤变白情况。

易患部位:

仰卧位:枕部、肩胛部、手肘、骶尾部、足跟。

侧卧位:耳部、肩峰、肘部、髋部、膝部及踝部。

俯卧位:面颊及耳部、肩峰、女性乳房、男性生殖器、膝部及足趾。

4. 摆放体位　使用 30°倾斜侧卧位(右侧、仰卧、左侧可交替进行)。更换体位前,将各种导管及输液装置等安置妥当。先将老年人平移至操作者同侧床旁,将头、颈、肩、腰、髋保持在同一水平线上,同时翻转至侧卧位。注意抬举而不要拖动,降低摩擦力和剪切力。更换体位频率为每 2h 一次。

5. **使用特殊床垫或局部减压措施**　选择合适床垫／部位减压垫。根据不同体位压力性损伤的好发部位，采取局部减压措施。可将软枕垫放于背部支持身体；将软枕置于双上肢之间，保持肢体功能体位；将另一软枕放于两膝之间，并使双膝呈自然弯曲状。

6. **酌情使用敷料**　高危人群的骨突处皮肤，可使用半透膜敷料或水胶体敷料，皮肤脆薄者慎用。贴上敷料后用笔写上日期和时间。

7. **其他预防性皮肤护理**

（1）保持局部皮肤清洁干燥，涂抹润肤油。避免按摩或用力擦洗。

（2）失禁老年人排便后及时清洗皮肤，肛周可涂皮肤保护剂。

8. **老年人及照护者指导**　根据老年人及照护者的认知及理解能力，进行针对性指导，包括该老年人压力性损伤的危险因素、好发部位、皮肤检查方法、体位变换、减压装置的选择和使用等。

9. **整理**　协助取舒适卧位，整理床单位；整理和处理用物。

（三）操作后

1. 评估对指导内容的掌握情况，酌情提供相应的宣教材料。

2. 记录、签字。

【注意事项】

1. **保护隐私**　用床帘或隔帘遮挡老年人；尽量减少隐私部位暴露的时间。

2. **操作中注意保暖。**

3. **变换体位的间隔时间**　最多不超过 2h。受压部位在解除压力 30min 后，压红不消退者，缩短变换体位时间。

4. **局部减压措施不宜使用下列类型**　橡胶类圈状物；小气室压力可交替变化气垫或床罩，带有小气室（直径≤10cm）的压力可交替变化，气垫不足以充入足够大的压力，因气室漏气所以无法确保压力能够被解除。

5. **内容有针对性**　重点针对该老年人压力性损伤的危险因素，给予针对性指导。对于手术老年人，增加围术期压力性损伤风险的评估与指导。

6. **指导方式恰当**　根据老年人及陪护者的理解与接受能力，选择恰当的指导方式，并评价效果。

第六节　老年人失禁照护技术

所谓失禁，就是伴随年龄增长，人的膀胱、肾脏、肠蠕动等与排泄相关的功能降低，调节排泄的神经系统功能衰退，由此出现不能控制或无意识的遗漏。失禁是老年人常见的日常护理问题，由于老年人皮肤脆弱，不耐刺激，免疫功能低下，所以失禁容易引起皮炎、压疮、尿道感染等。会阴冲洗是失禁照护的主要方法之一，其目的是使会阴部保持清洁、舒适，预防失禁性皮炎和泌尿生殖系统的感染，为行导尿术、中段尿留取及会阴部手术做准备，保持会阴部手术伤口清洁，预防术后感染及促进伤口愈合。

【适用人群】

出现大小便失禁或会阴部有手术伤口的老年人。

【操作要点】

（一）操作前

1. 床旁评估

（1）核对与解释：确认老年人信息；解释操作目的、方法及配合要点。

（2）一般情况：年龄，意识、自理程度、合作程度。

（3）会阴部皮肤情况：会阴部及肛周皮肤有无红肿、破溃；伤口有无肿胀、渗血、渗液、分泌物性状和量、伤口愈合情况。

2. 准备用物 会阴冲洗包、一次性换药包、冲洗壶、38~40℃温水（或根据需要准备消毒液）、水温计、护理手套、手消液。根据需要准备保护皮肤黏膜用药；医疗垃圾桶、生活垃圾桶；垫、便器。

（二）操作过程

1. 核对与解释 确认老年人身份信息；解释配合要点。

2. 调整环境 关闭门窗；用窗帘或隔帘遮挡。

3. 基础清洁 便失禁者先处理大便，清洁会阴及肛周，更换护理垫。

4. 摆放体位 协助老年人取仰卧位，脱去一侧裤腿，双腿呈屈膝位略外展，暴露外阴。

5. 放置便器 置便器于臀下。

6. 消毒尿道口 留置尿管者，先进行尿道口清洁消毒。

7. 会阴冲洗 冲洗时由上至下，由内向外，每擦洗一个部位更换一次棉球，直至清洁。以女性为例，具体方法如下：

（1）打开会阴冲洗包，合理摆放物品，戴护理手套。

（2）左手提冲洗壶，先倒少许水于阴阜部，询问温度是否适宜。

（3）右手持卵圆钳夹取棉球，分开小阴唇，冲洗尿道口至肛门。

（4）换棉球后分别冲洗左、右侧小阴唇，然后冲洗左、右侧大阴唇。

（5）夹取纱布，擦净会阴部水迹。

（6）取出便器。

8. 按需涂抹外用药 根据会阴部皮肤情况，涂抹外用药物。

9. 整理 铺好护理垫，协助整理衣裤及床单位；开窗通风。

（三）操作后

1. 整理用物。

2. 记录、签字。

【注意事项】

1. 保护隐私 用床帘或隔帘遮挡老年人；尽量减少隐私部位暴露的时间。

2. 操作中有爱伤观念 注意温度适宜，操作中询问老年人的感受。

3. 放置便盆时 将臀部抬起，注意避免损伤老年人皮肤。

4. 会阴冲洗顺序正确 由上至下，由内向外，每擦洗一个部位更换一次棉球，直至清洁。

第七节 老年人造口护理技术

所谓造口,就是为了治疗原发病灶改变了原来的排泄路径,在腹部新开排泄口,以此维持排泄这一基本生活的重要行为。造口护理是为了保持造口黏膜及周围皮肤的清洁、干燥,通过观察造口黏膜血液循环情况,以及造口周围皮肤的完整性,及时处理造口并发症,提高老年人的生活质量。

【适用人群】
手术后带有永久性肠造口的老年人。

【操作要点】
（一）操作前

1. 床旁评估
（1）核对与解释:确认老年人身份信息;解释操作目的及配合要点。
（2）一般情况:年龄、手术日期、意识、自理程度、合作程度等。
（3）造口情况
1）造口类型、位置、高度、形状、大小、颜色、是否水肿。
2）造口袋的种类、稳固性、渗漏情况。
3）造口袋内容物的颜色、性质、量、气味,是否排气。
4）造口黏膜的颜色、形状、弹力、尺寸、湿润状态;黏膜与皮肤结合部的状态、有无坏死组织;周围皮肤有无发红、肿胀、疼痛、热感及程度如何和并发症情况。

2. 准备用物 无菌换药盘（无菌生理盐水棉球、干棉球若干,镊子两把）,测量尺,造口袋2个,剪子,清洁手套,快速手消剂。酌情准备溃疡粉、皮肤保护膜及防漏膏等;医疗垃圾桶、生活垃圾桶。

（二）操作过程

1. 核对与解释 确认老年人身份信息;解释配合要点。

2. 调整环境 关闭门窗;用窗帘或隔帘遮挡。

3. 摆放体位 协助老年人取舒适体位,暴露造口部位,注意保暖。

4. 撤离旧造口袋 打开无菌换药盘,戴好清洁手套,撤离旧造口袋和造口底盘,注意保护皮肤,防止皮肤损伤。一手固定造口底盘周围皮肤,一手由上向下分离造口底盘,观察内容物,弃于医疗垃圾桶内。

5. 清洁造口 无菌生理盐水棉球清洁造口黏膜及周围皮肤上排泄物及粘胶,棉球擦拭顺序是由外向内,并观察周围皮肤及造口黏膜有无损伤。

6. 擦干皮肤 用干棉球擦拭周围皮肤,粘贴造口袋前应保证造口周围皮肤干燥。

7. 测量造口 用造口量尺测量造口大小、形状。

8. 修剪造口底盘 修剪完毕用示指将顺开口内侧,底盘与造口黏膜之间保持适当空隙（1~2mm）。必要时可涂溃疡粉、保护膜及防漏膏。

9. **粘贴造口袋** 撕去粘贴面上的纸,按照造口位置由下而上将造口袋贴上并夹闭造口袋下端开口。轻拉造口袋,检验是否牢固。

10. **更换新造口袋** 使用两件式造口袋,底盘粘贴方法同步骤8,将造口袋连接环的底部与底盘扣紧,另一手向上轻拉造口袋,并压向腹部,沿造口袋连接环在其左、右二点向腹部轻压,当听见"咔哒"声,说明袋子即已扣好。两指捏紧锁扣,听见"咔哒"声,证明袋子已与底盘锁好。

11. **造口护理方法指导** 根据老年人和照护者对造口护理方法的掌握情况及理解能力,有针对性地进行指导。

（1）注意造口与伤口距离,保护伤口,防止造口袋内容物排出污染伤口。

（2）教会老年人观察造口周围皮肤的血运情况的方法。

（3）若使用造口辅助用品,应认真阅读说明书。

（4）避免做增加腹压的运动,以免形成造口旁疝。

12. **整理** 协助取舒适卧位,整理床单位;开窗通风。

（三）操作后

整理和处理用物、记录、签字。

【注意事项】

1. **保护隐私** 用床帘或隔帘遮挡;尽量减少隐私部位暴露的时间。

2. **操作中有爱伤观念** 操作过程中注意保暖。

3. **修剪造口底盘时** 底盘与造口黏膜之间保持 1~2mm 空隙。空隙太大会造成粪水性皮炎,太小会造成黏膜受损或缺血。

4. **进行造口护理方法指导时** 根据老年人及照护者的接受和理解能力,选择恰当的方式,并评价效果。

第八节　老年人走失危险减低预防技术

走失是指住院老年人在完成住院手续后至完成出院手续前,或门诊/急诊老年人在院就诊期间,未经主管医生同意,因各种原因发生的出走、失踪事件。走失可对老年人造成不可预知的严重后果,甚至危及生命。如何防范并减少住院老年人走失是老年人安全管理的目标之一。早期识别走失风险,及时采取有效、可行的安全管理预防措施,可有效降低走失的风险。

【适用人群】

有走失风险的老年人,如失智老年人、精神障碍老年人。

【操作要点】

（一）评估

1. **核对与解释** 确认老年人身份信息,解释目的、方法及配合要点。

2. **风险评估与判定** 评估要点如下,关键信息与照护者再次核对。

（1）一般情况：年龄、文化程度、与谁同住、经济条件/来源、情绪是否稳定、活动能力等。

（2）疾病情况：有无记忆力减退，有无视空间障碍（在家中无法区分房间），有无幻听、幻视等。

（3）走失史：询问照护者有无走失史、走失当时的具体情况。

（4）辅助用具：是否使用家属联系卡、防走失手环、定位手表等，使用是否得当。

（5）环境改变：环境改变对该老年人辨认环境是否带来困惑；有无防走失设施。

3. **照护者** 对走失风险及预防措施的认知。

（二）住院过程

1. **告知风险** 告知老年人和照护者走失的风险及不良后果。

2. **确认高危老年人有防走失警示标识。**

3. **环境** 帮助老年人熟悉病区环境；夜间病区上锁管理。

4. **陪护及指导**

（1）有走失风险的老年人24h有人陪护。

（2）指导陪护注意事项：督促老年人按要求着老年人服装，佩戴腕带；陪护期间做好人员交接，避免过度疲劳。

（3）指导按护理级别进行巡视。

5. **防走失设备使用指导** 根据老年人情况选用适当的防走失设备，如防走失联系卡、定位手表。联系卡上注明老年人的姓名及紧急联系人电话。

6. 评估对指导内容的掌握情况，酌情提供相应的宣教材料。

7. 记录、签字。

【注意事项】

1. **加强巡视** 按照护理级别进行巡视，走失高风险者在原基础上加强巡视。巡视过程中观察老年人躯体、心理、情绪变化，及时发现隐患。

2. **保护隐私** 保护个人隐私。评估时保持环境安静，避免人员过多。

3. **核实信息真实性** 评估所得信息需向家属或陪护者核对信息的真实性。

第九节 老年人自杀危险减低预防技术

世界卫生组织将自杀定义为"一个人有意识地企图伤害自己的身体，以达到结束自己生命的行为"。根据自杀的结果，一般分为自杀意念、自杀未遂和自杀成功三种形态。随着全球人口老龄化问题的日益突出，抑郁症老年人越来越多，在65岁以上人群中，有自杀观念者高达10%。自杀给老年人、家庭及社会带来严重危害。自杀危险的干预主要在预防，护士可通过对相关因素的分析，及早发现先兆，筛查出有自杀高风险的老年人，提前做好自杀预防及危机干预,以达到避免老年人自杀行为发生的目的。

【适用人群】

有自杀风险的老年人,如抑郁老年人。

【操作要点】

(一)评估

1. 核对与解释 确认老年人信息,解释目的、方法及配合要点。

2. 风险评估与判定 评估要点如下,关键信息与照护者再次核对。

(1)一般情况:如年龄、婚姻、子女状况、经济条件等。

(2)现病史:主要躯体疾病和精神疾病的病情及治疗情况。

(3)自杀史。

(4)问诊评估

1)建立治疗性护患关系,先认可老年人的感受,给予理解,再询问。如:"您刚刚谈到您……,能看得出您很痛苦、很矛盾,当一个人经历这种感受,又难以应对出现的问题时,会有想结束自己生命的想法,您有这样的想法吗?"

2)对于有自杀想法者,继续对自杀计划进行评估。如,"刚刚您说到您有自杀的想法,能具体说一说吗?"或"您说有自杀的想法,那您有自杀的计划吗?"

3)对有自杀计划者,继续评估自杀计划实施的即时性和自杀方法的致死性。如,"能具体说一说您的计划吗?"包括:"您想什么时候去做呢?";"您打算用什么方式?";"您想过在什么地方自杀吗?";"您是否将自杀的想法和计划告诉了别人?"

4)自杀未遂史的评估:"您过去有过自杀的行为吗?"

5)如果老年人承认有自杀未遂史,逐项询问以下问题:"有过几次?最后一次是什么时候?是用的什么方式呢?原因是什么?您想达到什么目的?是否采取了抢救措施?对那次自杀您现在怎么看?"等。

(5)量表评估:可采用《自杀风险因素评估量表》。也可采用《贝克抑郁量表》《贝克绝望量表》《抑郁自评量表》等。

(6)观察自杀征象:老年人否认自杀想法,或不能直接通过问诊和量表评估进行评定时,可采取观察法。

1)情绪、情感的流露:如焦虑、抑郁、失控感、绝望、愤怒、内疚、悲伤、无能为力、无助等。

2)生理改变:缺乏兴趣、食欲、性欲,睡眠型态紊乱。

3)异常言行:如将自己与他人隔离;收集和储藏刀具、绳子、玻璃片或其他可用来自杀的物品;问一些可疑的问题,如"动脉在哪儿";谈论死亡与自杀,表示想死的意念;情绪突然转变,并分发财产及心爱物品等。

3. 照护者 对自杀风险及预防措施的认知。

(二)住院过程

1. 告知风险 告知老年人及家属自杀的风险及不良后果。

2. 确认高危老年人有防自杀警示标识。

3. 建立安全契约 对于有自杀风险的老年人,以口头或书面方式,建立不伤害或不自杀的安全契约。

4. 合理安置老年人 将老年人调至离护士站较近的房间,便于病情观察。

5. 环境安全检查　对有自杀倾向的老年人的物品进行清理检查,禁止使用刀、剪、绳、金属及玻璃制品等。

6. 服药管理　发药时应两人发药,一人发药,一人检查口腔,确保药物服下,避免出现藏药行为。

7. 老年人指导

(1)合理抒发不良情绪:教会放松的方法,如腹式呼吸、正念冥想等。

(2)转移和分散自杀意念:积极参加各类文娱活动,如折纸、绘画、下棋等。

(3)如有必要,建议老年人就诊心理咨询门诊。

8. 照护者指导

(1)识别自杀行为的先兆。

(2)自杀的可能方式及危险物品。

(3)向探视者交代注意事项,避免携带危险物品。

(4)应 24h 陪伴。

(5)指导照护者,医护人员会来病房进行不定时巡视。

(6)评估对指导内容的掌握情况,酌情提供相应的宣教材料。

(7)记录、签字。

【注意事项】

1. 保持专业、冷静　老年人表示有自杀想法时,护理人员的惊慌会增加老年人的失控和无助感,要保持冷静,传递出对老年人的真诚、关注及专业能力。

2. 加强巡视　应让老年人活动在工作人员视线范围内,加强床旁巡视。为避免老年人掌握护士巡视的规律,护士可在规定的巡视时间内改变巡视的间隔。巡视中发现问题及时上报。

（王志稳　王 敏）

第十四章 老年护理管理决策

第一节 老年护理的个案管理

老年人由于增龄带来的各脏器器官的老化,多病共存,且病程长。随着各专科的分科越来越细,导致老年患者反复就诊于各个专科,就有可能重复检查甚至是重复用药,造成资源浪费。所以对于老年慢病患者需要进行资源整合,系统的管理。个案管理是20世纪发展起来的针对慢病管理的方式。近几年得到国内护理界的关注,尤其是在老年护理中,更值得借鉴运用此方式对老年人进行全程、全面的照护。

一、个案管理

个案管理的概念最早于1970年由某保险公司提出,近年来,护理专业已成为发展个案管理模式的先行者。美国护士协会(ANA)将其定义为:一个包括评估、计划、服务、协调与监控为一体的健康照护系统,以符合个案多重的照护需求。Kedrowski将个案管理定义为:一个资源协调与组织的过程,以整合病患实际所需并考量经济需求。美国约翰霍普金斯医院的学者认为:个案管理是一个多专科的临床照护系统,雇用硕士学历的护理人员,对特定个案提供持续性及协调性的照护服务。我国台湾学者对个案管理的定义为:临床医疗管理系统之一,是一种以病患为中心,包括多学科参与的照护方法,给予高花费及高变异性的病患提供整体性、持续性、协调性的照护,包括标准化地应用资源,提供一个持续性的医疗照护计划,持续不断地监测,以达成事先预定的目标。由此可见,个案管理的照顾模式注重医疗团队各成员间的沟通、协调与合作,共同解决问题、做出决策、评价个案的照护过程和结果以及共同负起医疗照护的责任。

个案管理是集健康评估、计划、实施照护、协调与监测于一体,以个案为中心,经由个案管理师负责协调与整合各专业人员的意见,重视目标导向和结果导向。由于老年人的特殊性,个案管理更适合用于构建老年护理系统工程的建设。适合在机构、社区及居家的老年人。

二、个案管理中的相关概念

(一)个案管理师

个案管理师是指接受过个案管理训练的人员,负责与医生、医疗小组及患者协调沟通,制订某种特定疾病的治疗计划与目标,并确保患者在住院期间能如期完成所需的检查治疗,以便在预定的时间内,达成期望的目标。个案管理师可以由医生、护理人员或其他医疗成员担任,但就临床知识和相关经验而言,注册护士仍然是最重要和有效的个案管理者。美国护理协会建议,个案管理者至少应拥有注册护士的专业证书,以拥有硕士学位或具有高级临床管理技能的人员为佳。

（二）个案管理的关键环节

护理过程、领导统筹和沟通人际关系是个案管理的三个关键环节。护理过程在个案管理中即护理程序,评估、计划、实施与协调和评价。领导统筹是为了个案管理的顺利进行,个案管理师必须具备谈判、协调和决策技能,能够协调与激励个案管理小组中每一位成员发挥作用,尽己所能成功地完成患者的照护目标。

三、个案管理在老年护理中的应用

老年人是生命周期中的特殊群体,正常的增龄性改变、功能减退以及多种慢性病的影响,多病共存、多重用药等使得老年人变得虚弱和自理能力逐渐减退甚至丧失。老年人本身固有的生活习惯,文化影响使得照护工作变得复杂,需要进行个体的评估和确定照护计划。因此,个案管理更适合在老年护理中应用。老年人因为健康问题和生活能力减退的原因,经常在医院、社区医疗康复机构和居家三个场所转换,延续护理也正是应对老年人特殊健康照护需求而成为重点发展的方面,但是医院、社区和居家照护,不是由一家机构能够完成,需要用统一的语言来确定患者的健康问题,护理干预措施和评价的指标,用统一的评价标准来评价医院、社区及居家的照护效果。1975—1993 年美国奥马哈访视护士协会,在联邦研究项目资助下,历经 11 年开发了以社区护理实践为基础的奥马哈系统护理分类和信息系统统一的语言。用于社区老年护理中,近些年来,此系统也在中国被引用到各种慢性疾病的延续护理中。

第二节 奥马哈系统理论
在老年护理中的应用

奥马哈系统是一种标准化的护理实践分类系统。由问题分类系统、护理干预系统和结局评价系统三个子系统组成,是美国护理学会认可的标准化护理语言。老年人照护常常需要在医疗、社区和居家三个场所进行转化,统一标准化的护理语言,是延续护理必不可少的。因此,除了护理程序外,统一的护理语言也是非常重要,特别是我国护理信息化的发展,和对大数据分析的需求,标准化的护理语言开发及顶层设计势在必行。

一、奥马哈系统模型和实施步骤

（一）奥马哈系统模型

奥马哈系统模型是以一个护理服务对象为中心的、以解决问题为导向的、动态的、循环的系统模型。此系统模型将护理程序、问题解决程序、评判性思维、临床护理实践等理念融为一体。可以连续、完整地反映出患者健康问题的动态变化过程，为护理人员制订相关护理措施提供依据。

（二）实施步骤

奥马哈系统模型解决问题的步骤是简化的护理程序。

1. **收集资料和评估**　护理人员在问题分类系统的引导下，从环境、心理社会、生理及健康相关行为4个方面对患者进行详细和全面的评估。

2. **陈述问题**　针对患者的健康问题，护理人员根据问题分类系统，按照领域、问题、修饰因子及症状和体征4个方面，使用规范化的护理语言对患者存在的健康问题加以描述，作出明确的护理诊断。

3. **为入院时健康问题评分**　护理人员在患者入院时，用结局评价子系统对患者进行认知、行为及现状3个方面的评分，以便将干预前后患者的健康问题的状况进行比较。

4. **计划和干预**　护理人员在干预子系统的引导下，针对患者存在的健康问题，从生理、心理、认知等方面选择实际需要且切实可行的干预目标，从而为制订详细的护理干预计划提供科学依据，体现健康照护的人文与科学性。

5. **护理过程中的评分**　在实施护理措施计划期间，使用结局评价子系统对患者健康问题的改善状况进行动态监测，以便护理人员根据患者情况进行调整。达到优化护理措施，提高护理质量的目的。

6. **结局评价**　再次使用结局评价子系统对干预后患者的健康状况进行评分，并将评分结果与入院时、干预期间的评分结果进行比较，判断患者健康状况或问题改善情况及护理干预措施的有效性。

二、奥马哈系统在老年护理中的应用

随着我国进入人口老龄化，越来越多的老年患者将会在社区和家庭接受康复治疗和照护，出院后的延续护理及社区护理受到高度关注。奥马哈系统有完整的问题分类系统、干预系统及结局的评价系统，可以对患者进行不同时间点的评估，动态连续地记录与患者相关的环境、生理、社会、心理、健康等行为的改变，使不同医院的医护人员和不同的健康服务团队详细、全面地了解到患者的病情及需要采取的护理措施，真正实现患者从医院到社区到家庭的延续。由于不同护理场所中的服务对象不同，所出现的与健康有关的问题也就不同，而奥马哈系统是从4个范畴来评估患者的护理问题，并连续记录采取的干预措施和问题改善的结果。因此适用于医院、社区及居家照护中的任意场所。

奥马哈系统涉及健康相关行为方面、生理方面、心理社会方面、环境方面4个子系统。健康行为方面子系统主要涉及睡眠与休息、身体活动、营养、自我照顾、药物治疗方案、健康

照顾督导等领域；生理方面子系统主要涉及的是语言、听觉、视觉、认知、神经、肌肉、骨骼功能；心理社会方面子系统主要涉及的是社交、联系、人际关系等；环境方面子系统主要涉及收入、住所环境、卫生、邻里安全等。评价指标从生理、心理和社会各层面对老年人的行为、认知和健康状况三个方面进行评价。每个方面均有5级，总分是三方面得分之和。行为方面：是指能观察到的老年人为适应环境和达到某种目的而作出的反应、行动和行为；认知方面：是指老年人记忆和理解信息的能力；健康状况方面：是指从主观和客观两方面来界定老年人健康状况的相关特征，详见表14-1、表14-2。

表14-1 奥马哈系统的内容举例

问题	环境	社会心理	生理	健康相关行为
	收入	角色转变	视力	营养
	卫生	悲哀	皮肤完整性	睡眠和休息型态
	居住	情绪稳定	循环系统	处方药

干预主题：4个类别
（1）健康教育指引和咨询　　（2）治疗和过程
（3）案例管理　　（4）监测

目标举例	（1）支气管清理　（2）教育 （3）筛查　（4）精神照护 （5）睡眠与休息　（6）支持系统 （7）移动转运　（8）体位

表14-2 奥马哈系统使用举例

患者病历中的术语 双侧支气管1/2上端水泡音	问题 （1）呼吸道症状/体征 （2）异常呼吸音
与此问题相关护理措施 （1）通知心内科医生 （2）给予呋塞米20mg静脉注射 （3）测量生命体征 （4）解释使用呋塞米的目的	**奥马哈护理措施编号** （1）个案管理：医疗照护 （2）治疗过程：给药 （3）监测：生命体征和症状 （4）教育、指导、咨询：药物作用和不良反应

第三节　老年护理个案管理案例

案 例 一

患者崔某，男性，84岁。因发现左侧小腿皮肤破溃5年，近2个月肿物生长明显，经病理诊断为"左侧小腿鳞状细胞癌"，故收入院进行放射治疗。患者5年前无明显诱因发现左小腿内侧皮肤破溃，3年前渐出现皮肤凹陷，破溃面积渐增大。4个月前就诊皮肤科门诊，予以抗真菌等对症治疗,2个月前破溃处长出 2cm×2cm 肿物,皮肤科予以活检诊断为鳞状细胞癌,现肿物生长至 6cm×6cm 大小,表面有渗液伴轻度疼痛,疼痛评分 3 分。门诊查腹部B 超、胸部 CT、头颅 MRI 检查均未见转移。患者近一年体重下降约 15kg。患者已婚;高中文化程度;公费医疗;与配偶及子女居住;月收入约 8 000 元。

【采集健康史资料】

（一）既往史及手术史

高血压、心律失常、冠心病、支气管扩张、慢性心功能不全、慢性肾功能不全 CKD4 期、前列腺增生、左肾癌（行左肾癌根治术）、膀胱转移癌（行膀胱转移电切术）。

（二）健康史

患者生命体征正常;体重 44.8kg,身高 170cm,BMI 17.0;左小腿皮肤癌肿物处偶有刺痛;视力减退（佩戴老花镜后不影响生活）;听力稍减退（未采取措施,但不影响生活）;偶有咳嗽,咳少量白黏痰;饮食以软食为主;行走步态不稳,在家中经常穿拖鞋行走;服用药物 10 种以上。

（三）家庭及社会情况

患者居室为楼房,面积约 90m²,居室间无门槛,但室内有小块地毯,无宠物,浴室内具有防滑地面,但无安全扶手。家庭照护者为 46 岁女性保姆（雇佣关系）,初中文化程度。

（四）入院健康评估结果

入院健康评估结果见表 14-3。

表 14-3　老年健康评估结果

项目	评估工具	分值	结果
日常生活能力评估	Barthel 指数	50 分	中度依赖
跌倒风险	Morse 跌倒风险评估量表	50 分	跌倒高风险
跌倒风险	起立-步行测试	19.8s	跌倒高风险
营养评估	MNA-SF	7 分	营养不良
吞咽功能评估	洼田饮水试验	3 级	差
多重用药		12 种	是

（五）多学科团队讨论

明确主要的健康问题和照护目标,制订合理、可行、个性化的照护方案。对于该老年患者,以皮肤癌收住入院,但经过全面综合的评估发现老年综合征才是目前严重影响患者生活质量的问题。目前患者存在的主要健康问题是跌倒高风险、吞咽功能障碍致反复误吸、营养不良、多重用药。针对主要健康问题制订个体化照护计划,并做好出院准备。

【照护计划】

（一）跌倒高风险

1. 问题依据　Morse 跌倒风险评估量表评分 50 分、左小腿癌肿物处有刺痛感、视力减退、行走步态不稳,起立-步行测试 19.8s。

2. 照护目标

（1）住院期间患者不发生跌倒。

（2）患者及照护者能够复述预防跌倒的措施。

（3）出院时，患者及照护者掌握居家防跌倒措施。

3. 干预措施

（1）在康复师的指导下进行平衡步态的功能训练，每日 1 次，每次 30min。利用站立与步行能力综合训练设备，为患者进行主动的及抗阻的下肢负重训练、立位平衡训练、身体重心转移训练、步态矫正训练、步行的耐力训练，功能性步行训练及器械训练。护士进行督促，定期效果评价。

（2）针对患者动作过快、不能合理选择安全舒适的鞋，给予患者和照护者相关健康教育。教会其合理选择鞋子（鞋底防滑橡胶材质，避免鞋底过厚阻碍老年人对地面的感知；鞋跟 2.5cm 且为方跟，有利于保持稳定和减少整个足部的压力；具有鞋帮，对足踝起到支撑稳固作用；在足面上需要有鞋带或者扣袢来起到稳定的作用，但不建议选择圆形的鞋带）。指导患者转身、俯身等动作应减慢速度，改变体位时尽量做到三个 1min，即醒后卧床 1min 再坐起，坐起 1min 后再站立，站立 1min 后再行走。

（3）根据药师及多学科医生的建议减少药物应用，密切观察药物的作用及副作用，并根据每一类药物特点进行健康宣教。

（4）出院时，对居家环境进行评估，指导患者及照护者进行居家环境改善，去除小块地毯，建议浴室安装安全扶手，整理地面电线及堆放杂物，夜间使用夜灯。并利用宣传彩页及视频方式告之跌倒后急救相关宣教。

4. 效果评价

（1）住院期间患者未发生跌倒。

（2）患者及照护者可复述预防跌倒的措施并配合落实防跌倒各项措施。

（3）出院时，患者及照护者理解并掌握居家防跌倒措施，并与护士共同制订了居家环境改造计划。

（二）营养不良

1. 问题依据 MNA-SF 评分 7 分，BMI 17.0。

2. 照护目标

（1）住院期间营养不良逐渐改善，营养摄入满足机体需要量。

（2）一周内体重增加 1kg。

3. 干预措施

（1）联系营养科予会诊，根据营养师建议，补充口服营养剂。在原有饮食基础上，每日加用安素 6 勺（提供能力 1 510kcal/d，蛋白质 54g/d）。

（2）护理人员观察患者食欲及食量变化，对于营养剂的接受程度，有无消化道不适及胃肠道不耐受，并记出入量 3d。

（3）每周准确测量体重，并监测白蛋白、前白蛋白、转铁蛋白、电解质等指标的变化。

4. 效果评价 根据 3d 的出入量记录，患者每日的膳食量未能达到要求，总热量不足，入院 1 周后白蛋白 29g/L，电解质正常。

5. 动态照护过程 1 周后患者营养不良改善未达到目标，营养科再次会诊，安素增至

10 勺分三餐、两餐之间及睡前食用（总热量 1 570kcal/d,蛋白质 56g/d）。对家庭成员及照护者进行宣教,每日观察食物的摄入状况,保证给予患者按时、按量营养摄入。7d 后,营养摄入达标,体重由 44.8kg 增加至 47.5kg,白蛋白 32g/L。

（三）吞咽功能障碍

1. 问题依据　洼田饮水试验 3 级。

2. 照护目标

（1）5 日内患者及照护者能够掌握预防误吸措施并按要求进食。

（2）住院期间患者不发生误吸。

3. 干预措施

（1）患者进餐时采取坐位,指导患者低头吞咽。进食半小时内避免平卧。

（2）指导患者及照护者根据营养师建议的饮食处方配制适宜的食物形状,软食、食物切碎、顺滑浓流质饮食。进食一口量以 5~20ml 为宜,建议其改用小茶匙。饮水使用增稠剂。

（3）做好口腔护理,餐后需用清水漱口,避免食物残渣残留。

（4）康复师参与治疗,认为暂不进行吞咽障碍电刺激治疗,以行为干预为主,并进行吞咽功能康复训练。向患者及照护者进行健康宣教,进行吞咽功能锻炼指导:患者仰卧,按规定的次数重复抬起头部(肩部放平),促使影响吞咽的食管上括约肌开口的病理情况得到改善。舌肌运动锻炼:伸舌,伸舌尖在口腔内左右用力顶两侧颊部,并沿口腔前庭沟做环转运动;面部肌肉锻炼:指导患者进行皱眉、鼓腮、露齿、龇牙、张口等动作。

4. 效果评价

（1）患者及照护者能部分按要求进食。

（2）患者不接受水中加入增稠剂的口感,饮水用吸管习惯未改善,仍有呛咳发生。

5. 动态照护过程

由于患者饮水习惯未改善,住院期间发生隐性误吸。入院第 8 日,体温升高至 38.1℃,血常规及胸部 X 线片提示肺部感染。每日监测生命体征 4 次;观察咳嗽、咳痰情况;指导患者有效咳痰;正确留取痰标本;按医嘱给予拉氧头孢治疗,同时观察患者有无消化道反应及肾功能情况;继续进行防误吸健康教育。7d 后患者体温正常,血常规正常,肺部感染逐渐吸收;饮水不再使用吸管,进食能按照防误吸要求进行,未再发生明显呛咳。

（四）多重用药的问题

药物调整方案详见表 14-4。

进行药物调整:经团队讨论,患者目前低密度脂蛋白降至 0.4,先暂停降脂药,患者心功能正常,近一年无心绞痛等发生考虑停依姆多,患者进出量平衡,双下肢轻度水肿,体位性低血压,暂停利尿剂,患者咳嗽、咳痰少,暂停止咳化痰类药物,患者检验未见明显缺铁及叶酸,贫血考虑与肾功能不全相关。

（五）1 个月后评估

患者表示精神较前好转,双下肢轻度水肿,左小腿肿物已缩小至 6cm×1cm,无明显疼痛。住院后体重增加了 2.5kg,血白蛋白,前白蛋白,电解质均正常。患者表示匀浆膳口感能接受,水果打泥按照每日 10 勺加入果泥或匀浆膳中,后未发生呛咳误吸。康复活动在康复医生指导下每天能扶着走廊栏杆行走约 100m,步态趋稳。1 个月后的评估结果见表 14-5。

表 14-4　药物调整结果

药物	剂量	用法
非那雄胺片	5mg	qd
盐酸特拉唑嗪片	2mg	qn
盐酸坦索罗辛缓释片	0.2mg	qn
阿托伐他汀钙片（停服）	20mg	qn
碳酸钙片	750mg	bid
骨化三醇丸	0.25μg	qd
依姆多片（停服）	20mg	qd
硫酸氢氯吡格雷片	50mg	qd
呋塞米片（停服）	20mg	qd 早
螺内酯片（停服）	20mg	qd 早
盐酸氨溴索片（停服）	30mg	Tid
乙酰半胱胺酸片（停服）	0.6g	bid
叶酸片（停服）	5mg	Tid
琥珀酸亚铁片（停服）	0.1g	Tid
促红细胞生成素	4 000U	Tiw

表 14-5　1 个月的评估结果

评估项目	入院时 各量表评估结果	出院前 各量表评估结果
日常生活能力评估（barthel）	50 分	60 分
跌倒风险（Morse）	50 分	50 分
跌倒风险（起立-步行测试）	19.8s	16.3s
营养评估（MNA-SF）	7 分	11 分
吞咽功能评估洼田饮水试验	3 级	2 级
多重用药	12 种	7 种

（六）出院准备服务

1. **营养的问题**　掌握平衡膳食原则；正确制作匀浆膳；每周监测体重；3 个月门诊随访。

2. **康复活动问题**　督促患者平衡锻炼及抗阻锻炼；鼓励患者做力所能及的事务；培养爱好，尽可能地多与外界沟通交流。

3. 做好安全防护指导，包括防误吸 / 防跌倒措施，居家环境的改造等。

4. 继续门诊皮肤癌放疗。

讨论总结：本案例是一个皮肤癌诊断明确的患者，按传统医学的专科治疗，我们更多的会关注疾病的治疗,肿瘤的放化疗。但我们老年医学的特色是多学科的整合医疗,以提高老年人生活质量为目的全人的个案管理。在入院后进行了全面综合评估,发现患者潜在的健康问题。

案 例 二

患者张某,男性,90 岁。因近 1 个月血压控制不稳,最高达 180/100mmHg,且近半年记忆力明显减退,以"高血压,记忆力下降"收入院。患者近 1 个月血压波动在(150~180)/(60~100)mmHg,伴有头晕,无头痛。且近半年前发现记忆力明显减退,咨询过神经内科,考虑不除外老年痴呆。患者丧偶;高中文化程度;有医疗保险;与子女居住;月收入约 1 万元。

【采集健康史资料】

(一)既往史及手术史

高血压 2 级;2 型糖尿病 30 余年,目前血糖控制可;黄斑变性,目前左眼视力差;支气管扩张,目前无明显咳嗽、咳痰;20 年前发现前列腺增生,自诉无排尿困难。

(二)健康史

患者血压 160/65mmHg;体重 51.3kg,身高 170cm,BMI 18.5;偶发头晕;左眼视力减退;听力正常;佩戴义齿;进食以普食为主;服用药物 4 种。

(三)家庭及社会情况

患者居室为楼房,面积约 125m²,浴室有高 3cm 左右门槛,室内无地毯,无宠物,浴室内无防滑设施及安全扶手。家庭照护者为其儿子,57 岁,高中文化程度。

(四)健康评估结果

健康评估的结果详见表 14-6。

表 14-6 老年健康评估结果

项目	评估工具	分值	结果
认知功能评估	MMSE 量表	21 分	认知功能缺陷
日常生活能力评估	Barthel 指数	85 分	轻度依赖
跌倒风险	Morse 量表	50 分	跌倒高风险
衰弱评估	FRAIL 量表	1 分	衰弱前期
营养评估	MNA-SF	7 分	营养不良

【照护计划】

(一)有发生高血压危象及高血压脑病的风险

1. 问题依据　血压波动大,最高达 180/100mmHg。

2. 照护目标

(1)一周内预防和控制高血压危象及高血压脑病的发生。

(2)住院期间患者血压控制在目标范围内,遵医行为改善。

3. 干预措施

（1）血压在 160/90mmHg 以上,应卧床休息。

（2）血压持续升高,应注意观察有无剧烈头痛、恶心、呕吐、烦躁、视力减退、抽搐、昏迷等症状,及时与医生沟通,给予对症处理。

（3）指导患者遵医嘱应用降压药物,观察用药后的疗效和不良反应。告知患者常用降压药的服用方法、剂量、不良反应和注意事项,叮嘱患者要坚持服药。强调长期药物治疗的重要性,不能擅自停药。

（4）向患者介绍高血压疾病知识以及健康保健知识。鼓励患者参加轻松愉快的业余活动,保持乐观、平和的心态,避免情绪激动或过度紧张造成血压升高。

4. 效果评价

（1）患者未发生高血压危象及高血压脑病。

（2）患者能积极配合治疗,血压控制在目标范围内。

（二）认知功能缺陷

1. 问题依据 患者主诉记忆力下降,MMSE 量表评分为 21 分。

2. 照护目标 住院期间,患者学会认知功能训练方法。

3. 干预措施

（1）积极治疗高血压、糖尿病等基础疾病。

（2）康复治疗师指导患者进行认知功能训练:每日下午进行手部小关节游戏训练,每次 30min。

（3）护士督导家属每日探视时与患者共同回忆往事。

（4）每日查房期间与患者进行 5min 交谈,并在此过程中注意询问患者日期、地点及近期事件。

（5）鼓励并督促患者每日于楼道散步 500m。

（6）建立记忆档案,建议每半年进行 1 次认知评估,根据评估结果调整康复训练计划。

4. 效果评价

（1）住院期间患者认知功能评分维持在 21~22 分。

（2）患者积极配合并执行各项照护措施。

（三）跌倒风险

1. 问题依据 Morse 量表评分为 50 分,主诉偶有头晕,家中浴室有门槛。

2. 照护目标

（1）住院期间患者不发生跌倒。

（2）出院时,患者掌握预防跌倒的相关措施。

3. 干预措施

（1）指导患者减慢活动速度,教会患者正确更换体位的方法,变体位时尽量做到三个 1min。即醒后卧床 1min 再坐起,坐起 1min 后再站立,站立 1min 后再行走。

（2）指导患者进行下肢肌肉抗阻力运动练习,行抗阻运动操,每侧下肢每组 5 个,每日 2~3 组。

（3）按照医嘱每日补充维生素 D 800IU。

（4）指导患者家属及照护者进行居家环境改造,浴室门槛处粘贴荧光条,通过视觉提示提高患者对障碍物注意;浴室内铺置防滑垫,防滑垫需紧贴地面、无卷边;建议浴室内安装安全扶手。

4. 效果评价

（1）住院期间未发生跌倒事件。

（2）患者未能积极配合并执行预防跌倒的措施。

5. 动态照护过程　3d 后发现患者未能积极配合各项照护措施,分析原因为患者过高评估自身能力,未意识到自身具有跌倒风险,执行跌倒预防措施的依从性较差。针对此问题,为患者加做 5 次起立测试（结果 –21s）、全足站立测试（患者不能完成）、起立 – 步行测试（结果 –18s）,结果均不正常,提示患者平衡、步态、下肢肌力均存在问题,用客观数据说服患者,提高患者对自身能力的认识,从而提高患者依从性。同时,采用案例、同伴教育等方式使其认识到跌倒的不良后果。患者逐渐提高依从性,配合各项照护措施。

（四）营养不良

1. 问题依据　MNA–SF 评分为 7 分, BMI 18.5。

2. 照护目标

（1）患者及照护者掌握增加患者食欲的方法。

（2）维持 MNA–SF 得分。

3. 干预措施

（1）患者食欲下降与义齿磨合不良有关,联系口腔科予以调整。指导患者清洁义齿,保持口腔卫生。

（2）指导患者加用口服营养补充品,瑞代每日 500ml,观察患者对口服营养补充品的接受程度及是否出现胃肠道反应。

（3）对患者及家属进行营养教育,指导其居家减少低卡路里食物摄入,血糖控制良好情况下,可以加餐 1~2 次,增加营养摄入,食物宜多样化、易消化。

4. 效果评价

（1）患者及照护者掌握增加患者食欲的方法,义齿问题解决,患者食欲提高。

（2）患者住院期间 MNA–SF 得分在 7~9 分。

（五）衰弱

1. 问题依据　Frail 量表评分为 1 分。

2. 照护目标

（1）患者及照护者了解衰弱与疾病预后的关系。

（2）住院期间患者能够配合治疗改善衰弱症状。

3. 干预措施

（1）指导并督促患者每日进行运动锻炼,楼道内散步或打太极拳 20~30min。

（2）口服营养补充品,并增加蛋白质摄入。

（3）向患者介绍衰弱相关知识,使其了解衰弱是可逆转可预防的,消除心理顾虑。

（4）指导患者出院需继续进行户外活动,每日不少于 30min,纳入随访内容,定期随访并督促。

4. 效果评价

（1）患者及家属了解衰弱的防治策略。

（2）患者住院期间能够落实各项措施。

案 例 三

　　患者王某,男性,85 岁。因咳嗽,咳黄黏痰 20d 余,加重 2d,以"肺部感染"收入院。患者 20d 前受凉后出现咳嗽、咳黄黏痰,活动后伴有胸闷、喘息,门诊予比阿培南抗炎及化痰、平喘、利尿治疗,随后症状有所好转。但 10d 前,上述症状加重,近两日咳嗽、咳痰量较多,为进一步诊治收入院。患者离婚;大学文化程度;公费医疗;独居;月收入约 7 000 元。

【采集健康史资料】

（一）既往史及手术史

　　糖尿病、冠心病（冠状动脉支架术后 14 年）、房颤、高脂血症、胃溃疡、痛风、左肾结石、双肺多发结节、腰椎滑脱、脑供血不足。

（二）健康史

　　患者精神欠佳,体温正常,呼吸浅快,可闻及湿啰音,痰黄且黏稠,痰液黏稠度为Ⅱ度;心电图示房颤;体重 71kg,身高 170cm,BMI 25.0;步行需助步器辅助（四轮式助行器）;视力下降,佩戴眼镜不影响生活;听力正常;服用 10 种以上药物。

（三）家庭及社会情况

　　患者居室为楼房,面积约 70m^2,居室间有 2cm 门槛,室内无地毯,无宠物,浴室内无防滑设施。平日由 55 岁护理员照护,小学文化程度。患者平日沉默寡言,不主动与人说话,家人每 1~2 个月看望患者一次。

（四）健康评估结果

　　健康评估结果详见表 14-7。

表 14-7　老年健康评估结果

项目	评估工具	分值	结果
日常生活能力评估	Barthel 指数	60 分	中度依赖
跌倒风险	Morse 量表	55 分	跌倒高风险
抑郁	GDS-15 量表	9 分	抑郁状态
家庭与社会评估	APGAR 量表	6 分	功能不全
社会支持系统	SSRS 量表	25 分	一般
痰液黏稠度		Ⅱ级	痰液较为黏稠

（五）多学科团队讨论

　　明确主要的健康问题和照护目标,制订合理、可行、个性化的照护方案。目前患者的主要健康问题:肺部感染、家庭社会支持缺乏、抑郁状态、跌倒高风险。针对这些问题制订个体化的照护计划。

【照护计划】

（一）肺部感染

1. **问题依据**　影像学检查、血常规结果、临床表现。

2. 照护目标

（1）患者肺部感染痊愈。

（2）患者学会有效咳嗽方法。

（3）患者出院前能够知晓肺部感染的诱因及预防方法等。

3. 干预措施

（1）遵医嘱正确使用抗生素、化痰药及平喘药物并观察用药后作用及不良反应。

（2）遵医嘱给予雾化吸入，正确指导患者雾化吸入的方法。雾化吸入治疗后协助患者拍背排痰，按时正确留取痰标本。

（3）观察痰液的颜色、形状和量，每班评估痰液的黏稠度。

（4）指导患者持续吸氧 2L/min，观察患者有无憋喘及发绀等。

（5）指导患者有效咳嗽方法，患者取坐位，身体稍向前倾，三次腹式呼吸，深吸气末屏气 3~5s，进行 2~3 次短暂有力的咳嗽，同时收紧腹肌。

（6）患者出院前 3d 开始循序渐进向其介绍肺部感染的病因、诱发因素及预防策略。结合视频、宣传彩页及讲授方法对患者进行相关知识的健康教育。

4. 效果评价

（1）患者肺部感染未完全治愈。

（2）患者没有掌握有效咳嗽的方法。

5. 动态照护过程

入院第 3d，痰培养结果回报鳞状上皮细胞 >10 个 / 低倍视野，提示痰标本不合格。同时患者咳痰无力，痰液引流不畅。再次指导患者有效咳嗽，指导照护者每 1~2h 帮助患者拍背，拍背需在进餐前、餐后 1h 后进行。

入院 12d 后患者肺部感染基本吸收，指导患者进行肺康复和运动训练。每日活动至少 20min，可采用散步或八段锦的形式。同时指导患者进行缩唇呼吸及腹式呼吸，增加肺内气体排出，减少肺残余量，每日 3 次，每次 10min，借助呼吸训练器，以提高训练效果。并指导患者肺康复至少持续 6 周才可达到较为理想的效果，将肺康复执行情况纳入随访内容。

（二）跌倒风险

1. 问题依据　Morse 量表评分为 55 分，家中居室间有 2cm 门槛，患者日常使用四轮式助行器。

2. 照护目标

（1）患者能够正确使用助行器。

（2）住院期间患者不发生跌倒。

3. 干预措施

（1）指导患者正确使用四轮式助行器，患者的四轮式助行器不带有下压刹车功能，作为支撑有跌倒的风险，故患者在使用此种助行器时需有照护者陪伴，且建议老年人改用框架式助行器，稳定性更加可靠。患者更换为框架式助行器后，使用方法掌握不当，不能协调控制助行器与步态的，采用示范、图例、讲解的方法帮助患者掌握框架式助行器的应用要点，包括借助助行器起身、坐下及移步。

（2）根据药师及多学科医生的建议减少药物应用，并对患者进行服用药物的宣教。

（3）在康复治疗师的指导下，护士督促患者进行下肢肌肉抗阻力运动练习，坐位或卧位时,进行主动和被动的抗阻运动动作,双下肢每组 5 个,每日 2~3 组。

(4)出院时,就居室间有 2cm 门槛,浴室内无防滑设施与患者及照护者协商,建议门槛改造成坡型,便于患者使用框架式助行器行走,浴室安装安全扶手。并利用宣传彩页及视频方式告之跌倒后急救相关措施。

4. 效果评价

(1)患者能够正确使用助行器。

(2)住院期间患者未发生跌倒。

(三)抑郁状态

1. 问题依据 GDS-15 量表评分为 9 分,家庭与社会评估(APGAR)评分为 6 分,社会支持系统(SSRS)评分为 25 分。

2. 照护目标 住院期间患者能够主动表达内心感受。

3. 干预措施

(1)评估患者抑郁状态的严重程度及产生抑郁状态的危险因素。

(2)精神科医生建议目前不服用抗精神药物,需与患者积极沟通。

(3)做各项护理活动时,引导患者表达内心所想,耐心倾听患者的内心感受。

(4)患者自评社会支持系统及家庭支持评分较低,建议亲属每周 3~4 次看望老年人。

4. 效果评价

(1)患者可逐步与家属沟通内心想法,并宣泄不满情绪。

(2)住院期间亲属做到每周看望老年人 2~3 次。

(四)出院准备服务

1. 根据患者的喜好培养兴趣爱好。

2. 跌倒高风险的环境进行改造,建议购买洗澡凳。

3. 根据康复师的指导每天进行康复活动锻炼。

4. 指导患者家属及陪护关注患者的睡眠和情绪,定期随访评估,必要时按医嘱用药。

5. 对接社区居家护士的信息。

6. 出院评估 出院评估结果详见表 14-8。

表 14-8 出院评估结果

评估项目	入院时各量表评估结果	出院前各量表评估结果
日常生活能力评估(Barthel 指数)	60 分	70 分
跌倒风险(Morse 量表)	55 分	45 分
抑郁(GDS-15)	9 分	6 分

讨论总结:个案管理的照护模式,能一站式解决病人的多个系统疾病问题,发现潜在的问题,疾病治疗同时,兼顾心理、营养、躯体运动功能,打破了以往认为病人只是单一疾病或多种疾病共同体,把病人作为身心整体进行治疗。老年病的治疗不应该只是药物的治疗,我们更应该关心老年人的功能状态、心理健康、社会环境状况。诊治的目标是最大限度地保护老年人的功能状态,提高老年人的生活质量,延长他们的生存时间。

案 例 四

患者男,84岁,因"胸闷、气急10余年,双下肢水肿1个月余以"心律失常、持续房颤"收住入院。入院时神志清,精神可,呼吸平稳,食欲下降,睡眠欠佳,大便正常,夜尿3~4次。双下肢轻度水肿,晨轻暮重。患者已婚;高中文化程度;公费医疗;与配偶及子女居住;月收入1万以上。

【采集健康史资料】

（一）既往史及手术史

帕金森病、腔隙性脑梗死、前列腺增生、骨质疏松、高血压病3级。

（二）健康史

生命体征平稳,心律绝对不齐,第一心音强弱不等,各瓣膜听诊区未闻及病理性杂音。双肺呼吸音清,未闻及干、湿啰音,颅神经检查阴性,双上肢肌力V级,双下肢肌力V⁻级,肌张力呈齿轮样升高,腱反射++,深浅感觉基本正常,双侧巴氏征阴性,双足背动脉搏动可及,双下肢轻度凹陷性水肿,体重76kg,身高170cm,BMI 26.3;视力下降,佩戴眼镜不影响生活;听力正常。

（三）家庭及社会情况

居住环境:住女儿家,居室为楼房,跃层,三楼无电梯,面积约180cm²,社会功能:无宗教信仰,无特别兴趣爱好。近半年搬女儿家后很少出去活动。子女孝顺,家庭和睦。

（四）入院健康评估结果

入院健康评估结果详见表14-9。

表14-9 老年健康评估结果

项目	评估工具	分值	结果
认知功能评估	MMSE量表	22分	认知功能缺陷
日常生活能力评估	Barthel指数	70分	轻度依赖
跌倒风险	Morse量表	65分	跌倒高风险
平衡+步态	Tinetti-POMA	16分	跌倒高风险
衰弱评估	FRAIL量表	3分	衰弱期
尿失禁情况	（ICI-Q-SF）	13分	重度

（五）多学科团队讨论

明确主要的健康问题和照护目标,制订合理、可行、个性化的照护方案。目前患者的主要健康问题:认知功能下降、尿失禁、衰弱、跌倒高风险。针对这些问题制订个体化的照护计划。

【照护计划】

（一）认知功能缺陷

1. 问题依据 患者主诉记忆力下降,MMSE量表评分为22分。

287

2. 照护目标

（1）住院期间,患者积极参与改善认知功能训练方法。

（2）家属能正确应对认知功能下降患者的各种改变。

3. 干预措施

（1）康复锻炼,每天床边有康复师进行益智游戏的康复锻炼。每周三次参加康复中心的团队活动。

（2）在康复师的指导下做平衡操,运动疗法。

（3）每天科里报纸送给患者阅读。

（4）指导家属对患者进行怀旧治疗。多陪伴,多关心患者。

（5）最大限度地发挥其功能,根据患者的喜好设计康复锻炼（下棋）。

4. 效果评价

（1）1个月后患者认知功能评分24分。

（2）患者积极配合并执行各项照护措施。

（二）尿失禁的照护

1. 问题依据　ICI-Q-SF评分为13分,患者不愿外出,影响其日常生活,有自卑感。

2. 照护目标

（1）夜尿次数减少,尿失禁减轻。

（2）能消除思想顾虑,情绪乐观。

3. 干预措施

（1）监测残余尿,有陪护记录排尿日记,出入量监测,专科会诊进行药物调整。

（2）限制睡前液体的摄入。

（3）行为干预及盆底肌训练。

（4）多学科会诊根据医嘱用药,观察药物作用、副作用。

（三）衰弱

1. 问题依据　患者疲乏,室内休息为主,FARIL量表评分为3分。

2. 照护目标

（1）预防衰弱引发多种不良健康事件。

（2）尽可能地改善衰弱级别。

3. 干预措施

（1）注意观察疾病的早期变化如疲劳、失去平衡、ADL、营养摄入状况,有条件可以补充乳清蛋白。

（2）做好跌倒预防,减少不良事件发生,维持和提高老年病人的生活质量。

（3）优化运动方案:由康复科医生制订适合个案的抗阻与有氧耐力运动方案,使预防及治疗措施有效实施。

（四）跌倒高风险

1. 问题依据　Morse量表评分为50分,体位性低血压,反复跌倒史,平衡功能差,步态不稳。

2. 照护目标

（1）住院期间不发生跌倒。

（2）居家环境改善排除跌倒危险因素。

（3）学会康复平衡操并积极参与配合。

3. 干预措施

（1）指导患者减慢活动速度,教会患者正确更换体位的方法,变体位时尽量做到三个 1min。即醒后卧床 1min 再坐起,坐起 1min 后再站立,站立 1min 后再行走。

（2）每天在康复医生指导下练习平衡操。

（3）指导患者日常生活中防跌倒的各项措施。

（4）在药剂师的指导下调整药物,并观察药物的副作用。

（5）建议改变居住环境,女儿家住 3 楼,无电梯,跃层结构不适宜老年人居住,限制其活动范围,社会活动减少。

4. 效果评价

（1）住院期间未发生跌倒事件。

（2）患者能积极配合并执行预防跌倒的措施。

（3）出院时患者及家属接受建议,搬至患者自己家,一楼,请陪护照顾患者及老伴。

（五）出院评估

出院评估结果详见表 14-10。

表 14-10　出院评估结果

评估项目	入院时 各量表评估结果	出院前 各量表评估结果
4m 行走试验步速	0.247m/s	0.428m/s
平衡+步态（Tinetti-POMA）	16 分	19 分
尿失禁情况（ICI-Q-SF）	13 分	10 分
日常生活能力评估 Barthel 指数	70 分	80 分
认知功能（MMSE 量表）	22 分	27 分

（六）患者出院准备

1. 指导居家康复锻炼　如文体锻炼、平衡锻炼、认知康复锻炼。

2. 出院后居家环境是否符合患者的需求,防跌倒的各项措施能否落实。

3. 提供社区资源与资讯。

4. 一个月电话随访。

讨论总结:此个案是胸闷、双下肢水肿以心律失常收入院。只有通过全面的综合评估才发现不良的居家环境导致了患者在家反复跌倒,认知功能下降、尿失禁等问题严重影响了患者生活品质并导致情绪不良。只有通过个案管理的诊疗模式才能一站式的为患者提供帮助,解决问题。

（许　瑛　张　洁）

附录一 量 表

量表 1 预防老年人跌倒家居环境危险因素评估表

序号	评估内容	评估方法	选项（是；否；无此内容）	
			第一次	第二次
地面和通道				
1	地毯或地垫平坦,没有褶皱或边缘卷曲	观察		
2	过道上无杂物堆放	观察（室内过道无物品摆放,或摆放物品不影响通行）		
3	室内使用防滑地砖	观察		
4	未养猫或狗	询问（家庭内未养猫或狗等动物）		
客厅				
1	室内照明充足	测试、询问（以室内所有老年人根据能否看清物品的表述为主,有眼疾者例外）		
2	取物不需要使用梯子或凳子	询问（老年人近一年内未使用过梯子或凳子等高取物）		
3	沙发高度或软硬度适合起身	测试、询问（以室内所有老年人容易坐下和起身作参考）		
4	常用椅子有扶手	观察（观察老年人习惯用椅）		
卧室				
1	使用双控照明开关	观察		
2	躺在床上不用下地也能开关灯	观察		
3	床边没有杂物影响上下床	观察		
4	床头装有电话	观察（老年人躺在床上也能接打电话）		
厨房				
1	排风扇和窗户通风良好	观察、测试		
2	不用攀高或不改变体位可取到常用厨房用具	观察		
3	厨房内有电话	观察		

序号	评估内容	评估方法	选项（是；否；无此内容）	
			第一次	第二次
卫生间				
1	地面平整,排水通畅	观察、询问（地面排水通畅,不会存有积水）		
2	不设门槛,内外地面在同一水平	观察		
3	马桶旁有扶手	观察		
4	浴缸/淋浴房使用防滑垫	观察		
5	浴缸/淋浴房旁有扶手	观察		
6	洗澡用品可轻易取用	观察（不改变体位,直接取用）		

注:本表不适用于农村家居环境的评估

量表2　简易智力状态检查量表(MMSE)

项目		错误	正确
Ⅰ定向力（10分）	现在我要问您一些问题,多数都很简单,请您认真回答		
	今年是哪一年?	0	1
	现在是什么季节?	0	1
	现在是几月份?	0	1
	今天是几号?	0	1
	今天是星期几?	0	1
	咱们现在是在哪个省市?	0	1
	咱们现在是在哪个区县?	0	1
	咱们现在是在什么街道或乡?	0	1
	现在是在哪家医院?	0	1
	这里是第几层楼?	0	1
Ⅱ记忆力（3分）	现在我告诉您三种东西的名称,我说完后请您重复一遍(回答出的词语正确即可,顺序不要求)		
	皮球	0	1
	国旗	0	1
	树木	0	1

项目			错误	正确
Ⅲ注意力和计算力（5分）	现在请您算一算,从100中减去7,然后从所得的数算下去,请您将每减一个7后的答案告诉我,直到我说"停"为止(依次减5次,减对几次给几分,如果前面减错,不影响后面评分)			
	100–7		0	1
	–7		0	1
	–7		0	1
	–7		0	1
	–7		0	1
Ⅳ回忆能力（3分）	现在请您说出刚才我让您记住的是哪三种东西?			
	皮球		0	1
	国旗		0	1
	树木		0	1
Ⅴ语言能力（9分）	命名能力	（出示手表）请问这是什么?	0	1
		（出示钢笔）请问这是什么?	0	1
	复述能力	请您跟我说"四十四只石狮子"	0	1
	三步命令	我给您一张纸,请您按我说的去做,现在开始"右手拿着这张纸,用两只手把它对折起来,放在您的左腿上"		
		右手拿着纸	0	1
		用两只手将纸对折	0	1
		将纸放在左腿上	0	1
	阅读能力	请您念一念这句话,并按这句话的意思去做(如老人为文盲,该项评为0分)		
		"请闭上您的眼睛"	0	1
	书写能力	请您写一个完整的句子,句子要有主语、谓语,能表达一定的意思(如老人为文盲,该项评为0分)		
			0	1
	结构能力	请您照着这个样子把它画下来 （对:两个五边形的图案,交叉处有一个四边形）		
			0	1

量表 3　Barthel 指数评定量表

进食	指用合适的餐具将食物由容器送到口中,包括用筷子、勺子或叉子取食物,对碗或碟的把持,咀嚼,吞咽等过程	
	判断标准	①完全独立(10分):指的是在合理时间内能独立进食准备好的各种食物,不需要帮助。食物可由其他人做或端来。食物可做成细碎状或糊状。主要包括:老年人能把食物放到手能够到的地方,能吃到;约10s吃一口,在30min内完成吃饭;能穿脱辅助进食的工具、自助具等;进食过程中自己能收拾洒或漏出的食物。 ②需部分帮助(5分):进食过程无须他人帮助(持、取、进、嚼、吞),但切熟食、抹酱料、夹菜、盛饭等某个步骤需要一定帮助。主要包括:辅助工具、自助具的穿脱、就餐时碗或碟的挪动、开瓶盖等均需辅助;吃饭活动在诱导下完成;剩饭、洒饭在30%以上,且在他人监护下才能完成;不能收拾洒或漏出的食物;不能用勺,只能用手抓着吃。 ③需极大帮助(0分):主要包括老年人需要合适的座椅等支撑背部的东西,放置食物于伸手可及的桌子上时需极大帮助或完全依赖他人;吃饭在30min内不能完成且需要辅助;胃管进食或禁食的老年人
洗澡	准备好洗澡水,老年人独立完成洗澡(包括洗头)的过程,不包括更衣及移动等准备过程	
	判断标准	①独立完成(5分):在具备洗澡环境条件下盆浴或浴缸、淋浴、抹身、用桶或盆、冲凉椅或浴床,无指导能进出浴室并自理洗澡,完成洗澡过程(冲洗、擦、浴室内移动),不需要他人备水至床旁或协助某过程。 ②需他人帮助(0分):在洗澡过程中需要部分或完全辅助;需要照看或给予口头指令
修饰	包括洗脸、刷牙、梳头、刮脸等,指24~48h的情况。修饰场所、移动、剪指甲等评定时不考虑在内	
	判断标准	①独立完成(5分):在床边,洗漱盆旁边或洗手间内,能洗手、洗脸;能梳头发;能打开牙膏盖、涂上牙膏刷牙;能刮胡子(与剃须刀种类无关);能化妆。 ②需他人帮助(0分):以上情况均需要部分或完全辅助下完成
穿衣	包括穿/脱衣服、系扣、拉拉链、穿/脱鞋袜、系鞋带等。即使是穿脱被改造过的衣服,如在袜子或裤子上系有环或圈等,只要能完成就不影响得分	
	判断标准	①独立完成(10分):应能自行穿衣服、袜子,会系鞋带、能穿紧身衣及能穿脱支具,穿衣后将纽扣扣上或拉链拉上,穿鞋后把鞋带系好。 ②需部分帮助(5分):自己能完成一半以上穿脱衣服的行为,需要在他人诱导或照护下,帮助整理衣物、系扣子、拉拉链、系鞋带等;能在20min内穿换完毕。 ③需极大帮助或完全依赖他人(0分)
大便控制	指24~48h的情况	
	判断标准	①可控制大便(10分):造口老年人自行更换造口袋。 ②偶尔失控(5分):有时有便失禁(由于腹压失禁,去厕所途中失禁)或需他人提示;造口老年人部分依赖护士更换造口袋。 ③完全失控(0分):失禁或昏迷的老年人每个月中有超过一半的时间出现失禁。造口老年人完全依赖护士更换造口袋;老年人长期便秘,需要别人定时帮助如厕的情况应视作大便失禁
小便控制	指24~48h的情况	
	判断标准	①可控制小便(10分):无论白天还是晚上均无尿失禁。 ②偶尔失控(5分):<1次/24h,>1次/周,或需他人提示。 ③完全失控、导尿(0分)

续表

如厕	老年人因排泄能去到卫生间,并能完成便后擦净、整理衣裤、冲水、洗手等过程	
	判断标准	①独立完成(10分):能穿脱裤子;能使用手纸;能自行排便;能自行刺激排便;能自行便后处理。 ②需部分帮助(5分):需他人搀扶、需他人帮忙冲水或整理衣裤等。体力的支持如搀扶,帮助穿脱裤子、便后处理等;使用药物等刺激排便时需辅助;常常弄翻尿盆或便盆。 ③需极大帮助或完全依赖他人(0分):以上情况均需要全辅助
床椅移动	老年人从床上到座椅上的体位改变活动,包括仰卧、起立、移动、坐下全过程,其间距离在110cm以上	
	判断标准	①可独立完成(15分):可独立完成翻身、起坐、从床到轮椅及轮椅到床的移乘;能坐轮椅;行为无安全顾虑。 ②需部分帮助(10分):需1人搀扶或使用拐杖;上述动作小部分需帮助或使用拐杖,或少量帮助,有安全的顾虑。 ③需极大帮助(5分):需2人搀扶和帮助,较大程度上依赖他人;能翻身、起坐,但移乘需要辅助。 ④完全依赖他人(0分):翻身、起坐、移乘均不能完成,或需2人协助方可移动
平地行走	在院内、屋内或在病房及其周围活动,不包括走远路,可以借助辅助工具,可独立在平地上行走45m	
	判断标准	①可独立在平地上行走超过45m(15分):指的是在病房周围的平地行走行为,不包括走远路;可使用支具或拐杖等辅助器行走,并且能自行穿脱支具;行走时不需要他人的辅助或照护。 ②需部分帮助(10分):穿脱支具或步行需要他人辅助、照护或诱导;使用轮椅时,能够转换方向且能到床、桌子等处;只需1人帮助或进行语言指导。 ③需极大帮助(5分):行走时较大程度上依赖他人搀扶,或能使用步行器、驱动轮椅(包括电动轮椅)等少量辅助器自行在平地上移动45m以上。 ④完全依赖他人(0分):不能动(能驱动轮椅45m;使用电动轮椅但平衡不好,需要照护)
上下楼梯	老年人可步行且能连续上下10~15个台阶	
	判断标准	①独立完成(10分):老年人能连续上下楼梯15~20个台阶。 ②需部分帮助(5分):需扶楼梯、他人搀扶或使用拐杖等。 ③需极大帮助或完全依赖他人(0分)

量表4 Lawton-Brody 工具性日常生活活动功能评估量表

	项目	评分	得分
购物	独立完成所有购物需求	3	
	独立购买日常生活用品	2	
	每一次上街购物都需要人陪伴	1	
	完全不上街购物	0	

项目		评分	得分
做家务	能做比较繁重的家务（如搬动沙发、擦地板、擦窗户）	4	
	能做比较简单的家务，如洗碗、铺床、叠被子	3	
	能做家务，但不能达到可被接受的整洁程度	2	
	所有家务都需要别人协助	1	
	完全不能做家务	0	
理财	可独立处理财务	2	
	可以处理日常的购物，但需要别人协助处理与银行的往来事务	1	
	不能处理财务	0	
准备食物	能独立计划、烹煮和摆设一顿适当的饭菜	3	
	如果准备好一切的佐料，会做一顿适当的饭菜	2	
	会将已做好的饭菜加热	1	
	需要他人把饭菜做好、摆好	0	
外出乘车	能自己搭乘大众交通工具或自己开车、骑车	4	
	可搭计程车或大众交通工具	3	
	能自己搭计程车但不会搭乘大众交通工具	2	
	当有人陪伴可搭乘计程车或大众交通工具	1	
	完全不能出门	0	
使用电话	独立使用电话，含查电话簿、拨号等	3	
	仅可拨熟悉的电话号码	2	
	仅会接电话，不会拨电话	1	
	完全不会使用电话或不适用	0	
洗衣	自己清洗所有衣物	2	
	只清洗小件衣物	1	
	完全依赖他人洗衣服	0	
服药	能自己负责在正确时间用正确的药物	3	
	需提醒或少许协助	2	
	如果事先准备好服用的药物分量，可自行服用	1	
	不能自己服药	0	
总分		23	

量表 5 Tinetti 步态量表

开始状态：受试者和老年人站在一起，在大厅行走或穿过房间		
老年人需完成的任务	评分标准	得分
1. 起始步态 （指令后立刻开始）	0分 = 有些犹豫或多次尝试后开始 1分 = 毫不犹豫	
2. 步伐的长度	0分 = 右足迈出的距离没超过对侧站立的左足 1分 = 右足迈出的距离超过对侧站立的左足	
	0分 = 左足迈出的距离没超过对侧站立的右足 1分 = 左足迈出的距离超过对侧站立的右足	
3. 步伐的高度	0分 = 右足不能完全离开地板，抬脚的高度超过 1~2 英寸 1分 = 右足能完全离开地板，高度不超过 1~2 英寸	
	0分 = 左足不能完全离开地板，抬脚的高度超过 1~2 英寸 1分 = 左足能完全离开地板，高度不超过 1~2 英寸	
4. 步态均匀	0分 = 左右步幅不相等（估计） 1分 = 左右步幅几乎相等	
5. 步态的连续性	0分 = 迈步停顿或不连续 1分 = 迈步基本是连续的	
6. 路径（用宽度为 30cm 的地板砖进行估计，在老年人连续走 3m 以上后观察其走路径情况）	0分 = 明显偏离 1分 = 轻度或中度偏离或使用步行辅助器 2分 = 直线无须步行辅助器	
7. 躯干	0分 = 明显摇晃或使用步行辅助器 1分 = 不摇晃，但行走时膝盖或背部弯曲，或张开双臂 2分 = 不摇晃，不弯曲、不使用胳膊，不使用步行器	
8. 脚跟距离	0分 = 行走时双足跟几乎相碰 1分 = 双足跟分离	

量表 6 焦虑自评量表（SAS）

请根据您近一周的感觉来进行评分。

项目	没有 / 很少 时间有	有时有	大部分 时间有	绝大部分 时间有
1. 我觉得比平常容易紧张和着急（焦虑）	1	2	3	4
2. 我无缘无故地感到害怕（害怕）	1	2	3	4
3. 我容易心里烦乱或觉得惊恐（惊恐）	1	2	3	4
4. 我觉得我可能将要发疯（发疯感）	1	2	3	4
5. 我觉得一切都很好，也不会发生什么不幸（不幸预感）	1	2	3	4
6. 我手脚发抖打战（手足颤抖）	1	2	3	4

项目	没有/很少时间有	有时有	大部分时间有	绝大部分时间有
7. 我因为头痛,颈痛和背痛而苦恼(躯体疼痛)	1	2	3	4
8. 我感觉容易衰弱和疲乏(疲乏感)	1	2	3	4
9. 我觉得心平气和,并且容易安静坐着(静坐不能)	1	2	3	4
10. 我觉得心跳很快(心悸)	1	2	3	4
11. 我因为一阵阵头晕而苦恼(头昏)	1	2	3	4
12. 我有晕倒发作或觉得要晕倒似的(晕厥感)	1	2	3	4
13. 我呼气吸气都感到很容易(呼吸困难)	1	2	3	4
14. 我手脚麻木和刺痛(手足刺痛)	1	2	3	4
15. 我因为胃痛和消化不良而苦恼(胃痛或消化不良)	1	2	3	4
16. 我常常要小便(尿意频数)	1	2	3	4
17. 我的手常常是干燥温暖的(多汗)	1	2	3	4
18. 我脸红发热(面部潮红)	1	2	3	4
19. 我容易入睡并且一夜睡得很好(睡眠障碍)	1	2	3	4
20. 我做噩梦(噩梦)	1	2	3	4

量表7　状态-特质焦虑问卷(STAI)

指导语:下面列出的是一些人们常常用来描述他们自己的陈述,请阅读每一个陈述,然后选择适当的选项来表示你此时此刻最恰当的感觉。没有对或错的回答,不要对任何一个陈述花太多的时间去考虑,但所给的回答应该是你现在最恰当的感觉。

状态焦虑	完全没有	有些	中等程度	非常明显
1. 我感到心情平静	①	②	③	④
2. 我感到安全	①	②	③	④
3. 我是紧张的	①	②	③	④
4. 我感到紧张束缚	①	②	③	④
5. 我感到安逸	①	②	③	④
6. 我感到烦乱	①	②	③	④
7. 我现在正烦恼,感到这种烦恼超过了可能的不幸	①	②	③	④
8. 我感到满意	①	②	③	④
9. 我感到害怕	①	②	③	④
10. 我感到舒适	①	②	③	④
11. 我有自信心	①	②	③	④
12. 我觉得神经过敏	①	②	③	④

状态焦虑	完全没有	有些	中等程度	非常明显
13. 我极度紧张不安	①	②	③	④
14. 我优柔寡断	①	②	③	④
15. 我是轻松的	①	②	③	④
16. 我感到心满意足	①	②	③	④
17. 我是烦恼的	①	②	③	④
18. 我感到慌乱	①	②	③	④
19. 我感觉镇定	①	②	③	④
20. 我感到愉快	①	②	③	④
特质焦虑	几乎没有	有些	经常	几乎总是如此
21. 我感到愉快	①	②	③	④
22. 我感到神经过敏和不安	①	②	③	④
23. 我感到自我满足	①	②	③	④
24. 我希望能像别人那样高兴	①	②	③	④
25. 我感到我像衰竭一样	①	②	③	④
26. 我感到很宁静	①	②	③	④
27. 我是平静的、冷静的和泰然自若的	①	②	③	④
28. 我感到困难——堆集起来,因此无法克服	①	②	③	④
29. 我过分忧虑一些事,实际这些事无关紧要	①	②	③	④
30. 我是高兴的	①	②	③	④
31. 我的思想处于混乱状态	①	②	③	④
32. 我缺乏自信心	①	②	③	④
33. 我感到安全	①	②	③	④
34. 我容易做出决断	①	②	③	④
35. 我感到不合适	①	②	③	④
36. 我是满足的	①	②	③	④
37. 一些不重要的思想总缠绕着我,并打扰我	①	②	③	④
38. 我产生的沮丧是如此强烈,以致我不能从思想中排除它们	①	②	③	④
39. 我是一个镇定的人	①	②	③	④
40. 当我考虑我目前的事情和利益时,我就陷入紧张状态	①	②	③	④

量表8　老年抑郁量表（GDS）

选择最切合您一周来的感受的答案,在每题内的"是"或"否"下打"√"。

序号	选择最切合您最近一周来的感受的答案	是	否
1	你对生活基本上满意吗?	0	1
2	你是否已经放弃了许多活动和兴趣?	1	0
3	你是否觉得生活空虚?	1	0
4	你是否常感到厌倦?	1	0
5	你觉得未来有希望吗?	0	1
6	你是否因为脑子里有一些想法摆脱不掉而烦恼?	1	0
7	你是否大部分时间精力充沛?	0	1
8	你是否害怕会有不幸的事落到你头上?	1	0
9	你是否大部分时间感到幸福?	0	1
10	你是否常感到孤立无援?	1	0
11	你是否经常坐立不安,心烦意乱?	1	0
12	你是否希望待在家里而不愿意去做些新鲜事?	1	0
13	你是否常常担心将来?	1	0
14	你是否觉得记忆力比以前差?	1	0
15	你觉得现在生活很惬意?	0	1
16	你是否常感到心情沉重、郁闷?	1	0
17	你是否觉得像现在这样生活毫无意义?	1	0
18	你是否常为过去的事忧愁?	1	0
19	你觉得生活很令人兴奋吗?	0	1
20	你开始一件新的工作困难吗?	1	0
21	你觉得生活充满活力吗?	0	1
22	你是否觉得你的处境毫无希望?	1	0
23	你是否觉得大多数人比你强得多?	1	0
24	你是否常为些小事伤心?	1	0
25	你是否常觉得想哭?	1	0
26	你集中精力困难吗?	1	0
27	你早晨起得很快活吗?	0	1
28	你希望避开聚会吗?	1	0
29	你做决定很容易吗?	0	1
30	你的头脑像往常一样清晰吗?	0	1

量表9 社会支持评定量表(SSRS)

评估内容	评分细则	分值	得分
1. 您有多少关系密切,可以得到支持和帮助的朋友?(只选一项)	一个也没有	1	
	1~2个	2	
	3~5个	3	
	6个或6个以上	4	
2. 近一年来您(只选一项)	远离家人,且独居一室	1	
	住处经常变动,多数时间和陌生人住在一起	2	
	和同学、同事或朋友住在一起	3	
	和家人住在一起	4	
3. 您和邻居(只选一项)	相互之间从不关心,只是点头之交	1	
	遇到困难可能稍微关心	2	
	有些邻居很关心您	3	
	大多数邻居很关心您	4	
4. 您和同事(只选一项)	相互之间从不关心,只是点头之交	1	
	遇到困难可能稍微关心	2	
	有些同事很关心您	3	
	大多数同事很关心您	4	
5. 从家庭成员得到的支持和照顾(在合适的框内划"√")	A. 夫妻(恋人)	每项从无/极少/一般/全力支持分别计1~4分	
	B. 父母		
	C. 儿女		
	D. 兄弟姐妹		
	E. 其他成员(如嫂子)		
6. 过去,在您遇到急难情况时,曾经得到的经济支持和解决实际问题的帮助的来源	无任何来源	0	
	下列来源(可选多项):A. 配偶;B. 其他家人;C. 亲戚;D. 朋友;E. 同事;F. 工作单位;G. 党团工会等官方或半官方组织;H. 宗教、社会团体等非官方组织;I. 其他(请列出)	有几个来源就计几分	
7. 过去,在您遇到急难情况时,曾经得到的安慰和关心的来源	无任何来源	0	
	下列来源(可选多项):A. 配偶;B. 其他家人;C. 亲戚;D. 朋友;E. 同事;F. 工作单位;G. 党团工会等官方或半官方组织;H. 宗教、社会团体等非官方组织;I. 其他(请列出)	有几个来源就计几分	

续表

评估内容	评分细则	分值	得分
8. 您遇到烦恼时的倾诉方式（只选一项）	从不向任何人诉讼	1	
	只向关系极为密切的1~2个人诉讼	2	
	如果朋友主动询问您会说出来	3	
	主动诉讼自己的烦恼,以获得支持和理解	4	
9. 您遇到烦恼时的求助方式（只选一项）	只靠自己,不接受别人帮助	1	
	很少请求别人帮助	2	
	有时请求别人帮助	3	
	困难时经常向家人、亲友、组织求援	4	
10. 对于团体（如党团组织、宗教组织、工会、学生会等）组织活动,您（只选一项）	从不参加	1	
	偶尔参加	2	
	经常参加	3	
	主动参加并积极活动	4	
评定总分	评分结果	评估者签名	评估日期

量表计分方法:第1~4,8~10条:每条只选一项,选择1、2、3、4项分别计1分、2分、3分、4分,第5条分A、B、C、D四项计总分,每项从无到全力支持分别计1~4分,第6、7条如回答"无任何来源"则计0分,回答"下列来源"者,有几个来源就计几分。总分即十个条目计分之和,分数越高,社会支持度越高,一般认为总分小于20分,为获得社会支持较少,20~30分为具有一般社会支持度,30~40分为具有满意的社会支持度。

量表 10 社会关系评估量表（LSNS）

家庭网络
1. 一个月内你至少见到或听到多少你家的亲戚?　（　　）
　①0次　②1次　③2次　④3或4次　⑤5~8次　⑥9或更多次
2. 告诉我谁和你关系最亲近,以及一个月内你见到或听到他几次?　（　　）
　①0次　②1次　③2次　④3或4次　⑤5~8次　⑥9或更多次
3. 你感觉到亲近的人有多少次?　（　　）
　①0次　②1次　③2次　④3或4次　⑤5~8次　⑥9或更多次

朋友网络
4. 你有多少亲近的朋友?　（　　）
　①0个　②1个　③2个　④3或4个　⑤5~8个　⑥9或更多个
5. 一个月内,你见到或听说这些朋友多少次?　（　　）
　①0次　②1次　③2次　④3或4次　⑤5~8次　⑥9或更多次
6. 告诉我在这些朋友中,谁和你关系最亲近,以及1个月内你能见到或听到他几次?　（　　）
　①0次　②1次　③2次　④3或4次　⑤5~8次　⑥9或更多次

知己关系 7. 当你要做一个重要决定时,你会告诉其他人吗? 　①从不　　②很少　　③有时　　④经常　　　　⑤很多时候　　⑥总是 8. 当你知道其他人有重要的决定时,他们会告诉你吗? 　①从不　　②很少　　③有时　　④经常　　　　⑤很多时候　　⑥总是	(	)
	(	)
其他 9a. 每天有没有其他人依靠你做一些事? 如购物、做饭、修理、照顾孩子、打扫卫生等 　　没有 – 如果没有,继续 9b 题　有 – 如果有,9 题得分为 5 并且跳到 10 题 9b. 你是否帮助过其他人如购物、修理、照顾孩子等? 　　①从不　　②很少　　③有时　　④经常　　　⑤很多时候　　⑥总是	(	)
	(	)
生活安排 10. 你是独自还是跟其他人生活? 　　①独自生活　②跟其他无关系的人生活　③跟亲戚或朋友生活　④跟配偶生活	(	)

量表 11　老年人居住环境安全评估要素

处所	评估内容	评估要素
一般居室	光线	光线是否充足
	温度	是否适宜
	地面	是否平整、干燥、无障碍物
	地毯	是否平整、不滑动
	家具	放置是否稳定、固定有序、有无妨碍通道
	床	高度是否在老人膝下、与其小腿长度基本相同
	电线	安置如何,是否远离火源、热源
	取暖设备	设置是否妥当
	电话	紧急电话号码是否放在易见、易取的地方
厨房	地板	有无防滑措施
	燃气	"开""关"的按钮标志是否醒目
浴室	浴室门	门锁是否内外均可开
	地板	有无防滑措施
	便器	高低是否合适、有无扶手
	浴盆	高度是否合适、盆底是否有防滑胶垫
楼梯	光线	光线是否充足
	台阶	是否平整无破损、高度是否合适、台阶之间色彩差异是否明显
	扶手	有无扶手,扶手是否牢固

量表 12 APGAR 家庭功能评估量表

项目	经常	有时	很少	得分
1. 当我遇到困难时,可以从家人处得到满意的帮助	2	1	0	
2. 我很满意家人与我讨论各种事情以及分担问题的方式	2	1	0	
3. 当我喜欢从事新的活动或发展时,家人能接受并给予帮助	2	1	0	
4. 我很满意家人对我的情绪(喜、怒、哀、乐)表示关心和爱护的方式	2	1	0	
5. 我很满意家人与我共度时光的方式	2	1	0	

量表 13 家庭环境量表(中文版)

1. 家庭成员彼此之间总是互相给予最大的帮助和支持。	是	否
2. 家庭成员总是把自己的感情藏在心里不向其他家庭成员透露。	是	否
3. 家中经常吵架。	是	否
4. ★在家中我们很少自己单独活动。	是	否
5. 家庭成员无论做什么事都是尽力而为的。	是	否
6. 我们家经常谈论政治和社会问题。	是	否
7. 大多数周末和晚上家庭成员都是在家中度过,而不外出参加社交或娱乐活动。	是	否
8. 我们都认为不管有多大的困难,子女应该首先满足老人的各种需求。	是	否
9. 家中较大的活动都是经过仔细安排的。	是	否
10. ★家里人很少强求其他家庭成员遵守家规。	是	否
11. 在家里我们感到很无聊。	是	否
12. 在家里我们想说什么就可以说什么。	是	否
13. ★家庭成员彼此之间很少公开发怒。	是	否
14. 我们都非常鼓励家里人具有独立精神。	是	否
15. 为了有好的前途,家庭成员都花了几乎所有的精力。	是	否
16. ★我们很少外出听讲座、看戏或去博物馆以及看展览。	是	否
17. 家庭成员常外出到朋友家去玩并在一起吃饭。	是	否
18. 家庭成员都认为做事应顺应社会风气。	是	否
19. 一般来说,我们大家都注意把家收拾得井井有条。	是	否

续表

20. ★家中很少有固定的生活规律和家规。	是	否
21. 家庭成员愿意花很大的精力做家里的事。	是	否
22. 在家中诉苦很容易使家人厌烦。	是	否
23. 有时家庭成员发怒时摔东西。	是	否
24. 家庭成员都独立思考问题。	是	否
25. 家庭成员都认为使生活水平提高比其他任何事情都重要。	是	否
26. 我们都认为学会新的知识比其他任何事都重要。	是	否
27. ★家中没人参加各种体育活动。	是	否
28. 家庭成员在生活上经常帮助周围的老年人和残疾人。	是	否
29. 在我们家,当需要用某些东西时却常常找不到。	是	否
30. 在我们家吃饭和睡觉的时间都是一成不变的。	是	否
31. 在我们家,有一种和谐一致的气氛。	是	否
32. 家中每个人都可以诉说自己的困难和烦恼。	是	否
33. ★家庭成员之间极少发脾气。	是	否
34. 我们家的每个人出入是完全自由的。	是	否
35. 我们都相信在任何情况下竞争是好事。	是	否
36. ★我们对文化活动不那么感兴趣。	是	否
37. 我们常看电影或体育比赛,外出郊游等。	是	否
38. 我们认为行贿受贿是一种可以接受的现象。	是	否
39. 在我们家很重视做事要准时。	是	否
40. 我们家做任何事都有固定的方式。	是	否
41. ★家里有事时,很少有人自愿去做。	是	否
42. 家庭成员经常公开地表达相互之间的感情。	是	否
43. 家庭成员之间常互相责备和批评。	是	否
44. ★家庭成员做事时很少考虑家里其他人的意见。	是	否
45. 我们总是不断反省自己,强迫自己尽力把事情做得一次比一次好。	是	否
46. ★我们很少讨论有关科技知识方面的问题。	是	否
47. 我们家每个人都对1~2项娱乐活动特别感兴趣。	是	否
48. 我们认为无论怎么样,晚辈都应该接受长辈的劝导。	是	否
49. 我们家的人常常改变他们的计划。	是	否
50. 我们家非常强调要遵守固定的生活规律和家规。	是	否

51. 家庭成员都总是衷心地互相支持。		是	否
52. 如果在家里说出对家事的不满,会有人觉得不舒服。		是	否
53. 家庭成员有时互相打架。		是	否
54. 家庭成员都依赖家人的帮助去解决他们遇到的困难。		是	否
55. ★家庭成员不太关心职务升级、学习成绩等问题。		是	否
56. 家中有人玩乐器。		是	否
57. ★家庭成员除工作学习外,不常进行娱乐活动。		是	否
58. 家庭成员都自愿去做公共环境卫生。		是	否
59. 家庭成员认真地保持自己房间的整洁。		是	否
60. 家庭成员夜间可以随意外出,不必事先与家人商量。		是	否
61. ★我们家的集体精神很少。		是	否
62. 我们家可以公开地谈论家里的经济问题。		是	否
63. 家庭成员的意见产生分歧时,我们一直都回避它以保持和气。		是	否
64. 家庭成员希望家里人独立解决问题。		是	否
65. ★我们家的人对获得成就并不那么积极。		是	否
66. 家庭成员常去图书馆。		是	否
67. 家庭成员有时按个人爱好或兴趣参加娱乐性学习。		是	否
68. 家庭成员都认为要死守道德教条去办事。		是	否
69. 在我们家,每个人的分工是明确的。		是	否
70. ★在我们家,没有严格的规则来约束我们。		是	否
71. 家庭成员彼此之间都一直合得来。		是	否
72. 家庭成员之间讲话时都很注意避免伤害对方的感情。		是	否
73. 家庭成员常彼此想胜过对方。		是	否
74. 如果家庭成员经常独自活动,会伤害家里其他人的感情。		是	否
75. 先工作后享受是我们家的老习惯。		是	否
76. 在我们家看电视比读书更重要。		是	否
77. 家庭成员常在业余时间参加家庭以外的社交活动。		是	否
78. 我们认为无论怎么样,离婚是不道德的。		是	否
79. ★我们家花钱没有计划。		是	否
80. 我们家的生活规律或家规是不能改变的。		是	否
81. 家庭的每个成员都一直得到充分的关心。		是	否

82. 我们家经常自发地谈论家人很敏感的问题。	是	否
83. 家人有矛盾时,有时会大声争吵。	是	否
84. 在我们家确实鼓励成员都自由活动。	是	否
85. 家庭成员常常与别人比较,看谁的工作学习好。	是	否
86. 家庭成员很喜欢音乐、艺术和文学。	是	否
87. 我们娱乐活动的主要方式是看电视、听广播而不是外出活动。	是	否
88. 我们认为提高家里的生活水平比严守道德标准还要重要。	是	否
89. 我们家饭后必须立即有人去洗碗。	是	否
90. 在家里违反家规者会受到严厉的批评。	是	否

注:带有"★"表示此句有否定的含义,回答时请正确地、详细地理解每句的内容,然后再作回答

量表 14 Fried 衰弱评估方法

序号	检测项目	男性	女性
1	体重下降	过去 1 年中,意外出现体重下降 >4.5kg 或 >5% 体重	
2	行走时间(4.57m)	身高≤ 173cm;≥ 7s 身高 >173cm;≥ 6s	身高≤ 159cm;≥ 7s 身高 >159cm;≥ 6s
3	握力(kg)	BMI≤ 24.0kg/m² ≤ 29 BMI 24.1~26.0kg/m² ≤ 30 BMI 26.1~28.0kg/m² ≤ 30 BMI>28.0kg/m² ≤ 32	BMI≤ 23.0kg/m² ≤ 17 BMI 23.1~26.0kg/m² ≤ 17.3 BMI 26.1~29.0kg/m² ≤ 18 BMI>29.0kg/m² ≤ 21
4	体力活动(MLTA)	<383kcal/ 周(约散步 2.5h)	<270kcal/ 周(约散步 2h)
5	疲乏	CES-D 的任一问题得分 2~3 分 过去 1 周内以下现象发生了几天? (1)我感觉做每一件事都需要经过努力 (2)我不能向前行走 0 分:<1d, 1 分:1~2d, 2 分:3~4d, 3 分:>4d	

注:MLTA,明达休闲时间活动问卷;CES-D,流行病学调查用抑郁自评量表

量表 15 衰弱量表(FRAIL)

序号	条目	询问方式
1	疲乏	过去 4 周大部分时间或所有时间感到疲乏
2	阻力增加 / 耐力减退	在不用任何辅助工具及不用他人帮助的情况下,中途不休息爬 1 层楼梯有困难
3	自由活动下降	在不用任何辅助工具及不用他人帮助的情况下,走完 1 个街区(100m)较困难

序号	条目	询问方式
4	疾病情况	医生曾告诉你存在 5 种以上如下疾病：高血压、糖尿病、急性心脏疾病发作、卒中、恶性肿瘤（微小皮癌除外）、充血性心力衰竭、哮喘、关节炎、慢性肺部、肾脏疾病、心绞痛等
5	体重下降	1 年或更短时间内出现体重下降≥5%

标准：具备≥3 条可诊断为衰弱综合征；<3 条为衰弱前期；0 条为无衰弱健康老人

量表 16 意识模糊评估法（CAM）

特征	表现
急性发病和病情波动性变化	与患者基础水平相比，是否有证据表明存在精神状态的急性变化
	在 1d 中，患者的（异常）行为是否存在波动性（症状时有时无或时轻时重）
注意力不集中	患者注意力是否难以集中，如注意力容易被分散或不能跟上正在谈论的话题
思维混乱	患者的思维是否混乱或者不连贯，如谈话主题分散或与谈话内容无关思维不清晰或不合逻辑，或毫无征兆地从一个话题突然转到另一个话题
意识水平的改变	患者当前的意识水平是否存在异常，如过度警觉（对环境刺激过度敏感、易惊吓）、嗜睡（瞌睡、易叫醒）或昏迷（不易叫醒）

量表 17 Morse 跌倒风险评估量表

项目	评价标准		得分
1. 跌倒史	近 3 个月内无跌倒史	0	
	近 3 个月内有跌倒史	25	
2. 超过 1 个医学诊断	没有	0	
	有	15	
3. 行走辅助	不需要 / 完全卧床 / 有专人扶持	0	
	拐杖 / 手杖 / 助行器	15	
	依扶家具行走	30	
4. 静脉输液 / 置管 / 使用特殊药物	没有	0	
	有	20	
5. 步态	正常 / 卧床休息 / 轮椅代步	0	
	虚弱乏力	10	
	平衡失调 / 不平衡	20	
6. 认知状态	了解自己能力，量力而行	0	
	高估自己能力 / 忘记自己受限制 / 意识障碍 / 躁动不安 / 沟通障碍 / 睡眠障碍	15	

量表 18 托马斯跌倒风险评估表

序号	项目	得分	
1	最近 1 年内或住院中发生过跌倒	否 =1	是 =2
2	意识欠清、无定向感、躁动不安（任一项）	否 =1	是 =2
3	主观视觉不佳,影响日常生活能力	否 =1	是 =2
4	需上厕所（如尿频、腹泻）	否 =1	是 =2
5	活动无耐力,只能短暂站立,需协助或使用辅助器才可下床	否 =1	是 =2

量表 19 老年人跌倒风险评估表

1. 运动	权重	得分	6. 睡眠情况	权重	得分
步态异常 / 假肢	3		多醒	1	
行走需要辅助设施	3		失眠	1	
行走需要旁人帮助	3		夜游症	1	
2. 跌倒史			7. 用药史		
有跌倒史	2		新药	1	
因跌倒住院	3		心血管药物	1	
3. 精神不稳定状态			降压药	1	
谵妄	3		镇静催眠药	1	
痴呆	3		戒断治疗	1	
兴奋 / 行为异常	2		糖尿病用药	1	
意识恍惚	3		抗癫痫药	1	
4. 自控能力			麻醉药	1	
大便 / 小便失禁	1		其他	1	
频率增加	1		8. 相关病史		
保留导尿	1		精神科疾病	1	
5. 感觉障碍			骨质疏松症	1	
视觉受损	1		骨折史	1	
听觉受损	1		低血压	1	
感觉性失语	1		药物 / 乙醇戒断	1	
其他情况	1		缺氧症	1	
			年龄 80 岁及以上	3	

量表 20 Norton 压疮评估量表

条目	1分	2分	3分	4分
一般身体状况	病情严重	病情不稳	病情稳定、营养中等	病情稳定、营养良好
神志	完全无反应	偶尔定向障碍	运动减少、呼叫有应	定向力好
活动度	不能下床	能坐	行走协助	自如、无需辅助
移动度	无法改变	协助活动	稍需扶助	自行走动
失禁	二便均失禁	3~6次/d	1~2次/d	二便自控

量表 21 Braden 压疮评估量表

项目	1分	2分	3分	4分
感觉	完全受损	非常受损	轻微受损	无受损
湿度	持续潮湿	经常潮湿	偶尔潮湿	很少潮湿
活动	卧床	坐位	偶尔行走	经常行走
移动	完全不自主	非常受限	轻微受限	不受限
营养	非常缺乏	可能缺乏	充足	营养丰富
摩擦力和剪切力	有问题	潜在的问题	无明显问题	

量表 22 Waterlow 压疮评估量表

评估内容		分值
体质指数（BMI）	一般（BMI：20~24.9）	0
	高于一般（BMI：25~29.9）	1
	肥胖（BMI≥30）	2
	低于一般（BMI：<20）	3
皮肤类型	健康	0
	薄如纸	1
	干燥	1

评估内容			分值
皮肤类型	水肿		1
	潮湿		1
	1 期颜色异常		2
	2~4 期破溃		3
性别	男性		1
	女性		2
年龄	14~49 岁		1
	50~64 岁		2
	65~74 岁		3
	75~80 岁		4
	≥81 岁		5
营养状况评估工具营养评分:如果 >2,参考营养评估或干预措施	A- 近期体重下降	是到 B;否到 C;不确定或 =2 分并到 C	
	B- 体重下降评分	0.5~5kg	1
		5~10kg	2
		10~15kg	3
		>15kg	4
		不确定	2
	C- 进食少或食欲差	否	0
		是	1
		不确定	2
失禁	完全控制 / 导尿		0
	小便失禁		1
	大便失禁		2
	大小便失禁		3
运动能力	完全		0
	烦躁不安		1
	淡漠		2

评估内容		分值
运动能力	受限	3
	卧床	4
	轮椅	5
组织营养状况	恶病质	8
	多器官衰竭	8
	单器官衰竭(呼吸、肾脏、心脏)	5
	外周血管病	5
	贫血(HB<80g/L)	2
	吸烟	1
神经系统缺陷	糖尿病	4~6
	运动/感觉异常	4~6
	截瘫	4~6
大手术/创伤	骨/脊椎手术	5
	手术时间>2h	5
	手术时间>6h	8
药物	细胞毒性药	≤4
	长期大剂量服用类固醇	≤4
	抗生素	≤4

体质指数(BMI)=体重(kg)/身高(m)^2

量表 23　洼田饮水试验

分级	评定标准
Ⅰ级	坐位,5s 之内能不呛地一次饮下 3ml 温水
Ⅱ级	能不呛地饮下
Ⅲ级	能一次咽下,但有呛咳
Ⅳ级	分两次以上咽下,有呛咳
Ⅴ级	屡屡呛咳,难以全部咽下

量表 24 医疗床旁吞咽评估量表

姓名:	日期:	记录号:	医师:

项目	评分标准	得分
意识水平	清醒 =1,嗜睡但能唤醒 =2, 有反应但无睁眼和言语 =3,对疼痛有反应 =4	
头与躯干的控制	正常坐稳 =1,不能坐稳 =2,只能控制头部 =3,头部也不能控制 =4	
呼吸模式	正常 =1,异常 =2	
唇的闭合	正常 =1,异常 =2	
软腭运动	对称 =1,不对称 =2,减弱或缺损 =3	
喉功能 [aah/ee]	正常 =1,减弱 =2,缺乏 =3	
咽反射	存在 =1,缺乏 =2	
自主咳嗽	正常 =1,减弱 =2,缺乏 =3	
第 1 阶段:给予 1 汤匙水(5ml)3 次		
水流出	无或 1 次 =1,>1 次 =2	
有无效喉运动	有 =1,无 =2	
重复吞咽	无或 1 次 =1,>1 次 =2	
吞咽时咳嗽	无或 1 次 =1,>1 次 =2	
吞咽时喘鸣	无 =1,有 =2	
吞咽后喉的功能	正常 =1,减弱或声音嘶哑 =2,不能发音 =3	
第 2 阶段:如果第 1 阶段正常(重复 3 次,2 次以上正常)那么给予吞咽 60ml 烧杯中的水		
能否完成	能 =1,不能 =2	
饮完需要的时间(s)		
吞咽中或完毕后咳嗽	无 =1,有 =2	
吞咽时或完毕后喘鸣	无 =1,有 =2	
吞咽后喉的功能	正常 =1,减弱或声音嘶哑 =2,不能发音 =3	
误吸是否纯在	无 =1,可能 =2,有 =3	

解释:如果老年人不能正常吞咽 5ml 的水,即尝试 3 次中多于一次出现咳嗽或者气哽,或者出现吞咽后声音嘶哑(即喉功能减弱),则不再继续第 2 阶段。不能进入第 2 阶段,或在第 2 阶段中出现咳嗽或气哽,或出现吞咽后声音嘶哑,就认为是不安全吞咽。

量表25 营养风险筛查2002（NRS2002）

1. 患者资料

姓名		住院号	
性别		病区	
年龄		床号	
身高（m）		体重（kg）	
体重指数（BMI）		蛋白质（g/L）	
临床诊断			

2. 疾病状态

疾病状态	分数	若"是"请打钩
● 骨盆骨折或者慢性病患者合并有以下疾病：肝硬化、慢性阻塞性肺病、长期血液透析、糖尿病、肿瘤	1	
● 腹部重大手术、脑卒中、重症肺炎、血液系统肿瘤	2	
● 颅脑损伤、骨髓抑制、重症病患（APACHE>10分）	3	
合计		

3. 营养状态

营养状况指标（单选）	分数	若"是"请打钩
● 正常营养状态	0	
● 3个月内体重减轻 >5% 或最近1个星期进食量（与需要量相比）减少 25%~50%	1	
● 2个月内体重减轻 >5% 或 BMI18.5~20.5 或最近1个星期进食量（与需要量相比）减少 50%~75%	2	
● 1个月内体重减轻 >5%（或3个月内减轻 >15%）或 BMI<18.5（或血清白蛋白 <35g/L）或最近1个星期进食量（与需要量相比）减少 75%~100%	3	
合计		

4. 年龄

年龄≥70岁加算1分	1	

5. 营养风险筛查评估结果

营养风险筛查总分	

处理：总分≥3：患者有营养不良的风险，需营养支持治疗；总分 <3：若患者将接受重大手术，则每周重新评估其营养状况

量表26　微营养评定法(MNA)

序号	筛查项目	评分方法	得分
1	在过去的3个月由于食欲下降、消化系统问题、咀嚼或吞咽困难,使食物摄入减少吗?	0= 严重的食物摄入减少 1= 中度的食物摄入减少 2= 食物摄入无改变	
2	在最近的3个月中有体重减轻	0= 体重减轻 >3kg 1= 不知道 2= 体重减轻 1~3kg 3= 无体重减轻	
3	移动	0= 只能在床或椅子上活动 1= 能离开床或椅子,但不能外出 2= 可以外出	
4	在过去的3个月中,遭受心理压力或急性疾病	0= 有 1= 无	
5	神经心理问题	0= 严重的精神失常或抑郁 1= 中等程度的精神失常 2= 无神经心理问题	
6	体重指数(BMI)(kg/m^2)	0=BMI<19 1=19 ≤ BMI<21 2=21 ≤ BMI<23 3=BMI ≥ 23	
	筛查分数(各分项总分:14分) ≥12分,正常 – 无危险,不需要完成评估 ≤11分,可能有营养不良,继续进行评估		
7	生活独立(不住在护理院或医院)	0= 否　　1= 是	
8	每日服用3种以上的处方药	0= 是　　1= 否	
9	压力性损伤或皮肤溃疡	0= 有　　1= 否	
10	患者每日进几餐(指一日三餐)	0=1 餐　　1=2 餐　　2=3 餐	
11	选择摄入蛋白质的消耗量: 每日至少进食(牛奶、酸奶)中的一种(是,否) 每周进食两种以上的豆类或蛋类(是,否) 每日进食肉、鱼或禽类(是,否)	0.0= 选择 0 或 1 个是 0.5= 选择 2 个是 1.0= 选择 3 个是	
12	每日食用2种以上的水果或蔬菜	0= 否　　1= 是	
13	每日进食液体情况(水、果汁、咖啡、茶、奶等)	0.0= 至少 3 杯 0.5=3~5 杯 1.0= 超过 5 杯	
14	进食的方式	0= 必须在帮助下进食 1= 独自进食但有些困难 2= 独自进食无任何问题	
15	对自己营养状况的认识	0= 认为自己有营养不良 1= 对自己的营养状况不确定 2= 认为自己没有营养问题	
16	患者认为与其他的同龄人相比自己的健康状况如何?	0.0= 不好　　0.5= 不知道 1.0= 一样好　　2.0= 更好	

序号	筛查项目	评分方法	得分
17	上臂围 MAC（cm）	0.0=MAC<21 0.5=21≤MAC<22 1.0=MAC≥22	
18	小腿围 CC（cm）	0=CC<31　　1=CC≥31	

量表 27　微营养评定法简表（MNA-SF）

序号	项目	评分方法	得分
1	在过去的 3 个月是否由于消化、吞咽、咀嚼、食饮下降等原因导致进食减少	0= 严重的食物摄入减少 1= 中度的食物摄入减少 2= 食物摄入无改变	
2	在过去的 3 个月有无体重减轻	0= 体重减轻 >3kg 1= 不知道 2= 体重减轻 1~3kg 3= 无体重减轻	
3	移动	0= 只能卧床或坐轮椅 1= 能离开床或椅子,但不能外出 2= 可户外活动	
4	在过去的 3 个月是否存在精神压力或疾病疾病	0= 是 1= 否	
5	神经精神问题	0= 严重老年性痴呆或抑郁 1= 轻度 2= 无	
6	体重指数（BMI）（kg/m^2）	0=BMI<19 1=19≤BMI<21 2=21≤BMI<23 3=BMI≥23	

注:对于第 6 个问题,如果无法获得 BMI,可用小腿肌围（calf circumference, CF）代替:0 分≤31cm,1 分≥31cm

量表 28　晚期老年痴呆症疼痛评估量表（C-PAINAD）

项目	0	1	2
呼吸	正常	偶尔呼吸困难 / 短时期的换气过度	呼吸困难兼发出吵闹声响 / 长时期的换气过度 /Cheyne–Strokes 呼吸
负面声音表达	没有	偶尔呻吟 / 低沉的声音,带有负面的语气	重复性的叫嚷 / 大声呻吟 / 哭泣
面部表情	微笑,或无表情	难过 / 恐惧 / 皱眉头	愁眉苦脸
身体语言	轻松	绷紧 / 紧张步伐 /坐立不安	僵硬 / 紧握拳头 / 膝盖提起 / 拉扯或推开 / 推撞
可安抚程度	无须安抚	通过分散注意力或触摸、安慰,可安抚患者	通过分散注意力或触摸、安慰,也不可安抚患者

量表 29 蒙特利尔认知评估(MoCA)

视空间与执行功能						得分
戊 甲 5 结束 乙 2 1 开始 丁 4 丙 3 [　]		复制立方体 [　]	画钟表(11点过10分)(3分) 轮廓[　] 指针[　] 数字[　]			__/5

命名						
[　]	[　]			[　]		__/3

记忆	读出下列词语,然后由患者重复上述过程 重复2次,5min后回忆		面孔	天鹅绒	教堂	菊花	红色	不计分
		第一次						
		第二次						

注意	读出下列数字,请患者重复(每秒1个)	顺背[　] 21854	__/2
		倒背[　] 742	

读出下列数字,每当数字出现1时,患者敲1下桌面,错误数大于或等于2不给分 [　]52139411806215194511141905112	__/1

100连续减7 　[　]93 [　]86 [　]79 [　]72 [　]65 4~5个正确得3分,2~3个正确得2分,1个正确得1分,0个正确得0分	__/3

语言	重复:	"我只知道今天张亮是帮过忙的人"[　] "当狗在房间里的时候,猫总是藏在沙发下"[　]	__/2
	流畅性:	在1min内尽可能多地说出动物的名字[　]＿＿＿＿＿＿(N≥11名称)	__/1

抽象	词语相似性:香蕉－橘子＝水果 　[　]火车－自行车 　[　]手表－尺子	__/2

延迟回忆	没有提示	面孔 [　]	天鹅绒 [　]	教堂 [　]	菊花 [　]	红色 [　]	只在没有提示的情况下给分	__/5
选项	类别提示:							
	多选提示:							

定向	[　]星期 　[　]月份 　[　]年 　[　]日 　[　]地点 　[　]城市	__/6

正常≥26/30	总分 教育年限≤12年加1分	__/30

量表 30　阿森斯失眠量表

对于以下列出的问题,如果在最近一个月内,每周至少发生 3 次,就请您在相应的项目上打"√"。

序号	项目	选项		评分	得分
1	入睡时间 (关灯后到睡着的时间)	a:没问题		0	
		b:轻微延迟		1	
		c:显著延迟		2	
		d:延迟严重或没有睡觉		3	
2	夜间苏醒	a:没问题		0	
		b:轻微影响		1	
		c:显著影响		2	
		d:严重影响或没有睡觉		3	
3	比期望的时间早醒	a:没问题		0	
		b:轻微提早		1	
		c:显著提早		2	
		d:严重提早或没有睡觉		3	
4	总睡眠时间	a:足够		0	
		b:轻微不足		1	
		c:显著不足		2	
		d:严重不足或没有睡觉		3	
5	总睡眠质量 (无论睡多长)	a:满意		0	
		b:轻微不满		1	
		c:显著不满		2	
		d:严重不满或没有睡觉		3	
6	白天情绪	a:正常		0	
		b:轻微低落		1	
		c:显著低落		2	
		d:严重低落		3	
7	白天身体功能 (体力或精神:如记忆力、 认知力和注意力等)	a:足够		0	
		b:轻微影响		1	
		c:显著影响		2	
		d:严重影响		3	
8	白天思睡	a:无思睡		0	
		b:轻微思睡		1	
		c:显著思睡		2	
		d:严重思睡		3	

量表 31　匹斯堡睡眠质量指数量表

1. 近 1 个月,晚上上床睡觉通常＿＿＿＿＿＿＿点钟
2. 近 1 个月,从上床到入睡通常需要＿＿＿＿＿＿＿min
3. 近 1 个月,通常早上＿＿＿＿＿＿＿点起床
4. 近 1 个月,每夜通常实际睡眠＿＿＿＿＿＿＿h(不等于卧床时间)

对下列问题请选择 1 个最适合您的答案:

5. 近 1 个月,因下列情况影响睡眠而烦恼:

a. 入睡困难(30min 内不能入睡)　(1)无　(2)<1 次 / 周　(3)1~2 次 / 周　(4)≥3 次 / 周
b. 夜间易醒或早醒　(1)无　(2)<1 次 / 周　(3)1~2 次 / 周　(4)≥3 次 / 周
c. 夜间去厕所　(1)无　(2)<1 次 / 周　(3)1~2 次 / 周　(4)≥3 次 / 周
d. 呼吸不畅　(1)无　(2)<1 次 / 周　(3)1~2 次 / 周　(4)≥3 次 / 周
e. 咳嗽或鼾声高　(1)无　(2)<1 次 / 周　(3)1~2 次 / 周　(4)≥3 次 / 周
f. 感觉冷　(1)无　(2)<1 次 / 周　(3)1~2 次 / 周　(4)≥3 次 / 周
g. 感觉热　(1)无　(2)<1 次 / 周　(3)1~2 次 / 周　(4)≥3 次 / 周
h. 做噩梦　(1)无　(2)<1 次 / 周　(3)1~2 次 / 周　(4)≥3 次 / 周
i. 疼痛不适　(1)无　(2)<1 次 / 周　(3)1~2 次 / 周　(4)≥3 次 / 周
j. 其他影响睡眠的事情　(1)无　(2)<1 次 / 周　(3)1~2 次 / 周　(4)≥3 次 / 周

如有下列问题,请说明:

6. 近 1 个月,总的来说,您认为自己的睡眠质量
(1)很好　(2)较好　(3)较差　(4)很差

7. 近 1 个月,您用药物催眠的情况
(1)无　(2)<1 次 / 周　(3)1~2 次 / 周　(4)≥3 次 / 周

8. 近 1 个月,您常感到困倦,难以保持清醒状态吗?
(1)无　(2)<1 次 / 周　(3)1~2 次 / 周　(4)≥3 次 / 周

9. 近 1 个月,您做事情的精力不足吗?
(1)没有　(2)偶尔有　(3)有时有　(4)经常有

10. 近一个月有无下列情况　(请询问同寝室的人)
a. 高声打鼾　(1)无　(2)<1 次 / 周　(3)1~2 次 / 周　(4)≥3 次 / 周
b. 睡眠中较长时间的呼吸暂停　(1)无　(2)<1 次 / 周　(3)1~2 次 / 周　(4)≥3 次 / 周
c. 睡眠中腿部抽动或痉挛　(1)无　(2)<1 次 / 周　(3)1~2 次 / 周　(4)≥3 次 / 周
d. 睡眠中出现不能辨认方向或意识模糊的情况
(1)无　(2)<1 次 / 周　(3)1~2 次 / 周　(4)≥3 次 / 周
e. 睡眠中存在其他影响睡眠的特殊情况
(1)无　(2)<1 次 / 周　(3)1~2 次 / 周　(4)≥3 次 / 周

量表 32 国际尿失禁咨询委员会尿失禁问卷表简表（ICI-Q-SF）

序号	评估内容	评分细则	得分
1	您溢尿的次数？	0 分 = 从来不溢尿 1 分 =1 星期大约溢尿≤1 次 2 分 =1 星期溢尿 2~3 次 3 分 = 大约溢尿 1 次 /d 4 分 = 溢尿数次 /d 5 分 = 始终溢尿	
2	在通常情况下，您的溢尿量是多少（不管您是否使用了防护用品）？	0 分 = 不溢尿 2 分 = 少量溢尿 4 分 = 中等量溢尿 6 分 = 大量溢尿	
3	总体上看，溢尿对您日常生活影响程度如何？	请在 0（表示没有影响）~10（表示有很大影响）之间选择某个数字 没有影响 0 1 2 3 4 5 6 7 8 9 10 有很大影响	
4	什么时候发生溢尿？（请在与您情况相符合的空格打√） 1. 从不溢尿□　　　　　　　　2. 在睡着时溢尿□ 3. 在活动或体育运动时溢尿□　4. 在无明显理由的情况下溢尿□ 5. 未到厕所就会有尿液漏出□　6. 在咳嗽或打喷嚏时溢尿□ 7. 在小便完和穿好衣服时溢尿□　8. 在所有时间内溢尿□		第 项

量表 33 疼痛评级指数（PRI）

疼痛的性质	疼痛的程度			
A 感觉项	无	轻	中	重
跳痛	0	1	2	3
刺痛	0	1	2	3
刀割痛	0	1	2	3
锐痛	0	1	2	3
痉挛牵扯痛	0	1	2	3
绞痛	0	1	2	3
热灼痛	0	1	2	3
持续固定痛	0	1	2	3
胀痛	0	1	2	3
触痛撕裂痛	0	1	2	3

续表

疼痛的性质	疼痛的程度			
B 情感项	无	轻	中	重
软弱无力	0	1	2	3
厌烦	0	1	2	3
害怕	0	1	2	3
受罪、惩罚感	0	1	2	3
感觉项总分		情感项总分		

量表 34 现时疼痛强度(PPI)评分法

0—— 无痛	1—— 轻度痛	2—— 中度痛	3—— 重度痛	4—— 剧烈痛	5——难以 忍受的痛

量表 35 导管脱出风险评估表

评估内容		分值	得分	得分
管道类型	①动脉导管 ②气管切开导管 ③气管插管 ④"T"形引流管 ⑤脑室引流管	3		
	①中心静脉导管 ②PICC管 ③胸腔引流管 ④腹腔引流管 ⑤盆腔引流管 ⑥造瘘管 ⑦透析管路 ⑧创伤引流管	2		
	①胃管 ②导尿管 ③外周静脉导管 ④特殊氧气管	1		
年龄	14岁以下,70岁以上	2		
意识	烦躁/谵妄	3		
	嗜睡/意识模糊	2		
	昏迷/使用镇静剂	1		
精神状态	精神行为异常/抑郁状态	3		
	认知障碍	2		
病史	自杀史/拔管史	3		
导管固定方式	胶布	3		
	固定器	2		
	缝合	1		

续表

评估内容		分值	得分	得分
活动	绝对卧床 / 定时翻身	1		
	使用助行器 / 行动不稳	2		
	完全自主活动	1		
	有约束指征无约束	2		
疼痛 / 不适	疼痛 / 有不适,可忍受	1		
	疼痛 / 有不适,不能耐受	2		
合作性	差,不配合	3		
	间断配合	1		
评定总分				
评定结果				
评估日期				
评估者签名				

说明:管道类型中多管道的可累计积分,其余项目不累计积分。

评分标准:轻度危险:≤8 分

中度危险:9~12 分

高度危险:≥13 分

附录二　老年护理综合评估表

一、ORAS 量表

老年人综合健康功能评估表

编号＿＿＿＿＿＿＿＿＿　　　　被调查人（受访者）姓名＿＿＿＿＿＿＿＿

家庭地址＿＿＿＿区（县）＿＿＿＿街道（乡、镇）＿＿＿＿里委（村）＿＿＿小组
＿＿＿＿弄（新村）＿＿＿号＿＿＿室　　电话（传呼）：＿＿＿＿＿

调查日期＿＿＿＿年＿＿＿＿月＿＿＿＿日

调查开始时间＿＿＿＿时＿＿＿＿分

调查地点　1□住宅　2□养老院　3□其他

提供情况者姓名＿＿＿＿

提供情况者性别　1□男　2□女

提供情况者与被调查人（受访者）关系

1□家庭成员　2□保姆　3□亲戚　4□朋友、邻居　5□其他＿＿＿＿

调查员姓名＿＿＿＿

调 查 内 容

1. 被调查者性别　1□男　2□女

2. 被调查人籍贯＿＿＿＿省＿＿＿＿市＿＿＿＿县
   1□本市市区　2□本市郊区　3□外省（市）

3. 被调查人年龄＿＿＿＿岁　出生年月＿＿＿＿年＿＿＿＿月＿＿＿＿日

4. 文化程度
   1□文盲　2□扫盲班　3□初小　4□高小　5□初中　6□高中专
   7□大专　8□本科　9□研究生

5. 您是否吸烟　1不吸　2偶吸　3常吸（a.b.c）　4戒烟（d.e）
   a. 主要吸烟类型
   1□1~2元/包　2□3~5元/包　3□6~10元/包　4□>10元/包
   b. 吸烟量
   1□1~2支/d　2□3~5支/d　3□5~10支/d　4□>10支/d　5□＿＿＿＿支~/d
   c. 开始吸烟年龄＿＿＿＿岁
   d. 戒烟年龄＿＿＿＿岁
   e. 戒烟原因
   1□健康方面　2□经济方面　3□家人劝阻　4□其他

6. 您是否饮酒　1□不饮　2□偶饮　3□常饮（a,b,c）　4□戒酒

a. 主要饮酒类型

1□啤酒　2□黄酒　3□葡萄酒　4□白酒　5□混合酒

b. 饮酒量

1□1~2次/周　2□3~5次/周　3□6次以上/周,每次_____两

c. 开始饮酒年龄_____岁

d. 戒酒年龄_____岁

e. 戒酒原因

1□健康方面　2□经济方面　3□家人劝阻　4□其他

7. 您是否饮茶　1□不饮　2□偶饮　3□常饮(a,b,c)

　　a. 主要饮茶类型　1□红茶　2□绿茶　3□其他

　　b. 饮茶量　1□1杯/d　2□2杯/d　3□3杯以上/d

　　c. 开始饮茶年龄_____岁

8. 职业史及接触有害因素

起止年月	工作单位	工种	接触有害因素种类	接触时间

9. 您的住宅附近有影响身体健康的因素吗?

　　1□有(a)　　2□无　　3□不知道

　　a. 是什么有害因素(详细写明)

_____

身体健康状况

10. 您患病时一般去哪里诊治

　　1□从来不患病　2□村卫生室、医务室　3□乡医院、街道医院

　　4□区县医院　5□老年医院　6□市级医院　7□私人诊所

　　8□省级医院　9□大型综合性医院　10□社区卫生服务中心(站)

11. 除住院外,过去六个月中,您共看过几次医师?_____次(精神科除外)

12. 在过去六个月中,有多少天您感觉到不太舒服以至于无法继续平常的活动

　　如外出工作或整理家务?

　　0□没有　　　1□<1星期　　2□1星期至1个月

　　3□1~3个月　4□4~6个月　5□其他_____

13. 在过去六个月中,有多少天您曾因身体健康问题而住院?_____d

14. 过去六个月,有多少天您曾因身体健康问题住进老年医院或养老院?_____d

15. 您是否觉得除了看门诊外需要其他医疗照护或治疗?　1□是　0□否

16. 过去一个月中,您是否曾服用过下列任何药物? (请按下列选项填入 "是" 或 "否" 并于□打 "√")

药物	是	否
1. 关节炎药		
2. 止痛药(上述者除外)		
3. 高血压药		
4. 利尿剂		
5. 强心剂(洋地黄)		
6. 硝酸甘油(心绞痛药片或贴药)		
7. 抗凝血剂		
8. 促进循环药物		
9. 胰岛素注射		
10. 糖尿病用药丸		
11. 溃疡用处方药		
12. 癫痫药		
13. 甲状腺药丸		
14. 类固醇类		
15. 抗生素(消炎药)		
16. 镇静剂或精神药物		
17. 安眠药(一星期一次或更多)		
18. 男、女性荷尔蒙		

共_____种

17. 除上述药物外,您过去半个月中是否服用其他药物? (如果有,请列举)

_____

_____

18. 目前您是否罹患下列疾病(请逐项询问,如回答 "是",它对您的活动影响有多大?)

疾病	1是	0否	1没有影响	2一些影响	3影响很大
1. 关节炎或风湿					
2. 青光眼					
3. 气喘					

续表

疾病	1 是	0 否	1 没有影响	2 一些影响	3 影响很大
4. 肺气肿或慢性支气管炎					
5. 结核病					
6. 高血压					
7. 心脏疾病					
8. 末梢神经循环障碍（手脚发麻或冰冷）					
9. 糖尿病					
10. 消化系统溃疡					
11. 其他胃部或肠部疾病或胆囊问题					
12. 肝病					
13. 肾病					
14. 其他泌尿道疾病（包括前列腺毛病）					
15. 癌症					
16. 白血病					
17. 贫血					
18. 脑卒中					
19. 帕金森病					
20. 瘤痛					
21. 脑性麻痹					
22. 肌肉萎缩症					
23. 小儿麻痹症					
24. 甲状腺或其他腺体疾病					
25. 皮肤疾患（如疮,脚溃疡、严重烧伤）					
26. 语言障碍					

共_____种　　　　　　　影响总分共_____分

19. 您有没有任何生理失能情形,如全身或部分瘫痪、肢体残缺,无功能或骨折?

0 □没有　1 □全身瘫痪　2 □部分瘫痪　3 □肢体残缺或无功能　4 □骨折

20. 您的视力如何（戴眼镜或角膜接触镜）?

1 □很好　2 □好　3 □普通　4 □不好　5 □全盲

21. 您的听力如何（未戴助听器）?

1 □很好　2 □好　3 □普通　4 □不好　5 □全聋

22. 目前您是否有任何其他生理问题或疾患严重地影响到您的健康（如果"是"，请明述）

1 □是　0 □否

支持性装置、义肢和义齿

23. 在您日常生活的全部或大部分时间中，您是否使用下列支持性装置？

支持性装置	1是	2否
拐杖（包括三点着地式）		
助行器		
轮椅		
腿支架		
背支架		
义肢		
助听器		
人工肛门		
导尿管		
可携带式腹膜透析（CAPD）		
其他如义齿（请明述）		

共＿＿＿＿＿种

24. 您是否需要任何您现在没有的辅助器（支持性装置、义肢和义齿）？

1 □是（续答 a）　0 □否

a. 您需要什么辅助器（请明述）

＿＿

25. 您是否定期地参与任何一项剧烈运动如徒步旅行、慢跑、打球、骑单车或游泳？

1 □是（续答 a）　0 □否

a. 何种运动：

＿＿

26. 您认为目前您整体的健康状况如何？

3 □很好　2 □好　1 □普通　0 □不好

27. 您认为目前您的健康情形与五年前相比如何？

2 □好　1 □差不多　0 □不好

28. 您的健康问题，对于您去做您想做的事，影响有多大？

2 □没有影响　1 □有一些影响　0 □影响很大

日常活动能力

现在我想请问您一些有关日常活动的问题,这些事情都是日常生活中所需要做的。我想知道您是否能在没有任何帮助下完成它,或者您需要一些帮助方可完成,抑或您无法完成它们。

工具性日常活动能力(Instrumental,ADL)

29. 您能自行使用电话吗?

    2 □不需任何帮助,包括查号码和拨号

    1 □需一些帮助(包括接电话,但拨号、查号时需要帮助)

    0 □完全无法使用电话

30. 步行无法达到之处,您是否能自行前往?

    2 □不需任何帮助(自行骑脚踏车、搭公共汽车或出租车)

    1 □需一些帮助(需有人帮助或同行)

    0 □除非有特殊的安排比如救护车等,否则无法前往

31. 您能自行上街购物、买衣服吗? (假设有交通工具)

    2 □不需任何帮助(假设有交通工具的话,您能自行购置所有您需要的物品)

    1 □需一些帮助(在所有的购物场合,您均需有人随行)

    0 □无法上街购物

32. 当您一个人必须准备三餐时,您能自行准备吗?

    2 □不需任何帮助(自行开菜单、准备材料并烹煮食物)

    1 □需一些帮助(可自行准备材料但无法自行烹煮食物)

    0 □无法自行准备

33. 您能自行处理家务吗?

    2 □不需任何帮助(能清洁地板等)

    1 □需一些帮助(能处理一些较不费力的家务,但繁重者则需要协助)

    0 □完全无法处理任何家务

34. 您能自行服药吗?

    2 □不需任何帮助(在正确时间内服用正确剂量)

    1 □需一些帮助(如果有人准备或有人提醒,则可自行服药)

    0 □无法自行服药

35. 您能自行处理金钱吗?

    2 □不需任何帮助(付现金、记账、开支票等)

    1 □需一些帮助(能管理每日开销,但需有人保管存折以及代缴各类账款)

    0 □无法处理自己的金钱

日常活动能力(ADL)

36. 您能自行用餐吗?

    2 □不需任何帮助(能完全自行用餐,且于合理时间内完成)

    1 □需一些帮助(需有人帮忙切碎、盛饭等)

    0 □无法自行用餐(需由他人喂食或灌食)

37. 您能自行穿衣、穿鞋吗?

2□不需任何帮助（能自己拿衣物,穿上、脱下它）

1□需一些帮助（如扣扣子、绑鞋带、取衣物）

0□完全无法自行穿衣穿鞋

38. 您能自行整理自己的仪容吗？ 如：梳头、刮胡须

2□不需任何帮助

1□需一些帮助（如容易刮伤、抬手有困难、看不清楚等情形）

0□无法走动

39. 您能自行走动吗?

2□不需任何帮助（但可使用拐杖）

1□需有人从旁协助或使用助行器,腋下拐等,或可自行使用轮椅

0□无法走动

40. 您能自行上、下床吗?

2□不需任何帮助

1□需一些帮助（需他人协助或借助辅助器,如：需搀扶、脚凳、拐杖、助行器等）

0□完全依赖他人方可上、下床（包括卧床病人）

41. 您能自行沐浴或淋浴吗?

2□不需任何帮助

1□需一些帮助（需人帮忙,如擦背或其他部位,拧毛巾、打水、或需仰赖扶手,方可进出浴盆）

0□无法自行洗澡

42. 您是否会来不及上厕所?

2□否

1□是（续答a）

0□有导尿管或人工肛门

a. 您来不及上厕所的频率有多高？ （不论白天或晚上）

1□每星期1~2次　0□每星期3次以上

43. 有没有人协助您上街购物、做家务、洗澡、穿衣、四处走走?

1□有（续答a,b）　0□没有

a. 谁是主要协助者？　　　关系：＿＿＿＿＿＿＿＿＿＿＿＿

b. 除上述外,还有谁？　　关系：＿＿＿＿＿＿＿＿＿＿＿＿

精神健康状况

接下来,我要问一些有关您生活满意度问题

44. 您经常感到忧虑吗?

0□经常　1□偶尔　2□几乎不曾

45. 一般而言,您觉得生活是有趣的、一成不变的、或是无聊的?

1□有趣的　2□一成不变的　3□无聊的　4□无所谓

46. 整体而言,您会如何形容目前生活的满意度?

2□良好　1□普通　0□不佳

47. 请您依目前情形,回答下列问题"是"或"否"。这些问题没有所谓的对与错,只有最合适您的答案,也许会有问题不适合您,但也请您依据您最近的情况,回答"是"或"否"。

问题	是	否
(1)清晨起床时,您大多很快地醒来并已获充分休息?		
(2)您的日常生活是否充满有趣的事?		
(3)您是否曾经非常想离开家?		
(4)是否没有了解您?		
(5)您是否有几天、几周或几个月不处理自己任何事,因为您提不起劲处理?		
(6)您的睡眠是否断断续续,受到打扰?		
(7)您大部分的时间快乐吗?		
(8)您是否觉得有人要陷害您?		
(9)您是否有时觉得自己没用?		
(10)过去几年,您是否大部分时候觉得蛮好的?		
(11)您是否一直觉得很虚弱?		
(12)您有头痛的烦恼吗?		
(13)您走路保持平衡有困难吗?		
(14)您是否有心悸与呼吸急促的困难?		
(15)即使是与旁人在一起,大部分时间仍觉孤独?		

回答与答案相同题数:_____

48. 您觉得您目前的精神或情绪健康状态如何?
　　3 □很好　2 □好　1 □普通　0 □不好
49. 目前的精神或情绪健康状态与五年前相比如何?
　　2 □较好　1 □相同　0 □较差

服务之利用

50. 现在我想要问您一些问题,有关于您目前正接受或已经接受的帮助,或是您觉得您所需要的帮助。我们不仅想知道有关您从机构所得到的帮助,同时也想了解您从家人或朋友那儿所得到的帮助。

交　　通

(1)当您要去逛街购物,访朋友或看医师时,是谁提供您交通工具?

项目	是	否
自己		
家人		
朋友、邻居		
利用公共交通工具（公共汽车、出租车、火车等）		
公家机构（请详细说明）		
其他（请详细说明）		

a. 您平均一星期外出几次？

0□无　1□<1次　2□1~3次　3□≥4次

b. 您是否觉得在交通方面需要更多的帮助，以利于赴约、访友及外出办事情？

1□是　0□否

社会服务 / 娱乐活动

（2）在过去六个月当中（从____月开始），您是否曾经参加过任何老年大学课程，有计划且组织的社会或娱乐活动，或是任何的团体活动呢？（与工作相关的课程除外）

1□是（续答a,b与c）　0□否（跳答c）

a. 您一星期大约参加几次这类活动？

1□≤1次　2□2~3次　3□≥4次

b. 您目前是否仍然参加这类活动或团体？

1□是　0□否

c. 您是否觉得目前需要参加任何的活动或课程？

1□是　0□否

心理健康服务

（4）在过去六个月当中，（从____月开始），您是否曾经因为个人或家庭的问题，或因为紧张或情绪上的问题而接受治疗或咨询？

1□是（续答a,b,c与d）　0□否（跳答d）

a. 在过去六个月当中，您是否曾经因紧张或情绪上的问题而住院？

1□是　0□否

b. 在过去六个月当中，为了上述问题，您曾经与医师、精神科医师或咨询人员面谈过几次？（不包括住院期间的面谈）

0□无，只在住院时接受治疗

1□<4次（仅是偶尔或是为了评估时才会谈）

2□4~12次

3□≥13次

c. 您目前是否仍然接受这类帮助？

1□是　0□否

d. 您是否觉得因个人或家庭的问题，或是因紧张情绪上的问题而需要治疗或咨询？

1□是　0□否

个人照护服务

（6）在过去六个月当中，是否曾经有人提供您个人的照护，例如帮您洗澡或穿衣、喂您吃饭、或协助您上洗手间（不包括在医院内所接受的个人照护）

1□是（续答 a，b，c 与 d）　0□（跳答 d）

a. 有谁曾经提供您个人照护服务？

项目	是	否
家人		
朋友／邻居		
受雇者		

b. 此人平均每天花多少时间提供您个人照护服务？

1□少于 30min　2□ 30min~1h　3□ >1.5h

c. 您目前是否仍然接受个人照护服务？

1□是　0□否

d. 您是否觉得需要接受个人照护服务？

1□是　0□否

护理性照护

（7）在过去六个月中，您是否曾经受过护理性照护，换句话说是否曾经有护理人员或其他人在医师的指示下提供治疗或给药？

1□是（续答 a，b，c，d 与 e）　0□否（跳答 e）

a. 有谁曾经提供护理性照护？

项目	是	否
家人		
朋友／邻居		
受雇者或社区护士		

b. 您平均每天得到几小时的护理性照护？

0□仅是偶尔地照护（并非每天）

1□仅是给予口服药物　2□ <30min

3□ 30min~1h　4□ >1h

c. 在过去六个月中，您曾经接受多久的护理性照护？

1□ <1 个月　2□ 1~2 个月　3□≥ 3 个月

d. 您目前是否仍然接受护理性照护？

1□是　0□否

e. 您是否觉得需要接受护理性照护?

1□是　0□否

持续性监护

(9)在过去六个月中,是否曾经需要全天候(24h)照顾您?

1□是(续答a,b与c)　0□否(跳答c)

a. 有谁曾经提供您持续性监护?

项目	是	否
家人		
朋友/邻居		
受雇者		

b. 目前是否仍然有人提供持续性监护?

1□是　0□否

c. 您认为是否需要有人提供持续性监护?

1□是　0□否

家 访 服 务

(10)(假如受访者仍继续接受持续性监护,则只问c)

(凡是居住在机构或与家人同住需要家访服务者,视为在正在接受家访服务)

在过去六个月当中,是否有人定期地(一星期至少五次)打电话或是亲自探访您,以确定您平安无事?

1□是(续答a,b与c)　0□否(跳答c)

a. 有谁提供您家访服务?

项目	是	否
家人		
朋友/邻居		
受雇者或社区医务人员		

b. 目前是否仍然有人提供您家访服务?

1□是　0□否

c. 您是否觉得需要有人提供您家访服务?

[假如受访者觉得他需要接受持续性监护时(即3,c答"是"时)则此题请选"否"]

1□是　0□否

老年人家庭病床方面

(11)您是否需要给您设置家庭病床?

1□需要a　2□不需要b

a. 您认为老年人家庭病床的费用每月多少钱较合适？

1□<20元　2□20元~　3□40元~　4□80元~　5□100元~

b. 您不需要家庭病床的原因？

1□身体很好,不需要　2□住房狭小,无法设置

3□负担不起费用　4□其他(注明)＿＿＿＿＿＿＿＿＿＿＿＿＿＿

(12)您是否需要医生经常来出诊探视您？

1□需要a　2□不需要b

a. 您认为每月医生来出诊探视您几次较合适？

1□1~2次/月　2□3~5次/月　3□每周2次

b. 您认为医生出诊探访费用每次多少钱较合适？

1□<1元/次　2□1~2元/次　3□3~5元/次　4□6~10元/次

家 事 服 务

(14)在过去六个月当中,是否曾经有人定期地帮助处理例行的家务事？

例如清洁工作、洗衣等,也就是说,是否因为您无法做这些事情,所以由您的太太/先生或其他的人来做呢？

1□是(续答a,b与c)　0□否(跳答c)

a. 有谁提供您家事服务？

项目	是	否
家人		
朋友/邻居		
受雇者、机构人员或其他		

b. 目前是否仍然有人帮您做饭？

1□是　0□否

c. 您是否觉得因为您自己无法做饭而需要请其他人来帮您做饭？

1□是　0□否

个人事务性服务

(15)在过去六个月当中,是否曾经有人帮您处理个人事务,例如帮您写信、代缴各类账款、申请各种补助等？

1□是(续答a,b与c)　0□否(跳答c)

a. 有谁曾经提供个人事务性服务？

项目	是	否
家人		
朋友/邻居		
受雇者、机构人员或其他		

b. 目前是否仍然接受他人协助处理个人的事务呢？

1□是　0□否

c. 您认为是否要他人提供个人事务性服务？

1□是　0□否

系统性综合评估

（16）在过去六个月当中，是否曾经有任何人，如医师或社工人员，彻底地检视及评估您的整体状况，包括您的身体健康，心理健康及您的社会及经济状况？

1□是　0□否 a

a. 您认为是否需要有人用这样的方式来检测及评估您的整体状况

1□是　0□否

服 务 需 求

（18）您是否觉得需要下列各项服务

服务	是	否
照顾性雇用		
与工作有关的教育性培训服务		
与休闲有关的娱乐		
治疗性训练		
迁移和安置服务		
医疗服务		
其他（注明）＿＿＿＿＿＿＿＿＿		

51. 问题 50 是问谁

　　1□受访者　2□提供情况者　3□两者都问

52. 您目前的婚姻状况

　　1□未婚　2□原配　3□离婚　4□丧婚　5□再婚　6□其他

53. 您目前与哪些家人住在一起？

　　0□无　1□配偶　2□子女　3□孙子女　4□父母　5□兄弟姐妹

　　6□亲戚　7□朋友　8□受雇照护者　9□其他＿＿＿＿＿＿＿

　　共＿＿＿＿＿＿＿口人？

54. 您所认识的人中有几位熟悉程度可去他家家访？

　　1□5 位或 5 位以上　2□3~4 位　3□1~2 位　4□无

55. 过去一周内，您与您的亲友等通过电话及次数？

　　1□1 次 /d 或 1 次以上　2□2~6 次　3□1 次　4□无

56. 过去一周内您曾有几次外出访友或亲友来探望您或一同外出办事？

1□1次/d 或1次以上　2□2~6次　3□1次　4□无

57. 您是否有可以信赖或愿意向他(她)吐露心事的亲友?

　　1□有　2□无

58. 您是否有孤独感觉?

　　1□常常　2□有时候　3□几乎未曾有过

59. 您想见的亲友是否随时可以见到?

　　1□想见就可以见到　2□有时想见见不到

60. 是否有人在您生病时或行动不便时帮助您?

　　1□是(a,b)　2□没有人愿意也无能力帮助

　　a. 是否有人在您生病时或行动不便时帮助您?

　　1□有人无限期照护　2□有人可短期照护(半年之内)

　　3□有人可偶尔帮忙

　　b. 是谁提供上述服务? 姓名_____　关系_____

61. 您现在是

　　1□退休但仍在工作(a)　2□仍在工作(a)　3□离(退)休

　　4□在家赋闲　5□未工作过

　　a. 每天工作时间　1□全天　2□半天　3□不固定

62. 您一生中主要从事什么工作?

　　1□无职业　2□工人　3□商业人员　4□专技人员

　　5□干部　6□办事员　7□服务性人员　8□个体户

　　9□农民　10□农工　11□其他　12□家庭主妇

63. 您的配偶是否有工作? 或曾经工作?

　　1□是(a)　2□否　3□未曾结婚

　　a. 您的配偶主要从事何种职业? _____

64. 您的主要经济来源?

　　1□工资收入　2□离(退)休金　3□家属提供　4□民政补助

　　5□政府补助　6□其他　7□无

65. 您一个月总收入有多少元?

　　1□200以下　2□200~400　3□400~600　4□600~800

　　5□800~1000　6□1000以上

66. 家中有_____口人必须依靠上述收入为生。

67. 您家是否有

　　1□彩电　2□录像机　3□冰箱　4□空调机　5□微波炉

　　6□音响　7□独用厨房　8□电话

68. 卫生设施　1□使用公共厕所　2□马桶　3□蹲式厕所

69. 您现在住的房子是

　　1□公房(a)　2□私房(b)　3□借住他人房子或帮他人照料房子(b)

　　4□与子女家人同住

a. 您负担房租的？ 1□全部 2□部分 每月_____元

b. 您是否接受原工作单位的房屋津贴？

1□是每月_____元 2□否 3□未曾工作

70. 您现在的住处是否安全舒适？ 1□是 2□否

71. 您的动产及不动产是否以应付紧急需要？ 1□是 2□否

72. 您是否能收支平衡

1□无法收支平衡 2□仅够收支平衡 3□负担日常开销没有困难

73. 就您目前的经济情况来看，是否需要财政资助？

1□需要资助 2□不需要资助

74. 您是否自己负担起自己的伙食，或由他处获得经常性的资助？

1□自己负担 2□接受帮助 a

a. 您由何处获得资助

1□家人或朋友 2□原来工作单位 3□民政机构 4□孤（养）老院

75. 您是否参加健康及医疗保险？

1□参加 a 2□自费未参加

a. 您参加何种医疗保险？

1□公费医疗 2□劳保 3□半劳保 4□合作医疗

5□商业健康保险 6□社会基本医疗保险

76. 您认为您的经济状况与同龄人相比如何？

1□较好 2□差不多 3□较差

77. 您认为您的收入是否足以满足您的需要？

1□足够 2□刚好 3□不够

78. 是否有余钱可以买一些小奢侈品？ 1□是 2□否

79. 就您目前的经济状况是否能应付日常所需？ 1□是 2□否

以下询问提供情况者

80. 提供情况者住在 1□同一住处 2□别处

81. 您认为受访者的社会关系（数量）

1□广泛、交往多 2□一般 3□较少 4□无

82. 您认为受访者的社会关系（质量）

1□满意、品质好 2□一般 3□较差 4□很差

83. 您认为受访者的经济收入

1□收入颇丰且具有潜力 2□收入足够 3□收入勉强维持饮食但有储备

4□收入不够 5□收入根本不够 6□无

84. 您认为受访者的日常活动能力

1□很好 2□良好 3□个别活动不能自己完成

4□多项活动不能自己完成 5□几乎全靠帮助 6□完全失能

心 理 健 康

85. 受访者在做判断或决定时,是否表现良好且合理? 1□是　2□否

86. 受访者能处理(调适)发生在他(她)生命中的重大问题吗? 1□是　2□否

87. 您认为受访者觉得生命是有趣和快乐的吗? 1□是　2□否

88. 您认为受访者的精神或情绪健康状况或是最近的思考能力与一般同等年龄的人比较起来如何?

　　3□很好　2□好　1□普通　0□不好

89. 受访者的精神或情绪健康状况或是最近的思考能力与五年前比较起来如何?

　　2□较好　1□差不多　0□较差

身体健康状况

90. 您认为受访者最近的健康状况如何?

　　3□很好　2□好　1□普通　0□不好

91. 您认为受访者的健康状况,对于他想去做的事情,影响有多大?

　　2□没有影响　1□有一些影响　0□影响很大

调查员注意:在完成访视后,请立即回答下列问题

调 查 员 回 答

92. 此次访视时间多久? _____min

93. 从何处获得事实性资料? (指非栏框内之问题)

　　1□受访者　2□亲戚　3□其他(详加叙述)_____

94. 从受访者和/或提供情况者所获得的事实资料结果是:

　　1□完全可信　2□大部分可信　3□小部分可信　4□完全不可信

95. 上述由受访者所回答的问题(即主观性问题),其结果:

　　1□完全可信　2□大部分可信　3□小部分可信　4□完全不可信

　　5□未获得答案(续答 a)

　　a. 为什么受访者没有回答这些问题? (明确的原因)

_____

社 会 资 源

96. 下列哪项最能描述受访者生病或行动不便时,他(她)所能获得的帮助?

　　3□至少有一人能无限期照顾受访者

　　2□至少有一人能短期照顾受访者(数周到六个月)

　　1□只能偶尔得到帮助,例如带他(她)就医、准备午餐等

　　0□无法获得任何帮助(除了可能的紧急救援)

97. 下列哪项最能描述受访者的社会关系?

　　3□非常满意、广泛的　2□尚满意、足够的

　　1□不满意,品质差,几乎没有

经 济 资 源

98. 就您所知,下列哪项最能描述受访者的收入?

　　1□绰绰有余的　2□足够的　3□有点不够的　4□完全不够　5□完全无收入

99. 就您所知,受访者有任何积蓄吗?

1 □有积蓄 2 □没有积蓄或只有一点点

100. 就您所知,下列哪项最能描述受访者需要的满足程度?

    3 □食、衣、住、行和医疗照护需要能获得满足,且有能力购买小奢侈品

    2 □食、衣、住、行和医疗照护需要能获得满足,但没能力购买小奢侈品

    1 □食、衣、住、行和医疗照护中有一项不能获得满足,且无法购买小奢侈品

精神健康状况

101. 您认为受访者在做判断或决定时,是否表现良好且合理? 1 □是 2 □否

102. 您认为受访者是否能处理(调适)发生在他(她)生命中的重大问题?

    (如丧偶,受伤生病、亲戚好友去世等)

    1 □是 0 □否

103. 您认为受访者是否对生命感到有趣和快乐?

    1 □是 0 □否

104. 在访谈中,受访者有哪些行为让您印象最深刻?

    (在下列各项中选答[有 1 或无],并与适当的□内打"√")

项目	是	否
充满戒心的		
愉快且合作的		
沮丧和 / 或悲伤的		
退缩或倦怠的		
害怕、不安,或是极端紧张的		
虑病的		
多疑的		
有怪异或不适当的思想和行为		
太多话或过度兴奋、得意		

身体健康状况

105. 受访者的外表是否过胖,或是营养不良和憔悴的?

    0 □否 1 □过胖 2 □营养不良和憔悴的

社会关系资源量表

106. (依下列六个等级,评估受访者最近的社会资源状况,并在最适当等级之□内打"√",社会资源可参考题组为 10~51,61,82,96 和 97 题)

    1 □极佳的社会资源

    社会关系令人非常满意且广泛;至少有一人能无限期照顾他(她)。

    2 □良好的社会资源

    社会关系令人满意且广泛;至少有一人能无限期照顾他(她)。

    或者社会关系令人非常满意且广泛;但只有短期的帮助可利用。

3 □轻度的社会障碍

社会关系令人不满意、品质差、量少，至少有一人能无限期照顾他（她）。

或者社会关系令人满意且适当；但可获得短期的帮助。

4 □中度的社会障碍

社会关系令人不满意、品质差、互动少，但只能获得短期帮助。

或者社会关系差强人意或令人满意，但只是偶尔获得帮助。

5 □重度的社会障碍

社会关系令人不满意、品质差、量少，但只是偶尔获得帮助。

或者社会关系差强人意或令人满意；连偶尔的帮助都没有。

6 □完全的社会障碍

社会关系令人不满意、品质、互动少，连偶尔的帮助都没有。

经济状况资源量表

107.（依下列六个等级，评估受访者最近的经济资源状况，并在适当等级之□内打"√"，经济资源可参考题组为61~79，83和97~99题）

1 □经济资源极佳，收入充裕；受访者有储蓄。

2 □经济资源满意，收入充裕；受访者没有储蓄或者收入足够，受访者有储蓄。

3 □经济资源轻度障碍，收入足够；受访者没有储蓄或者收入有些不够；受访者有储蓄。

4 □经济资源中度障碍，收入有些不够；受访者没有储蓄。

5 □经济资源重度障碍，收入根本不够；受访者也许有或没有储蓄。

6 □经济资源完全障碍，受访者是贫民，完全没有收入或储蓄。

（假如受访者所有的需要都能获得满足，则被视为收入足够）

精神健康量表

108.（依下列六个等级，评估受访者最近的精神健康状况，并在最适当等级之□内打"√"，精神健康可参考题组为第44~49，85~89，和103~108题）

1 □极佳的精神健康状况

理智的警戒并享受生活，轻易处理生活中的一般事务及主要问题，且无任何精神病症状。

2 □良好的精神健康状况

可圆满处理生活中的一般事务及主要问题，智力没有问题，亦无精神病症状。

3 □轻度的精神损害

有轻度的精神症候，且／或有轻度的智力损伤，可圆满解决生活中的一般事务，但无法应付主要问题。

4 □中度的精神损伤

有明显的精神症候，和／或有中度的智力损伤，可做一般性的决定，但无法处理生活中的主要问题。

5 □重度的精神损伤

有严重的精神症候，且／或有重度的智力损伤，且干扰每天生活中的日常判断和决定。

6 □完全的精神损伤

整个精神和智力损伤，由于明显的异常或潜在的伤害性行为，需要间歇性的或连续性的监护。

身体健康量表

109.（依下列六个等级,评估受访者最近的身体健康状况,并在最适当等级之□内打"√",身体健康可参考题组为第 10~28,88,89 和 98 题）

1 □ 极佳的身体健康状况

经常或偶尔从事激烈运动。

2 □ 良好的身体健康状况

没有明显的疾病或残障,仅接受例行性的医疗照护,如每年一次的健康检查。

3 □ 轻度的身体障碍

仅有轻度的疾病及 / 或障碍,可由治疗或矫正措施而获得改善。

4 □ 中度的身体障碍

有一种或一种以上障碍,若不是非常痛苦,就是需要持续之医疗照护。

5 □ 重度的身体障碍

有一种或一种以上障碍,该损伤不是非常痛苦或对生命有威胁,就是需要广泛治疗。

6 □ 完全的身体障碍

卧床而且需要全天候的医疗协助或照理照护,以维持生命。

日常生活量表

110.（依下列六个等级,评估受访者最近的身体健康状况,并于最适当等级之□内打"√",日常活动能力可参考题组为第 29~43 题）

1 □ 日常活动能力极佳

能不需要任何协助且轻易地执行 ADL。

2 □ 日常活动能力良好

能不需要任何协助地执行 ADL。

3 □ 日常活动能力轻度失能

除了一至三项 ADL 外,其余各项皆能自行完成。需他人协助的一至三项 ADL,并非每天都需要,可独自度过每一天而不需协助。能够自行准备餐饮。

4 □ 日常活动能力中度失能

至少有四项 ADL 需要定期地协助,可独自度过每一天而不需要协助。或需要他人定期地协助他准备餐饮。

5 □ 日常活动能力重度失能

许多 ADL 每天都需要协助,但不需整个白天或整个晚上的协助。

6 □ 日常活动能力完全失能

需要整个白天和 / 或整个晚上的协助。

二、老年人健康功能综合评价调查问卷

您好! 我们是老年人健康综合评价工具开发课题组的访问员。本次调查的主要目的是了解您目前的身心状况,更好地为您提供服务。您的回答对研究有很大的意义,回答没有对错,只要真实地反映您的情况即可。我们会对您的资料绝对保密,请您放心。调查将会耽搁您一些时间,请您谅解,谢谢您的支持和合作。

姓名＿＿＿＿＿＿＿ 居住地址＿＿＿＿＿＿＿＿＿＿＿ 电话＿＿＿＿＿＿＿ 编号＿＿＿＿＿＿＿

一、关于您的背景情况

1. 性别：□男　□女　　2. 年龄：＿＿＿＿岁　　3. 居住地：□城市　□城镇　□农村

4. 来源：□医院（病房、门诊）　□社区　□家庭　□疗养机构　□其他＿＿＿＿＿＿＿＿

5. 婚姻状况：□已婚　□丧偶　□再婚　□未婚　□离婚／分居

6. 居住状况：□独居　□与配偶／家人　□与亲友／照顾者　□养老院　□长期住院

7. 住房类型：□平房　□有电梯的楼房　□无电梯的楼房

8. 文化程度：□文盲　□小学　□初中　□高中／中专　□大专及以上

9. 职业：□无职业　□工人　□农民　□干部　□技术人员　□其他＿＿＿＿＿＿＿＿＿＿

10. 目前工作与否：□仍在工作　□赋闲在家

11. 月收入（元）：□800~1 300　□1 300~1 800　□1 800~2 300　□2 300~2 800
　　　□2 800~3 300　□≥3 300

12. 主要经济来源：□自理　□家庭／亲属　□政府援助（离／退休金、社保）　□其他＿＿＿＿

13. 主要照顾者：□直系亲属（配偶、子女、孙子女）　□非直系亲属＿＿＿＿＿＿＿＿
　　　□保姆＿＿＿＿＿＿　□陪护　□其他

14. 宗教信仰：□无　□佛教　□基督教　□其他＿＿＿＿＿＿＿

15. 吸烟：□不吸烟　□偶尔　□经常　□戒烟（已戒时间＿＿＿年）

16. 饮酒：□不饮酒　□偶尔　□经常　□戒酒（已戒时间＿＿＿年）

17. 医疗付款方式：□医疗保险（省保、市保）　□新农合　□自费　□完全公费

18. 患慢性病情况：□高血压　□冠心病　□骨关节病　□脑血管疾病　□糖尿病
　　　□高脂血症　□慢性阻塞性肺疾病　□帕金森病　□癌症（＿＿＿＿＿）　□其他＿＿＿

19. 确认慢性病数量：□0个　□1个　□2个　□3个　□4个　□5个　□≥6个

20. 日常膳食营养：□非常注意　□比较注意　□不太注意　□不注意

21. 营养知识：□有一些（＿＿＿＿＿＿＿＿＿＿）　□没有（想了解的知识：＿＿＿＿＿＿）

22. 锻炼情况：□经常锻炼　□偶尔锻炼　□不锻炼

23. 社会娱乐活动：□经常参加　□偶尔参加　□不参加

二、关于您的健康情况

指导语：请选择符合老年人目前状况的答案。在相应的答案处打"√"，每题只有一个答案。通过定期评估掌握老年人独立生活的能力。

1. 您能自行进食吗？ ①完全自理　②需要借助器具或仅需监护／提示等不接触身体的帮助　③要他人接触身体的帮助　④完全依赖帮助
2. 您能自行如厕吗？ ①完全自理　②需要借助器具或仅需监护／提示等不接触身体的帮助　③要他人接触身体的帮助　④完全依赖帮助
3. 您能自行控制小便吗？（小于1次失控／d）①完全自理　②需要借助器具或仅需监护／提示等不接触身体的帮助　③需要他人接触身体的帮助　④完全依赖帮助
4. 您能自行控制大便吗？（每周小于1次失控）①完全自理　②需要借助器具或仅需监护／提示等不接触身体的帮助　③需要他人接触身体的帮助　④完全依赖帮助

5. 您能自行穿衣吗? ①完全自理　②需要借助器具或仅需监护/提示等不接触身体的帮助　③需要他人接触身体的帮助　④完全依赖帮助
6. 您能自行洗澡吗? ①完全自理　②需要借助器具或仅需监护/提示等不接触身体的帮助　③需要他人接触身体的帮助　④完全依赖帮助
7. 您能自行修饰(洗脸、刷牙、梳头等)吗? ①完全自理　②需要借助器具或仅需监护/提示等不接触身体的帮助　③需要他人接触身体的帮助　④完全依赖帮助
8. 您能自行从床上移到椅子(轮椅)上吗? ①完全自理　②需要借助器具或仅需监护/提示等不接触身体的帮助　③需要他人接触身体的帮助　④完全依赖帮助
9. 您能自行在平地上走动50m吗? ①完全自理　②需要借助器具或仅需监护/提示等不接触身体的帮助　③需要他人接触身体的帮助　④完全依赖帮助
10. 您能自行上下一层楼梯吗? ①完全自理　②需要借助器具或仅需监护/提示等不接触身体的帮助　③需要他人接触身体的帮助　④完全依赖帮助

1. 您是否能自行准备一日三餐?	①是(1)　②否(0)
2. 您是否能自行购买日常用品?	①是(1)　②否(0)
3. 您是否能自行乘车外出?	①是(1)　②否(0)
4. 您是否能自行计算日常生活开支(包括算账)?	①是(1)　②否(0)
5. 您是否能在银行或邮局存取现金?	①是(1)　②否(0)
6. 您是否能填写各类表格?	①是(1)　②否(0)
7. 您是否经常看报纸(或者看电视、听新闻)?	①是(1)　②否(0)
8. 您是否经常看书或杂志?	①是(1)　②否(0) (备注:　　　　　)
9. 您是否对有关健康的报道或节目感兴趣?	①是(1)　②否(0)
10. 您是否到过邻居或朋友家做客(串门)?	①是(1)　②否(0)
11. 您是否能和家人或朋友商量事情?	①是(1)　②否(0)
12. 您是否能去探望病人?	①是(1)　②否(0)
13. 您是否能主动与年轻人搭话?	①是(1)　②否(0)

指导语:该项反映老年人最近1周的感受。在相应的答案处打"√",每题只有一个答案。

1. 您能经常定时起床吗?
   ①不想并不起床(0)　②需要有人叫才起床(1)　③经常定时起床(2)

2. 您能主动跟别人打招呼吗?
   ①没有反应(0)　②对别人的招呼笑脸回应或回答(1)　③主动跟人打招呼、说话(2)

3. 您能主动进食吗?
   ①根本不想吃(0)　②需要别人催促才进食(1)　③主动进食(2)

4. 当您有便意时能自行排便或主动求助吗?①完全不关心自己的排泄问题(0)　②有时候会告诉他人有便意或尿意(1)　③有便意时自行排便或主动告诉他人(2)

5. 您能够主动(要求)进行活动吗?①完全没兴趣或直接拒绝(0)　②有人催促才进行活动(1)　③经常主动(要求)活动(2)

指导语:请选择符合老年人目前状况的答案。在相应的答案处打"√",每题只有一个答案。

1. 您今年多大年龄?（±2岁的误差判为正确）　①错误(0)　②正确(1)

2. 今天是哪年、哪月、哪日、星期几?（错误 =0,正确 =1）
   年:①错误　　②正确
   月:①错误　　②正确
   日:①错误　　②正确
   星期:①错误　②正确

3. 您现在是在什么地方?①错误(0)　②提示后正确选择("医院"?"社区"?)(1)　③5s 内正确回答(2)

4. 即刻回忆三个词语:花、猫、汽车(复述)(每回答正确 1 个,得 1 分。)

5. 连减:100 减 7 等于多少?（若不正确,回答下一题。)①错误(0)　②正确(1)
   若正确,93 减 7 等于多少?　　　　　　　　①错误(0)　②正确(1)

6. 请倒背数字 6-8-2。(若不正确,回答下一题。)　①错误(0)　②正确(1)
   若正确,继续倒背 3-5-9-2。　　　　　　　　①错误(0)　②正确(1)

7. 回忆问题 4 中说到的三个词语(花、猫、汽车)(再次复述)。
   花:①错误(0)　②在提示类型后正确回答(1)　③每一个自发回答(2)
   猫:①错误(0)　②在提示类型后正确回答(1)　③每一个自发回答(2)
   汽车:①错误(0)　②在提示类型后正确回答(1)　③每一个自发回答(2)

8. 出示 5 种不相关的物品,然后收起来让老人回忆。(每回答正确 1 个,得 1 分)

9. 说出尽可能多的蔬菜品种。(超过 10s 不能说出下一种即终止)(说出 5 种后,每说一种给 1 分)
   ①5 种或以下(0)　②6 种(1)　③7 种(2)　④8 种(3)　⑤9 种(4)　⑥10 种(5)

指导语：该项反映老年人最近 1 周的感受。请选择符合老年人目前状况的答案。

*1. 您对生活基本满意吗？	①是（0） ②否（1）
2. 您是否放弃了许多活动和兴趣？	①是（0） ②否（1）
3. 您是否感觉生活空虚？	①是（0） ②否（1）
4. 您是否经常感到厌烦？	①是（0） ②否（1）
*5. 您是否大部分时间精力充沛？	①是（0） ②否（1）
6. 您是否害怕会有不幸的事情落到您头上？	①是（0） ②否（1）
*7. 您是否大多数时间感到幸福？	①是（0） ②否（1）
8. 您是否经常感到孤立无援？	①是（0） ②否（1）
9. 您是否希望待在家里而不愿去做些新鲜事？	①是（0） ②否（1）
10. 您是否感觉记忆力比以前差？	①是（0） ②否（1）
*11. 您感觉现在活得很惬意吗？	①是（0） ②否（1）
12. 您是否感觉像现在这样活着毫无意义？	①是（0） ②否（1）
*13. 您感觉生活充满活力吗？	①是（0） ②否（1）
14. 您是否感觉自己的处境已毫无希望？	①是（0） ②否（1）
15. 您是否感觉大多数人比自己强得多？	①是（0） ②否（1）

* 为反向得分项目

指导语：请选择符合老年人目前状况的答案。在相应的答案处打"√"，在留出的"_____"处填写。

1. 您有多少可以相助的朋友：①一个也没有 ②1~2 个 ③3~5 个 ④6 个或以上
2. 近一年来您：①远离家人，且独居一室 ②住处经常变动，多数时间和陌生人住在一起 ③和朋友住在一起 ④和家人住在一起
3. 您和邻居：①相互之间从不关心，只是点头之交 ②遇到困难可能稍稍关心 ③有些邻居相互关心 ④大多数邻居相互主动关心
4. 您与同事/朋友：①相互之间从不关心，只是点头之交 ②遇到困难可能稍稍关心 ③有些同事相互关心 ④大多数同事相互主动关心
5. 您从家庭成员中得到的支持和照顾：（多项选择题） 夫妻（①无 ②极少 ③一般 ④全力支持）儿女（①无 ②极少 ③一般 ④全力支持） 其他成员_____（①无 ②极少 ③一般 ④全力支持）

6. 过去在您遇到急难情况时,曾经得到的经济支持和解决实际问题帮助的来源:①无任何来源　②下列来源(可多选):配偶、其他家人、亲戚、同事、工作单位、社会团体等、其他(_____)

7. 过去在您遇到危难情况时,曾经得到的安慰和关心的来源:①无任何来源　②下列来源(可多选):配偶、其他家人、亲戚、同事、工作单位、社会团体等、其他(_____)

8. 您遇到烦恼时的倾诉方式:①从不向任何人诉说　②只向关系极为密切的1~2人诉说　③朋友主动询问会说出来　④主动诉说,以获得支持和理解

9. 您遇到烦恼时的求助方式:①只靠自己,不接受别人的帮助　②很少请别人帮助　③有时请别人帮助　④有困难时经常向家人、亲友、组织求援

10. 您会参与社区、团体组织的集体活动吗?①从不　②偶尔　③经常　④主动参加并积极活动

请选择符合老年人目前状况的答案。在相应的答案处打"√",每题只有一个答案。

1. 您满意家人与您讨论各种事情及分担问题的方式吗?
①很少(0)　②有时(1)　③经常(2)

2. 当您想从事新活动或发展时,家人能接受并支持吗?
①很少(0)　②有时(1)　③经常(2)

3. 当您遇到困难时,可以从家人处得到满意的帮助吗?
①很少(0)　②有时(1)　③经常(2)

4. 您满意家人对您情感表达的方式及情绪的反应吗?
①很少(0)　②有时(1)　③经常(2)

5. 您满意家人与您共度时光的方式吗?
①很少(0)　②有时(1)　③经常(2)

请选择符合老年人目前状况的答案。在相应的答案处打"√",每题只有一个答案。

1. 总体上,您认为自己的健康状况如何?（反映主观健康感）
①很好　②好　③一般　④不太好　⑤很不好

2. 总体上,您觉得您现在的生活怎么样?（反映生活满意度）

①很好　②好　③有点好　④一般　⑤不太好　⑥不好　⑦很不好

非常感谢您的配合! 祝您健康长寿!

附录三　中华护理学会老年专科护士培训班老年护理个案管理

一、个案管理记录填写要求

1. 个案管理书写应当客观、真实、准确、及时、完整、规范；使用蓝黑墨水、碳素墨水；书写应规范使用医学术语，文字工整，字迹清晰，表述准确，语句通顺，标点正确，不能空项；书写应当使用中文，通用的外文缩写和无正式中文译名的症状、体征、疾病名称等可以使用外文；书写一律使用阿拉伯数字书写日期和时间，采用 24h 制记录。

2. 病人首次评估要求 4h 之内完成。综合评估内容参照附录相关评估量表，将评估结果的填写在空白处并勾选具体情况。

3. 问题指引（首次 / 动态 / 出院）　参照奥马哈问题分类系统（详见附录四）。

4. 计划方案（首次 / 动态 / 出院）　患者问题参照奥马哈问题分类系统，结合病人个体情况具体描述，相关因素为患者现存或潜在问题的原因；临床表现要说明发生的症状或体征的变化；评估时间是指下一次评估的计划时间，不同的患者问题所需的评估期有所不同，根据患者病情确定评估周期；干预措施是针对病人问题所采取的具有循证依据的干预方法。

5. 动态综合评估　当病人病情发生变化或者根据之前评估程度需要再次评估时进行，记录评估日期以及评估结果。

6. 日常照护记录　记录病人由入院到出院期间的病情变化、社会心理变化、有特殊情况或者需要和同事沟通或护理中的经验教训等；做到实时、随时、及时记录（如：医疗适应问题、情绪问题、家庭问题、经济问题、康复问题等）。相关内容循证依据和参考文献。记录时首先标明记录时间（年、月、日、时、分），另起行空两格再记录具体内容。对病危患者应当根据病情变化随时记录，至少 2 次 /d，记录时间应当具体到分钟；对病重患者，至少记录 1 次 /d 记录；对病情稳定的患者，至少记录 1 次 /3d。

7. 诊疗史　记录病人既往诊断，此次入院的原因，诊断、接受了什么诊治、效果如何、出院时尚有什么问题如异常检验结果（或者没有问题）、需要什么样的医疗护理操作等，目的使后续的医护清楚患者需要由什么的机构 / 专业人员来接受什么样的后续医护服务。

8. 出院护理问题　依据奥马哈系统的问题分类系统，责任护士选择建议性的问题点，作为出院时的交接附件给患者 / 家属 / 医疗机构。

9. 出院用药情况　记录用药服用方法、用量和常见副作用和禁忌等（简单易懂，不要用太专业的护理术语），为了预防用（错）药的风险以及帮助出院后其他机构、居家服务的人员更准确和更好的辅导患者用药。

　　10. 个案总结内容为记录个案管理照护体会,工作经验教训。
　　11. 综合评估量表附录内容可进行替换和增减。

二、病人首次评估

（一）基本资料

姓名：_____　性别：_____　年龄：_____　住院号：_____　出生日期：_____　国籍：_____　民族：___

病人来源:□急诊　□住院　□其他　　　入院方式:□步行　□轮椅　□搀扶　□其他

费用类型:□医保　□商业保险　□自费　□公费　□新农合　　婚姻状况:□未婚　□已婚　□离婚 □丧偶　□再婚

教育程度:□文盲　□小学　□初中　□高中　□大学　　　宗教信仰:□有　□无

居住状况:□独居　□与配偶居住　□与子女居住　□与亲友同住　□住老年公寓　□住养老院　□其他____

入院日期:_____年___月___日　　　　月收入:_____　电话:_____

家庭住址:_____

入院诊断:_____

疾病史:□无　□高血压　□糖尿病　□末梢血管疾病　□肺部疾病　□其他

过敏史:□无　□有

手术史及住院史:

现病史:

（二）健康史评估

1. 生命体征:T____℃　P____次/min　R____次/min　BP_____mmHg 身高____cm 体重__kg
　□无变化　□增加　□下降
2. 意识状态　□清楚　□嗜睡　□昏睡　□谵妄　□昏迷　□认知障碍
3. 皮肤
（1）颜色:□正常　□潮红　□苍白　□发绀　□黄染　□皮疹　□瘀斑
　　部位及范围_____　　　　□其他_____
（2）皮温:□正常　□冰冷　□凉爽　□温暖　□发热
（3）完整性:□完整　□破损部位及范围_____
（4）压疮情况:□无　□有(□Ⅰ期　□Ⅱ期　□Ⅲ期　□Ⅳ期　□可疑的深部组织损伤　□无法分期)
　　　　□部位及面积_____
4. 口腔
（1）黏膜:□正常　□充血　□出血点　□溃疡　□疱疹　□干燥　□其他_____

（2）牙齿：□正常　□义齿　□缺少 / 损伤___颗___　　　　　□龋齿　□其他_____

5. 感知觉

（1）疼痛：□无　□有　部位 / 性质：_____

（2）视力：□正常　□远视　□近视　□失明　□老视　□白内障　□斜视 / 流泪　□色盲　□其他____

（3）听力：□正常　□减退　□耳鸣　□耳聋　□助听器　□其他_____

（4）嗅觉：□正常　□减弱　□丧失　□其他_____

（5）语言：□正常　□失语　□含糊不清　□手势语　□其他_____

6. 呼吸系统

（1）频率：□正常　□过速　□过缓　□浅快　□深快　□呼吸困难　□其他_____

（2）呼吸音：□正常　□哮鸣音　□湿啰音　□干啰音　□异常呼吸音

（3）咳嗽：□无　□有　咳痰：□无　□有性状

（4）胸廓形状：□扁平胸　□桶状胸　□佝偻病胸　□其他_____

7. 睡眠 □正常　□入睡困难　□易醒　□失眠　□梦游　□其他_____

8. 心血管系统

（1）心律：□正常　□窦性心律失常　□房性心律失常　□房室交界区心律失常　□室性心律失常

（2）血管：□杂音　□扩张　□扭曲　□僵硬　□其他_____

（3）水肿：□无　□有　部位程度持续时间_____

9. 消化系统

（1）饮食：□普食　□软食　□半流质　□流质　□糊状　□管饲　□其他_____

（2）食欲：□正常　□增加　□下降　□吞咽困难　□咀嚼困难

（3）胃肠道症状：□恶心　□呕吐：颜色性质　□灼烧感　□腹痛腹胀

10. 泌尿生殖系统

（1）排便：□正常　□便秘　□腹泻　□失禁　□造瘘　□其他_____

（2）排尿：□正常　□尿潴留　□尿频　□尿失禁　□造瘘　□留置尿管　□其他_____

11. 骨骼肌肉系统

（1）肌肉：□虚弱　□强直　□震颤　□僵直　□萎缩　□其他_____

（2）关节：□肿大　□僵硬　□压痛　□捻发音　□畸形　□其他_____

（3）步态和移动：□行走自如　□步态不稳　□助步器　□不能行走　□卧床不起

12. 服用药物：□ <3 种　□ 3~5 种　□ 6~9 种　□ >10 种

13. 辅助器材使用：□眼镜　□助性用具　□义齿　□助听器　□日常生活辅助用具　□其他_____

14. 居住场所

（1）居室：□平房　□楼房　楼层居室面积：_____ m² 　　　门槛：□有　□无

（2）床铺高低：_____

（3）地毯：□有整块　□有小块　□无

（4）家具：□圆润　□棱角

（5）宠物：□有　□无

（6）浴室防滑：□有　□无

（7）卫生间：□坐厕　□蹲厕　□公共厕所　□其他_____

15. 家庭照顾者

（1）年龄_____　　性别_____　　文化程度_____　　与患者关系_____

（2）身体状况：_____　有无疾病：□无　□有

　　　　是否服药：□否　□是

（三）综合评估

1. 简易智能认知评估＿＿＿＿＿＿分　□正常　□认知功能缺陷
2. 日常生活能力评估＿＿＿＿＿＿分　□自理　□轻度　□中度　□重度
3. 跌倒风险评估＿＿＿＿＿＿分　□正常　□低危　□中危　□高危
4. 压疮风险评估＿＿＿＿＿＿分　□无风险　□危险　□高度危险　□极度危险
5. 导管脱出风险评估＿＿＿＿＿＿分　□轻度　□中度　□高度
6. 尿失禁评估＿＿＿＿＿＿分　□正常　□轻度　□中度　□重度
7. 衰弱评估＿＿＿＿＿＿分　□无衰弱健康老人　□衰弱前期　□衰弱综合征
8. 营养状况评估＿＿＿＿＿＿分　□正常营养状况　□有营养不良的风险　□营养不良
9. 家庭与社会评估＿＿＿＿＿＿分　□家庭功能不全　□中度功能不全　□目前无家庭功能问题
10. 抑郁状况评估＿＿＿＿＿＿分　□正常　□抑郁
11. 社会支持评估＿＿＿＿＿＿分　□较少　□一般　□满意

（四）问题指引（奥马哈问题分类系统）

环境	社会心理	生理功能	健康相关行为	其他问题
□收入不足	□社会资源的流通障碍	□呼吸障碍	□营养障碍	
□居住处问题	□社交隔离	□循环障碍	□睡眠休息障碍	
□住处周围问题	□行为形态的障碍	□神经功能障碍	□身体活动障碍	
□邻里/工作场所的安全	□角色改变的障碍	□消化功能障碍	□物质误用	
□其他	□人际间的冲突	□生殖功能障碍	□其他	
	□照顾/育儿	□视听说障碍		
	□哀伤/焦虑	□口腔卫生		
	□其他	□其他		

评估时间

（五）计划方案

日期	患者问题	相关因素	临床表现	照护目标	评估时间	干预措施	理论（循证）依据	效果评价

三、病人住院过程管理

（一）动态综合评估

项目	日期	评分	日期	评分	日期	评分	日期	评分	日期	评分	日期	评分	日期	评分
认知评估														
Barthel评估														
跌倒评估														
压疮评估														
导管评估														
尿失禁评估														
衰弱评估														
营养状况评估														
家庭社会状况评估														
老年抑郁评估														
社会支持状况评估														

（二）动态计划方案

日期	患者问题	相关因素	临床表现	照护目标	评估时间	干预措施	理论（循证）依据	效果评价

（三）日常照护记录

四、病人出院信息

（一）出院评估

姓名：____ 性别：____ 年龄：____ 住院号：____ 出生日期：_____ 国籍：_____ 民族：_____

职业：_____ 婚姻状况 □未婚 □已婚 □离婚 □丧偶 □再婚

教育程度：□文盲 □小学 □初中 □高中 □大学 病人来源：□急诊 □门诊 □其他医疗机构转入 □其他

费用类型：□医保 □商业保险 □自费 □公费 □新农合

入院日期：____年____月____日 入院科别：_____病房

出院日期：____年____月____日 出院科别：_____病房 实际住院____d

家庭住址：_____

诊疗史：

入院诊断	出院诊断

患者后续照护需求

□日常生活照护（请注明具体需求_____）

□伤口造口换药（□压力性损伤 □糖尿病足伤口 □造口 □其他,请注明_____）

□管路维护（□深静脉置管 □PICC管 □PORT □动静脉造瘘 □尿管 □鼻胃管 □胃/肠造瘘 □膀胱造瘘 □气切 □其他,请注明_____）

□功能康复（□心脏功能康复 □肺功能康复 □肢体功能康复 □认知功能康复 □其他,请注明_____）

□辅具租赁（□轮椅 □气垫床 □氧气机 □吸痰机 □雾化器 □其他,请注明_____）

（二）综合评估结果

1. 简易智能认知评估_____分 □正常 □认知功能缺陷
2. 日常生活能力评估_____分 □自理 □轻度 □中度 □重度
3. 跌倒风险评估_____分 □正常 □低危 □中危 □高危
4. 压疮风险评估_____分 □无风险 □危险 □高度危险 □极度危险
5. 导管脱出风险评估_____分 □轻度 □中度 □高度
6. 尿失禁评估_____分 □正常 □轻度 □中度 □重度
7. 衰弱评估_____分 □无衰弱健康老人 □衰弱前期 □衰弱综合征
8. 营养状况评估_____分 □正常营养状况 □有营养不良的风险 □营养不良
9. 家庭与社会评估_____分 □家庭功能不全 □中度功能不全 □目前无家庭功能问题
10. 抑郁状况评估_____分 □正常 □抑郁
11. 社会支持评估_____分 □较少 □一般 □满意

用药情况

问题指引（奥马哈问题分类系统）

环境	社会心理	生理功能	健康相关行为	其他问题
□收入不足 □居住处问题 □住处周围问题 □邻里/工作场所的安全 □其他	□社会资源的流通障碍 □社交隔离 □行为形态的障碍 □角色改变的障碍 □人际间的冲突 □照顾/育儿 □哀伤/焦虑 □其他	□呼吸障碍 □循环障碍 □神经功能障碍 □消化功能障碍 □生殖功能障碍 □视听说障碍 □口腔卫生 □其他	□营养障碍 □睡眠休息障碍 □身体活动障碍 □物质误用 □其他	

病人去向　□居家　□社区　□护理院　□养老院/康复　□转院　□安宁疗护机构　□死亡

主治医生：　　　　　责任护士：　　　　　带教老师：　　　　　填表时间：

（三）出院计划方案

患者问题	相关因素	临床表现	照护目标	干预措施	理论（循证）依据	效果评价

五、个案总结

六、老师评价

附录四　奥马哈问题分类系统
（Omaha System）

说明：对问题分类表中的 42 个问题的每一项，执业者可选择两种修饰语：其一是个人、家庭或社区；其二是健康促进、潜在的或现存的。为简单起见，这个附录只出现用词，这些修饰语的定义如下：

修饰语（选择一项）

个人　独居的个人或单一家庭的一位成员所经历的一个健康相关问题。

家庭　一个社会单元或一起居住的相关群体所经历的一个健康相关问题。

社区　由多个个体或家庭组成的群体、邻里或其他地区所经历的一个健康相关问题。

健康促进　服务对象关注知识、行为和健康期望的提升，及更多资产和资源的发展，以维持和促进没有危险因素、症状和体征的健康状态。

潜在的　服务对象的状况，以出现某些健康型态、做法、行为，或可能妨碍最佳健康状况的危险因素但没有症状和体征为特征。

现存的　服务对象的状况，以具有一个或多个现存的可能妨碍最佳健康状况的症状和体征为特征。

以下开始奥马哈系统正式用词和定义的介绍。

奥马哈问题分类表

一、环境领域

生活区域、邻里及更广泛社区的内、外部的物质资源和物理环境。

（一）收入

来自工资、退休金、津贴、利息、股息或其他来源，用于生活和医疗开支的金钱。

1. **修饰语**　个人 / 家庭 / 社区和健康促进 / 潜在的 / 现存的。

2. **现存的症状 / 体征**　低 / 没有收入；无医疗保险；理财困难；仅够购买生活必需品；购买生活必需品有困难；其他。

（二）卫生

指环境的清洁以及对感染和疾病的预防措施。

1. **修饰语**　个人 / 家庭 / 社区和健康促进 / 潜在的 / 现存的。

2. **现存的症状和体征**　居住环境肮脏；食物储存 / 处置不当；昆虫 / 啮齿类动物；恶臭；供水不足；污水处理不当；洗涤设施不足；过敏原；传染源 / 污染源；真菌出现；宠物过多；其他。

（三）住宅

生活区域。

1. 修饰语　个人 / 家庭 / 社区和健康促进 / 潜在的 / 现存的。

2. 现存的症状和体征　结构不坚固；供暖 / 降温不足；楼梯陡峭 / 不安全；出口 / 入口不足够 / 阻塞；生活空间杂乱；危险物品 / 物质储存不安全；垫子 / 地毯不安全；安全设备不足；存在含铅油漆；家电 / 设备不安全；生活空间不足 / 狭窄；电线外露；结构障碍；无家可归；其他。

（四）邻里 / 工作场所的安全

在社区或工作场所免于疾病、伤害或损失。

1. 修饰语　个人 / 家庭 / 社区和健康促进 / 潜在的 / 现存的。

2. 现存的症状和体征　高犯罪率；高污染水平；不受约束的 / 危险的 / 受感染的动物；游乐 / 运动的场地不足 / 不安全；促进健康的空间 / 资源不足；威胁 / 暴力报告；物理性危害；车辆 / 交通危险；化学性危害；辐射性危害；其他。

二、心理社会领域

行为、情感、沟通、关系和发展的模式。

（一）联络社区资源

个体 / 家庭 / 社区与社会服务机构、学校以及企业之间在服务、信息和货物 / 用品方面的互动。

1. 修饰语　个人 / 家庭 / 社区和健康促进 / 潜在的 / 现存的。

2. 现存的症状和体征　不熟悉获取服务的选项 / 程序；难以理解服务提供者的角色 / 规定；不能向服务提供者表达关注的事情；对服务不满意；不足 / 无法获得的资源；语言障碍；文化障碍；教育障碍；交通障碍；限制获得照顾 / 服务 / 物品；不能使用 / 没有足够的通讯装置 / 设备；其他。

（二）社交

个体 / 家庭 / 社区与居所附近的其他方面的互动。

1. 修饰语　个人 / 家庭 / 社区和健康促进 / 潜在的 / 现存的。

2. 现存的症状和体征　有限的社交接触；通过健康照顾者进行社交接触；极少外界刺激 / 休闲活动；其他。

（三）角色改变

增加或者解除一系列预期行为特征。

1. 修饰语　个人 / 家庭 / 社区和健康促进 / 潜在的 / 现存的。

2. 现存的症状和体征　非自愿的角色逆转；承担新的角色；失去先前的角色；其他。

（四）人际关系

个人 / 家庭 / 社区和其他人之间的联系或联结。

1. 修饰语　个人 / 家庭 / 社区和健康促进 / 潜在的 / 现存的。

2. 现存的症状和体征　难以建立 / 维持关系；极少分享活动；不一致的价值观 / 目标 / 期望 / 计划安排。人际沟通技巧不足；长久的 / 不能舒缓的紧张状态；不恰当的怀疑 / 操纵／控制。身体上／情感上虐待伴侣；难以在没有冲突下解决问题；其他。

（五）灵性

信仰和习俗，包括信仰、宗教、价值观念、精神和／或灵魂。

1. 修饰语　个人／家庭／社区和健康促进／潜在的／现存的。

2. 现存的症状和体征　表达灵性关注；灵性仪式被扰乱；灵性上的信任被破坏；灵性信仰与医疗／健康照顾方案有冲突；其他。

（六）哀伤

和丧失有关的痛苦和忧伤。

1. 修饰语　个人／家庭／社区和健康促进／潜在的／现存的。

2. 现存的症状和体征　无法识别哀伤阶段／愈合过程；难以应对哀伤反应；难以表达哀伤反应；个人／家人之间的哀伤矛盾阶段；其他。

（七）精神健康

发展和运用精神／情感的能力来适应生活处境、与其他人互动和参与活动。

1. 修饰语　个人／家庭／社区和健康促进／潜在的／现存的。

2. 现存的症状和体征　忧伤／无望／自尊下降；忧虑／不明的恐惧；失去兴趣／参与活动／自我照顾；限制至分散的注意力／专注力；情感淡漠；易怒的／激动的／攻击的；无目的／强迫性的活动；处理压力困难；处理愤怒困难；躯体性主诉／疲乏；妄想症；幻觉／错觉；表达自杀／杀人的想法；企图自杀／杀人；自残；情绪波动；病理性重现；其他。

（八）性

与亲密关系、性活动有关的态度、情感和行为。

1. 修饰语　个人／家庭／社区和健康促进／潜在的／现存的。

2. 现存的症状和体征　难以识别性行为的后果；难以表达亲密关系；性别认同混乱；性价值混乱；不满性关系；不安全的性行为；性的过分表达／性挑衅行为／性骚扰；性犯罪／侵犯；其他。

（九）照顾／育儿

为受抚养的儿童或成人，提供支持、营养、激励和身体的照顾。

1. 修饰语　个人／家庭／社区和健康促进／潜在的／现存的。

2. 现存的症状和体征　难以提供身体照顾／安全；难以提供情感培养；难以提供认知学习经验和活动；难以提供预防性和治疗性的健康照顾；生长发育阶段与所期望的不一致；对（所承担的）责任不满意／有困难；难以解释或回应语言／非语言的交流；疏忽的；虐待的；其他。

（十）疏忽

儿童或成人被剥夺了最低公认标准的食物、住所、衣服和照顾。

1. 修饰语　个人／家庭／社区和健康促进／潜在的／现存的。

2. 现存的症状和体征　缺乏足够的身体照顾；缺乏情感培养／支持；缺乏恰当的激励／认知经验；不适当的被独留；缺乏必要的督导；医疗照顾不足／延误；其他。

（十一）虐待

儿童或成人遭受非意外的身体、情感或性暴力或伤害。

1. 修饰语　个人／家庭／社区和健康促进／潜在的／现存的。

2. 现存的症状和体征　严厉／过分的纪律；鞭痕／烧伤／其他损伤；损伤的存疑解释；

言语攻击；惧怕的 / 过度警觉的行为；暴力环境；持续的负面信息；性侵犯；其他。

（十二）成长和发育

随着出生到死亡的年龄连续线，在身体、情感和社会上的成熟进程。

1. 修饰语　个人 / 家庭 / 社区和健康促进 / 潜在的 / 现存的。

2. 现存的症状和体征　发育筛查试验结果异常；与生长 / 年龄标准相关的异常体重 / 身高 / 头围；与年龄不符的行为；达到 / 维持发育任务不足；其他 。

三、生理领域

维持生命的功能和过程。

（一）听觉

通过耳朵感知声音。

1. 修饰语　个人 / 家庭 / 社区和健康促进 / 潜在的 / 现存的。

2. 现存的症状和体征　听正常语调困难；在大群体的环境听讲话困难；听高频率的声音困难；对声音的反应缺失 / 异常；听力筛检试验结果异常；其他。

（二）视觉

眼睛活动或者感知的能力。

1. 修饰语　个人 / 家庭 / 社区和健康促进 / 潜在的 / 现存的。

2. 现存的症状和体征　看小的字体 / 刻度困难；看远物困难；看近物困难；对视觉刺激反应缺失 / 异常；视觉筛检试验结果异常；斜视 / 眨眼 / 流泪 / 模糊；飞蚊症 / 闪光；辨别颜色困难；其他。

（三）说话和语言

使用清晰的发音、符号、标志或者姿势进行沟通。

1. 修饰语　个人 / 家庭 / 社区和健康促进 / 潜在的 / 现存的。

2. 现存的症状和体征　说话 / 发声能力缺失 / 异常；理解能力缺失 / 异常；缺乏替代性的沟通技巧 / 姿势；不恰当的句子结构；清晰 / 清楚度受限；不恰当的用词；其他。

（四）口腔卫生

口腔、牙龈的情况，及牙齿的数量、类型和排列。

1. 修饰语　个人 / 家庭 / 社区和健康促进 / 潜在的 / 现存的。

2. 现存的症状和体征　牙齿缺失 / 损坏 / 畸形；龋齿；过量牙垢；牙龈疼痛 / 肿胀 / 出血；咬合不正；义齿不称 / 缺失；对冷或热敏感；其他。

（五）认知

思考和运用信息的能力。

1. 修饰语　个人 / 家庭 / 社区和健康促进 / 潜在的 / 现存的。

2. 现存的症状和体征　判断力减弱；时间 / 地点 / 人物定向障碍；回忆近期事件受限 ；回忆远期事件受限；计算 / 排序技能受限；专注力受限；推理 / 抽象思维能力 受限冲动 ；重复性的语言 / 行为；游荡；其他。

（六）疼痛

与现存的或潜在的组织损伤有关的不愉快的感觉及情感体验。

1. 修饰语　个人 / 家庭 / 社区和健康促进 / 潜在的 / 现存的。

2. 现存的症状和体征　表达不适 / 疼痛；脉搏 / 呼吸加快 / 血压升高；代偿动作 / 防卫；不安的行为；痛苦面容；苍白 / 出汗；其他。

（七）意识

对刺激和周遭环境的察觉和反应。

1. 修饰语　个人 / 家庭 / 社区和健康促进 / 潜在的 / 现存的。

2. 现存的症状和体征　嗜睡；木僵；反应迟缓；昏迷；其他。

（八）皮肤

天然覆盖身体的部分。

1. 修饰语　个人 / 家庭 / 社区和健康促进 / 潜在的 / 现存的。

2. 现存的症状和体征　损伤 / 压疮；皮疹；过度干燥；过度油腻；炎症；瘙痒；引流；淤伤；指甲肥大；切口愈合延迟；其他。

（九）神经 – 肌肉 – 骨骼功能

神经、肌肉和骨骼执行或者协调特定动作、感觉或调节的能力。

1. 修饰语　个人 / 家庭 / 社区和健康促进 / 潜在的 / 现存的。

2. 现存的症状和体征　活动范围受限；肌力减弱；协调减弱；肌张力减弱；肌张力增强；感觉减弱；感觉增强；平衡减弱；步态 / 行走障碍；转移困难；骨折；颤动 / 抽搐；体温调节困难；其他。

（十）呼吸

身体吸入或呼出空气及交换氧气。

1. 修饰语　个人 / 家庭 / 社区和健康促进 / 潜在的 / 现存的。

2. 现存的症状和体征　呼吸型态异常；无法自主呼吸；咳嗽；无法自主咳嗽 / 咳痰；发绀；痰异常；喧噪呼吸；鼻液溢 / 鼻塞；呼吸音异常；呼吸实验室检查结果异常；其他。

（十一）循环

泵出足够分量和压力的血液到整个身体。

1. 修饰语　个人 / 家庭 / 社区和健康促进 / 潜在的 / 现存的。

2. 现存的症状和体征　水肿；肢体痉挛 / 疼痛；脉率减少；皮肤变色；患处温度改变；血栓性静脉炎；晕厥发作（晕倒）/ 眩晕；血压读数异常；脉搏短绌；心率不规律；心率过快；心率过慢；心绞痛；心音异常 / 杂音；凝血异常；心脏实验室检查结果异常；其他。

（十二）消化 – 水合

将食物转化为可以吸收和同化的形式，及保持液体平衡的过程。

1. 修饰语　个人 / 家庭 / 社区和健康促进 / 潜在的 / 现存的。

2. 现存的症状和体征　恶心 / 呕吐；难以 / 不能咀嚼 / 吞咽 / 消化；消化不良；反流；厌食；贫血；腹水；黄疸；肝大；皮肤弹性降低；嘴唇皲裂 / 口干；电解质不平衡；其他。

（十三）排便功能

通过消化道运输食物，从而排除废物。

1. 修饰语　个人 / 家庭 / 社区和健康促进 / 潜在的 / 现存的。

2. 现存的症状和体征　大便频率 / 软硬度异常；排便痛苦；肠鸣音减弱；血便；颜色异常；痉挛 / 腹部不适；大便失禁；其他。

（十四）泌尿功能

产生和排出尿液。

1. 修饰语　个人／家庭／社区和健康促进／潜在的／现存的。

2. 现存的症状和体征　排尿烧灼感／疼痛；尿失禁；尿急／尿频；排尿初始困难；排空膀胱困难；尿量异常；血尿／尿液颜色异常；夜尿症；尿液实验室检查结果异常；其他。

（十五）生殖功能

生殖器官和乳房的状况和生殖的能力。

1. 修饰语　个人／家庭／社区和健康促进／潜在的／现存的。

2. 现存的症状和体征　排出物异常；月经型态异常；处理绝经期／男性更年期困难；生殖器官或乳房有异常的肿块／肿胀／触痛；性交时或后疼痛；不育；性无能；其他。

（十六）怀孕

由受孕到分娩的时期。

1. 修饰语　个人／家庭／社区和健康促进／潜在的／现存的。

2. 现存的症状和体征　与未出生的婴儿建立联结困难；应对身体变化困难；产前运动／休息／饮食／行为困难；恐惧分娩过程；产前并发症／未足月分娩；社会支持不足；其他。

（十七）产后

婴儿出生后 6 周的时期。

1. 修饰语　个人／家庭／社区和健康促进／潜在的／现存的。

2. 现存的症状和体征　母乳喂养困难；应对产后变化困难；产后运动／休息／饮食／行为困难；异常的出血／阴道排出物；产后并发症；异常的沮丧感觉；其他。

（十八）传染／感染情况

微生物入侵／寄生并因潜在的传播或传染力而产生表面或全身性疾病的状态。

1. 修饰语　个人／家庭／社区和健康促进／潜在的／现存的。

2. 现存的症状和体征　感染；侵染；发热；生物性危害；阳性的筛查／培养／实验室结果；防止传播的物资／设备／政策不足；不遵循感染控制方案；免疫不足；其他。

四、健康相关行为领域

为保持或促进健康、康复和降低疾病风险的活动模式。

（一）营养

为能量、保养、生长和健康而选择、消耗和利用食物或液体。

1. 修饰语　个人／家庭／社区和健康促进／潜在的／现存的。

2. 现存的症状和体征　超重：成人体重指数在 25 或以上；儿童体重指数在第 95 百分位数或以上；过轻：成人体重指数在 18.5 或以下；儿童体重指数在第 5 百分位数或以下；缺乏每日热量／液体摄取量的既定标准；超出每日热量／液体摄取量的既定标准；饮食不均衡；喂养计划与年龄不符；没有遵循推荐的营养计划；原因不明的／渐进性的体重减轻；不能得到／准备食物；低血糖；高血糖；其他。

（二）睡眠和休息型态

暂停运动和感觉活动的时段，及不活动、宁静或心理平静的时段。

1. **修饰语**　个人/家庭/社区和健康促进/潜在的/现存的。

2. **现存的症状和体征**　睡眠/休息型态干扰家庭；夜间频繁醒来；梦游；失眠；梦魇；相对年龄/身体状况的睡眠/休息不足；睡眠呼吸暂停；打鼾；其他。

（三）身体活动

在日常生活中身体活动的状态或质素。

1. **修饰语**　个人/家庭/社区和健康促进/潜在的/现存的。

2. **现存的症状和体征**　久坐不动的生活方式；不适当/不一致的运动常规；与年龄/身体状况不相配的运动类型/量；其他。

（四）个人照顾

个人清洁和衣着管理。

1. **修饰语**　个人/家庭/社区和健康促进/潜在的/现存的。

2. **现存的症状和体征**　洗烫衣物困难；洗澡困难；如厕活动困难；穿下身衣服困难；穿上身衣服困难；难闻的体臭；洗头/梳头困难；刷牙/使用牙线/口腔护理困难；不愿意/不能/忘记完成自我照顾的活动；其他。

（五）物质滥用

药物、软性毒品或其他可能导致情绪改变和/或心理/身体依赖性、患病和疾病的物质使用。

1. **修饰语**　个人/家庭/社区和健康促进/潜在的/现存的。

2. **现存的症状和体征**　滥用非处方/处方药；使用街头软性毒品；滥用酒精；吸烟/使用烟草制品；执行正常生活常规困难；反射失调；行为改变；暴露于香烟/雪茄烟雾；买/卖非法物质；其他。

（六）计划生育

在价值观、态度和信念的背景下，为计划和间隔怀孕而设计的实践方法。

1. **修饰语**　个人/家庭/社区和健康促进/潜在的/现存的。

2. **现存的症状和体征**　对计划生育方法的认识不恰当/不充分；对受孕前保健方法的认识不恰当/不充分；采用计划生育方法不正确/不一致；不满现行的计划生育方法；害怕他人对计划生育选择的反应；获取计划生育方法困难；其他。

（七）健康照顾督导

健康照顾提供者对健康照顾治疗计划的管理。

1. **修饰语**　个人/家庭/社区和健康促进/潜在的/现存的。

2. **现存的症状和体征**　未能得到常规性/预防性的健康照顾；未能按症状所需寻求评估/治疗；未能按照健康照顾提供者的要求复诊；不能协调多个就诊预约/治疗计划；健康照顾来源不一致；健康照顾来源不足；治疗计划不足；其他。

（八）药物治疗方案

依治疗的作用、安全和时间表指引，使用或采用非处方和处方/推荐的药物和滴注。

1. **修饰语**　个人/家庭/社区和健康促进/潜在的/现存的。

2. **现存的症状和体征**　不遵从推荐的剂量/时间表；药物副作用/不良反应的证据；服药系统不足；药物储存不当；未能得到适当的药物补充；未能得到免疫接种；药物治疗方案不足；没有帮助无法服药；其他。

参 考 文 献

1. 陈峥. 老年综合征管理指南. 北京: 中国协和医科大学出版社, 2010.

2. 陈兰云. 医学伦理学. 北京: 科学出版社, 2017.

3. 丁福, 肖谦. 老年护理学. 北京: 人民卫生出版社, 2017.

4. 杜晓, 沈军. 虐待老人的研究现状[J]. 中国老年学杂志, 2014, 34 (5): 1432-1434.

5. 董碧蓉. 老年衰弱综合征的研究进展[J]. 中华保健医学杂志, 2014, 16 (6): 417-420.

6. 胡理, 罗层, 陈军, 等. ICD-10 慢性疼痛分类[J]. 中国疼痛医学杂志, 2015, 21 (7): 486-488.

7. 胡秀英, 白春兰, 徐小凤, 等. 急速老龄化进程下中国老年人全程健康照护模式探讨[J]. 中国护理管理, 2018 (05): 590-596.

8. 高晓宁, 陈珊珊, 王云云, 等. 虐待老年人评估量表研究进展[J]. 中国老年学杂志, 2017, 38 (12): 5998-6000.

9. 刘宇, 孙静, 郭桂芳. 国外老年护理学发展状况及其对我国的启示[J]. 中国护理管理, 2014, 14 (01): 22-26.

10. 李昂, 殷淑琴, 徐勇, 等. 2010~2030 年中国老年期痴呆的预测[J]. 中国老年学杂志, 2015 (35): 3708-3711.

11. 刘跃华, 何桂香, 李艳群, 等. 老年尿失禁流行病学研究进展[J]. 中国老年学杂志, 2015, 23 (35): 6935-6937.

12. 刘酉华, 骆金铠. 法国医养结合模式对我国养老体系建设的启示[J]. 中国护理管理, 2016, 16 (07): 930-933.

13. 刘宇. 美国老年护理发展状况及对我国的启示[J]. 中国护理管理, 2016, 16 (08): 1022-1025.

14. 廖春霞, 马红梅, 张倩, 等. 老年衰弱评估量表的研究现状[J]. 中华现代护理杂志, 2016, 22 (16): 2348-2351.

15. 美国结直肠外科医师协会临床指南. 大便失禁的治疗[J]. 中华消化外科杂志, 2015, 14 (10): 800-805.

16. 王黎, 孙兆元, 尹莉, 等. 养老机构长期护理区护理人力资源配置研究[J]. 中华护理杂志, 2016, 51 (01): 15-20.

17. 王凌云, 韩玲玲, 路琦, 等. 基于优逝理念的社区晚期癌症患者家属面对亲人离世体验的研究[J]. 中国护理管理, 2016, 16 (12): 1703-1707.

18. 王守琦, 石颖, 张美玲, 等. 老年人衰弱干预的研究进展[J]. 中华护理杂志, 2017, 52 (3): 365-368.

19. 谢红. 日本老年护理发展和人才培养对我国的启示[J]. 中国护理管理, 2011, 11 (04): 13-15.

20. 杨莘.中国老年护理现状及人才培养[J].中国护理管理,2016,16(8):1017-1021.

21. 于寒钰,李楠.老年人常见药物不良反应及合理用药分析[J].中国实用医药,2016,11(22):159-160.

22. 叶彬,陈春晓.老年住院慢性便秘患者的焦虑抑郁状态和睡眠状况.中国老年学杂志,2016,36:1996-1998.

23. 中华医学会神经病学分会睡眠障碍学组.中国成人失眠诊断与治疗指南[J].中华神经科杂志,2012,45(7):534-540.

24. 中华医学会老年医学分会.老年患者衰弱评估与干预中国专家共识[J].中华老年医学杂志,2017,36(3):251-256.

25. 中国痴呆与认知障碍诊治指南写作组,中国医师协会神经内科医师分会认知障碍疾病专业委员会.2018中国痴呆与认知障碍诊治指南(三):痴呆的认知和功能评估[J].中华医学杂志,2018,98(15):1125-1129.

26. 中国心血管病风险评估和管理指南编写联合委员会.中国心血管病风险评估和管理指南[J].中国循环杂志,2019,34(01):4-28.

27. 朱丽明,方秀才,刘诗,等.全国多中心慢性便秘患者情绪和睡眠状况的调查[J].中华医学杂志,2012,92(32):2243-2246.

28. 周燕珉,刘佳燕.居住区户外环境的适老化设计[J].建筑学报,2013,3:60-64.

29. Clegg A,Young J,Iliffe S,et al. Frailty in elderly people.[J].Lancet,2013,381(9868):752-762.

30. Mayo AM,Harris M,Buron B. Integrating Geropsychiatric Nursing and Interprofessional Collaborative Practice Competencies Into Adult-Gerontology Clinical Nurse Specialist Education[J].Clin Nurse Spec.2016,30(6):324-331.

31. Alali D,Ballard K,Bogaardt H.Treatment Effects for Dysphagia in Adults with Multiple Sclerosis:A Systematic Review[J].Dysphagia,2016,31(5):610-618.

32. Williams AC,Craig KD.Updating the definition of pain[J].Pain,2016,157(11):2420-2423.

33. Chen P C,Chuang C H,Leong C P,et al. Systematic review and meta-analysis of the diagnostic accuracy of the water swallow test for screening aspiration in stroke patients[J].J Adv Nurs,2016,72(11):2575-2586.

34. McInnes E,JammaliBlasi A,BellSyer EM,et al. Support surfaces for pressure ulcer prevention.Cochrane Database of Systematic Reviews,2015,9(9):CD001735.

35. Witlox J,Eurelings L S M,de Jonghe J F M,et al. Delirium in elderly patients and the risk of postdischarge mortality,institutionalization,and dementia[J].JAMA,2010,304(4):443-451.

36. Cameron ID,Murray GR,Gillespie LD,et al. Interventions for preventing falls in older people in nursing care facilities and hospitals[J].Cochrane Database Syst Rev,2010,1:CD005465.

37. Kojima G.Prevalence of Frailty in Nursing Homes:A Systematic Review and Meta-Analysis[J].J Am Med Dir Assoc,2015,16(11):940-945.

38. Livingston G,Sommerlad A,Orgeta V,et al. Dementia prevention,intervention,and care[J].

The Lancet, 2017, 390 (10113): 2673-2734.

39. Neufeld KJ, Yue J, Robinson TN, et al. Antipsychotic Medication for Prevention and Treatment of Delirium in Hospitalized Adults: A Systematic Review and Meta-Analysis [J]. J Am Geriatr Soc, 2016, 64 (4): 705-714.

40. Baijeas LW, Clav6 P, CrasP, et a1. European Society for Swallowing Disorders-European Union Geriatric Medicine Society white paper: oropharyngeal dysphagia as a geriatric syndrome [J]. Clin Interv Aging, 2016, 11: 1403-1428.

41. Toshie Manabe, Shinji Teramoto, Nanako Tamiya, et al. Risk Factors for Aspiration Pneumonia in Older Adults [J]. PLoS ONE, 2015, 10 (10): 1-12.

42. Vassilaki M, Ruth H, Jeremiah A, et al. Mortality in mild cognitive impairment varies by subtype, sex and lifestyle factors. The Mayo Clinic Study of Aging [J]. J Alzheimers Dis, 2015, 45 (4): 1237-1245.

43. Newman R, Vilardell N, Clay6 P, et a1. Effect of bolus viscosity on the safety and efficacy of swallowing and the kinematics of the swallowresponse in patients with oropharyngeal dysphagia: white paper by the European Society for Swallowing Disorders (ESSD) [J]. Dysphagia, 2016, 31 (2): 232-249.

44. Inouye SK, Westendorp RG, Saczynski JS. Delirium in elderly people [J]. Lancet, 2014, 383 (9920): 911-922.

45. Hshieh TT, Yue J, Oh E, et al. Effectiveness of multicomponent nonpharmacy-ological delirium interventions: a meta-analysis [J]. Jama Internal Medicine, 2015, 175 (4): 512-520.

46. Wang X M, Brisbin S, Loo T, et al. Elder abuse: an approach to identification, assessment and intervention [J]. Canadian Medical Association Journal, 2015, 187 (8): 575-581.

62检